Practical Clinical Stomatology
实用临床口腔科学

主编　李　欣　张延进　李　惠　林书霞
　　　常菊花　侯琛琛　刘伟华　王　璐

中国海洋大学出版社
·青岛·

图书在版编目（CIP）数据

实用临床口腔科学 / 李欣等主编. —青岛：中国
海洋大学出版社，2023.7
ISBN 978-7-5670-3549-2

Ⅰ．①实…　Ⅱ．①李…　Ⅲ．①口腔科学　Ⅳ．①R78

中国国家版本馆CIP数据核字（2023）第123669号

出版发行	中国海洋大学出版社		
社　　址	青岛市香港东路23号	**邮政编码**	266071
出 版 人	刘文菁		
网　　址	http://pub.ouc.edu.cn		
电子信箱	369839221@qq.com		
订购电话	0532-82032573（传真）		
责任编辑	韩玉堂	**电　　话**	0532-85902349
印　　制	日照报业印刷有限公司		
版　　次	2023年7月第1版		
印　　次	2023年7月第1次印刷		
成品尺寸	185 mm×260 mm		
印　　张	30.5		
字　　数	774千		
印　　数	1～1000		
定　　价	198.00元		

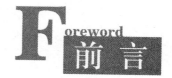

前言

　　口腔作为消化系统的入口，主要承担着咀嚼、吸吮、吞咽、言语、表情和摄食等功能，有时也参与呼吸。这些功能都是人们所必需的，其中咀嚼、吞咽等更是人类赖以生存、维持生命的重要功能。除此之外，口腔还是面部的重要组成部分，其美观性对于个人整体形象更是起着重要作用。口腔疾病如龋病、牙周疾病等会破坏牙齿硬组织和牙齿周围支持组织，除影响咀嚼、言语、美观等功能外，还会引起社会交往困难和心理障碍。

　　随着社会经济的快速发展，人们的生活水平有了大幅度的提高，人们逐渐意识到了口腔健康的重要性，对口腔医学的需求越来越大，对口腔临床医师的要求越来越高。因此，对于口腔临床医师而言，要不断更新自己的专业知识，与其他临床医师交流经验，以提高自身的诊治水平。为适应口腔医学的快速发展，满足口腔临床医师的实际需求，我们参阅了大量文献资料，撰写了这本《实用临床口腔科学》。

　　本书首先介绍了口腔科基础知识，然后对常见口腔科疾病的发病机制、临床表现、诊断要点、治疗原则与治疗方法等进行了详细阐述，最后讲解了口腔正畸、口腔种植和口腔修复的内容。书中增加了近年来国内外一些成熟的新知识和新技术，并在文字叙述的同时采用了不少临床图片，使其更加切合临床，体现其实用性和参考价值。本书对口腔科医师的工作和学习大有裨益，可供临床口腔科医师、口腔专业学生参考使用。

　　本书编者均来自临床一线，工作繁忙，书稿撰写经验和水平有限，因此，书中难免存在不足之处，敬请广大读者批评指正。

《实用临床口腔科学》编委会

2023 年 3 月

Contents 目 录

3

第一章

口腔解剖与生理

第一节 牙体解剖与生理

一、概述

(一)牙的分类

人的一生有两副牙,第一副为乳牙,第二副为恒牙。乳牙共 20 个,恒牙共 32 个。根据牙的形态和功能不同,乳牙分为乳切牙、乳尖牙和乳磨牙 3 类。恒牙可分为切牙、尖牙、前磨牙和磨牙4 类。切牙和尖牙位于口腔前庭前部、口角之前,故称为前牙;前磨牙和磨牙位于口角之后,故称为后牙。

(二)牙的功能

牙最重要的功能是咀嚼,其次可协助发音及言语,并在保持面部正常形态等方面起着一定的作用。

(三)临床牙位记录

临床上为了便于描述牙的部位及名称,每个牙均以一定的符号加以表示,目前最常用的牙位记录方法有两种。

1.部位记录法

该法为目前我国常用的记录法,以两条相互垂直的直线将牙弓分为 A、B、C、D 4 个象限,竖线代表中线,区分左右;横线表示殆面,横线以上为上颌牙,横线以下为下颌牙。乳牙用罗马数字Ⅰ～Ⅴ表示;恒牙用阿拉伯数字 1～8 表示。越近中线数字越小,如中切牙为 1;越远离中线数字越大,如第三磨牙为 8。

(1)乳牙临床牙位:采用罗马数字记录,如图 1-1 所示。

例如:Ⅳ⌋ 表示左上颌第一乳磨牙,⌊Ⅳ 表示右上颌第一乳磨牙。

(2)恒牙临床牙位:采用阿拉伯数字记录,如图 1-2 所示。

例如:⌊6 表示左上颌第一磨牙,43⌋ 表示右下颌尖牙及第一前磨牙。

2.国际牙科联合会系统

国际牙科联合会系统记录牙位时,第一位数表示象限和乳牙或恒牙,即以 1 表示恒牙右上区,2 表示恒牙左上区,3 表示恒牙左下区,4 表示恒牙右下区;5 表示乳牙右上区,6 表示乳牙左上区,7表示乳牙左下区,8表示乳牙右下区;第二位数表示各牙与中线相关的位置,越近中线牙数字越小。此种记录方法适用于计算机统计。

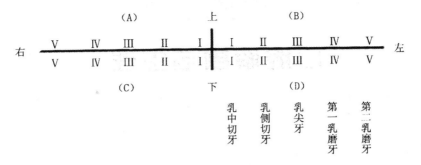

图 1-1　乳牙临床牙位记录

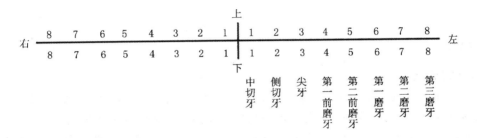

图 1-2　恒牙临床牙位记录

(1)恒牙编号:如图1-3所示。每个牙的符号均为两位数,其个位数代表牙序,十位数代表部位,如♯15表示右上颌第二前磨牙。

18	17	16	15	14	13	12	11	21	22	23	24	25	26	27	28
48	47	46	45	44	43	42	41	31	32	33	34	35	36	37	38

图 1-3　恒牙编号

(2)乳牙编号:如图1-4所示。如♯71代表左下颌乳中切牙。

55	54	53	52	51	61	62	63	64	65
85	84	83	82	81	71	72	73	74	75

图 1-4　乳牙编号

(四)牙的萌出

牙的发育过程分为发育、钙化和萌出3个阶段。牙胚是由来自外胚叶的成釉器和来自中胚叶的乳突状结缔组织构成,形成牙滤泡,包埋于上下颌骨内。随着颌骨的生长发育,牙胚钙化发育,逐渐穿破牙囊,突破牙龈而显露于口腔。牙胚破龈而出的现象称为出龈。从牙冠出龈至达到咬合接触的全过程叫萌出。牙萌出的时间是指出龈的时间。牙萌出具有下列生理特点。①牙萌出有明确的时间和顺序。②下颌牙萌出时间常较上颌同名牙为早。③牙萌出都是左右对称同时萌出,如一对下颌中切牙同时萌出等。④女性稍早于男性。

1.乳牙的萌出

胚胎两个月,乳牙胚即已发生,5～6个月钙化。新生儿颌骨内已有20个乳牙胚。

乳牙于生后半岁左右开始萌出,约两岁半全部出齐。其萌出顺序约为:乳中切牙→乳侧切牙→第一乳磨牙→乳尖牙→第二乳磨牙,通常下颌牙萌出早于上颌同名牙。乳牙正常萌出过程受多种因素的影响,诸如牙胚发育状况,牙根及牙槽骨的生长,口周肌肉的作用以及全身内分泌因素的影响等,可使上述萌出顺序有所差异。但由于从乳牙萌出至替牙开始尚有一段较长的时间,乳牙萌出顺序异常通常不会导致不良影响。

2.恒牙的萌出

胚胎4个月,第一恒磨牙胚即已发生,它是恒牙中最早发生的牙胚。胚胎5～6个月,恒切牙及尖牙的牙胚即发生。胚胎10个月,前磨牙的牙胚发生。新生儿第一恒磨牙胚已钙化。3～4个月切牙胚已钙化。16～18个月第一前磨牙胚钙化。20～24个月第二前磨牙胚钙化。在5岁以前,尖牙胚及第二磨牙胚均已钙化,第三磨牙胚发生。

儿童6岁左右,在第二乳磨牙的远中部位,萌出第一个恒牙即第一磨牙,不替换任何乳牙。6～7岁至12～13岁,乳牙逐渐为恒牙所替换,此段时期称为替牙殆期。13岁以后,称为恒牙殆期。

乳牙、恒牙更替的关系如下:

$$乳牙:Ⅰ\quad Ⅱ\quad Ⅲ\quad Ⅳ\quad Ⅴ$$
$$\uparrow\quad\uparrow\quad\uparrow\quad\uparrow$$
$$恒牙:1\;2\;3\;4\;5\;6\;7\;8$$

恒牙萌出较乳牙顺序略有不同:首先萌出者为第一恒磨牙,前磨牙更换乳磨牙的位置,磨牙则在乳磨牙的远中部位萌出。恒牙萌出亦有其顺序,上颌多为6—1—2—4—3—5—7或6—1—2—4—5—3—7;下颌多为6—1—2—3—4—5—7或6—1—2—4—3—5—7。第三磨牙萌出期很晚,在20岁左右,故又名智齿,也可终生不出,因此成人恒牙28～32个均属正常。

(五)牙的组成部分

1.外部观察

从外部观察,每个牙均可分牙冠、牙颈和牙根三部分。

(1)牙冠:有解剖牙冠和临床牙冠之分。解剖牙冠系牙釉质覆盖的部分,牙冠与牙根以牙颈为界。临床牙冠为牙体露于口腔的部分,牙冠与牙根以龈缘为界。正常健康人的牙,特别是青年人的牙,临床牙冠常小于解剖牙冠;老年人或有牙周病的牙,因牙龈萎缩,临床牙冠常大于解剖牙冠。大部分文献所称牙冠系指解剖牙冠而言。牙冠的外形随其功能而异。

(2)牙根:亦分为解剖牙根和临床牙根。解剖牙根为牙骨质覆盖的部分,牙根与牙冠以牙颈为界;临床牙根为牙体在口腔内不能见到的部分,牙根与牙冠以龈缘为界,其大小变化见上述牙冠部分。大部分文献所称牙根是指解剖牙根而言。不同牙因功能不同,其牙根的数目常有不同。前牙用以切割和撕裂食物,功能简单,故单根;前磨牙用以捣碎食物,功能较为复杂,故为1～2根;磨牙用以磨细食物,功能更为复杂,故多为2～3根。牙根尖部有根尖孔,内有牙髓神经、血管和淋巴管通过。

(3)牙颈:牙冠与牙根交界处为牙颈。因其呈线形,故又称颈线或颈缘。

2.剖面观察

通过牙体的纵剖面可见牙体由3种硬组织(牙釉质、牙骨质、牙本质)及一种软组织(牙髓)

组成。

（1）牙釉质：是构成牙冠表层的硬组织，也是牙体组织中高度钙化最坚硬的组织，呈白色半透明状。

（2）牙骨质：是构成牙根表面的硬组织，色泽较黄。

（3）牙本质：是构成牙体的主质，位于牙釉质与牙骨质的内层，不如牙釉质坚硬，在其内层有一容纳牙髓的腔，称为牙腔。

（4）牙髓：是充满在牙腔中的蜂窝组织，内含血管、神经和淋巴管。

（六）牙体一般应用名词及表面解剖标志

1.应用术语

（1）中线：将颅面部平分为左右两等份的一条假想垂直线，该直线位于面部正中矢状面上，中线通过左右眼之间、鼻尖和左右中切牙的接触区。中线将牙弓分成左右对称的两部分。

（2）牙体长轴：为经过牙冠与牙根中心的一条假想直线。

（3）接触区：相邻两牙邻面的接触部位，称为接触区或邻接区。

（4）外形高点：为牙体各轴面上最突出的部分。

（5）线角与点角：牙冠上两面相交处成一线，所成的角称线角，如前牙的近中面与唇面的交角称为近唇线角，后牙的近中面与颊面的交角称近颊线角。三面相交处成一点所成的角称点角，磨牙的近中面、颊面与𬌗面相交处称为近颊𬌗点角，前牙的近中面、唇面与切嵴所成的角称近唇切点角。

（6）牙体三等分：为了便于描述，常将牙体的轴面，在一个方向分为三等份，其中之一份称为1/3。如在垂直方向牙冠可分为切1/3、中1/3和颈1/3；牙根可分为颈1/3、中1/3和根尖1/3；在近远中方向牙冠可分为近中1/3、中1/3和远中1/3；在唇（颊）舌方向牙冠邻面则分为唇（颊）1/3、中1/3和舌1/3。

2.牙冠各面的名称

每个牙均有与牙体长轴大致平行的4个轴面，分别称为唇（颊）面、舌（腭）面、近中面和远中面；并有与牙体长轴基本垂直的𬌗面或切嵴。

（1）唇面或颊面：前牙牙冠靠近唇黏膜的一面称唇面，后牙牙冠靠近颊黏膜的一面称颊面。

（2）舌面或腭面：前牙或后牙牙冠靠近舌侧的一面均称舌面，上颌牙牙冠的舌面接近腭，故亦称腭面。

（3）近中面与远中面：凡牙冠面向中线的牙面称近中面，牙冠背向中线的称远中面，每个牙的牙冠均有一个近中面和一个远中面。近、远中面合称为邻面。

（4）𬌗面和切嵴：上下颌后牙相对而发生咀嚼作用的一面称为𬌗面。前牙无𬌗面，切端有切咬功能的嵴，称为切嵴。

3.牙冠表面解剖标志

（1）牙冠的突起部分。

1）牙尖：牙冠上近似锥体形、突出成尖的部分称牙尖。位于尖牙的切端，前磨牙和磨牙的𬌗面上。

2）切缘结节：初萌切牙切缘上圆形的隆突称切缘结节，随着牙的切磨逐渐消失。

3）舌面隆突：前牙舌面近颈缘部的半月形隆突起，称舌面隆突，系前牙的解剖特征之一。

4）嵴：牙冠上细长形的牙釉质隆起，均称为嵴。根据嵴的位置、形状和方向，可分为切嵴、轴嵴、边缘嵴、三角嵴、牙尖嵴、横嵴、斜嵴和颈嵴。①切嵴：为切牙切缘舌侧长条形的牙釉质隆起。②轴嵴：为轴面上从牙尖顶伸向牙颈的纵向隆起。位于尖牙唇面者，称为唇轴嵴；位于后牙颊面者，称为颊轴嵴；位于尖牙及后牙舌面者，称为舌轴嵴。③边缘嵴：为前牙舌面近远中边缘及后牙𬌗面边缘细长形的牙釉质隆起。④三角嵴：为𬌗面牙尖两斜面汇合成的细长形的牙釉质隆起。每条三角嵴均由近中和远中两斜面汇合而成。⑤牙尖嵴：从牙尖顶分别斜向近、远中的嵴，称为牙尖嵴。尖牙的近、远中牙尖嵴组成切嵴；后牙颊尖和舌尖的近、远中牙尖嵴，分别组成颊𬌗边缘嵴和舌𬌗边缘嵴。⑥横嵴：为𬌗面相对牙尖两三角嵴相连、横过𬌗面的细长形牙釉质隆起，为下颌第一前磨牙𬌗面的重要解剖特征。⑦斜嵴：𬌗面斜形相对的两牙尖三角嵴相连，称斜嵴。为上颌第一磨牙重要的解剖标志。⑧颈嵴：牙冠唇、颊面沿颈缘部位、微显突起的细长形的牙釉质隆起，称为颈嵴。在唇面者称为唇颈嵴；在颊面者称为颊颈嵴。

（2）牙冠的凹陷部分。

1）沟：位于牙冠的轴面及𬌗面，介于牙尖和嵴之间，或窝底部的细长凹陷部分，略似山间的溪流。①发育沟：为牙生长发育时，两生长叶相连所形成的明显而有规则的浅沟。②副沟：除发育沟以外的任何沟都称副沟，其形态不规则。③裂：钙化不全的沟称为裂，常为龋病的好发部位。

2）点隙：为3条或3条以上发育沟的汇合处所成的点状凹陷。该处牙釉质若钙化不全，则成为点隙裂。裂沟和点隙裂均是龋的好发部位。

3）窝：牙冠舌面及𬌗面上不规则的凹陷，称为窝。如前牙舌面的舌窝、后牙𬌗面的中央窝等。

（3）斜面：组成牙尖的各面，称为斜面。两斜面相交成嵴，四斜面相交则组成牙尖的顶，各斜面依其在牙尖的位置而命名，如尖牙牙尖的斜面有近唇斜面、远唇斜面、近舌斜面和远舌斜面。

（4）生长叶：牙发育的钙化中心称为生长叶，其交界处为发育沟，多数牙是由4个生长叶发育而成，部分牙是由5个生长叶发育而成。

二、牙的外形及生理

(一)恒牙的外形

恒牙共有32个，上、下颌各16个。因牙的形态和功能不同，依次分为切牙、尖牙、前磨牙和磨牙4种类型。

1.切牙组

切牙位于口腔前部，包括上颌中切牙、上颌侧切牙、下颌中切牙及下颌侧切牙。切牙组的共同特点：①上颌切牙体积较下颌切牙大。②牙冠由唇面、舌面、近中面、远中面4个面和1个切嵴组成。③牙冠唇、舌面呈梯形，在唇面切1/3处有两条纵向发育沟。舌面中央有舌面窝，颈1/3处突出称为舌面隆突。④牙冠邻面呈三角形，接触区均位于近切角处。⑤牙根为单根，较直，根尖段略偏远中。

（1）上颌中切牙：为切牙中体积最大、前牙中近远中径最宽、牙弓中位置最靠前的牙。①唇面：略呈梯形，切颈径大于近远中径。切1/3和中1/3较平坦，颈1/3较突出为唇颈嵴。切1/3可见两条发育沟，近中缘和切缘较直，远中缘及颈缘较突。切缘与近中缘相交而成的近中切角近似直角，与远中缘相交而成的远中切角略为圆钝，借以区分左右。新萌出者切缘可见3个切缘结节。牙冠唇面形态可分为卵圆形、尖圆形和方圆形，常与人的面型相协调。②舌面：较唇面为小，中央凹陷成窝称舌窝，周边围以突起的嵴，在牙颈部者称舌面隆突，靠近中缘者称近中边缘嵴，靠远中缘者称远中边缘嵴,在切端位于切缘舌侧者称为切嵴。③邻面:近中面似三角形,顶为切端,底为颈缘,呈"V"字形,接触区在切1/3靠近切角。远中面似近中面但稍短而圆突,接触区在切1/3距切角稍远。④切嵴:切端唇侧较平,舌侧圆突成嵴,称切嵴,与下颌牙的切嵴接触时,能发挥切割功能。侧面观察,切嵴在牙体长轴的唇侧。⑤牙根:为单根,粗壮较直,唇侧宽于舌侧,牙根向根尖逐渐缩小,根长较冠长稍长,亦有根长短于冠长者或偶见牙根弯向唇侧、舌侧和远中唇侧者。牙根颈部横切面为圆三角形。

(2)上颌侧切牙:为切牙中唇面最突、舌窝最深、远中切角最为圆钝者。①唇面:较上颌中切牙者窄小、圆突,近中缘稍长,远中缘较短,与切缘弧形相连,因而切缘明显斜向远中。近中切角似锐角,远中切角呈圆弧形。②舌面:边缘嵴较中切牙者显著,舌窝窄而深,有时有沟越过舌面隆突的远中,延续到根颈部成为裂沟,为龋病的好发部位。③邻面:略呈三角形,近远中接触区均在切1/3,距切角稍远。④切嵴:向远中舌侧倾斜度较中切牙大,似与远中面连续。⑤牙根:单根,较中切牙者细而稍长,根长大于冠长,颈横切面为卵圆形。上颌侧切牙的变异形态较多,如呈锥形或先天缺失者。

(3)下颌中切牙:下颌中切牙是全口牙中体积最小、形态最为对称、离体后较难区分左右者。下颌中切牙的形态特点如下所述。①牙冠:下颌中切牙牙冠宽度约为上颌中切牙者的2/3。②唇面:狭长且光滑平坦,切颈径明显大于近远中径,近中缘与远中缘约对称,近中切角与远中切角约相等,切缘平直,离体后较难区分左右。③舌面:近远中边缘嵴微突,舌面窝浅。④邻面:约呈三角形,近远中接触区均在切1/3靠近切角。⑤牙根:单根形扁,远中面的长形凹陷,较近中面者略深,可作为鉴别左右的参考。根中1/3横切面呈葫芦形。

(4)下颌侧切牙:下颌侧切牙与下颌中切牙相似,但有下列特点。①下颌侧切牙的牙冠较下颌中切牙稍宽。②唇面:切缘略向远中倾斜,远中切角较近中切角圆钝。③邻面:约呈三角形,近中接触区在切1/3靠近切角,远中接触区在切1/3距切角稍远。④牙根:为单根,形扁圆,较下颌中切牙者稍长,根尖偏向远中。

(5)上颌切牙与下颌切牙的区别:①上颌切牙的牙冠宽大,唇面发育沟明显;下颌切牙的牙冠窄小,唇面光滑,发育沟不明显。②上颌切牙的舌面边缘嵴明显,舌窝较深;下颌切牙的舌面无明显边缘嵴,舌窝较窄浅。③侧面观,上颌切牙的切嵴在牙体长轴的唇侧;下颌切牙的切嵴靠近牙体长轴。④上颌切牙牙根粗壮而直;下颌切牙牙根窄而扁,近远中面凹陷呈沟状。

2.尖牙组

尖牙位于侧切牙的远中,包括上颌尖牙和下颌尖牙。尖牙的共同特点为:①牙冠由唇面、舌面、近中面、远中面4个面和1个牙尖组成。②唇、舌面似圆五边形,唇轴嵴将唇面分成两个斜面,舌轴嵴将舌面分成两个舌面窝。③邻面呈三角形,较厚,唇颈嵴和舌面隆突显著。④牙尖均偏近中。⑤牙根粗壮,单根,根尖段偏远中。

(1)上颌尖牙:为全口牙中牙体和牙根最长、牙尖最大的牙。①唇面:似圆五边形,其5个边由近中缘、近中斜缘、远中斜缘、远中缘和颈缘组成。其中,近中斜缘短,与近中缘相连形成近中切角;远中斜缘长,与远中缘相连形成远中切角。初萌出的尖牙,近、远中斜缘在牙尖顶处相交约呈90°角。唇面中部有突起的唇轴嵴,由牙尖顶伸至颈1/3,将唇面分为近唇斜面和远唇斜面。唇轴嵴两侧各有1条发育沟。外形高点在中1/3与颈1/3交界处的唇轴嵴上。②舌面:较唇面稍小,远中边缘嵴较近中边缘嵴短而突。近中牙尖嵴短,远中牙尖嵴长。舌面隆突显著,由牙尖至舌面隆突有一纵嵴称舌轴嵴,将舌窝分成近中舌窝和远中舌窝。③邻面:似三角形,远中面比近中面更为突出且短小。近中接触区距近中牙尖嵴较近,远中接触区则距远中牙尖嵴稍远。④牙尖:牙尖由 4 个嵴和 4 个斜面组成。4 个嵴即唇轴嵴、舌轴嵴、近中牙尖嵴、远中牙尖嵴;4 个斜面指相邻两嵴间的斜面,即近唇斜面、远唇斜面、近舌斜面和远舌斜面。4 个牙尖嵴汇合成牙尖顶,牙尖顶偏近中。⑤牙根:单根,形粗壮,唇舌径大于近远中径,根长约为冠长的两倍,根颈横切面为卵圆三角形。根尖弯向远中。

(2)下颌尖牙:似上颌尖牙,但有下列特点。①下颌尖牙较上颌者窄而薄,牙冠窄而细长,近远中径较上颌尖牙者小,故牙体显得细长。②牙冠唇面为狭长五边形,切颈径明显大于近远中径。唇颈嵴、唇轴嵴及发育沟不如上颌尖牙者明显。唇面近中缘最长,约与牙体长轴接近平行,远中缘较短,切缘由近、远中斜缘组成。近中斜缘短,远中斜缘长,两者长度约为 1∶2,近、远中斜缘的交角>90°。唇面观察下颌尖牙牙冠与牙根两者的近中缘相续约呈直线。③舌面小于唇面,略凹,舌轴嵴不如上颌尖牙者明显,在切 1/3 处较突。外形高点在舌面隆突。④邻面观察下颌尖牙牙冠与牙根两者的唇缘相连约呈弧线。⑤牙尖不如上颌尖牙者显突,牙尖顶明显偏近中。⑥牙根为单根,扁圆细长,近、远中根面有浅的长形凹陷。根颈 1/3 处横切面呈扁圆形。根尖偏向远中。

(3)上颌尖牙与下颌尖牙的区别:①上颌尖牙体积较大,牙冠宽大;下颌尖牙体积较小,牙冠窄长。②上颌尖牙唇颈嵴、唇轴嵴、舌轴嵴和舌面隆突较明显,舌窝较深;下颌尖牙唇颈嵴、唇轴嵴、舌轴嵴和舌面隆突不很明显,舌窝较浅。③上颌尖牙近中缘自颈缘至切缘向近中展开;下颌尖牙近中缘与牙根近中缘相连成直线。④上颌尖牙近中斜缘与远中斜缘相交近似直角;下颌尖牙者成钝角。⑤上颌尖牙牙尖顶偏近中;下颌者明显偏近中。⑥上颌尖牙冠、根的唇缘相连不成弧线;下颌尖牙冠、根的唇缘相连成弧线。⑦上颌尖牙牙根粗长,颈横切面成卵圆三角形;下颌尖牙牙根细长,颈横切面成扁圆形。

3.前磨牙组

前磨牙又称双尖牙,位于尖牙与磨牙之间,包括上颌第一前磨牙、上颌第二前磨牙、下颌第一前磨牙与下颌第二前磨牙。前磨牙的共同特点为:①牙冠呈立方形,由颊面、舌面、近中面、远中面及𬌗面 5 个面组成。②颊面显突,颊轴嵴明显;舌面圆弧,舌轴嵴不明显。邻面似四边形。③𬌗面有颊、舌两个牙尖或 3 个牙尖(下颌第二前磨牙有三尖型者),颊尖长而尖锐,舌尖低而圆钝。两尖的三角嵴自牙尖顶至面中央,将𬌗面分成近中窝、远中窝,有发育沟、点隙分布。④牙根一般为单根,扁圆形,根尖段偏远中。

(1)上颌第一前磨牙:上颌第一前磨牙为前磨牙中体积最大、颊尖偏向远中和有近中沟由近中点隙越过近中边缘嵴至近中面者。①颊面:与尖牙唇面相似但较短小,颊面中部有纵行的颊轴嵴,颊尖是前磨牙中唯一偏向远中者。外形高点在颈 1/3 的颊颈嵴上。②舌面:小于颊面,似卵圆形,光滑而圆突,舌尖偏向近中,较颊尖短小、圆钝。外形高点在中 1/3。③邻面:约呈四边形,近远中接触区均靠𬌗缘偏颊侧。近中面近颈部明显凹陷,有沟从𬌗面近中边缘嵴跨过至近中面的𬌗 1/3 处。④𬌗面:外形为轮廓显著的六边形,颊边宽于舌边。边缘嵴由近、远中边缘嵴和颊、舌尖的近远中牙尖嵴围成。𬌗面有颊舌两尖,颊尖长大锐利,舌尖较短小圆钝。从颊、舌尖顶分别有伸向𬌗面中央的三角嵴,分别称为颊尖三角嵴和舌尖三角嵴。𬌗面中央低下称为中央窝,窝的周边由近、远𬌗边缘嵴和颊、舌尖的近、远中牙尖嵴围成,窝底有近远中向的中央沟,其两端为近远中点隙。由近中点隙越过近中边缘嵴至近中面的沟,称近中沟,为上颌第一前磨牙的特有解剖标志。⑤牙根:形扁,多在牙根中部或根尖 1/3 处分为颊舌两根。颊根长于舌根,根的近远中面较平,自颈缘以下至根分叉处有沟状凹陷。远中面的沟较近中面者深。少数为单根,其近中面的沟长,约占根长的大部分。根尖偏向远中。

(2)上颌第二前磨牙:似上颌第一前磨牙,但有下列特点。①上颌第二前磨牙的殆面较对称,轮廓不如上颌第一前磨牙者锐突,牙尖较圆钝。②上颌第二前磨牙的颊面颈部较上颌第一前磨牙者宽,殆缘两牙尖嵴交角所成的颊尖圆钝,偏向近中,发育沟不明显,颊轴嵴圆钝。③邻面仍呈四边形,近远中接触区仍在近殆缘偏颊侧。但近中面颈部少有凹陷,亦无沟越过近中边缘嵴至近中面。④殆面颊缘与舌缘宽度相近,殆面诸角较圆钝,颊舌尖的高度、大小相近,颊舌两尖均偏近中。中央窝浅而窄,无沟跨过近中边缘嵴至近中面。中央沟较短,近远中点隙相距亦较近。⑤上颌第二前磨牙多为扁形单根,牙根多不分叉。

(3)下颌第一前磨牙:下颌第一前磨牙为前磨牙中体积最小、颊舌尖高度差别最大、殆面有横嵴者,其特点如下所述。①颊面:颊面向舌侧倾斜显著。颊尖高耸、长大尖锐,偏向近中。颊轴嵴在颈1/3处显突,颊颈嵴呈新月形,外形高点位于颈1/3处。②舌面:舌面较短小,仅及颊面的1/2。舌尖明显小于颊尖。③邻面:近远中接触区均靠殆缘偏颊侧。④殆面:呈卵圆形,最大特点是颊尖长大而舌尖很小,两尖均偏近中。颊尖三角嵴与舌尖三角嵴相连而成横嵴,为该牙的重要解剖标志。横嵴越过殆面,将殆面分成较小的三角形近中窝,与较大的长圆形远中窝。⑤牙根:单根,扁而细长,颊侧宽于舌侧。根尖略为弯向远中。近中面的根尖部常有分叉痕迹。

(4)下颌第二前磨牙。①牙冠:外形方圆,牙冠殆颈高度、颊舌厚度和近远中宽度相近,舌面与颊面大小约相等。颊面颈部较下颌第一前磨牙者稍宽,颊轴嵴较圆。舌面与颊面大小相近,若为两舌尖者,则舌面宽于颊面,两尖之间有舌沟通过,近中舌尖大于远中舌尖。邻面近远中接触区均靠殆缘偏颊侧。殆面呈圆形或卵圆形。殆面的发育沟有3种形态:呈"H"形者,约占43%;呈"U"形者,约占26%,上述两型为二尖型;呈"Y"形者,约占31%,为三尖型。殆面中央有时可见一小牙尖,称中央尖或畸形中央尖,易磨损使牙腔暴露,引起牙髓炎或根尖周炎。中央尖可见于诸前磨牙,但以下颌第二前磨牙多见。②牙根:单根,扁圆,近中面无分叉痕迹。

(5)上颌前磨牙与下颌前磨牙的区别:①上颌前磨牙的牙冠较直,略偏牙体长轴的颊侧;下颌前磨牙的牙冠向舌侧倾斜。②上颌前磨牙的牙冠颊舌径大于近远中径,牙冠较狭长;下颌前磨牙的牙冠,颊舌径与近远中径相近,牙冠方圆。

4.磨牙组

磨牙担负着咀嚼的主要任务,位于前磨牙的远中,包括上颌第一、二、三磨牙和下颌第一、二、三磨牙。上、下、左、右共12个,牙体由第一磨牙至第三磨牙依次渐小。磨牙的牙冠体积大,殆面亦大,有4～5个牙尖,牙根一般为2～3根。

(1)上颌第一磨牙:上颌第一磨牙约6岁即出现于口腔,故又名六龄牙。

1)颊面:略呈梯形,近远中宽度大于殆颈高度,近中缘长而直,远中缘稍短而突,殆缘长于颈缘,殆缘由近、远中颊尖的4条牙尖嵴连续组成。近中颊尖略宽于远中颊尖,二尖间有颊沟通过,约与颊轴嵴平行,近中颊尖的颊轴嵴显著。外形高点在颈1/3。

2)舌面:大小与颊面相近或稍小,殆缘由近、远中舌尖的4条牙尖嵴组成。近中舌尖宽于远中舌尖,二尖间有远中舌沟通过。舌轴嵴不明显,外形高点在中1/3。少数近中舌尖的舌侧有第五牙尖,又称卡氏尖。第五牙尖的尖顶既不达殆面也无髓角,故称其为结节更恰当。

3)邻面:近、远中面约为四边形,颊舌面厚度大于殆颈高度,颈部平坦,外形高点在殆1/3处。近中接触区靠殆缘偏颊侧;远中接触区靠殆缘中1/3处。

4)𬌗面:呈斜方形,结构复杂。𬌗面的边缘嵴、牙尖、三角嵴与斜面、窝、点隙及沟描述如下。
①边缘嵴:𬌗面的四边为颊𬌗边缘嵴、舌𬌗边缘嵴、近𬌗边缘嵴和远𬌗边缘嵴围成。颊𬌗边缘嵴由近、远中颊尖的4个牙尖嵴构成,即近中颊尖的近、远中牙尖嵴及远中颊尖的近、远中牙尖嵴;舌𬌗边缘嵴由近、远中舌尖的4个牙尖嵴构成,即近中舌尖的近、远中牙尖嵴和远中舌尖的近、远中牙尖嵴。近𬌗边缘嵴短而直,远𬌗边缘嵴稍长。近颊𬌗角及远舌𬌗角为锐角;远颊𬌗角及近舌𬌗角为钝角。②牙尖:一般为4个,即近中颊尖、远中颊尖、近中舌尖和远中舌尖,颊侧牙尖较锐,舌侧牙尖较钝,近中舌尖是4个牙尖中最大者,是上颌第一磨牙的主要功能尖;远中舌尖则是其中最小者。③三角嵴:每一牙尖均有一个三角嵴。近中颊尖三角嵴由其牙尖顶斜向舌侧远中至𬌗面中部;远中颊尖三角嵴由其牙尖顶斜向舌侧近中至𬌗面中部;近中舌尖三角嵴由其牙尖顶端斜向颊侧远中至𬌗面中部;远中舌尖三角嵴由其牙尖顶端斜向颊侧近中至𬌗面中部。由远中颊尖三角嵴与近中舌尖三角嵴相连成嵴,称为斜嵴,为上颌第一磨牙的解剖特征。④斜面:每一牙尖均有4个斜面,颊尖的颊斜面无咬合接触,但颊尖的舌斜面、舌尖的颊斜面和舌斜面均有咬合接触。⑤窝及点隙:𬌗面的中部凹陷成窝,由𬌗面斜嵴将𬌗面分为近中窝及远中窝。近中窝较大,位于斜嵴与近𬌗边缘嵴之间,约占𬌗面近中的2/3,又名中央窝,窝内有中央点隙;远中窝较小,位于斜嵴与远𬌗边缘嵴之间,约占𬌗面远中的1/3。⑥沟:颊沟自中央点隙伸向颊侧,在两颊尖之间经颊𬌗边缘嵴而至颊面;近中沟自中央点隙伸向近中,止于近𬌗边缘嵴之内。远中舌沟一端至远中边缘嵴内,另一端经两舌尖之间越过舌𬌗边缘嵴至舌面。

5)牙根:由3根组成,一舌根在舌侧,两颊根分别称为近中颊根和远中颊根。近中颊根位于牙冠近中颊侧颈部之上,根的近远中面皆平,颊面宽于舌面;远中颊根位于牙冠远中颊侧颈部之上,较近中颊根短小;舌根位于牙冠舌侧颈部之上,为3根中之最大者,其颊舌两面较宽且平,舌面有沟。两颊根之间相距较近,颊根与舌根之间分开较远,3根之间所占面积较大,故有利于牙的稳固。牙根未分叉的部分叫根干或称根柱。

(2)上颌第二磨牙:似上颌第一磨牙,但有下列特点。①牙冠较上颌第一磨牙为窄。②牙冠颊面自近中向远中面舌侧的倾斜度大于第一磨牙。远中颊尖明显缩小。③近中舌尖占舌面的大部分,极少有第五牙尖。④𬌗面斜嵴不如第一磨牙明显,有远中沟越过,有的上颌第二磨牙𬌗面无斜嵴可见。⑤牙根数目与上颌第一磨牙相同,但根之间分叉度比较小,且向远中偏斜。少数牙根愈合成两根,即近中颊根或远中颊根与舌根愈合,或近、远中颊根愈合,使原有的3根愈合成两根;极少数为近、远中根和舌根相互愈合。

(3)上颌第三磨牙:①该牙的形态变异最多,其规则形态与上颌第二磨牙相似,但牙冠较小,根较短,牙冠各轴面中1/3较圆突,外形高点在中1/3处。②远中舌尖很小甚或缺如,故颊面宽而舌面窄,𬌗面呈圆三角形。有时牙尖多而界限不明显,𬌗面副沟多。③牙根多合并成一锥形根。但根的数目和形态变异很大。④其变异形态有前磨牙型、多尖型及多根型。

(4)下颌第一磨牙:下颌第一磨牙为恒牙中萌出最早、𬌗面尖、嵴、沟、窝、斜面最多的牙。

1)颊面:约呈梯形,近远中径大于𬌗颈径。𬌗缘长于颈缘,近中缘直,远中缘突。𬌗缘可见近中颊尖、远中颊尖和远中尖的半个牙尖,分别有颊沟和远颊沟分隔。近中颊尖与远中颊尖的颊轴嵴与颊沟平行,远中尖的颊轴嵴不显著。颊颈嵴与颈缘平行。外形高点在颈1/3。

2)舌面:亦呈梯形,较颊面小而光滑圆突。𬌗缘可见近、远中舌尖,舌沟从两舌尖间越过。无明显轴嵴,外形高点在中1/3。

3)邻面:约呈四边形,牙冠倾向舌侧,颊尖低于舌尖。近中接触区在近𬌗缘偏颊侧;远中接触区在靠近殆缘中 1/3 处。远中面小于近中面。由近中面颊缘与颈缘构成的颊颈角和由舌缘与殆缘构成的舌殆角均较锐。

4）殆面：略呈长方形，形态复杂。殆面的边缘嵴、牙尖、三角嵴与斜面、窝、点隙及沟描述如下。①边缘嵴：殆缘由 4 条边缘嵴围成，颊殆边缘嵴长于舌殆边缘嵴，近殆边缘嵴较长且直，远殆边缘嵴较短且突。②牙尖：可见 5 个牙尖。近、远中颊尖短而圆，近、远中舌尖长而尖，远中尖最小位于颊面与远中面交界处。③三角嵴：殆面 5 条牙尖三角嵴朝向中央窝，其中以远中颊尖三角嵴最长，远中尖三角嵴最短。④斜面：舌尖的舌斜面与对颌牙无咬合接触。颊尖和远中尖的颊斜面和舌斜面及舌尖的颊斜面与对颌牙均有咬合接触。⑤窝及点隙：中央窝位于殆面且近中牙尖三角嵴的远侧及远殆边缘嵴近侧，窝内有中央点隙。在近殆边缘嵴的内侧有较小的三角形近中窝，窝内有近中点隙。⑥沟：共计 5 条发育沟，其中颊沟由中央点隙伸向颊侧，经近中颊尖与远中颊尖之间至颊面；舌沟由中央点隙经两舌尖之间至舌面；近中沟由中央点隙伸向近中，止于近殆边缘嵴之内；远中沟由中央点隙伸向远中，止于远殆边缘嵴之内；远中颊尖与远中尖之间有一条远颊沟，从远中沟上分出，向远颊方向至颊面。

5）牙根：双根，扁而厚，根干短。近中根较远中根稍大，近中根的近、远中根面有较深的长形凹陷，根尖弯向远中；远中根的长形凹陷仅见于其近中根面，根尖弯向远中。有时远中根分为颊、舌两根，远中舌根短小弯曲。

（5）下颌第二磨牙。①牙冠：殆面可分为四尖型和五尖型。四尖型者无远中尖，又可分两种类型：一类殆面 4 条发育沟呈“十”形分布，即颊沟、舌沟、近中沟和远中沟，整个殆面似“田”字形，为四尖型的主要类型，约占 50%。另一类发育沟呈“X”形分布，此型约占 5%。五尖型约占 45%，与下颌第一磨牙相似，具有 5 个牙尖，但稍小，离体后两者不易区别。②牙根：近远中根相距较近，皆偏远中，有时聚成一锥体形。极少数分叉为 3 根，即近中颊根、近中舌根和远中根。少数牙近、远中根颊侧融合，舌侧仍分开，牙根横断面呈“C”形，故称为“C”形根。

（6）下颌第三磨牙：①为全口牙中形态、大小和位置变异较多者之一。②殆面 5 个尖者似下颌第一磨牙，4 个尖者似下颌第二磨牙。③牙冠各轴面光滑，外形高点在牙冠中 1/3 处。殆面牙尖、嵴、窝不清晰，副沟多。④牙根常融合成锥形，也有分叉成多根者。

（7）上颌磨牙与下颌磨牙的区别。①上颌磨牙的牙冠殆面呈斜方形，颊舌径大于近远中径；下颌磨牙的牙冠殆面呈长方形，近远中径大于颊舌径。②上颌磨牙的牙冠较直；下颌磨牙的牙冠倾向舌侧。③上颌磨牙的颊尖锐而舌尖钝；下颌磨牙的舌尖锐而颊尖钝。④上颌磨牙多为 3 根；下颌磨牙多为双根。

（二）乳牙外形

乳牙共 20 个，上、下颌各 10 个，位于中线两侧，左右成对排列，由中线向远中依次分为乳切牙、乳尖牙和乳磨牙。乳牙与恒牙比较，无乳前磨牙。除下颌第一乳磨牙的形态较特殊外，其余乳牙的形态与恒牙相似。

乳牙具有下列特点。①乳牙体积小，牙冠短而宽，乳白色。②乳牙颈部缩窄，唇颈嵴、颊颈嵴明显突出。殆面缩窄，冠根分明。③宽冠窄根是乳前牙的特点，上颌乳中切牙为宽冠宽根，根尖弯向唇侧。④上颌乳尖牙近中牙尖嵴长于远中牙尖嵴，是乳尖牙和恒尖牙中唯一牙尖偏向远中者。⑤下颌第二乳磨牙 3 个颊尖等大。

（三）牙体形态的生理意义

牙体形态和生理功能是密切相关的，形态结构是功能活动的物质基础。现将牙体形态的生理意义分述如下。

1.牙冠形态的生理意义

（1）切端及𬌗面形态的生理意义：切牙的切嵴具有切割食物的功能。尖牙的牙尖具有穿透和撕裂食物的作用。前磨牙和磨牙𬌗面有凸形结构（牙尖、三角嵴、斜面和边缘嵴）和凹形结构（窝和发育沟）。咀嚼时，上下颌后牙𬌗面凸形结构与凸形结构接触可压碎食物；凸形结构与凹形结构接触可磨细食物。上下颌后牙𬌗面牙尖与窝接触，可保持上下颌牙𬌗关系稳定。𬌗面组成三角嵴的两斜面，咀嚼时既可磨细食物，又可在上下颌牙接触时，下颌牙沿上颌牙尖的斜面运动，以便进入牙尖交错位。边缘嵴的作用是将食物局限在𬌗面窝内，以便对颌牙尖进行捣碎和磨细。发育沟（如舌沟或颊沟）是磨细食物溢向固有口腔或口腔前庭的通道。

（2）牙冠轴面突度的生理意义：①牙冠唇、颊、舌面突度的生理意义。前牙唇舌面及后牙颊面的突度均在颈1/3，后牙舌面的突度则在中1/3。咀嚼时，牙冠的正常突度，可使部分咀嚼过的食物擦过牙龈表面，起着按摩作用，促进血液循环，有利于牙龈的健康。若牙冠突度过小或平直，食物经过该处将给牙龈过大的压力；反之，若牙冠突度过大，食物经过该处则不能触及牙龈，均不利于龈组织的健康。牙冠颈1/3的突度，还可扩展龈缘，使其紧张有力。②牙冠邻面突度的生理意义。前牙及后牙邻面突度分别在切1/3和𬌗1/3处，相邻两牙借邻接点相接，邻接点因磨耗呈小面，称为接触区。前牙接触区呈椭圆形，切颈径大于唇舌径，近中面者靠近切角，远中面者距切角稍远。后牙接触区亦呈椭圆形，颊舌径大于𬌗颈径。第一、二前磨牙近远中面接触区及第一磨牙近中面接触区均在近𬌗缘偏颊侧。第一磨牙远中面接触区、第二磨牙近远中面接触区及第三磨牙近中接触区均在近𬌗缘中1/3处。在正常接触区的周围均有呈"V"字形的空隙，称为楔状隙或外展隙。在唇（颊）、舌侧者分别称为唇（颊）楔状隙或舌楔状隙；在切、𬌗方者，分别称为切楔状隙或𬌗楔状隙；在龈方者称为邻间隙，有龈乳头充满，可保护牙槽骨和牙冠邻面。

正常的牙邻接，不仅可防止食物嵌塞，免使龈乳头受压萎缩及牙槽突降低，而且可使牙及𬌗关系稳定、牙弓完整，有利于咀嚼，对颞下颌关节、咀嚼肌和牙周组织的健康均具有重要意义。

2.牙根形态的生理意义

牙根在牙槽窝的稳固是保证牙冠行使其生理功能的前提，稳固的牙根又与其形态密切相关，如多根牙较单根牙稳固，长根牙较短根牙稳固，粗根牙较细根牙稳固，扁根牙较圆根牙稳固，根尖所占面积大于𬌗面者稳固等。如上颌第一磨牙，牙根多、根形扁、根尖所占面积大于𬌗面，因而是全口牙中最稳固的牙，又如上颌尖牙，牙根粗长，故较其他单根牙稳固。

三、牙髓腔的解剖

牙髓腔是位于牙体内部的一个与牙体外形相似，同时又显著缩小的空腔，简称牙腔。位于牙体中部，周壁除根尖孔（有的牙尚有副孔和/或侧孔）外，其余绝大部分均被坚硬的牙本质所包被，牙腔内充满牙髓。牙腔的形状与牙体外形基本相似，但体积却显著缩小。

（一）牙腔各部名称

1.髓室

牙腔朝向牙冠的一端扩大成室，称为髓室。牙腔位于牙冠及牙根颈部的部分，其形状与牙冠的外形相似。前牙髓室与根管无明显界限；后牙髓室呈立方形，分顶、底及四壁，是牙腔中较宽阔的部分。

（1）髓室顶与髓室底：与𬌗面或切嵴相对应的髓室壁称为髓室顶，与髓室顶相对应的髓室壁称为髓室底,两者之间的距离称为髓室高度。

(2)髓室壁:与牙体轴面相对应的牙腔牙本质壁分别称近中髓壁、远中髓壁、颊侧髓壁和舌侧髓壁。亦有将髓室顶和髓室底列入髓室壁者,则髓室共有 6 个壁。

(3)髓角:为髓室伸向牙尖突出成角形的部分,其形状、位置与牙尖的高度相似。髓角与𬌗面的距离因年龄而异。乳牙与刚萌出不久的恒牙髓室大,髓角至𬌗面的距离近;老年人由于其牙腔增龄变化,牙腔内径变小,髓角变低,𬌗面至髓角的距离变大。

(4)根管口:为髓室底上髓室与根管的移行处。

2.根管系统

根管系统是牙腔除髓室以外的管道部分,包括根管、管间吻合、根管侧支、根尖分歧、根尖分叉及副根管。它们共同组成根管系统。

根管为位于牙根内的那部分牙腔。任何一个牙的牙冠及牙根颈部内仅有一个髓室,而每个牙根内却不一定只有一个根管。通常一个较圆的牙根内有一个与其外形相似的根管,但一个较扁的牙根内,则可能有一个、两个或一两个根管的混合形式,偶可见一个牙根内有 3 个根管者。

(二)牙腔的增龄变化及病理变化

牙腔的形态随年龄的增长不断变化。乳牙的牙腔从相对比例看较恒牙者大,青少年恒牙的牙腔又比老年者大,表现为髓室大、髓角高、根管粗、根尖孔亦大。随年龄的增长,牙腔内壁有继发性牙本质沉积,使牙腔的体积逐渐减小,髓角变低,根管变细,根尖孔窄小,有的牙腔部分或全部钙化阻塞。髓室增龄变化的继发性牙本质沉积方式因牙位而不同,上颌前牙继发性牙本质主要沉积在髓室舌侧壁,其次为髓室顶。磨牙主要沉积在髓室底,其次为髓室顶和侧壁。因此,老年人恒牙髓室底常为凸起形,而年轻人多为扁平状。此外,牙腔病理性变化,如因外伤、酸腐、龋病或非功能性磨损等致牙本质暴露,在受伤处相对的牙腔壁上形成修复性牙本质,使牙腔缩小。

(三)恒牙的牙腔形态

1.切牙的牙腔形态

与相应的牙体外形相似,髓室与根管无明显界限,其特点是根管多为单根管,根尖孔多位于根尖顶。

2.尖牙的牙腔形态

与相应的牙体外形相似,髓室与根管无明显界限,其特点是根管多为单根管,根尖孔多位于根尖顶。

3.上颌前磨牙的牙腔形态

上颌前磨牙的髓室类似立方形,颊舌径大于近远中径,髓室位于牙冠颈部及根柱内。髓室顶形凹,最凹处约与颈平齐。髓室顶上有颊舌两个髓角,牙根内有 1～2 个根管。

4.下颌前磨牙的牙腔形态

下颌前磨牙髓室顶上有颊、舌两个髓角,髓室向下多与单根管相通。

5.上颌磨牙的牙腔形态

上颌磨牙的牙腔似立方形,髓室顶上有 4 个髓角与相应的牙尖斜相对应,髓室底上可见 3～4 个根管口,与相应的根管相通。

6.下颌磨牙的牙腔形态

与上颌磨牙一样,髓室较大呈大立方形,根管亦多而复杂,大多有 5 个髓角,一般有 2～3 个或更多的根管口。

(四)乳牙的牙腔形态

乳牙的牙腔形态虽与乳牙的外形相似,但按牙体比例而言,乳牙的牙腔较恒牙者为大,表现为髓室大、髓壁薄、髓角高、根管粗、根管方向斜度较大,根尖孔亦大。

乳前牙的牙腔与其牙冠外形相似,根管多为单根管,偶见下颌乳切牙根管分为唇向、舌向两根管。乳磨牙髓室较大,通常均有 3 个根管:上颌乳磨牙有两个颊侧根管,一个舌侧根管;下颌乳磨牙有两个近中根管,一个远中根管。下颌第二乳磨牙有时可出现 4 个根管,其分布为近中两个根管,远中两个根管。

(李　欣)

第二节　牙列、𬌗、颌位解剖与生理

一、牙列

上下颌牙的牙根生长在牙槽窝内,其牙冠按照一定的顺序、方向和位置彼此邻接,排列成弓形,称为牙列或牙弓。上颌者称为上牙列(弓),下颌者称为下牙列(弓)。

(一)牙列分型

1.按照构成牙的类别分型

按照构成牙的类别分型,牙列可分为恒牙列、乳牙列和混合牙列。

2.按照牙列形态特征分型

从𬌗面对牙列的形态进行观察分析,可见牙列的形态尽管有其一定的规律,但个体之间并不完全相同。根据 6 个前牙的排列情况,可将牙列分为 3 种基本类型。

(1)方圆型:上、下牙列中 4 个切牙的切缘连线略直,弓形牙列从尖牙的远中才开始弯曲向后。

(2)尖圆型:自上颌侧切牙即明显弯曲向后,弓形牙列的前牙段向前突出非常明显。

(3)椭圆型:介于方圆型与尖圆型之间,弓形牙列自上颌侧切牙的远中开始,向后逐渐弯曲,使得前牙段较圆突。

3.按照牙列中牙的排列情况分型

可大致分为正常牙列和异常牙列。

(二)牙列的生理意义

正常牙列的外形是连续、规则和整齐的,每个牙齿的牙槽窝也是规范的。

(1)牙与牙紧密邻接,互相支持,使全牙列成为一个整体,在咀嚼运动中保持稳固,𬌗力分散,有利于咀嚼功能的发挥,并避免食物嵌塞对牙周组织的创伤。

(2)弓形牙列紧贴唇颊,是颌面部丰满的强力支柱,如果牙列有缺损或全部失去,即使年龄尚小,也会显得面部凹陷而容颜衰老。

(3)牙列紧贴唇颊,使口腔本部有足够的空间,有利于舌的活动,以行使其运转食物及吞咽和发音的功能。

(三)牙正常排列的倾斜规律

一般以牙冠的倾斜方向来表示牙长轴倾斜情况。

1.近远中向倾斜

正常情况下,上颌中切牙较正或稍向近中倾斜,上颌尖牙略向近中倾斜,上颌侧切牙是上前牙中向近中的倾斜程度最大者;下颌切牙和尖牙的近远中倾斜程度均比较小。上、下颌前磨牙及第一磨牙在近远中方向上的倾斜度相对较小,牙长轴较正,上、下颌第二、三磨牙向近中倾斜的程度依次增大。

2.唇(颊)舌向倾斜

一般来说,上、下颌切牙均向唇侧倾斜,与颌骨前端牙槽突的倾斜方向一致,下颌切牙的倾斜度较上颌切牙小。上、下颌的尖牙、上颌前磨牙以及上、下颌的第一磨牙相对较正,下颌前磨牙略向舌侧倾斜。上颌第二、三磨牙向颊侧倾斜,下颌第二、三磨牙向舌侧倾斜。

3.垂直向关系

为方便描述上、下颌牙在垂直方向上的排列情况,首先需要假设一个参考平面,然后描述各牙相对于该参考平面的垂直向位置关系,该平面即为𬌗平面。其定义是:从上颌中切牙的近中邻接点到双侧第一磨牙的近中颊尖顶所构成的假想平面,称修复学𬌗平面,该𬌗平面与鼻翼耳屏线平行,基本上平分颌间距离,并与上唇缘有一定的位置关系,因此在口腔修复的临床中,常以此平面作为制作全口义齿𬌗堤和排列人工牙的依据。在文献报道中,也有人采用双侧第二磨牙的近中舌尖顶或远中颊尖顶作为定位点定义𬌗平面。

在解剖学研究中,为了准确记录与上、下颌牙咬合有关的下颌运动以及下颌骨或下牙列相对于上颌骨或上牙列的位置关系,常以下颌牙列为基准定义𬌗平面,称其为解剖学𬌗平面,其定义是:从下颌中切牙的近中邻接点到双侧下颌第二磨牙远中颊尖顶所构成的假想平面。

以上颌牙列为基准的𬌗平面作为参考平面,各牙与该平面的位置关系是:上颌中切牙、尖牙、前磨牙颊尖与该平面接触,依据不同的上颌𬌗平面的定义,上颌第一磨牙的近颊尖、近舌尖或上颌第二磨牙颊尖,与该平面接触;侧切牙与该平面不接触,磨牙的牙尖距离该平面的距离,从前向后依次增大。

(四)牙列𬌗面形态特征

1.纵𬌗曲线

(1)下颌牙列的纵𬌗曲线:连接下颌切牙的切缘、尖牙的牙尖、前磨牙的颊尖以及磨牙的近、远中颊尖的连线。该连线从前向后是一条凹向上的曲线,又称为 Spee 曲线。该曲线的切牙段较平直,从尖牙向后经前磨牙至第一磨牙的远颊尖逐渐降低,然后第二、三磨牙的颊尖又逐渐升高。

(2)上颌牙列的纵𬌗曲线:为连接上颌切牙的切缘、尖牙的牙尖、前磨牙的颊尖以及磨牙的近远中颊尖的连线。该连线从前向后是一条凸向下的曲线。由切牙至第一磨牙近颊尖段较平直,从第一磨牙的近颊尖至最后磨牙的远颊尖段则逐渐向上弯曲,此段曲线亦称为补偿曲线。

2.横𬌗曲线

横𬌗曲线又称 Wilson 曲线。上颌磨牙牙冠偏向颊侧,下颌磨牙牙冠偏向舌侧,故上、下颌磨牙的颊尖与舌尖的高度不一致。若将上颌左、右两侧同名磨牙的颊尖和舌尖彼此相连,形成一条凸向下的曲线,称为上颌牙列的横𬌗曲线。同样将下颌左右两侧同名磨牙的颊尖和舌尖彼此相连,形成一条凹面向上的曲线,称为下颌牙列的横𬌗曲线。

上、下颌牙列的𬌗曲线,无论是横𬌗曲线还是纵𬌗曲线,均彼此相似或吻合,使得上、下颌牙在咀嚼运动过程中,能够保持密切的接触关系,并与下颌运动的方式相协调。同时,𬌗曲线与牙槽突的曲线形态也是基本一致的,这对于咀嚼力的分散与传导,保护牙周组织健康,都是十分重要的。

（五）牙列与面部标志

1.鼻翼耳屏线

它是指从一侧鼻翼中点到同侧耳屏中点的假想连线。该线与𬌗平面平行,与眶耳平面的交角约为15°。牙列缺失后,常参考该线来确定𬌗平面,以恢复牙列及咬合关系。

2.眶耳平面

眶耳平面是连接双侧眶下缘最低点和外耳道上缘的一个假想平面,当人端坐、头保持直立位置时,该平面与地平面平行。该平面常被作为描述上下牙列、下颌骨以及咬合关系相对于上颌乃至颅面其他结构的位置情况和运动关系的基本参考平面,在放射投照检查中具有重要的定位参考意义,是临床最常用的参考平面之一。

3.Balkwill 角

从髁突中心至下颌中切牙近中邻接点连线,与𬌗平面所构成的交角,称为 Balkwill 角,正常平均约为 26°。

4.Bonwill 三角

根据 Bonwill 的研究,下颌骨双侧髁突中心与下颌中切牙近中切角接触点相连,构成一个等边三角形,其边长为10.16 cm,称之为 Bonwill 三角。后有研究证实,这一三角形很少是等边形的,而等腰形者较多,等腰表明面部两侧对称。

5.Monson 球面

在 Bonwill 三角学说的基础之上,Monson 又提出,如以眉间点为中心,以 10.16 cm 为半径做一球面,下颌牙列的𬌗面与此球面相吻合,而且上颌牙列的补偿曲线也是这球面上的一部分。

二、𬌗

𬌗即上颌牙与下颌牙发生接触的现象,包括运动和静止的。随着下颌位置的变换,上、下颌牙接触的关系也有不同。其中,较为恒定和接触较多的𬌗有 3 种,即牙尖交错𬌗(正中𬌗)、前伸𬌗与侧𬌗。随着下颌位置的变换,上、下颌牙的接触关系也在改变。

（一）牙尖交错𬌗

牙尖交错𬌗是指上、下颌牙的牙尖交错,达到最广泛、最紧密接触时的一种咬合关系。在过去很长一段时期内,该𬌗关系一直被称为正中𬌗,从字面上,它隐含了这样的内容:在上、下颌牙达到该咬合状态时,下颌的位置相对于颅骨而言,是位于正中的,无左右、上下、前后的偏移。实际上,下颌相对于颅骨是否位于正中,并非这种咬合关系存在的前提,在达到上、下颌牙最广泛、最紧密接触的咬合关系时,下颌可以不在正中。

1.牙尖交错𬌗的咬合接触特征

(1)近远中向关系:牙尖交错𬌗时,上下牙列中线对正,一般正对着上唇系带。除下颌中切牙和上颌最后一个磨牙外,其他牙均为一牙对应于对颌两牙,上下颌牙前后交错。正常时上颌尖牙的牙尖顶对应着下颌尖牙的远唇斜面及唇侧远中缘,下颌尖牙的牙尖顶,对应着上颌尖牙的近舌斜面及舌侧近中缘;上颌第一磨牙的近颊尖对着下颌第一磨牙的颊面沟,下颌第一磨牙的近颊尖对着上颌第一磨牙与第二前磨牙之间的𬌗(侧)楔状隙。

上下牙的这种对位关系的意义在于：一方面可使上下牙具有最广泛的接触面积，从而有利于咀嚼食物，提高咀嚼效率；另一方面，牙尖相互交错的咬合接触，既可分散𬌗力，避免个别牙负担过重，又不至于因对颌牙缺失而完全丧失咀嚼功能，并在短期内不会发生移位现象。

（2）唇（颊）舌向关系。①覆𬌗：是指牙尖交错𬌗时，上颌牙盖过下颌牙唇（颊）面的垂直距离。覆𬌗可根据下前牙咬在上前牙舌面的部位分为3度：在前牙区，上前牙盖过的部分不超过下前牙唇面的切1/3者为浅覆𬌗，为正常覆𬌗；咬在中1/3以内者为中（度）覆𬌗；咬在颈1/3者为深覆𬌗，有人习惯将咬在牙龈上称为重度深覆𬌗。②覆盖：是指牙尖交错𬌗时，上颌牙盖过下颌牙的水平距离。在前牙区，上颌切牙切缘到下颌切牙切缘的水平距离在2～4 mm间为正常覆盖，超过者为深覆盖。深覆盖根据下切牙咬在上切牙舌侧的具体部位分为3种类型：下切牙咬在上切牙的切1/3之内，为浅覆盖；1/3～2/3为中（度）覆盖；2/3以上为深覆盖。

覆𬌗与覆盖关系存在的意义：一方面扩大了咀嚼面积，提高了咀嚼效能；另一方面使唇、颊及舌侧的软组织得到保护而不至于被咬伤。

切道及切道斜度：切道是指在咀嚼运动过程中，下颌前伸到上下颌切牙切缘相对后返回到牙尖交错𬌗的过程中，下颌切牙所运行的轨道。切道斜度的大小受覆𬌗与覆盖的影响，即覆盖越大切道斜度反而越小，覆𬌗越深则切道斜度越大。故切道斜度与覆盖呈负相关，与覆𬌗呈正相关。

前牙覆𬌗、覆盖关系分类：根据前牙的覆𬌗、覆盖关系，可以将牙尖交错𬌗分为：①正常覆𬌗、覆盖。②深覆𬌗。③深覆盖。④对刃𬌗：指牙尖交错𬌗时，上下牙切缘接触，覆𬌗、覆盖均为零的前牙咬合关系。该种𬌗型对切割功能及面形均有一定程度的影响。⑤反𬌗：牙尖交错𬌗时，下前牙咬在上前牙之前，覆盖为负值。该𬌗型对切割功能、面型、唇齿音的发音等有较大的影响。⑥开𬌗：牙尖交错𬌗时，上下牙列部分前牙甚至前磨牙均不接触，上下牙切缘之间在垂直方向有空隙。

后牙覆𬌗、覆盖关系分类：①正常覆𬌗、覆盖。上牙列包盖在下牙列颊侧，同时下牙列包盖在上牙列舌侧，上、下颌牙尖交错嵌合，密切接触。②后牙反𬌗。表现为下后牙的颊尖咬在上后牙颊尖的颊侧。③锁𬌗。表现为上后牙的舌尖咬在下后牙颊尖的颊侧。④反锁𬌗。表现为下后牙的舌尖咬在上后牙颊尖的颊侧。

2.垂直向关系

牙尖交错𬌗正常时，下颌前牙切端的唇侧与上颌前牙舌面接触，上颌前磨牙的舌尖与下颌同名前磨牙的远中边缘嵴区域接触，下颌前磨牙的颊尖与上颌同名前磨牙的近中边缘嵴区域接触，上颌磨牙的舌尖和下颌同名磨牙的窝或边缘嵴区域相接触，下颌磨牙的颊尖与上颌同名磨牙的窝或边缘嵴区域相接触，特别需要指出的是，正常𬌗，上颌磨牙的近舌尖与下颌同名磨牙的中央窝相接触，下颌磨牙的远颊尖与上颌同名磨牙的中央窝相接触。

牙尖交错𬌗时，上、下颌牙的𬌗面关系可以有尖与窝、尖与沟、尖与隙以及牙尖斜面与牙尖斜面等突面结构之间的多种并存的咬合接触形式，关于各种咬合接触的特点及其生理病理意义的研究，已发展成为一门新兴的学科——𬌗学，进行全面系统的阐述。

3.牙尖交错𬌗的正常标志

根据以上牙尖交错𬌗基本形态特征的描述，临床上判定牙尖交错𬌗是否正常，常参考以下标志。

（1）上、下牙列中线对正（当不存在牙列拥挤时），正对着上颌唇系带。

（2）除上颌最后一个磨牙及下颌中切牙外,每个牙都与对颌的两牙相对应接触。

（3）尖牙关系正常,即上颌尖牙的牙尖顶对应着下颌尖牙的远唇斜面及唇侧远中缘,下颌尖牙的牙尖顶,对应着上颌尖牙的近舌斜面及舌侧近中缘。

（4）第一磨牙关系为中性关系,即上颌第一磨牙的近颊尖正对着下颌第一磨牙的颊面沟,下颌磨牙的近颊尖对着上颌第一磨牙与第二前磨牙之间的𬌗（侧）楔状隙。

（5）前、后牙的覆𬌗和覆盖关系正常。

（二）前伸𬌗与侧𬌗

1.前伸𬌗

指下颌前伸至与上、下切牙切刃相接触的咬合状态。

2.侧𬌗

下颌向左侧或右侧作咬合运动,所向侧为工作侧。

（三）𬌗型

在自然牙列中,根据上、下颌牙的接触情况,可分为单侧平衡𬌗和双侧平衡𬌗两种𬌗型。

1.单侧平衡𬌗

单侧平衡𬌗可分为尖牙保护𬌗和组牙功能𬌗。

（1）尖牙保护𬌗:是以尖牙做支撑,对其他牙起到保护作用。在自然牙列,下颌行使侧方咀嚼运动过程中,由下颌尖牙的唇面沿着上颌尖牙的舌面运动,并对下颌的运动起制导作用,此时全部后牙脱离𬌗接触,当下颌回到牙尖交错位时,全部后牙才发生一致性的𬌗接触,食物才被压碎及磨细。尖牙行使侧方咬合之初为非轴向的𬌗力,而后牙承受的是接近轴向的𬌗力。

尖牙具有单独承受非轴向的𬌗力而不使牙周组织遭受损伤的能力,是因为尖牙具有自身的优势。①尖牙位于牙列转弯处,在咀嚼运动中属于第三类杠杆,重臂长,故在尖牙处𬌗力已明显减弱。②尖牙有粗壮而长大的牙根,因此支持𬌗力的牙周膜面积大。③尖牙有比任何牙都占优势的冠根比例。④尖牙的牙周膜有丰富的感受器,对刺激感受敏感,能不断地及时做出调整反应。

（2）组牙功能𬌗:是指在行使咀嚼运动过程中,工作侧上下牙成组的接触。这些牙共同承担在咀嚼运动过程中产生的非轴向𬌗力。特点是:在侧方咬合时,工作侧上下后牙均保持接触,而非工作侧上下后牙不接触;在前伸切咬时,上、下颌前牙切缘相对而产生咬合接触,后牙则不接触。

组牙功能𬌗型者咀嚼面积大,虽然承受非轴向的𬌗力,但是以组牙的形式行使功能,可使𬌗力分散,减轻个别牙的负担,从而对牙及牙周组织的健康起保护作用。

2.双侧平衡𬌗

根据𬌗位的不同,可分为正中𬌗平衡、前伸𬌗平衡与侧方𬌗平衡。

（1）正中𬌗平衡:是指在牙尖交错位时,上、下颌后牙间存在着广泛而均匀的点、线、面的接触,前牙间轻轻接触或不接触。

（2）前伸𬌗平衡:是指在牙尖交错位时,下颌前伸至前牙切缘相对,后牙保持𬌗接触关系为三点、多点或完善的接触𬌗平衡。

（3）侧方𬌗平衡:是指下颌做侧方咀嚼运动时,工作侧和非工作侧均有𬌗接触,在非工作侧牙的接触亦分为三点、多点或完善的接触𬌗平衡。

三、颌位

颌位即下颌的位置,是指下颌骨相对于上颌骨或下颌骨相对于颅骨的关系。

(一)牙尖交错位

1.定义

牙尖交错𬌗时下颌骨相对于上颌骨或颅骨的位置,称为牙尖交错位,它是以牙尖交错𬌗为前提,并随牙尖交错𬌗的变化而变化的下颌位置。无论牙尖交错𬌗为何种形态,它所确定的颌位就是牙尖交错位,故又称为牙位。

与牙尖交错𬌗类似,牙尖交错位曾被称为正中𬌗位,这一名词是不够确切的,故现已将正中𬌗位一词改为牙尖交错位。

2.牙尖交错位正常的标志

常用来描述下颌位置的变量有两个:髁突在下颌窝中的位置和上下牙的咬合对应关系。牙尖交错位时这两个参考标志的特点如下所述。

(1)颞下颌关节:髁突在下颌窝中基本处于中央位置,即关节的前、后、上间隙基本相等。髁突的关节前斜面、关节盘中带、关节结节后斜面,三者之间密切接触,双侧髁突形态和位置对称,关节内压力正常。

(2)咬合关系:首先需要有正常的咬合垂直高度,在正常垂直高度状态下,上、下牙的牙尖交错,接触广泛而紧密,具有正常的牙尖斜面引导作用,即当下颌自然闭口至上、下牙尖接触时,由于牙周膜本体感受器的反馈调节作用,咀嚼肌做相应的收缩,下颌牙沿着上颌牙的牙尖斜面的引导,很自然而且稳定地进入牙尖交错位。

由于下颌位置的维持,需要有肌肉的收缩来完成,左右两侧升、降颌肌相对平衡的收缩作用,对于维持正常的牙尖交错位,起着重要的作用,因此通常也将下颌骨的对称运动中,双侧咀嚼肌收缩对称、有力,作为牙尖交错位正常的重要标志之一。

3.牙尖交错位的特点

牙尖交错位以牙尖交错𬌗为依存条件,牙尖交错𬌗有异常变化,如某些错𬌗、多个牙缺失、𬌗面重度磨耗等,均可使牙尖交错位发生改变。牙尖交错位随牙尖交错𬌗的存在而存在,随牙尖交错𬌗的变化而变化,随牙尖交错𬌗的丧失而丧失。

4.牙尖交错位正常的意义

牙尖交错位是下颌的主要功能位,其咀嚼、言语、吞咽等功能活动,均与牙尖交错位关系密切;且牙尖交错位是最易重复的下颌位置,临床上可作为许多检查、诊断和治疗的基准位;牙尖交错位正常,则双侧咀嚼肌可发挥相对均衡、对称的收缩力,有利于下颌的各种口腔功能运动的协调与稳定,对于防止运动时产生的创伤作用,具有积极的意义。

(二)后退接触位

1.定义

从牙尖交错位开始,下颌还可以向后下移动少许(1 mm 左右),此时,后牙牙尖斜面部分接触,前牙不接触,髁突位于其在下颌窝中的最后位置,从该位置开始,下颌可以做侧向运动,下颌的这个位置称为后退接触位,是下颌的生理性最后位。

2.后退接触位的形成机制

下颌能从牙尖交错位退至后退接触位,主要是由以下诸因素决定的。

（1）髁突后方关节窝内为软组织结构,具有一定的缓冲空间,使得髁突向后移动具有可能性。

（2）颞下颌关节韧带具有一定的可让性,它对髁突向后的运动,有一定的限定作用,同时也具有一定的缓冲范围,设想如果该结构不是韧带,而是骨性结构,那么这种硬组织结构是不可能允许髁突向后移动的。可见,在一定程度上,是颞下颌韧带(主要是其水平部)决定了下颌能够向后方做一定的运动,以及其移动的幅度,故有人将下颌的后退接触位称为韧带位。

（3）肌肉收缩是各种运动所必不可少的,下颌从牙尖交错位向后下运动至后退接触位的过程中,以及该位置的维持,主要由颞肌后束和二腹肌前腹、下颌舌骨肌、颏舌骨肌等舌骨上肌收缩而实现。

3.后退接触位的意义

由于后退接触位属于韧带位,为物理性定位,重复性好,当全口牙或大多数牙缺失后。以牙尖交错𬌗为前提的牙尖交错位也就丧失,或失去了其明确的标志,但此时后退接触位仍然存在,临床在修复缺牙过程中,可以以后退接触位作为取得牙尖交错位的参考位。

后退接触位是吞咽时下颌经常到达的位置,有报告证实,咀嚼硬物时下颌常到达此位。因此,后退接触位也是下颌的功能位之一。另外有学者指出,颞下颌关节紊乱症患者,移位的比例增高,后退时单侧后牙接触的比例增高,因此检查后退接触位存在或正常与否,对于颞下颌关节紊乱症的检查、诊断与治疗,也具有重要的价值。

4.获取后退接触位常用的方法

有被动法与主动法两种。被动法即用双手托住受试者的下颌,两拇指放在下唇中央下方,嘱受试者放松,然后轻推其下颌向后,一旦受试者取得该位,令其认真体会,即可自己重复。主动法即向受试对象说明下颌后退的要领,让其反复练习,一般练习几次后就可达到后退接触位,并能自如重复。可以请受试者尽量向后仰头,然后轻轻闭口,注意有意使下颌后缩,当后牙一有接触,便停止闭口运动,保持该位,此即后退接触位,反复练习即可自如重复。

（三）下颌姿势位

1.定义

当人直立或端坐,两眼平视前方,不咀嚼、不吞咽、不说话,下颌处于休息状态,上下牙不接触时,下颌所处的位置称为下颌姿势位。

2.下颌姿势位特点

下颌姿势位时,上、下牙均无接触,上、下颌牙之间从前向后有一个楔形间隙,前端大而后端小,称之𬌗间隙或息止𬌗间隙,𬌗间隙的前端上、下切牙切缘之间的距离比覆𬌗小 1～3 mm,也有学者报道为 2～4 mm 或 2～5 mm。下颌姿势位时,双侧髁突位于关节窝的中央略向前下的位置,双侧颞肌、咬肌、翼外肌上头均有电位活动,颞肌的电位活动最为明显。

3.垂直距离与𬌗间隙

垂直距离通常是指下颌在下颌姿势位时面下 1/3 的高度,临床上以鼻底到颏下点的距离来表示。但有学者将牙尖交错𬌗时的面下 1/3 的高度,也称为垂直距离。在下颌姿势位时,存在于上、下颌牙齿之间前大后小的楔形间隙,称为息止𬌗间隙,简称𬌗间隙。一般来说,在正常的垂直距离情况下,颌面部诸肌的张力适度,表情自然,能发挥最大的咀嚼功能。

垂直距离在口腔修复、正畸以及正颌外科等口腔临床医疗工作中非常重要,因为它不仅关系到面容、发音、咀嚼等功能的恢复情况,而且如果在进行治疗时没有正确确定垂直距离,还可造成牙的支持组织的损伤,出现疼痛、局部骨质吸收以及颞下颌关节紊乱症等疾病。因此确定正常的垂直距离,在恢复咬合的治疗中非常重要。临床上常以面中 1/3 的距离做对比参考,也常见以眼外眦到口角的距离做参考者。

4.下颌姿势位的形成机制

下颌姿势位是升颌肌对抗下颌骨本身的重量所保持的下颌位置,其形成机制的实质是升颌肌的牵张反射——下颌骨因其本身的重量而下垂,使升颌肌的肌纤维被拉长,刺激了升颌肌中的牵张感受器肌梭,通过神经系统的反馈调节,使升颌肌轻度收缩,以对抗下颌骨的重力下垂作用。因此,升颌肌的牵张反射调节,是形成下颌姿势位的主要机制。此外,牙周组织、颞下颌关节囊与关节韧带中的本体感受器对升颌肌的神经反馈调节,软组织的弹性与黏滞性,对下颌姿势位的保持也起着一定的作用。

5.下颌姿势位的意义

下颌姿势位有其重要的生理意义,在此位时上、下牙不接触,从而避免了非咀嚼性磨损,牙周及颞下颌关节组织基本不承受负荷,口颌肌比较放松,这是维持口颌系统健康所必需的。如果不咀嚼时上、下牙持续咬合数分钟,就会令人感到疲劳不适,咀嚼肌酸胀甚至出现疼痛。实际上正常人在 24 h 内,上、下牙接触的时间总共才十几分钟。紧咬牙或磨牙症患者,在非咀嚼情况下,例如夜间睡眠状态下,也保持上、下牙的密切接触或接触运动,这不仅可造成牙的严重磨损,而且增加了牙周组织、咀嚼肌以及颞下颌关节的负荷,对口颌系统有关组织结构,都会造成不同程度的损害。因此,保持下颌姿势位的相对稳定及正常的𬌗间隙是十分重要的。

下颌姿势位主要是靠肌张力和下颌骨重力的平衡来维持的,因此并非恒定不变。头位的改变、下颌骨重量的改变(如缺牙、牙磨损、戴义齿等)、口颌肌的功能状态、精神心理因素调节下的神经系统活动的变化等,均可对下颌姿势位产生影响。但是,在正常条件下,在相当长的一段时间内,下颌姿势位又是相对稳定的,而且下颌姿势位并不以上、下颌牙的咬合为存在条件,因此,在全口牙缺失因总义齿修复而确定颌位时,下颌姿势位可以作为恢复牙尖交错位的重要参考颌位。

(四)3 个基本颌位的关系

1.后退接触位与牙尖交错位

从后退接触位,下颌向前上移动 1 mm 左右到达牙尖交错位,这两个颌位的关系主要为水平方向的关系。在此移动过程中下颌无偏斜或偏斜<0.5 mm,双侧后牙均匀对称接触,无单侧的咬合性接触,通常将这两个颌位之间的这种无偏斜的以前后向为主的位置关系,称为"长正中",意在从牙尖交错位向后退,或从后退接触位向前伸的对称性运动过程中,下颌相对于上颌始终处于正中的位置,没有偏斜或侧重。长正中的存在,可使下颌在进入牙尖交错位时的最大𬌗力得到一定的缓冲,有利于保护牙周组织及颞下颌关节、咀嚼肌等组织结构的健康。因此,长正中是正常生理现象。如果在此移动过程中仅单侧后牙接触,或移动时下颌有较大的左右偏斜,则说明有后退有咬合干扰,就没有长正中。

2.下颌姿势位与牙尖交错位

从下颌姿势位,下颌向前上移动 1~3 mm 到达牙尖交错位,这两个颌位主要表现为垂直方向的关系。在移动过程中,如向上的距离<1 mm,或有向后移动或过度地向前移动,以及出现左、右方向的移动时,表明可能存在颌位或肌肉功能的异常。

(李　欣)

第三节　颌面部解剖与生理

口腔颌面部位于头颅下前方,是机体的主要显露部分,为面部的一部分。所谓面部系指上至发际,下达下颌骨下缘,两侧至下颌支后缘的部位。通过以眉间点的水平线为界,颌面部系指面部眉间点水平线以下的部位,由颌骨、颞下颌关节,涎腺及周围的软组织构成。具有咀嚼、消化、吞咽、呼吸、言语、表情等功能。

一、颌骨

(一)上颌骨

上颌骨为颜面部中1/3最大的骨。左右各一互相对称,它与邻骨连接,参与眼眶底、口腔顶、鼻腔底及侧壁、颞下窝和翼腭窝前壁、翼上颌裂和眶下裂的构成。上颌骨外形极不规则,由四突(额突、颧突、牙槽突、腭突)及一体(上颌骨体)所组成。

1.四突

(1)额突:为坚韧细长的骨板,上缘与额骨连接。其内外缘分别与泪骨及鼻骨连接。额突参与泪沟的组成,若上颌骨骨折累及鼻腔及眶底时,应仔细复位,以保证鼻泪管的通畅。

(2)颧突:为锥体形,位于上颌骨外上方与颧骨相连,向下与第一磨牙区的牙槽嵴组成颧牙槽嵴。

(3)牙槽突:又称牙槽骨。系上颌骨包在牙根周围的突起部分,每侧牙槽突上有7～8个牙槽窝容纳牙根。两侧牙槽突在正中线结合形成马蹄形的牙槽骨弓。牙槽窝的形态、大小、数目和深度与所容纳的牙根相适应。其中以尖牙的牙槽窝最深,磨牙的牙槽窝最大。前牙及前磨牙区牙槽突的唇、颊侧骨板薄而多孔,有利于麻醉药渗入骨松质内,达到局部浸润麻醉目的。

(4)腭突:为水平骨板,前部较厚,后部较薄,与对侧腭突在正中线相接,形成腭正中缝。腭突后缘与腭骨水平板连接构成硬腭,是固有口腔的顶部和鼻腔的底部。腭突下面在上颌中切牙的腭侧、腭正中缝与双侧尖牙的连线交点上有切牙孔,向上后通入两侧切牙管,有鼻腭神经及血管通过。鼻腭神经阻滞麻醉时,麻醉药即可注入切牙孔或切牙管内。

2.上颌骨体(一体)

占上颌骨的中央部,分前外、后、上、内4个面。体内的空腔为上颌窦。

(1)前外面:又称脸面,为上颌窦前壁。上界为眶下缘,眶下缘中点下方约0.5 cm处为眶下孔,眶下神经及血管通过此孔。眶下孔的下方骨面呈浅凹称尖牙窝,该处骨壁菲薄,常是上颌窦开窗术及眶下间隙切开引流手术的切口标志。下界为牙槽突底部,内界为鼻切迹,外界为颧牙槽嵴。

(2)上面:又称眶面,平滑呈三角形,构成眶下壁之大部。眶下沟向前延伸成眶下管,开口于眶下孔。眶下神经从眶下管内通过,沿途发出上牙槽前、中神经,经上颌窦前壁和外侧壁分布到前牙和前磨牙。

(3)后面:又称颞下面,其参与颞下窝和翼腭窝前壁的构成,后下方骨面微凸呈结节状,称为上颌结节。后面中部有2～3个小孔,为上牙槽后神经血管所通过。上牙槽后神经和血管由此进入上颌骨,是进行上颌结节注射麻醉的重要标志。

(4)内面:又称鼻面,构成鼻腔的外侧壁,上颌窦开口于中鼻道。施行上颌窦根治术和上颌骨囊肿摘除时,可在鼻道开窗引流。

上颌骨骨质疏松,血液供应丰富,因此上颌骨骨折出血较多,但较下颌骨易于愈合。上颌骨骨髓炎远较下颌骨为少见且多局限(图1-5)。

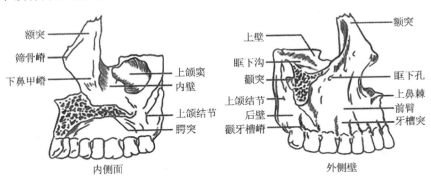

内侧面 ——— 额突、筛骨嵴、下鼻甲嵴、上颌窦内壁、上颌结节、腭突

外侧壁 ——— 额突、上壁、眶下沟、颧突、上颌结节、后壁、颧牙槽嵴、眶下孔、上鼻棘、前臂、牙槽突

图 1-5 上颌骨

上颌骨存在骨质疏密、厚薄不一、连接骨缝多、牙槽窝的深浅、大小不一致等因素,从而构成解剖结构上的一些薄弱环节或部位,这些部位常是骨折的好发部位。

(二)下颌骨

下颌骨是颌面部下1/3唯一可活动、两侧对称而又坚实的骨骼,在正中线融合成弓形。下颌骨分水平部和垂直部。水平部为下颌骨体,垂直部为左、右两下颌支。

1.下颌骨体

下颌骨体可分为内、外两面及上、下两缘。两侧下颌骨体在中线连接而成颏联合。

(1)外面:两侧下颌骨体相连接的外下方骨隆起为颏结节。位于前磨牙下方,下颌骨体上、下缘之间有一孔,称颏孔。颏神经及血管通过此孔。颏孔的位置可随年龄的增长而逐渐上移和后移。成年人颏孔多朝向后、上、外方,颏神经麻醉颏孔注射法时应注意此方向。外斜线起自颏结节经颏孔下方,自前向后上斜行,止于升支前缘外下方的一线性骨嵴,其上有下唇方肌和三角肌附着。

(2)内面:两侧下颌骨体相连接的中央有一骨隆起为颏棘,可分上、下颏棘,分别有颏舌肌、颏舌骨肌附着。从颏棘斜向上方有一骨嵴,称内斜线,是下颌舌骨肌之附着线。内斜线上方、颏棘两侧有舌下腺窝,与舌下腺相邻;内斜线下方、中线两侧近下颌骨下缘处,有不明显的卵圆形陷窝,称二腹肌窝,是二腹肌前腹的起点,二腹肌窝的后上方又有颌下腺窝与颌下腺相接。

(3)上缘:上缘骨质疏松,称牙槽突;中有排列整齐,容纳牙根的牙槽窝,是颌骨牙源性感染的好发部位。下颌骨牙槽突内、外骨板均由较厚的骨密质构成,除切牙区外,很少有小孔通向其内的骨松质。下颌拔牙及牙槽骨手术时,除切牙区可采用浸润麻醉外,一般均采用阻滞麻醉。

(4)下缘:又称下颌底,外形圆钝,较长于上缘,骨质致密且圆厚,抗压力强,为下颌骨最坚实处,是面部表面解剖主要标志之一。

2.下颌支

下颌支又称下颌升支,是下颌骨的垂直部分,略呈长方形,分内、外两面,上、下、前、后四缘和两突,即髁状突与喙突。

(1)内面:在下颌升支内面中央有一漏斗状骨孔即为下颌孔,是下牙槽神经、血管进入下颌管的入口,其开口处与下颌磨牙殆面等高。

(2)外面:呈扁平状表面粗糙,大部分为咬肌所附着。下颌支后缘与下颌体下缘相接处称下颌角,有茎突下颌韧带附着。

(3)下颌支上缘较薄,前有喙突,有颞肌附着;后有髁状突,分头、颈两部分,颈部有翼外肌附着。髁状突与颞骨的关节窝构成颞下颌关节。喙突与髁状突之间有深的切迹,称下颌切迹。下颌支后缘与下缘相交而成的部分为下颌角,有茎突下颌韧带附着。角前凹陷处称角前切迹,有颌外动脉绕过。

下颌骨为颌面部诸骨体中、体积最大、面积最广、位置也最为突出;髁状突颈部、下颌角、颏孔、正中联合等处比较薄弱处,为骨折的好发部位。骨折后,由于周围肌肉的收缩牵拉,常造成骨折片的明显移位;下颌骨血液供应较上颌骨差,故骨折的愈合也较上颌骨慢,发生骨髓炎较上颌骨多见且严重(图1-6)。

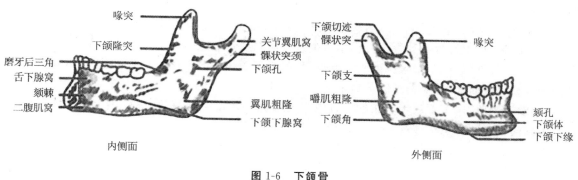

图1-6 下颌骨

二、肌肉

颌面部肌肉可分为表情肌和咀嚼肌两部分,具有咀嚼、语言、表情和吞咽等功能。

(一)表情肌

主要肌肉有眼轮匝肌、口轮匝肌、上唇方肌、下唇方肌、额肌、笑肌和颊肌等。表情肌的解剖生理特点:面部表情肌多薄而短小,收缩力弱,起自骨壁和筋膜浅面,止于皮肤。肌肉纤维多围绕面部孔裂,如眼、鼻和口腔,排列成环形或放射状。当表情肌收缩时,牵引额部、眼睑、口唇和颊部皮肤活动显露各种表情。由于表情肌与皮肤连接紧密,故当外伤或手术切开皮肤和表情肌后,创口常裂开较大,应考虑沿肌纤维行走的方向给予逐层缝合,以免引起术后内陷瘢痕。面部表情均受面神经支配,如果面神经受到损伤,则引起面瘫,造成面部畸形。

(二)咀嚼肌

主要附着在下颌骨上,当其收缩时可引起开口、闭口和下颌骨的前伸与侧方运动。可分为闭口和开口两组肌群和翼外肌。咀嚼肌的运动主要受三叉神经下颌神经的前股纤维支配。

1.闭口肌群(升颌肌)

主要附着在下颌角和下颌升支的内、外两面,由咬肌、颞肌、翼内肌组成。这组肌肉强大而有力,当收缩时,使下颌骨上升,口闭合,上、下牙齿殆面接触。

23

(1)咬肌:起自颧骨和颧弓下缘,止于下颌角和下颌支外侧面,为一块短而厚的肌肉,其作用为牵拉下颌向上前方。

(2)颞肌:起自颞骨鳞部的颞窝,通过颧弓深面,止于冠突。颞肌是一块扇形而强有力的肌肉,其作用是牵引下颌骨向上,微向后方。

(3)翼内肌:翼内肌是咀嚼肌中最深的一块,位于下颌支内侧面呈四边形的厚肌,在形态与功能上与咬肌相似,但比咬肌力量弱。其功能为使下颌骨向上,司闭口,并协助翼外肌使下颌前伸和侧方运动。

(4)翼外肌:位于颞下窝,大部分位于翼内肌的上方,起端有上、下两头,上头起于蝶骨大翼之颞下嵴及其下方之骨面;下头起自翼外板之外面,两头分别止于下颌关节盘前缘和髁突颈部。在开口运动时,可牵引下颌骨前伸和侧向运动。

2.开口肌群(降颌肌)

由二腹肌、下颌舌骨肌、颏舌骨肌组成。各肌分别附着在舌骨和下颌骨体上,共同构成肌性口底。其总的牵引方向是使下颌骨向下后方。当其收缩时,使下颌骨体下降,口张开,上、下牙齿殆面分离。

(1)二腹肌:位于下颌骨下方,前腹起自下颌二腹肌窝,后腹起自颞骨乳突切迹,前后腹在舌骨处形成圆腱,止于舌骨及其大角。作用是提舌骨向上或牵下颌骨向下。

(2)下颌舌骨肌:位于二腹肌前腹上方深面,起自下颌体内侧下颌舌骨线,止于舌骨体。作用是提舌骨和口底向上,并牵引下颌骨向下。

(3)颏舌骨肌:位于下颌舌骨肌的上方中线的两侧。起自下颌骨颏下棘,止于舌骨体。作用是提舌骨向前,使下颌骨下降。

三、血管

(一)动脉

颌面部血液供应特别丰富,主要来自颈外动脉的分支,有舌动脉、颌外动脉、颌内动脉和颞浅动脉等。分支间和两侧动脉之间彼此吻合成网状,外伤及手术可引起大量出血,压迫止血时,还必须压迫出血动脉的近心端,才能暂时止血。由于血液供应充足既能促进伤口愈合又能提高局部组织的抗感染力。

(二)静脉

颌面部的静脉系统分支多而细小,常常彼此之间互相吻合成网。多数静脉与同名动脉伴行,其静脉血主要通过颈内、外静脉回流至心脏。常分为深、浅两个静脉网。浅静脉网由面前静脉和面后静脉组成,深静脉网主要为翼静脉丛。面部静脉的特点是静脉瓣较少或无瓣膜,当肌肉收缩或挤压时易使血液反流。故颌面部的感染,特别是鼻根部与口角连线三角区的感染,若处理不当,则易逆行扩散入脑,引起海绵窦血栓性静脉炎等严重并发症。故常称此三角为面部的危险三角区。

四、淋巴

颌面部的淋巴组织极为丰富,淋巴管组成网状结构,其间有大小不一,数量不等的淋巴结群。淋巴结收纳来自口腔颌面部不同区域的淋巴液,汇入淋巴结,共同构成颌面部的重要防御系统。正常情况下,淋巴结小而柔软,不易触及,但当其淋巴结所收容的范围内有炎症或肿瘤时,相应的淋巴结就会发生肿大,变硬而可被触及。急性炎症时伴有明显压痛,故淋巴结对炎症、肿瘤的诊断治疗及预后都有重要的临床意义。

五、神经

与口腔颌面部有关的主要神经有运动神经和感觉神经。

(一)运动神经

主要有面神经、舌下神经和三叉神经第三支的前股纤维。

1.面神经

为第Ⅶ对脑神经,是以运动神经为主的混合性脑神经。它含运动、味觉和分泌纤维,管理颌面部表情肌的运动、舌前2/3的味觉和涎腺的分泌。

(1)运动纤维:起自脑桥的面神经核。面神经的颅外段穿过腮腺分布于颜面,分5支,即颞支、颧支、颊支、下颌缘支和颈支。各支在腺体内吻合成网,出腺体后面呈扇形分布,支配面部表情肌的活动。由于面神经与腮腺的关系密切,腮腺病变可影响面神经,使之发生暂时性或永久性的麻痹。在面部做手术时应了解面神经各支的走行,以免损伤造成面部畸形的严重后果。

(2)味觉纤维:面神经的鼓索支含味觉纤维,分布于舌前2/3的味蕾,司味觉。

(3)分泌纤维:来自副交感的唾液分泌纤维,起自脑桥的上涎核,到蝶腭神经节及颌下神经节,交换神经元后分别至泪腺、舌下腺、颌下腺、腭及鼻腔黏膜的腺体。

2.舌下神经

舌下神经是第Ⅻ对脑神经,分布至所有的舌肌,支配舌的运动。支配除舌腭肌以外的全部舌内、外肌,腭舌肌由迷走神经的咽支支配。

3.三叉神经第三支

即下颌神经的前股发出的运动神经,分布于咬肌、颞肌、翼内肌和翼外肌、鼓膜张肌、腭帆张肌、二腹肌前腹和下颌舌骨肌。

(二)感觉神经

主要为三叉神经,是第Ⅴ对脑神经,为脑神经中最大者,起于脑桥臂,司颌面部的感觉和咀嚼的运动。三叉神经的感觉神经,自颅内三叉神经半月节分出3支:第一支为眼神经;第二支为上颌神经;第三支为下颌神经。其中上、下颌神经与口腔关系最为密切。

1.上颌神经

自半月神经节发出,由圆孔出颅,入翼腭窝、眶下裂、眶下沟、眶下管、出眶下孔后称眶下神经。一般将上颌神经分为4段,即:颅内段、翼腭窝段、眶内段和面段。其分支为颧神经、蝶腭神经、上牙槽后神经、上牙槽中神经和上牙槽前神经。

2.下颌神经

含有感觉纤维和运动纤维的混合神经,是颅内三叉神经半月节发出的最大分支。下颌神经出卵圆孔后,分前、后两股。前股较小,主要为运动神经,分别至咬肌、颞肌和翼外肌,其唯一的感觉神经是颊长神经。后股较大,多为感觉神经,主要分支有耳颞神经、舌神经和下牙槽神经(图1-7)。

六、涎腺

涎腺又称唾液腺,分浆液腺、黏液腺和混合腺,有湿润口腔黏膜、消化食物、杀菌、调和食物便于吞咽以及调节机体水分平衡等作用。分为大、小两种,小唾液腺又称无管腺,分布于唇、舌、颊、腭等处的黏膜固有层和黏膜下层,主要为黏液腺。大的唾液腺有 3 对,即腮腺、颌下腺和舌下腺,各有导管开口于口腔。

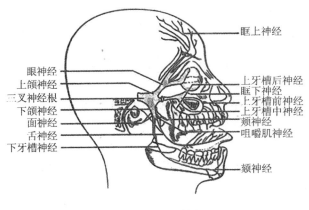

图 1-7 三叉神经

(一)腮腺

腮腺是涎腺中最大的一对,属浆液腺。位于两侧耳垂前下方和颌后窝内。腮腺由浅叶、深叶和峡部组成。腮腺导管长为 5～7 cm,管腔直径约为 3 mm,在腺体前缘近上端发出,行至嚼肌前缘时呈现直角向内穿过颊肌,开口正对上颌第二磨牙的颊黏膜上。

(二)颌下腺

颌下腺为混合腺,以浆液为主。位于颌下三角内呈扁椭圆形,腺体深层延长部,经下颌舌骨肌后缘进入口底,导管长约为 5 cm,行走方向从后下向前上,开口于舌系带两旁的舌下肉阜,此导管常因涎石导致炎症。

(三)舌下腺

舌下腺为混合腺,以黏液为主。位于口底舌下,由若干小腺所构成,各小腺泡有其单独的短小导管,直接开口于口底。亦有少数导管汇入颌下腺导管。由于管口较小,不易发生逆行感染,但可成为潴留性囊肿的好发部位。

(四)小唾液腺

小唾液腺是分布在口腔及口咽部黏膜下层和黏膜固有层的散在小腺体,有 450～750 个。多数为黏液性小腺体,分泌物主要成分为黏蛋白。小唾液腺腺泡数量不多,每个小腺体均有一腺管直接开口于覆盖的口腔黏膜上。根据小唾液腺所在部位,分别称为唇腺、颊腺、腭腺、舌腺等。

七、颞下颌关节

颞下颌关节是颌面部唯一具有转动运动和滑动运动,左右协同统一的联动关节。具有咀嚼、吞咽、语言、表情等功能。由颞骨的下颌关节窝、下颌骨的髁状突、居于两者之间的关节盘、关节四周的关节囊和关节韧带所构成。

（刘伟华）

第二章

口腔临床检查

第一节 常规检查

一、基本器械

(一)口镜

口镜有平面和凹面两种,主要用于牵拉颊部和推压舌体以便直接观察检查部位;通过镜子反射影像,可对口腔内难以直视的部位进行观察;还可用于聚集光线,增加局部照明,增加检查部位的可视度;金属口镜的柄端亦可用于叩诊。

(二)探针

探针具有尖锐的尖端。一端呈半圆形,用于探诊检查牙齿的窝沟点隙、龋洞、穿髓点、根管口等,亦可探查牙齿表面的敏感范围和程度,还可用于检查皮肤和黏膜的感觉功能;另一端呈三弯形,主要用于检查邻面龋。

(三)镊子

镊子用于夹持物品和检查牙齿松动度。

二、一般检查

(一)问诊

问诊是医师与患者或知晓病情的人交流,了解疾病的发生、发展和诊治过程。问诊是采集病史、诊断疾病的最基本、最重要的手段。问诊内容主要包括主诉、现病史、既往史和家族史。

1.主诉

主诉的记录通常为一句话,应包括部位、症状和患病时间。如"右上后牙冷热刺激痛2周"。

2.现病史

现病史是病史的主体部分,是整个疾病的发生、发展过程。基本内容包括:发病情况和患病时间,主要症状和诱因,症状加重或缓解的原因,病情的发展和演变,诊治经过和效果等。

3.既往史

既往史是指患者过去的口腔健康状况、患病情况及外伤、手术和过敏史等,还包括与口腔疾病有关的全身病史,如高血压、糖尿病、心脏病、血液病等。

4.家族史

家族史是指患者的父母、兄弟、姐妹的健康状况及患病情况,有无遗传性疾病、肿瘤、传染病等。特别是过去的某些疾病与现患疾病之间可能有关或相同时,更应详细询问并记录。

(二)视诊

视诊主要观察口腔和颌面部的改变,视诊时一般按照先口外、后口内,先检查主诉部位、后检查其他部位的顺序检查。

1.全身情况

虽然患者是因口腔疾病就诊,但口腔医师还是应通过视诊对患者的全身状况有初步的了解。例如,患者的精神状态、营养和发育情况等,注意一些疾病可能出现特殊面容或表情特征。

2.颌面部

首先观察面部发育是否正常,左右是否对称,有无肿胀或畸形;皮肤的颜色改变、瘢痕或窦道。如要检查面神经的功能,可观察鼻唇沟有无变浅或消失,可嘱患者闭眼、吹口哨等,观察面部双侧的运动是否协调,眼睛能否闭合,口角是否㖞斜等。

3.牙齿及牙列

牙齿的颜色、外形、质地、大小、数目、排列、接触关系,牙体的缺损、着色、牙石、菌斑、软垢、充填体等情况,牙列的完整和缺损,修复体的情况等。

4.口腔软组织

牙周组织的颜色、形态、质地的改变,菌斑及牙石的状况,肿胀程度及范围,是否存在窦道,牙龈及其他黏膜的色泽、完整性,有无水肿、溃疡、瘢痕、肿物等。另外,也要注意舌背有无裂纹,舌乳头的分布和变化,舌的运动情况及唇、舌系带情况等。

(三)探诊

探诊是利用探针或牙周探针检查和确定病变部位、范围和组织反应情况,包括牙齿、牙周和窦道等。

1.牙齿

探针主要是用于对龋洞的探诊,以确定部位、范围、深浅、有无探痛等;探查修复体的边缘密合度,确定有无继发龋;确定牙齿的敏感范围、敏感程度。探诊时需注意动作轻柔,特别是深龋,以免刺入穿髓点引起剧痛。

2.牙周组织

可用普通探针探测牙龈表面的质感是松软还是坚实,探查龈下牙石的数量、分布、位置,根面有无龋损或釉珠,以及根分叉处病变情况等。探测牙周袋的深度及附着水平情况时要注意使用牙周探针进行探诊,探诊时支点要稳固,探针与牙长轴方向一致,力量适中(一般以 20~25 g 压力为宜),按一定顺序如牙齿的颊、舌侧的近中、中、远中进行探诊并做测量记录,避免遗漏。

3.窦道

窦道常见于患牙根尖区牙龈颊侧,也可发生在舌侧,偶见于皮肤。探诊时可用圆头探针,或将牙胶尖插入窦道并缓慢地推进探测窦道的方向和深度,结合 X 线片,以探明其来源,帮助寻找患牙或病灶。探诊时应缓慢顺势推进,避免疼痛和损伤。

(四)触诊

触诊是医师用手指在可疑病变部位进行触摸或按压,根据患者的反应和检查者的感觉对病变的硬度、范围、形状、活动度等进行判断的诊断方法。

1.颌面部

对于唇、颊和舌部的病变，可行双指双合诊检查；对于口底和下颌下区病变，可行双手双合诊检查，以便准确了解病变的范围、质地、界限、动度，以及有无波动感、压痛、触痛和浸润等。检查时以一只手的拇指和示指，或双手置于病变部位上下或两侧进行，并按"由后向前"顺序进行。

2.下颌下、颏下、颈部淋巴结

患者取坐位，头稍低，略向检查侧，检查者立于患者的右前或右后方，手指紧贴检查部位，按一定顺序，由浅入深滑动触诊。触诊顺序一般为：枕部、耳后、耳前、腮、颊、下颌下及颏下，顺胸锁乳突肌前后缘、颈前后三角直至锁骨上窝。触诊检查时应注意肿大淋巴结所在的部位、大小、数目、硬度、活动度、有无压痛、波动感，以及与皮肤或基底部有无粘连等情况。应特别注意健、患侧的对比检查。

3.颞下颌关节

以双手示指或中指分别置于两侧耳屏前方、髁突外侧，嘱患者做开闭口运动，可了解髁突活动度和冲击感，需注意两侧对比，以协助关节疾病的诊断。另外，以大张口时上、下颌中切牙切缘间能放入患者自己横指（示指、中指和无名指）的数目为依据的张口度检查（表2-1），也是颞下颌关节检查的重要内容。

表 2-1 张口受限程度的检查记录方法和临床意义

能放入的手指数	检查记录	临床意义
3	正常	张口度正常
2	Ⅰ度受限	轻度张口受限
1	Ⅱ度受限	中度张口受限
<1	Ⅲ度受限	重度张口受限

4.牙周组织

用示指指腹触压牙齿的唇、颊或舌侧牙龈，检查龈沟处有无渗出物。也可将示指置于患牙唇（颊）侧颈部与牙龈交界处，嘱患者做各种咬合运动，检查是否有早接触点或干扰，如手感震动较大提示存在创伤。

5.根尖周组织

用指腹扣压可疑患牙根尖部，根据是否有压痛、波动感或脓性分泌物溢出等判断根尖周组织是否存在炎症等情况。

（五）叩诊

叩诊是用平头金属器械，如金属口镜的末端叩击牙齿，根据患者的反应确定患牙的方法。根据叩击的方向可分为垂直叩诊和水平叩诊。垂直叩诊用于检查根尖部有无炎症，水平叩诊用于检查牙齿周围组织有无炎症。

1.结果判断

叩诊结果一般分5级，记录如下。

（1）叩痛（－）：反应同正常牙，无叩痛。

（2）叩痛（±）：患牙感觉不适，可疑叩痛。

（3）叩痛（＋）：重叩引起疼痛，轻度叩痛。

(4)叩痛(＋＋)：叩痛反应介于(＋)和(＋＋＋)，中度叩痛。

(5)叩痛(＋＋＋)：轻叩引起剧烈疼痛，重度叩痛。

2.注意事项

进行叩诊检查时，一定要与正常牙进行对比，即先叩正常对照牙，后叩可疑患牙。叩诊的力量宜先轻后重，健康的同名牙叩诊以不引起疼痛的最大力度为上限，对于急性根尖周炎的患牙叩诊力度要更小，以免增加患者的痛苦。

(六)咬诊

咬诊是检查牙齿有无咬合痛和有无早接触点的诊断方法。常用的方法如下。

1.空咬法

嘱患者咬紧上、下颌牙或做各种咀嚼运动，观察牙齿有无松动、移位或疼痛。

2.咬实物法

牙隐裂、牙齿感觉过敏、牙周组织或根尖周组织炎症时，咬实物均可有异常反应。检查顺序是先正常牙、再患牙，根据患牙是否疼痛而明确患牙的部位。

3.咬合纸法

将咬合纸置于上、下颌牙列之间，嘱患者做各种咬合运动，根据牙面上所留的印记，确定早接触部位。

4.咬蜡片法

将烤软的蜡片置于上、下颌牙列之间，嘱患者做正中咬合，待蜡片冷却后取下，观察蜡片上最薄或穿破处即为早接触点。

(七)牙齿松动度检查

用镊子进行唇舌向(颊舌向)、近远中向及垂直方向摇动来检查牙齿是否松动。检查前牙时，用镊子夹住切端进行检查；检查后牙时，以镊子合拢抵住后牙面的窝沟进行检查。根据松动的幅度和方向对松动度进行分级(表 2-2)。

表 2-2　牙齿松动度的检查方法和分级

检查方法	Ⅰ度	Ⅱ度	Ⅲ度
松动幅度	<1 mm	1～2 mm	>2 mm
松动方向	仅有唇(颊)向松动	唇(颊)向和近、远中向均有松动	唇(颊)向和近、远中向均有松动，并伴有不同程度的垂直向松动

(八)嗅诊

嗅诊是通过辨别气味进行诊断的方法。有些疾病可借助嗅诊辅助诊断，如暴露的坏死牙髓、坏死性龈口炎、干槽症均有特殊腐败气味。

(九)听诊

颌面部检查中听诊应用较少，但将听诊器放在颌面部蔓状动脉瘤上时，表面可听见吹风样杂音。颞下颌关节功能紊乱时，可借助听诊器辨明弹响性质及时间。

（林书霞）

第二节　辅助检查

一、牙髓活力测验

（一）温度测验

牙髓温度测验是通过观察患者对不同温度的反应对牙髓活力状态进行判断的方法。其原理是：正常牙髓对温度有一定的耐受范围（20 ℃～50 ℃）；当牙髓发炎时，疼痛阈值降低，感觉敏感；牙髓变性时阈值升高，感觉迟钝；牙髓坏死时无感觉。温度低于 10 ℃ 为冷刺激，高于 60 ℃ 为热刺激。

1.冷测法

可使用小冰棒或冷水，取直径为 3～4 mm、长为 5～6 mm 一端封闭的塑料管内注满水后置冰箱冷冻制备而成的小冰棒，并置于被测牙的唇（颊）或舌面颈 1/3 或中 1/3 完好的釉面处数秒，观察患者的反应。

2.热测法

将牙胶棒的一端在酒精灯上烤软但不冒烟燃烧（65 ℃ 左右），立即置于被测牙的唇（颊）或舌面的颈 1/3 或中 1/3 釉面处，观察患者的反应。

3.结果判断

温度测验结果是被测可疑患牙与正常对照牙比较的结果，不能简单采用（＋）（－）表示，其具体表示方法为以下几种。

（1）正常：被测牙与对照牙反应程度相同，表示牙髓正常。

（2）一过性敏感：被测牙与对照牙相比，出现一过性疼痛，但刺激去除后疼痛立即消失，表明可复性牙髓炎的存在。

（3）疼痛：被测牙产生疼痛，温度刺激去除后仍持续一段时间，提示被测牙牙髓存在不可复性炎症。

（4）迟缓或迟钝性疼痛：刺激去除后片刻被测牙才出现疼痛反应，并持续一段时间，或被测牙比对照牙感觉迟钝，提示被测牙处于慢性牙髓炎、牙髓炎晚期或牙髓变性状态。

（5）无反应：被测牙对冷热温度刺激均无感觉，提示被测牙牙髓已坏死。

4.注意事项

用冷水检测时，应注意按先下颌牙后上颌牙，先后牙再前牙的顺序测验，尽可能避免因水的流动而出现假阳性反应。用热诊法时，热源在牙面上停留的时间不应超过 5 s 钟，以免造成牙髓损伤。

（二）牙髓电活力测验

牙髓电活力测验是通过牙髓活力电测仪来检测牙髓神经对电刺激的反应，主要用于判断牙髓"生"或"死"的状态。

1.方法

吹干、隔湿被测牙（若牙颈部有牙结石需先去除，以免影响检测结果），先将挂钩置于被测牙对侧口角,检查头置于牙唇(颊)面的中 1/3 釉面处,用生理盐水湿润的小棉球或牙膏置于检测部位做导体,调节测验仪上的电流强度,从"0"开始,缓慢增大,待患者举手示意有"麻刺感"时离开牙面,记录读数。先测对照牙,再测可疑患牙。每牙测 2~3 次,取其中 2 次相近值的平均值。选择对照牙的顺序为:首选对侧正常同名牙,其次为对颌同名牙,最后为与可疑牙处在同一象限内的健康邻牙。

2.结果判断

牙髓电活力测验只有被测可疑患牙与对照牙相差一定数值时才具有临床意义。被测牙读数低于对照牙说明敏感,高于对照牙说明迟钝,若达最高值无反应,说明牙髓已坏死。

3.注意事项

(1)测试前需告知患者有关事项,说明测验目的。

(2)装有心脏起搏器的患者严禁做牙髓电活力测验。

(3)牙髓活力电测仪工作端应置于完好的牙面上。

(4)牙髓电活力测验不能作为诊断的唯一依据。若患者过度紧张、患牙有牙髓液化坏死、大面积金属充填体或全冠修复时可能出现假阳性结果;若患牙过度钙化、刚受过外伤或根尖尚未发育完全的年轻恒牙则可能会出现假阴性结果。

二、影像学检查

(一)牙片

1.牙体牙髓病

(1)龋病的诊断:牙片有助于了解龋坏的部位和范围,以及有无继发龋和邻面龋,可用于检查龋损的范围及与髓腔的关系(图 2-1)。

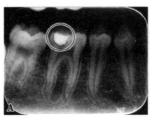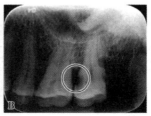

图 2-1 牙片辅助诊断牙体牙髓病

A.右下第一磨牙继发龋;B.左上第二磨牙近中邻面龋

(2)非龋性疾病:可协助诊断牙齿的发育异常、牙外伤、牙根折/裂等(图 2-2)。

(3)牙髓病及根尖周病的诊断:可用于鉴别根尖周肉芽肿、脓肿或囊肿等慢性根尖周病变。

(4)辅助根管治疗:可用于了解髓腔情况,如髓室、根管钙化和牙内吸收(图 2-3)。

2.牙周病

(1)牙槽骨吸收类型:水平型吸收多发生于慢性牙周炎患牙的前牙;垂直型吸收,也称角型吸收多发生于牙槽间隔较窄的后牙(图 2-4)。

(2)牙槽骨吸收程度。①Ⅰ度吸收:牙槽骨吸收在牙根的颈 1/3 以内。②Ⅱ度吸收:牙槽骨吸收超过根长的 1/3,但在根长的 2/3 以内。③Ⅲ度吸收:牙槽骨吸收超过根长的 2/3(图 2-5)。

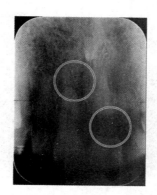

图 2-2 牙片辅助诊断非龋性疾病

双侧上中切牙牙折

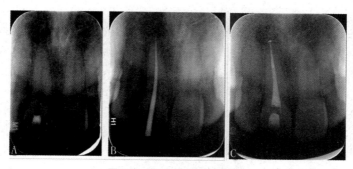

图 2-3 X线辅助根管治疗

A.根管治疗术前了解髓腔和根管的解剖形态,评估治疗难易程度;B.治疗术中确定根管工作长度;C.治疗术后检查根充情况、复查评价根管治疗疗效

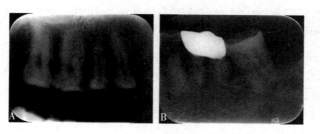

图 2-4 牙槽骨吸收

A.牙槽骨高度呈水平状降低,骨吸收呈水平状或杯状凹陷;B.左下第一磨牙远中骨吸收面与牙根间有一锐角形成

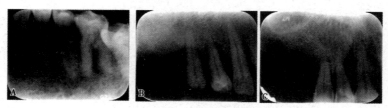

图 2-5 牙槽骨吸收程度

A.Ⅰ度吸收;B.Ⅱ度吸收;C.Ⅲ度吸收

3.口腔颌面外科疾病

用于检查阻生牙、埋伏牙、先天性缺牙及牙萌出状态、颌骨炎症、囊肿和肿瘤(图 2-6)。

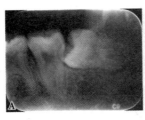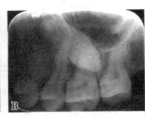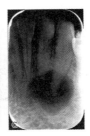

图 2-6　X 线诊断口腔颌面外科疾病
A.阻生牙;B.埋伏牙;C.根尖周囊肿

(二)𬌗片

当上、下颌根尖或者牙槽骨病变较深或者范围较大,普通牙片不能包括全病变,且无条件拍摄全口牙位曲面体层 X 线片时,常采用拍片来了解病变,一般包括以下几种。

1.上颌前部𬌗片

上颌前部𬌗片常用于观察上颌前部骨质变化及乳、恒牙的情况。

2.上颌后部𬌗片

上颌后部𬌗片常用于观察一侧上颌后部骨质变化的情况。

3.下颌前部𬌗片

下颌前部𬌗片常用于观察下颌颏部骨折及其他颏部骨质变化。

4.下颌横断𬌗片

下颌横断𬌗片常用于检查下颌骨体部骨质有无颊、舌侧膨胀,也可用于辅助诊断下颌骨体骨折移位及异物、阻生牙定位等。以投照软组织条件曝光可用于观察下颌下腺导管结石。

(三)全口牙位曲面体层 X 线片

全口牙位曲面体层 X 线片可分为上颌牙位、下颌牙位及全口牙位 3 种,以全口牙位最常用。其可在一张胶片显示双侧上、下颌骨、上颌窦、颞下颌关节及全口牙齿。主要用于观察上、下颌骨肿瘤、外伤、炎症、畸形等病变及其与周围组织的关系,也适用于张口困难、难以配合牙片拍摄的儿童患者等。

(四)X 线投影测量片

口腔正畸、正颌外科经典的投影测量分析通常应用头颅正位、侧位定位拍摄所获得的 X 线图像,主要用于分析正常及错𬌗畸形患者的牙、颌、面形态结构,记录颌面生长发育及矫治前后牙、颌、面形态结构的变化。

(五)电子计算机 X 线体层摄影(CT)

在口腔颌面部,CT 主要用于颞下窝、翼腭窝、鼻窦、唾液腺、颌骨及颞下颌关节疾病等的检查。对颌面部骨折,以及肿瘤特别是面深部肿瘤的早期诊断及其与周围重要组织的关系能提供较准确的信息,对指导手术有重要意义。

(六)口腔颌面锥形束 CT(CBCT)检查

CBCT 检查可显示平行于牙弓方向、垂直于牙弓方向和垂直于身体长轴方向的断层影像,可根据临床需要显示曝光范围内任意部位、任意方向的断层影像。多用于埋伏牙、根尖周病变、牙周疾病、颞下颌关节疾病和牙种植术的检查。

与传统 CT 检查相比，CBCT 检查具有许多优点。

（1）CBCT 的体素小，空间分辨率高，图像质量好。

（2）CBCT 辐射剂量相对较小，平均剂量是 1.19 mSv，是传统 CT 的 1/400。

（七）磁共振成像（MRI）

MRI 检查主要用于口腔颌面外科肿瘤及颞下颌关节疾病的检查和诊断，尤其是颅内和舌根部良、恶性肿瘤的诊断和定位，以及脉管畸形、血管瘤的诊断和相关血管显像等方面。另外，对炎症和囊肿的检查也有临床参考价值。

三、穿刺检查

穿刺检查主要用于诊断和鉴别颌面部触诊有波动感或非实质性含液体的肿块性质，于常规消毒处理、局部麻醉后，用注射器刺入肿胀物抽取其中的液体等内容物，进行肉眼和显微镜观察。

（一）肉眼观察

通过颜色和性状的观察，初步确定是脓液、囊液还是血液。

（二）显微镜检查

不同液体在镜下有不同特点：脓液主要为中性粒细胞，慢性炎症时多为淋巴细胞，囊液内可见胆固醇结晶和少量炎症细胞，血液主要为红细胞。

（三）注意事项

（1）穿刺应在严格的消毒条件下选用适宜针头进行：临床上脓肿穿刺多选用 8 号或 9 号粗针；血管性病变选用 7 号针；对唾液腺肿瘤和某些深部肿瘤用 6 号针头行穿刺细胞学检查，或称"细针吸取活检"，除非特殊需要，多不提倡粗针吸取活检，以免造成癌细胞种植。

（2）穿刺检查应掌握正确的操作方法，注意进针的深度和方向以免损伤重要的组织结构。

（3）临床上如怀疑是颈动脉体瘤或动脉瘤，则禁穿刺。

（4）怀疑结核性病变或恶性肿瘤要注意避免因穿刺形成经久不愈的窦道或肿瘤细胞种植性残留。

四、选择性麻醉

选择性麻醉是通过局部麻醉的方法来判定引起疼痛的患牙。当临床难以对两颗可疑患牙作出最后鉴别，且两颗牙分别位于上、下颌或这两颗牙均在上颌但不相邻时，可采用选择性麻醉帮助确诊患牙。

（1）若两颗可疑痛源牙分别位于上、下颌，则对上颌牙进行有效的局部麻醉（包括腭侧麻醉）；若疼痛消失，则上颌牙为痛源牙；反之则下颌牙为痛源牙。

（2）若两颗可疑牙均在上颌，则对位置靠前的牙行局部麻醉；若疼痛消失，则该牙为痛源牙；反之则位置靠后的牙为痛源牙。其原因是支配后牙腭根的神经由后向前走行。

五、实验室检查

（一）口腔微生物涂片检查

取脓液或溃疡、创面分泌物进行涂片检查，可观察、分析分泌物的性质和感染菌种，必要时可做细菌培养和抗生素药敏试验，以指导临床用药。

(二)活体组织检查

1.适应证

疑是肿瘤的肿块、长期不愈口腔溃疡(>2个月)、癌前病变、结核、梅毒性病变、放线菌病及口腔黏膜病变,以及术后的标本确诊。

2.注意事项

(1)切取浅表或有溃疡的肿物不宜采用浸润麻醉,也不宜使用染料类消毒剂,黏膜病变标本取材不应<0.2 cm×0.6 cm。

(2)急性炎症期禁止活检,以免炎症扩散和加重病情。

(3)血管性肿瘤、血管畸形或恶性黑色素瘤一般不做活组织检查,以免造成大出血或肿瘤快速转移。

(4)范围明确的良性肿瘤,活检时应完整切除。

(5)疑为恶性肿瘤者,做活检的同时应准备手术、化疗或放疗,时间尽量与活检时间间隔短,以免活检切除部分瘤体组织引起扩散或转移。

(三)血液检查

1.急性化脓性炎症

应查血常规、观察白细胞计数、分类计数。若白细胞计数升高提示有感染,但白细胞计数明显升高并有幼稚白细胞,则应考虑白血病。

2.口腔、牙龈出血

口腔黏膜有出血瘀点,有流血不止、术后止血困难,应查血常规、凝血功能和血小板计数。

3.口腔黏膜苍白、舌乳头萎缩、口舌灼痛

应查血红蛋白量和红细胞计数。

4.使用磺胺或抗生素类药物或免疫抑制剂药物

应定期进行血常规检查,注意白细胞变化。

(四)尿检查

重度牙周炎、创口不易愈合的患者,应检查尿常规,检查有无糖尿病。

(林书霞)

第三章

口腔局部麻醉

第一节 口腔局部麻醉常用药物

一、口腔局部麻醉药物

常用的麻醉药物分为酯类和酰胺类两类。常用的酯类药物有普鲁卡因和苯佐卡因;常用的酰胺类局麻药物有利多卡因、丁哌卡因、阿替卡因、丙胺卡因等。不同的麻醉药物在起效时间、持续时间、效能强度、不良反应等方面有较大的差异,术者应根据不同的手术和患者的全身情况选择应用。

二、血管收缩剂的应用

在口腔外科临床局部麻醉操作中,常常将血管收缩剂加入局麻药物中,其主要作用如下。

(1)促进麻醉区域血管收缩,减少局部血流量。

(2)延缓麻醉药物吸收进入循环系统的速度,降低麻醉药物的血药浓度,减少中毒反应的风险。

(3)增加了靶神经周围药物的剂量,延长药物的麻醉时间。

(4)在局部浸润麻醉,可减少术中的出血量,有助于保证术野清晰。

临床上最常用的血管收缩剂是肾上腺素,常用浓度为 1∶50 000～1∶200 000,对于健康成人来说,每次最大剂量为 0.2 mg,相当于 1∶100 000 浓度肾上腺素的利多卡因 20 mL。肾上腺素有可能引起心悸、头痛、抽搐等不良反应,在应用于患有心血管疾病及甲状腺疾病的患者中需要重视不良反应,并严格控制含肾上腺素麻药的用量。但是,也有研究认为局麻药物中加入微量的肾上腺素不会引起心率和血压的显著变化,对患有心血管病和甲状腺功能亢进的患者一般也不会导致不良反应。

由于应用肾上腺素可取得良好的镇痛效果,可以消除患者恐惧和不安心理,并可避免因为疼痛引起血压的急剧波动。因为在疼痛时,会释放大量内源性儿茶酚胺,反而容易出现心血管损害。因此,对于患有心血管病患者不可机械地限制使用肾上腺素,而应该权衡利弊后做出决定。一般认为只要控制好肾上腺素的浓度、注射技术和单次使用量,可以适当使用。但以下几种情况视为禁忌证:①血压过高,收缩压高于 24.0 kPa(180 mmHg)或者舒张压高于 13.3 kPa

(100 mmHg)的患者;②未控制的甲状腺功能亢进患者;③心肌梗死或脑血管意外 6 个月以内的患者;④频繁发作的心绞痛,经过治疗仍然存在心律失常的患者。

(张延进)

第二节　口腔局部麻醉基本技术

一、麻醉分类

(一)表面麻醉

表面麻醉也称涂布麻醉,是指将表面麻醉药物涂布于黏膜表面从而使浅层的组织痛觉丧失。可用于黏膜下脓肿的切开、松动乳牙的拔除,在实施注射麻醉前进行表面麻醉可以减轻针尖刺入引起的疼痛。最常用的表面麻醉药有:2%～5%的利多卡因、0.25%～0.5%的盐酸丁卡因、丙胺卡因与利多卡因混合凝胶、苯佐卡因凝胶。

表面麻醉的方法:用棉球擦干黏膜表面并隔湿,以防止局部药物浓度降低和药物进入唾液而引起其他部位不适,用棉签蘸取少量表面麻醉剂,将麻醉药物均匀涂布在待麻醉区域或用喷雾剂喷雾 1～2 min,至光滑湿润的黏膜变为干燥粗糙即达到良好的表面麻醉效果。

(二)浸润麻醉

浸润麻醉是指将局麻药物注入术区组织内,作用于术区的神经末梢,使局部失去痛觉的一种麻醉方式。浸润麻醉多使用较低浓度的麻醉药物,因为相对于阻滞麻醉,浸润麻醉使用的麻醉药物量较大。浸润麻醉在口腔外科的应用主要包括皮肤(黏膜)浸润麻醉、骨膜上浸润麻醉和牙周膜浸润麻醉等。

浸润麻醉的方法:先注射少量麻醉药物于皮肤或黏膜下呈一小皮丘,然后沿切口线,由浅至深分层注射麻药,直至全部术区,经由局麻药的扩散作用麻醉术区的感觉神经末梢。

(三)阻滞麻醉

阻滞麻醉是指将局麻药物注射到控制术区感觉的神经干或其主要分支附近,阻断神经末梢传入的痛觉刺激,使该神经支配区域产生麻醉效果。相对于浸润麻醉,阻滞麻醉效果确切,麻醉药物用量小,减少了在术区反复穿刺,可以防止炎性病灶感染扩散,是口腔外科应用最广泛的局部麻醉方式。

阻滞麻醉的要点:口腔颌面部阻滞麻醉要求熟练掌握三叉神经解剖,掌握各分支阻滞麻醉时进针点的表面标志、进针角度、深度等。操作时要严格无菌操作,因神经干附近常伴有知名血管,所以注射麻药前必须回抽确定无血后方可注射麻药。

二、局部麻醉基本技术

在口腔外科治疗中,局部麻醉是手术操作的前提。但是,局部麻醉常常会引起患者一定程度的焦虑和疼痛。良好的沟通、规范的注射技术有助于降低患者的焦虑、减少甚至消除注射产生的疼痛。因此,口腔外科医师应重视局部麻醉基本注射技术的训练,使局部麻醉以微创无痛的方式进行。

（1）麻醉前与患者良好的沟通：采用局部麻醉前应与患者沟通，了解患者有无局部麻醉史、有无麻药过敏史、以前的麻醉效果如何、有无局部麻醉禁忌、全身情况如何、是否过度紧张或恐惧等；还应简单告知患者麻醉的过程，尽量消除患者的紧张情绪，取得患者的信任和良好配合。

（2）麻醉方式的选择：根据手术部位、手术复杂程度、手术时间、患者全身情况、患者对手术的紧张恐惧程度等，选择合适的麻醉方式和麻醉药物以及是否加用血管收缩剂。

（3）麻醉器械和药品的准备：根据麻醉部位、麻醉方式等选择不同型号的注射器、注射针头，检查注射针头是否锐利、有无倒钩、针头是否通畅等。

（4）患者的体位：患者采用卧位或半卧位。

（5）注射区域的显露和消毒：以口镜、手指或棉签拉开唇颊部组织，显露注射区域，用干棉条擦干注射点及周围，用消毒剂进行表面消毒（如已实施漱口剂消毒可省略表面消毒）。

（6）表面麻醉的实施：在针尖刺入点区域实施表面麻醉。

（7）注射器的握持及传递：传统注射器一般采用执笔式握持；卡式注射器的握持采用掌心向上的方式，有助于准确地控制注射器，在传递注射器的过程中应尽量避开患者的视线。

（8）注射平衡的掌握及支点的建立：在拿起注射器准备注射时，应维持好手及手臂的平衡和稳定，也可以建立支点来维持稳定和平衡，以便精确注射，并防止误伤周围组织。支点可以以手指支撑于患者面部，或者以肘部在患者胸部建立支点。

（9）刺入点确认和注射针刺入：核实麻醉区域并确认麻醉针尖刺入点，绷紧针尖刺入点周围皮肤或黏膜，保持针头斜面朝向正确，轻柔地刺入注射点至针尖斜面完全进入组织即可。涉及骨组织的局部麻醉时，一般针尖斜面应朝向骨面。

（10）刺入点注射少量麻醉药：注射针尖刚刚刺入皮肤或黏膜时，注射少量麻药有助于减轻疼痛。

（11）注射针的推进：缓慢地推进注射针，避免进针过程中大幅度转换进针角度，以防止针尖对组织的割裂，减少疼痛和血肿的发生。

（12）注射深度的确认：根据手术部位、麻醉方式、拟麻醉神经的解剖位置等，控制注射时进针深度。需要注意的是，麻醉中针尖常会碰到骨膜，骨膜的感觉较敏感，在接近骨膜时应注射少量麻药以减少疼痛，并避免将麻药注射于骨膜下。

（13）回抽：任何部位的局麻注射都要回抽，以防止将局麻药物误注入血管。在回抽时，操作者应注意针尖位置的稳定性，既不能向前推进，也不能退出，否则可能造成回抽阴性后因针尖位置的变化而刺入血管。回抽阳性时，应将针头后退少许，稍微调整进针方向，重新进针并再次回抽，直到回抽为阴性，方可开始注射麻醉药物。

（14）麻药注射及量的控制：确认回抽无血后，开始注射麻药，注入过程应缓慢，注入 1 mL 药液的时间应不少于 60 s。可防止快速药液注射导致注射部位组织撕裂而引起疼痛以及注射后的延迟性疼痛，还可减少药物中毒的发生。

（15）注射中注意观察患者：在注射麻药过程中，医师应当观察患者的面部表情，以判断患者是否紧张、疼痛或者是否有药物不良反应。患者皱眉表示存在不适或者疼痛；面色苍白可能预示出现晕厥症状。在观察表情的同时，还应和患者进行语言交流，安抚患者的紧张情绪，分散患者的注意力。

（16）注射器的退出：注射完成后，应当缓慢从软组织中退出针头，平稳地将注射器拿出患者口外，防止划伤患者黏膜。注射点有渗血时以干棉条压迫止血。

（17）针尖插入针帽技术：退出的注射器一般不应回套塑料帽，以防止意外刺伤术者。如需继续使用，为防止针头污染也可以回套塑料帽。正确的回套方式是：将注射针帽放在无菌托盘或器械台上，滑动针尖插入针帽内，勿用另外一只手直接盖针帽。

（18）注射后观察患者：大部分麻醉并发症发生于注射后 5 min 内，因此，当实施局部麻醉后，医师不应该离开患者，应注意观察患者的神态并与患者进行交流。实施手术前应检查局部麻醉的效果，可通过询问患者的感觉和试操作来确认，若出现麻醉失败应分析原因，重新注射或更换麻醉方式。

（19）记录：对某些患者，如麻醉效果不佳或麻醉后出现不良反应等，应记录局麻药物名称、麻醉方式、有无使用血管收缩剂、麻醉效果、麻醉失败原因分析及处理、并发症原因分析及处理等。

（张延进）

第三节 口腔外科常用的局部麻醉方法

一、局部浸润麻醉

（1）麻醉区域：依手术部位及注射部位而定，上前牙区可以麻醉上牙槽前神经丛末梢神经束所支配的区域，包括牙髓、牙根区、颊侧骨膜、结缔组织和黏膜。

（2）进针点：依手术部位而定，牙拔除术麻醉的进针点为相应牙根尖上方唇龈黏膜转折处。

（3）进针角度：依手术部位而定，上前牙区牙拔除术麻醉时，注射器与牙长轴平行。

（4）进针深度：依手术部位而定，牙拔除术麻醉的进针深度为 2～3 mm（骨膜上方）。

（5）用药剂量：依手术部位而定，如果施行牙拔除术，麻醉用药剂量为 0.5～2.0 mL。

（6）麻醉步骤：①注射部位的准备，包括用无菌干棉球擦干、表面消毒及表面麻醉。②调整针头使斜面朝向皮肤、黏膜或骨面，行牙拔除术时，注射针头的斜面朝向骨面。③绷紧注射区域及周围软组织。④根据手术部位调整注射器的方向。⑤在手术区域边缘进针。⑥进针至手术设计的部位。⑦回抽无血后注射。

（7）麻醉失败原因及处理。①针尖低于牙根尖，在上颌牙根尖上方注射会产生较好的软组织麻醉，但牙髓麻醉可能无效或很差。处理：重新注射，将针尖刺入根尖下方处。②针尖离骨面太远。处理：重新调整进针方向，使之更接近骨面。③麻醉药物注射剂量过小或注射未涉及全部手术区域。处理：补充注射。

二、鼻腭神经阻滞麻醉

（1）麻醉区域：硬腭前部、两侧上颌尖牙腭侧连线之前的黏骨膜及牙槽突，尖牙腭侧组织有腭前神经交叉分布。

（2）进针点：切牙乳头侧缘进针。

（3）进针角度：沿与牙长轴成 45°向切牙乳头方向进针，刺入后调整至与牙长轴平行。

（4）进针深度：进针深度约为 5 mm。

（5）用药剂量：用药剂量为 0.2～0.5 mL。

(6)麻醉步骤。①患者头后仰大张口。其他准备同前。②以 45°朝向切牙乳头侧缘接近注射部位,并刺入切牙乳头。③将注射针调整至与牙长轴平行,缓慢向切牙孔进针,进入切牙管直到轻轻地碰到骨面。④回抽无血后缓慢注入麻药。

(7)麻醉失败原因及处理。①注射针未进入切牙管或位于切牙孔外侧。处理:重新刺入,进入切牙管后注射麻药。②上颌尖牙腭部组织有腭前神经交叉分布,如果麻醉不完全应补充局部浸润麻醉。

三、腭前神经阻滞麻醉

(1)麻醉区域:半侧硬腭后部,向前到第一前磨牙,向内到中线所覆盖的软组织。

(2)进针点:上颌第二磨牙腭侧,龈缘与腭中线连线中外 1/3 交界处,腭大孔前方软组织。

(3)进针角度:针筒置于对侧口角处。

(4)进针深度:抵达腭大孔边缘骨面。

(5)麻药剂量:0.3～0.5 mL。

(6)麻醉步骤:①患者头仰高,伸展颈部,大张口。其他准备同前。②调整注射器的方向,从对侧进入口内,针成直角接近注射部位。③缓慢进针,直到轻轻地碰到腭大孔边缘骨质。④回抽无血后缓慢注入麻药。

(7)麻醉失败原因及处理。①进针位置过于靠前,腭部后份组织没有被麻醉。处理:调整位置重新注射或补充局部浸润麻醉。②由于鼻腭神经发出的分支与腭前神经在第一前磨牙腭部有交叉分布,常导致该区麻醉不全。处理:可补充局部浸润麻醉或行鼻腭神经阻滞麻醉。

四、眶下神经阻滞麻醉

(一)口外法

(1)麻醉区域:注射侧的中切牙到尖牙的牙髓;上颌前磨牙牙髓和第一磨牙近中颊根(约占 72%的患者)及这些牙唇(颊)侧牙周膜和骨组织;下眼睑、鼻外侧、上唇。

(2)进针点:鼻翼外侧 1 cm 处皮肤。

(3)进针角度:注射针与皮肤呈 45°,抵骨面后向上后外进针约为 1.5 cm。

(4)进针深度:进入眶下孔,抵达眶下管内。

(5)麻药剂量:1～1.5 mL。

(6)麻醉步骤:①患者头保持正位。其他准备同前。②左手示指扪及眶下缘,右手持注射器,自鼻翼旁 1 cm 处刺入皮肤。③针尖触及骨面后,沿骨面按进针方向推进抵达眶下缘,寻找并刺入眶下孔,进入眶下管。④回抽无血,注射麻药 1～1.5 mL。⑤注射后用手指压迫注射部位至少 1 min。

(7)麻醉失败原因及处理。①上述麻醉区域均未麻醉,可能进针点过于接近或远离鼻翼,针尖未进入眶下孔。处理:重新确定进针点,调整进针方向直至进入眶下孔,再注射麻药。②上唇及鼻翼软组织麻醉而牙及骨组织未麻醉,针尖未进入眶下管或进入较浅。处理:微调进针方向,使针尖进入眶下管 0.5～1.0 cm 后再注射麻药。

(二)口内法

口内法需牵引上唇向前向上,针与中线呈 45°,斜面朝向骨面,在侧切牙根尖相应部位的口腔前庭沟顶黏膜皱襞处进针,沿骨面缓慢向上后外推进直到和眶下缘轻微接触,寻找并进入眶下孔,回抽,缓慢注射麻药 1～1.5 mL,撤出注射器,压迫止血。

五、上牙槽后神经阻滞麻醉

(1)麻醉区域:上颌磨牙(上颌第一磨牙近颊根除外)及覆盖这些牙的颊侧牙周组织和骨组织。

(2)进针点:上颌第二磨牙远中颊侧前庭沟底。

(3)进针角度:注射针与牙长轴呈 45°,向后上内方刺入沿骨面推进。

(4)进针深度:约 2 cm。

(5)麻药剂量:2～3 mL。

(6)麻醉步骤:①患者头微后仰,上颌咬合平面与地面呈 45°,半张口。其他准备同前。②调整针头使斜面朝向骨面。③牵拉患者颊部及注射部位软组织。④在上颌第二磨牙上方颊黏膜皱褶处进针。⑤向上后内方向沿骨面缓慢推进,针尖顺上颌结节弧形滑动。⑥进针到合适的深度,普通成人约为 2 cm,儿童约为 1.5 cm。⑦回抽无血后注射麻药。

(7)麻醉失败原因及处理。进针位置不正确,太靠前、不够高或过于向后;也可能进针深度不够或被过大骨突阻挡。处理:调整进针点、进针方向、进针深度,绕过骨突,重新注射。

六、上颌神经阻滞麻醉

(一)翼腭管入路法

(1)麻醉区域:一侧上颌牙的牙髓及覆盖这些牙的颊侧牙周组织和骨,至中线的硬腭部骨、软组织,部分软腭和下睑、鼻侧、面颊、上唇的皮肤。

(2)进针点:同腭前神经阻滞麻醉。

(3)进针角度:自对侧斜刺入腭大孔表面黏膜凹陷处,将注射器移至同侧,与上颌𬌗平面呈 45°,再刺入腭大孔,并进入孔内约 3 cm。

(4)麻药剂量:2～3 mL。

(5)麻醉步骤:①使用 25 号长针,测量长针从针尖到针座的长度。②注射部位的准备同腭前神经阻滞麻醉。③注射器从对侧进入口内,针以直角接近注射部位。④先完成腭前神经阻滞麻醉。⑤轻轻探查腭大孔的位置,确认后针缓慢进入翼腭管,深至 3 cm。⑥回抽如果阴性,缓慢注射麻药,注射中多次回抽。

(6)麻醉失败原因及处理。①部分麻醉:主要原因是针尖进入翼腭管深度过浅(主要原因为注射角度不正确,针尖未能接近上颌神经)。处理:重新调整角度注射。②注射针不能进入翼腭管。处理:退针至黏膜下,调整角度使针进入翼腭管内。

(二)口外注射法

用 25 号长针,在距针尖 5 cm 处置一消毒橡胶片,作为限制深度。首先标出颧弓与下颌支下颌切迹之间的中点作为进针点。注射时垂直进针直抵翼外板。调整橡皮片位置使之距皮肤约 1 cm,退针至皮下,针尖重新向上 10°,向前 15°,直至橡皮片标志处已到达翼腭窝。回抽无血时注入麻药。

七、颏神经阻滞麻醉

(一)口内法

(1)麻醉区域:下颌前牙和前磨牙的牙髓、牙根区,下唇颊侧骨膜,结缔组织和黏膜。

(2)进针点:第一前磨牙根尖区黏膜。

(3)进针角度:向颏孔方向进针。

(4)进针深度:抵达颏孔。

(5)麻药剂量:1～1.5 mL。

(6)麻醉步骤:①患者微张口。其他准备同前。②向外拉开下唇及颊侧组织。③针尖斜面朝向骨面。④持注射器与牙长轴平行。⑤尖牙或第一前磨牙根尖处进针。⑥推进针头,达到颏孔位置。⑦回抽无血后注射。

(7)麻醉失败原因及处理。麻醉不全多由于麻药未进入颏孔,处理:调整进针方向进入颏孔并加压注射或改用下牙槽神经阻滞麻醉。

(二)口外法

口外法:从下颌第二前磨牙根尖部皮肤稍后处进针,先注入少量麻药作皮丘,然后推进至骨面,再用针尖向前下内方寻找颏孔,感到阻力顿减时,即表示进入颏孔,注入麻药1.0～1.5 mL。

八、下牙槽、颊、舌神经一次阻滞麻醉

(一)常规注射法

(1)麻醉区域:一侧下颌牙至中线、下颌骨体及升支下部;半侧颊侧黏骨膜及半侧舌体和口底;舌侧软组织和骨膜。

(2)进针点:颊脂垫尖端、翼下颌皱襞中点外侧3～4 mm处。

(3)进针角度:注射器置于对侧口角,与中线呈45°,注射针高于下颌咬合面1 cm并与之平行。

(4)进针深度:2.5 cm抵达骨面。

(5)麻药剂量:2～3 mL。

(6)麻醉步骤:①患者大张口,下颌咬合面与地面平行。其他准备同前。②拉开绷紧注射区的颊侧软组织。③注射针与下颌咬合面平行。④将注射器置于对侧口角,第一、二前磨牙之间,与中线成45°,注射针应高于下颌平面1 cm并与之平行。⑤进针触及骨面平均深度为2～2.5 cm。⑥回抽无血后缓慢注射麻药1.5 mL麻醉下牙槽神经。⑦缓慢拔针,退出约1 cm,回抽阴性后,注入麻药0.5 mL麻醉舌神经,继续拔针,针尖退至黏膜下时注射麻药0.5～1 mL麻醉颊神经。

(7)麻醉失败原因及处理:下牙槽、颊、舌神经一次麻醉法是口腔局部麻醉最容易出现失败的麻醉方法,主要原因是针尖触及骨面的位置低于下颌孔或位于下颌孔前后,导致麻药不能进入下颌孔、过度高于下颌孔越过乙状切迹等。此外,下颌骨形态对下颌孔的位置也有较大的影响:①下颌支宽度越大,下颌孔到下颌支前缘的距离越大,进针深度应适当增加。②下颌骨弓越宽,下颌骨内斜嵴越容易对针头造成阻挡,使得针尖不能到达下颌孔,此时应将针管尽量靠向对侧磨牙后区,加大与中线的夹角。③下颌角越大,下颌孔的位置会相对变高,注射时进针点应适当上移。

（二）Gow-gates 注射法

（1）麻醉区域：同下牙槽、颊、舌神经一次麻醉法。

（2）进针点：耳屏下切迹至口角连线上,相当于上颌第二磨牙远中处,下颌支近中黏膜上进针。

（3）进针角度：注射器置于对侧口角,与中线呈 45°,注射点高于下牙槽、颊、舌神经一次麻醉法 1～2.5 cm。针头与口角到耳屏下切迹连线平行。

（4）进针深度：约 2.5 cm 抵达骨面,位置为髁颈部外侧。

（5）麻药剂量：2～3 mL。

（6）麻醉步骤：①患者大张口。其他准备同前。②注射器从对侧口角对准注射区。③针头对准髁突颈部靶区。④针管放在前磨牙区口角处。⑤进针触及骨面的平均深度为 2.5 cm,如未触及骨面,调整方向直至触及骨面（髁颈部骨质）。⑥回抽无血后缓慢注射麻醉药 2～2.5 mL。

（7）缓慢拔针,退出约 1 cm,即露出注射针 1/2 长度时,回抽阴性后,注入剩余麻药 0.5 mL 麻醉舌神经,继续拔针,针尖退至黏膜下时注射麻药 0.5～1.0 mL 麻醉颊神经。

（8）麻醉失败原因及处理：该方法成功率较高,麻醉失败多为解剖不熟悉,未触及骨面。

九、颊神经阻滞麻醉

（1）麻醉区域：下颌磨牙颊侧软组织和骨膜。

（2）进针点：腮腺导管口后下 1 cm 处。

（3）进针角度：注射器置于对侧口角,与中线呈 45°。

（4）进针深度：黏膜下。

（5）麻药剂量：1 mL。

（6）麻醉步骤：①同下牙槽、颊、舌神经一次麻醉法。②拉开绷紧注射区颊侧软组织。③注射针与牙咬合面及颊侧面平行。④针尖刺入进针点黏膜下即可注射麻药。

（7）麻醉失败：少见。

十、舌神经阻滞麻醉

（1）麻醉区域：半侧舌体前 2/3 及口底。

（2）进针点：同下牙槽、颊、舌神经一次麻醉法。

（3）进针角度：注射器置于对侧口角,与中线呈 45°。

（4）进针深度：1 cm。

（5）麻药剂量：1～1.5 mL。

（6）麻醉步骤：同下牙槽、颊、舌神经一次麻醉法。

（7）麻醉失败：少见。

十一、牙周膜内注射麻醉

对于治疗单个牙或常规阻滞麻醉失败的情况下,牙周膜内注射麻醉是最好的补充麻醉措施。

（1）麻醉区域：注射区域骨、软组织、根尖和牙髓组织。

（2）进针点：患牙近远中之间。

（3）进针角度：平行于牙根。

（4）进针深度：约 0.5 cm。

（5）麻药剂量：0.2 mL。

（6）麻醉步骤：①使用专用加压注射器。患者头部旋转到最有利于进针和视野最佳的位置。②保持注射针稳定，调整针尖方向与牙长轴一致，必要时使针头适当弯曲。③注射针针尖斜面贴向牙根，向根尖方向进针，直到遇到较大阻力。④注入麻药，可以看到软组织局部发白缺血。

（7）麻醉失败原因及处理：麻药量注射不足，可能为麻药流失或者阻力过大。处理：更换注射点，重新注射直至注入 0.2 mL 麻药。

（张延进）

第四节　口腔局部麻醉常见并发症

一、晕厥

晕厥是局麻最常见的并发症，表现为一过性意识丧失。通常是由于短暂的中枢缺血所致，一般是由于恐惧、疲劳、疼痛、饥饿等因素引起。临床表现为头晕、胸闷、面色苍白、全身冷汗、四肢厥冷无力、脉搏快而弱、恶心和呼吸困难、短暂的意识丧失。

防治措施：术前与患者充分交流，缓解患者的紧张情绪，避免空腹手术，注射时采用无痛技术。一旦发现患者有晕厥征象时应立即停止注射，放平椅位，置患者于头低位，松解衣领，保持呼吸通畅。可用芳香氨乙醇或氨水刺激呼吸，针刺人中穴，吸氧和静脉补液等。

二、变态反应

局麻注射发生变态反应并不多见。变态反应可分为即刻反应和迟发反应。即刻反应发生时，即使注射少量麻药也会立即发生类似中毒的症状，突然惊厥、昏迷、呼吸心搏骤停甚至死亡。迟发反应通常为血管神经性水肿、荨麻疹、药疹、哮喘或者过敏性紫癜。酯类局麻药物如普鲁卡因、丙氧卡因、苯佐卡因、丁卡因，或是普鲁卡因青霉素 G 和普鲁卡因胺（抗心律失常药）等混合药物，发生变态反应的概率相对较高；酰胺类局麻药物几乎不发生即刻反应性变态反应，而所谓的"即刻反应性变态反应"，主要是心理因素或是药物过量所致。

防治措施：术前询问患者麻药注射史及药物过敏史，对于过敏体质患者应做麻药皮试。轻度变态反应可给予脱敏药物（如钙剂、糖皮质激素、异丙嗪等）肌内注射或静脉注射。严重变态反应应立即注射肾上腺素、吸氧。出现抽搐和惊厥时，应迅速静脉注射地西泮 10～20 mg，或分次注射 2.5% 硫喷妥钠（每次 3～5 mL），直到惊厥停止；如发生心跳呼吸暂停，应按照心肺复苏程序进行抢救。

三、药物过量（中毒）

在口腔外科临床麻醉中，药物过量包括局麻药物过量和血管收缩剂过量。局麻药物过量表现为全身中毒或昏厥，而血管收缩剂过量则表现为兴奋性反应并伴有明显的心血管功能亢进（血压升高和心率加快）。

(一)局麻药物过量

当单位时间内进入血液循环的麻药量超过分解速度,造成血内麻药的蓄积,达到中毒剂量时就会出现中毒反应,通常是因为短时间内反复多次注射,使用麻药总量过大或者麻药被快速注入血管内引起。通常临床上轻、中度局麻药物过量表现为兴奋型(表现为精神兴奋,如多语、不安、紧张、呼吸及心率加快、血压增高、谵妄、惊厥、发绀,甚至心搏骤停),而重度过量表现为抑制型(表现为精神抑制,如嗜睡、呼吸及心率减缓、血压下降、昏迷,甚至心搏、呼吸骤停)。

防治措施:几乎所有药物过量反应都是可以避免的,正确使用药物且仔细地评估患者身心状况,就可以降低发生药物过量反应的风险。通常可以通过选择合适药物和应用局部注射技巧来避免。术者应了解各种局麻药的毒性和最大单次用药量,一般不允许超过限量,尤其是对耐受力低下的患者,如老年人、小儿、心脏病患者、肾病患者、糖尿病患者、严重贫血及严重维生素缺乏患者等要适当减量。防止局麻药过快入血,即每次推药前必须回抽无血;同时,在血液循环丰富部位麻醉用药浓度和用量要适当减小。口腔颌面和颈部血运丰富,药物吸收快,可使用含适量肾上腺素的局麻药物。

局麻药物过量反应的处理方法是以其严重性为基础。大多数局麻药物过量反应具有自限性,随着反应时间的推移,由于全身再分布和降解,局麻药物的血药浓度逐渐降低。在少数情况下,除了需要吸氧外,还需要使用药物来终止过量反应。一旦发生了麻药中毒症状,应立即停止麻药注射,中毒轻微者,置患者于平卧位,松解衣领衣扣,保持呼吸通畅,待麻药在体内分解后症状即可缓解。中毒较重者应采取给氧、补液、抗惊厥、使用激素和升压药等抢救措施。应密切监测生命体征,必要时寻求紧急医疗救助。

(二)肾上腺素过量

肾上腺素过量的问题没有引起足够的重视,是因为很多情况下医师将肾上腺素过量归结为麻药过敏或者药物中毒。实际上,有些时候是由于使用了含过高浓度肾上腺素的麻药、注射速度过快或麻药注射入血管等原因导致血内肾上腺素快速升高所致。临床表现包括血压升高、心率加快、颤抖、头痛、呼吸困难等,出现这些症状要高度怀疑是肾上腺素过量。

肾上腺素过量反应是短暂的,急性期持续时间很少超过几分钟,然而,患者在急性反应后较长时间内会感到疲倦和抑郁。通常,肾上腺素过量反应持续时间很短,基本不需要处理。若反应持续时间长,则需要进行一定的处理。肾上腺素反应持续时间较短是与药物在体内的生物降解有关。服用单胺氧化酶抑制剂来控制抑郁的患者,由于不能按正常速率从体内清除肾上腺素,因此更易发生肾上腺素过量反应。此外,肾上腺素同非选择性 β 受体阻滞剂(最常用普萘洛尔)的相互作用也会增加发生过量反应的危险。

建议在使用含肾上腺素的局麻药物时,注意以下问题:①肾上腺素浓度不能太高,推荐浓度为1∶200 000。②注射时注意回抽,防止直接将麻药注入血管内。③缓慢注射。④麻醉后注意观察,出现抽搐一般提示可能出现了过量反应。⑤避免在炎症区域注射,炎症区域血管扩张,可能会造成吸收过快。⑥应常备吸氧装置等抢救设备和镇静药物之类的急救药品。

在临床实践过程中,对晕厥、过敏和药物过量(中毒)的正确诊断是采取正确措施的前提。

四、疼痛

注射区疼痛包括以下原因:针头钝或者有倒钩损伤软组织或神经,注射速度过快,麻药注射于骨膜下,操作时针尖摆动,同一部位反复注射等,均可引起注射区疼痛。此外,麻醉药液变质或混入杂质或未配成等渗溶液,也可引起局部疼痛。

防治措施:严格按照注射麻醉的基本步骤操作,可做到无痛注射。发生疼痛部位一般不需要特别处理,持续疼痛者可给予理疗、封闭或口服消炎、止痛药物。

五、血肿

注射时针尖刺破血管导致的出血肿胀,多见于上牙槽后神经、眶下神经阻滞麻醉时静脉丛出血,在黏膜下或皮下出现紫红色或紫蓝色瘀斑或肿块,数天后颜色变浅呈黄绿色,并缓慢吸收。

防治措施:注射前检查针尖是否锐利,不能有倒钩。注射时勿反复穿刺或者大幅度改变针尖方向造成切割效应。如发生血肿,早期应压迫止血并给予持续冷敷,酌情给予止血药物,48 h后可给予热敷,促进血肿的吸收。

六、感染

注射针污染、消毒不严格、针尖刺入前接触牙齿或其他组织,或者注射针穿过感染组织都可引起感染,严重者会造成相应的颌面间隙感染。一般在注射后2～5 d局部出现红、肿、热、痛症状,甚至张口受限或吞咽困难,或伴有其他全身症状。

防治措施:注射装置及药液避免污染,操作中注意针头的保护,术区注射前擦干并严格消毒,避免穿过炎症区域注射。如发生了感染,应按照一般炎症的处理措施来治疗。全身应用抗生素,有脓肿形成时及早切开引流。

七、针头折断

局麻过程中,针头折断多发生在针头连接处,多发生于上牙槽后神经、下牙槽神经阻滞麻醉中,引起断针的原因有:注射针质量差;刺入后患者突然移动体位;操作中针头过度弯曲;针头刺入韧带、骨孔、骨管时用力不当等。

防治措施:注射前检查注射针质量,注射时用稍长注射针,刺入后至少有1 cm长度在组织外,注射时针头不可过度弯曲,有阻力时不可强行推进。在麻醉时一旦发生了断针,应嘱患者不要惊慌,保持张口状态,减少下颌运动,如仍有部分针体在组织外,可用血管钳夹持后取出;如针已经完全进入组织内部,可采用插针拍摄头颅正侧位X线片确定断针位置后,行手术取出。忌盲目探查,造成针尖向更深部移动,增加取出难度。

八、暂时性面瘫

暂时性面瘫见于下牙槽神经阻滞麻醉口内法注射时,多因为注射针偏向内未触及骨面或者偏上越过下颌切迹,误将麻药注入腮腺实质内致使面神经发生阻滞麻醉,从而发生暂时性面瘫。待麻醉作用消失后,面神经功能即可以恢复,无须特殊治疗。但需要向患者解释。

九、注射部位黏膜溃疡

口腔麻醉后,偶尔在注射部位出现小溃疡,较多见于腭部,伴有疼痛,遇到食物刺激时疼痛加剧。

防治措施:避免使用含有较高浓度肾上腺素的麻药,并避免向组织内注射过多麻药(使黏膜过度苍白)。出现溃疡后可使用局部止痛药或促进组织愈合的药物,并避免进食过热或刺激性食物。

十、暂时性牙关紧闭或张口受限

暂时性牙关紧闭或张口受限可发生于下牙槽神经阻滞麻醉口内法注射后,比较罕见。由于注射不准确,麻药注入翼内肌或咬肌内使肌肉暂时失去收缩或舒张功能,并停滞于收缩状态,因而出现牙关紧闭。这种牙关紧闭一般是暂时性的,大多是在2～3 h自行恢复。

十一、暂时性复视或失明

暂时性复视或失明可见于下牙槽神经阻滞麻醉口内法注射后,由于注射针进入下牙槽动脉且未回抽,推注的麻药经血管逆行进入脑膜中动脉、眼动脉或其主要分支入眶,引起眼肌、视神经麻痹,出现暂时性复视或失明。

防治措施:推注麻药之前回抽,是预防该并发症最有效的方法。出现该并发症后不必特殊处理,待麻药作用消失后可自行恢复。

（张延进）

第四章

牙 拔 除 术

第一节 概 述

普通牙拔除术是指采用常规拔牙器械对简单牙及牙根进行拔除的手术。本节主要介绍牙拔除术的适应证和禁忌证、术前评估及准备、患者及术者的体位、普通牙拔除术的原则与方法（包括常规拔牙器械的使用说明、各类简单牙及牙根的拔除方法）等。

一、拔牙适应证

牙拔除术的适应证是相对的。随着口腔医学的发展、口腔治疗技术的提高、口腔微生物学和药物学的进展、口腔材料和口腔修复手段的不断改进，拔牙适应证也在不断变化，过去很多认为应当拔除的患牙，现已可以治疗、修复并保留下来。由于种植技术的发展，对由各种原因导致的保守治疗效果不好的患牙，应尽早拔除以利于及时种植修复。因此，口腔医师的责任是尽量保存牙齿，最大限度地保持其功能和美观，要根据患者的具体情况决定是否拔除患牙。

（一）不能保留或没有保留价值的患牙

（1）严重龋坏：严重龋坏、无法修复是牙齿拔除最为常见的适应证。但如果牙根及牙根周围组织情况良好，则可保留牙根，经根管治疗后桩冠修复。

（2）牙髓坏死：牙髓坏死的患牙因不可逆性牙髓炎、根管钙化等原因无法治疗，或经牙髓治疗后失败，或患者拒绝牙髓治疗。

（3）牙髓内吸收：患牙髓室壁吸收过多甚至穿通时，易发生病理性折断，应当拔除。

（4）根尖周病：根尖周病变已不能用根管治疗、根尖切除或牙再植术等方法保留者。

（5）严重牙周炎：重度牙周炎，牙槽骨破坏严重且牙齿松动Ⅲ度以上，应拔除患牙。

（6）牙折。

（7）阻生牙。

（8）错位牙：错位牙引起软组织损伤又不能用正畸方法矫正时应拔除。

（9）弓外牙：弓外牙有可能引起邻近组织损坏又不能用正畸方法矫正时应拔除。

（10）多生牙：影响正常牙齿的萌出，并有可能导致正常牙齿的吸收或移位者，需拔除。

（11）乳牙：乳牙滞留或发生于乳牙列的融合牙及双生牙，如延缓牙根生理性吸收、阻碍恒牙萌出时应拔除；乳牙根端刺破黏膜引起炎症或根尖周炎症不能控制时应拔除。但成人牙列中的乳牙,其对应恒牙阻生或先天缺失时可保留。

(二)因治疗需要而拔除的牙齿

(1)正畸需要:牙列拥挤接受正畸治疗时,部分病例需要拔除牙齿提供间隙。

(2)修复治疗需要:修复缺失牙时,需拔除干扰修复治疗设计或修复体就位的牙。

(3)颌骨骨折累及的牙齿:颌骨骨折累及的牙齿影响骨折的治疗;或因损伤、脱位严重保守治疗效果不好;或具有明显的牙体、牙周病变有可能导致伤口感染均应考虑拔除。

(4)良性肿瘤累及的牙齿:在某些情况下,牙齿可以保留并进行治疗,但如果保留牙齿影响病变的切除时应拔除。

(5)放疗前:为预防放射性骨髓炎的发生,放疗前应拔除放射治疗区的残根、残冠。

(6)因治疗颞下颌关节紊乱病需要拔除的牙。

(7)因种植需要拔除的牙。

(8)病灶牙:导致颌周蜂窝织炎、骨髓炎、上颌窦炎的病灶牙;疑为引起如风湿、肾炎、虹膜睫状体炎等全身疾病的病灶牙。

(三)由于美学原因需要拔除的牙齿

此种情况一般包括牙齿严重变色(如四环素牙)或者严重错位前突。尽管有其他办法来矫正,但有些患者可能会选择拔除患牙后修复重建。

(四)由于经济学原因需要拔除的牙齿

患者不愿意或无法承受保留牙齿治疗的费用,或没有时间接受保守治疗而要求拔除患牙。

二、拔牙禁忌证

与拔牙适应证一样,拔牙禁忌证也是相对的。一般来说,拔牙术属于择期手术,在禁忌证存在时应延缓或暂停手术。如必须进行手术,除应做好周密的术前准备,必要时应请专科医师会诊外,还需具备相应的镇静、急救设备和技术。

(一)全身性禁忌证

(1)未控制的严重代谢性疾病:未控制的糖尿病患者及肾病晚期伴重度尿毒症患者应避免拔牙。

(2)急性传染病:各种传染病在急性期,特别是高热时不宜拔牙。

(3)白血病和淋巴瘤:患者只有在病情得到有效控制后才可拔牙,否则可能会导致伤口感染或大出血。

(4)有严重出血倾向的患者:如血友病或血小板异常的患者在凝血情况恢复前应尽量避免拔牙。

(5)严重心脑血管疾病患者:如重度心肌缺血、未控制的心律不齐、未控制的高血压或发生过心肌梗死患者,须在病情稳定后方可拔牙。

(6)妊娠:在妊娠期前3个月和后3个月应尽量避免拔牙。妊娠中间3个月可以接受简单牙的拔除。

(7)精神疾病及癫痫患者:应在镇静的条件下才能拔牙。

(8)长期服用某些药物的患者:长期服用肾上腺皮质激素、免疫抑制剂和化疗药物的患者在进行相应处理后,可接受简单牙的拔除。

（二）局部禁忌证

（1）放疗史：在放疗后3～5年内应避免拔牙，否则易引起放射性骨坏死。必须拔牙时，要力求减少创伤，术前、术后给予大剂量抗生素控制感染。

（2）肿瘤：特别是恶性肿瘤侵犯区域内的牙齿应避免拔除，因为拔牙过程中可能会造成肿瘤细胞扩散。

（3）急性炎症期：急性炎症期是否可以拔牙，应根据炎症性质、炎症发展阶段、细菌毒性、手术难易程度（创伤大小）、全身健康状况等决定。如果患牙容易拔除，且拔牙有助于引流及炎症局限，则可以在抗生素控制下拔牙，否则应控制炎症后拔牙。

三、拔牙器械

（一）拔牙钳

牙钳是用来夹持牙冠或牙根并通过楔入、摇动、扭转和牵引等作用方式使牙齿松动脱位的器械。由于人类牙齿形态各异，因而有多种不同设计形式和构造的牙钳，用于拔除不同部位、不同形态的牙齿。

1.基本组成

拔牙钳由钳柄、关节及钳喙三部分组成（图4-1）。

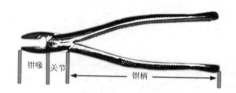

图4-1　拔牙钳

由钳柄、关节及钳喙组成（上颌前牙钳）

钳柄的大小是以握持舒适、能传递足够的力量拔除患牙为宜，通常为直线型或曲线型以便术者使用。钳柄的表面通常呈锯齿状，以便操作时防止牙钳滑脱。由于欲拔除牙齿的位置不同，握持牙钳的方法也不同。拔除上颌牙时，手掌位于钳柄的下方；拔除下颌牙时，手掌可位于钳柄的上方或下方。

牙钳的关节连接钳柄及钳喙，将力量由钳柄传递至钳喙。关节的形式有水平和垂直两种：关节为垂直的，钳柄亦是垂直的；关节为水平的，钳柄亦是水平的（图4-2）。

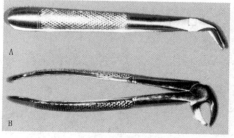

图4-2　牙钳关节的形式

A.关节为水平的拔牙钳（下颌前牙钳）；B.关节为垂直的拔牙钳（鹰嘴钳），都用于拔除下颌切牙及尖牙

牙钳之间主要差异是钳喙,其形态为外侧凸起而内侧凹陷,钳喙的设计形状与以下因素有关。①与牙冠形态有关:钳喙内侧的凹陷设计是为了使用时钳喙能够环抱牙冠并与牙齿唇面与面的接触,其外形应与牙冠表面形状相匹配。较窄的钳喙用于拔除牙冠较窄的牙齿(如切牙);较宽的钳喙用于拔除牙冠较宽的牙齿(如磨牙)。如果用拔除切牙的牙钳拔除磨牙,因钳喙太窄而影响拔牙效率;如果用磨牙钳拔除牙冠较窄的切牙时会导致邻牙损伤。②与牙根的形态和数目有关:钳喙尖端不同形状的设计是为了适应不同的牙根形态和数目,从而降低断根的风险。钳喙的形态与牙根越匹配,拔除效率越高,并发症发生率越低。③钳喙具有一定的角度:不同角度的钳喙便于牙钳放置,并可在拔牙时保持钳喙与牙长轴平行。因此,上颌前牙钳的钳喙与钳柄平行。上颌磨牙钳呈曲线型,便于术者舒适地将牙钳放置于口腔后部,且能使钳喙与牙齿长轴平行。下颌牙钳钳喙通常与钳柄垂直,便于术者舒适可控地将牙钳放置于下颌牙。

2.牙钳的分类

(1)上颌牙钳:上颌切牙、尖牙和上颌第二前磨牙一般均为单根牙;上颌第一前磨牙常有2个根,根分叉常位于根尖1/3处;上颌磨牙常为3个根。上颌牙钳的形态就是根据此结构特征而设计的。

上颌牙钳分为以下几种。①上颌前牙钳(图4-3):用于拔除上颌切牙及尖牙,属于直线型牙钳。②上颌前磨牙钳(图4-4):用于拔除上颌前磨牙,从侧面看略为曲线型,从上面看为直线型,钳喙稍弯曲。③上颌磨牙钳(图4-5):左右成对,用于拔除上颌磨牙。由于上颌磨牙为3根牙、1个腭根、2个颊根,因此上颌磨牙钳腭侧喙为平滑的凹面,而颊侧喙在与颊根分叉相对应的部分有凸起的嵴。④上颌第三磨牙钳(图4-6):钳喙较宽且光滑,并与钳柄呈一定角度,用于拔除上颌第三磨牙。

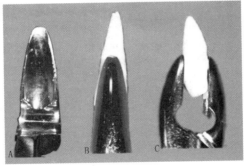

图 4-3 上颌前牙钳喙

A.内侧;B.外侧;C.侧面

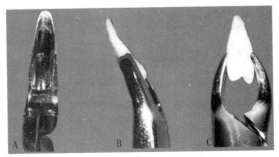

图 4-4 上颌前磨牙钳喙

A.内侧;B.外侧;C.侧面

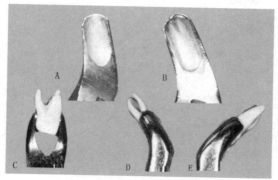

图 4-5 上颌磨牙钳喙

A.腭侧钳喙内侧；B.颊侧钳喙内侧，钳喙中间有一纵形嵴；
C.钳喙侧面；D.颊侧钳喙外侧；E.腭侧钳喙外侧

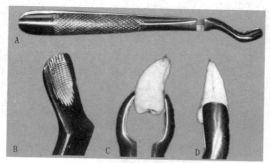

图 4-6 上颌第三磨牙钳和钳喙

A.牙钳；B.钳喙内侧；C.钳喙侧面；D.钳喙外侧

（2）下颌牙钳：下颌切牙、尖牙和前磨牙一般为单根牙，下颌磨牙常为 2 个根。下颌牙钳的形态就是根据此结构特征而设计的。

下颌牙钳分为以下几种。①下颌前牙钳（图 4-7）：用于拔除下颌切牙及尖牙，其钳柄与上颌前牙钳相似，但钳喙平滑较窄、方向朝下，钳喙尖部收窄，这使得拔牙钳可以放在牙齿的颈部并抓牢牙齿。②下颌前磨牙钳（图 4-8）：用于拔除下颌前磨牙。从侧面看两头向下弯曲，钳喙稍弯曲。③鹰嘴钳（图 4-9）：用于拔除下颌单根牙。④下颌磨牙钳（图 4-10）：用于拔除下颌磨牙，直角钳柄，钳喙倾斜向下。为适应根分叉结构，双侧钳喙有喙尖。⑤下颌第三磨牙钳（图 4-11）：与下颌磨牙钳相似，只是钳喙稍短，钳喙两侧没有嵴，用于拔除已经萌出的下颌第三磨牙。

（3）根钳。①上颌根钳（图 4-12）：上颌根钳钳喙窄长，容易夹持牙槽窝深部的残根，用于拔除上颌牙根。临床上最常用的是刺枪式根钳，另外一种根钳的钳喙较长、呈弧形，其工作端位于钳喙尖端。②下颌根钳（图 4-13）：下颌根钳钳喙窄长，可以伸入到牙槽窝内，用于拔除下颌牙根。有的下颌根钳钳喙的工作端距离关节较远，以便于拔除位置比较靠后的残根；有的上或下颌根钳钳喙设计成圆形，使牙钳在不伤害邻牙的情况下就位并与牙根呈最大面积的接触，便于牙根的拔除。

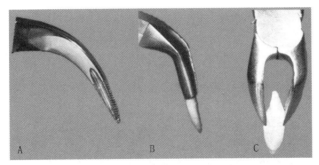

图 4-7　下颌前牙钳喙

A.内侧;B.外侧;C.正面

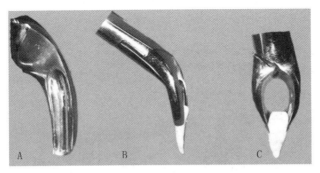

图 4-8　下颌前磨牙钳喙

A.内侧;B.外侧;C.正面

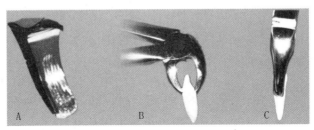

图 4-9　鹰嘴钳喙

A.内侧;B.侧面;C.外侧

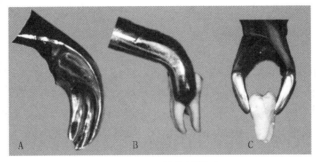

图 4-10　下颌磨牙钳喙

A.内侧;B.外侧;C.正面

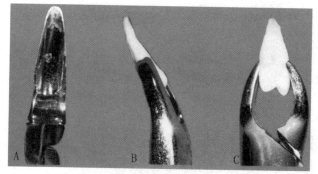

图 4-11　下颌第三磨牙钳和钳喙

A.牙钳；B.钳喙内侧；C.钳喙正面

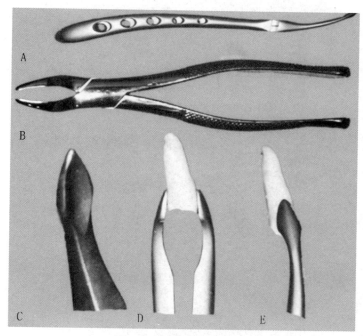

图 4-12　上颌根钳和钳喙

A.弧形根钳；B.刺枪式根钳；C.钳喙内侧；D.钳喙侧面；E.钳喙外侧

（4）乳牙钳：与恒牙相比，乳牙牙冠短小，需要与之相适应的乳牙钳拔除患牙。

（5）其他牙钳。①上颌磨牙残冠钳（图 4-14）：左右成对，用于拔除牙冠严重龋坏的上颌磨牙。其形状与上颌磨牙钳相似，主要区别是钳喙。舌侧钳喙呈分叉状，颊侧钳喙长而弯曲呈点状，锐利的点状喙可以深入到根分叉，通过挤压的力量将牙齿挤出，避免了严重龋坏的牙冠因直接受力而发生碎裂。其主要的缺点是当用于拔除完整的牙齿时，如果不小心有可能造成牙齿颊侧骨板折裂。②牛角钳（图 4-15）：用于拔除下颌磨牙。牛角钳具有两个较尖的钳喙，可以深入到下颌磨牙的根分叉。使用时，在钳喙深入到根分叉后，紧紧挤压钳柄，钳喙则以颊舌侧皮质骨板为支点，将牙齿逐渐压出牙槽窝。但如使用不当，会增加支点处牙槽骨折裂的风险。③分根钳（图 4-16）：拔除下颌磨牙残冠时用于分根。该牙钳形状与下颌根钳相似，但其钳喙内侧锐利呈刀状，将分根钳钳喙深入到根分叉处，握紧钳柄即可将患牙分为近、远中两瓣。

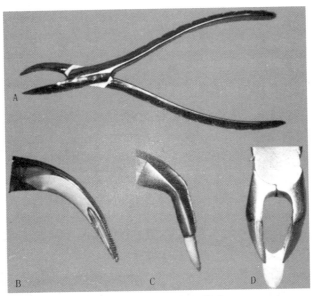

图 4-13　下颌根钳和钳喙

A.根钳；B.钳喙内侧；C.钳喙外侧；D.钳喙正面

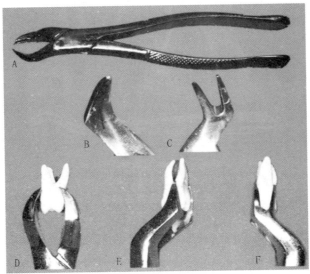

图 4-14　上颌磨牙残冠钳和钳喙

A.牙钳；B.腭侧钳喙内侧；C.颊侧钳喙内侧；D.钳
喙侧面；E.颊侧钳喙外侧；F.腭侧钳喙外侧

(二)牙挺

拔牙术中最常用的器械是牙挺。牙挺用来挺松牙齿,使之与周围骨组织脱离。在使用拔牙钳之前将牙齿挺松可以简化拔牙过程,降低根折和牙折的概率,即使发生了根折,也会因断根已经松动,容易从牙槽窝中取出。此外,牙挺还可用于拔除残根或断根。

1.基本组成

牙挺由挺刃、挺柄和挺杆三部分组成。

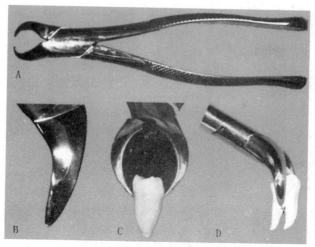

图 4-15　牛角钳和钳喙

A.牙钳；B.钳喙内面；C.钳喙正侧；D.钳喙外侧

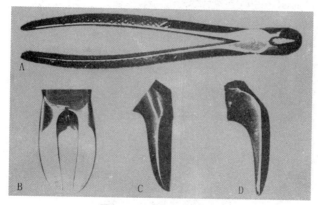

图 4-16　分根钳和钳喙

A.牙钳；B.钳喙正面；C.钳喙外侧；D.钳喙内侧

（1）挺柄的大小和形状应达到抓握舒适、易于施加可控力量的目的，分直柄和横柄两种（图 4-17）。在使用牙挺时，合理使用并施加合适的力量是关键，特别是在使用横柄的牙挺时，由于牙挺产生的力量较大，使用时更应小心。

（2）挺杆连接挺柄和挺刃，应有足够的强度能够承受从挺柄传到挺刃的作用力。

（3）挺刃是牙挺的工作部分，作用于患牙和患牙周围的牙槽骨。

2.种类

牙挺根据形状的不同分为直挺、弯挺和三角挺（图 4-18）。

（1）直挺：常用于挺松牙齿。挺刃外凸内凹，使用时挺刃凹面应与患牙牙根长轴方向平行并紧贴牙根。

（2）弯挺挺刃：与直挺相似，但刃与杆成一定角度且左右成对，用于挺松口腔较后部区域的牙齿。

（3）三角挺：左右成对，常用于相邻牙槽窝空虚时挺出牙槽窝中的断根。典型例子是下颌第一磨牙折断，远中根断在牙槽窝中，而近中根已随牙冠拔出，将牙挺的刃伸入到近中根的牙槽窝中，深入到远中根的牙骨质处，然后转动牙挺，远中根断即被拔出。

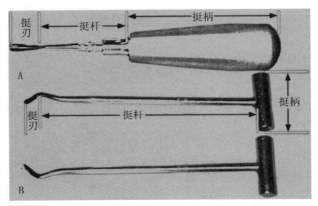

图 4-17 不同挺柄的牙挺
A.直柄牙挺；B.横柄牙挺

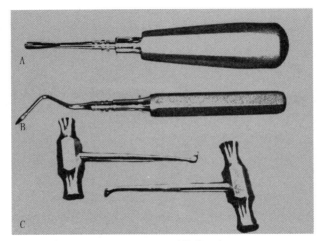

图 4-18 不同形状的牙挺
A.直挺；B.弯挺；C.三角挺

牙挺的最大区别在于挺刃的形状和大小。牙挺挺刃较宽常用于挺松已经萌出的牙齿；根挺挺刃较窄用于从牙槽窝中挺出牙根；根尖挺主要用于去除牙槽窝内小的根尖，由于其挺刃更窄而且薄，操作时尽量不要使用撬动力，以免损坏器械（图 4-19）。

（三）牙龈分离器

牙龈分离器用于普通牙拔除前分离紧贴牙颈部的牙龈组织，以免拔牙时撕裂牙龈（图 4-20）。

（四）牵拉软组织器械

良好的视野和入路是手术成功的必要条件。为了使口腔手术视野清楚，需要专用器械用于牵拉颊、舌软组织，最常用的有口镜，有时还可用手指或棉签进行牵拉（图 4-21）。

（五）开口器

拔牙时开口器可以用来增大患者的开口度，避免因长时间张口而导致患者疲劳。当拔除下颌牙时，因能支撑住下颌骨而避免颞下颌关节受到过大的压力。常用的开口器有金属制作的鸭嘴式和旁开式开口器及橡胶制作的不同型号开口器（图 4-22）。

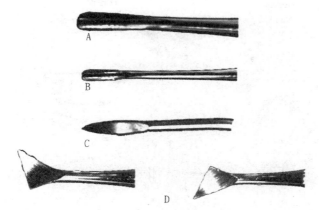

图 4-19　**不同规格的挺刃**

A.牙挺挺刃；B.根挺挺刃；C.根尖挺挺刃；D.三角挺挺刃

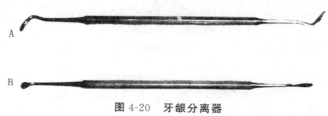

图 4-20　**牙龈分离器**

A.弯头牙龈分离器；B.直头牙龈分离器

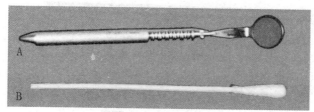

图 4-21　**口镜与棉签**

A.口镜；B.棉签

（六）吸唾器

在拔牙过程中，吸唾器可随时清净口腔内唾液、血液以及使用牙钻和骨钻时的冷却水，保持术野清楚和口腔干净，便于术者操作并使患者口腔感觉舒适。吸唾器由助手操作，它是重要的拔牙辅助器械（图 4-23）。

（七）刮匙和镊子

刮匙用在牙拔除后刮除牙槽窝内遗留的炎性肉芽组织、碎骨片和牙片等异物，并搔刮牙槽窝骨壁使新鲜血液充满牙槽窝，形成健康的血凝块，促进牙槽窝愈合。刮匙由刮匙柄和柄两端具有反向折角的两个匙状刮刃构成。使用刮匙时应从牙槽窝底部向牙槽嵴方向施力，避免向牙槽窝深部施加压力，否则可能刺穿上颌窦底或下颌管表面的骨壁，导致口腔上颌窦瘘或下牙槽神经损伤。

镊子用于夹持棉球、纱条等柔软的物体，应避免在口腔内夹持坚硬的物体（如取出已脱位的牙根），以免因夹持力导致牙根弹入咽腔而引起误咽或误吸（图 4-24）。

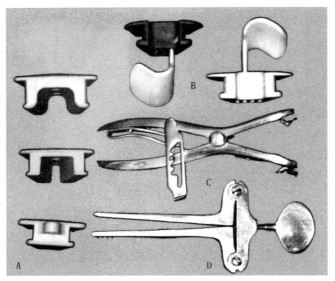

图 4-22　开口器

A.不同开口大小的橡胶开口器；B.具有牵拉舌体功能的橡胶开口器；C.旁开式开口器；D.鸭嘴式开口器

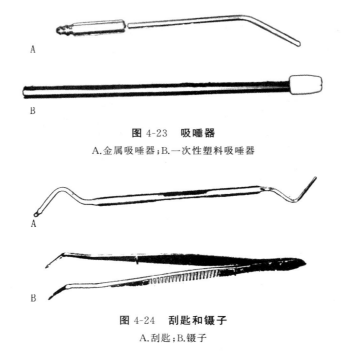

图 4-23　吸唾器

A.金属吸唾器；B.一次性塑料吸唾器

图 4-24　刮匙和镊子

A.刮匙；B.镊子

四、拔牙术前准备

(一)询问病史和全身状况

应仔细询问患者的病史及全身状况，包括可能危及患者生命的一切健康问题。如：是否患有心脑血管疾病、肝炎、哮喘、糖尿病、肾病、性传播疾病、癫痫、人造关节置入以及过敏性疾病，其中应特别注意心脑血管系统疾病，如心绞痛、心肌梗死、心脏杂音、风湿热、脑梗死、脑出血等病史。

是否长期使用抗凝药物、肾上腺皮质激素类药物、高血压药物及其他药物。对于女性患者需要了解是否在妊娠期或月经期。此外,还应询问曾经治疗时出现过的并发症,以便充分了解患者有关手术的具体问题。通过询问病史及对患者全身状况的了解应初步判断该患者能否接受手术;如果患者对药物或口腔材料过敏如何处理;患者的全身状况是否影响伤口的愈合;拟在术前、术中和术后使用的麻醉、镇静、消炎、止痛等药物对患者的全身状况是否有影响;患者长期服用药物的效果。对以上问题要全面考虑并提出解决措施。

(二)疼痛和焦虑控制

由于患者在拔牙前可能通过不同途径了解到不愉快的拔牙经历,会先入为主地认为这个过程很痛苦,因而可能对拔牙治疗存在心理恐惧;患者亦可能认为牙齿是身体的一部分,认为拔牙是衰老的象征,对即将失去患牙产生伤感。在这些情况下,患者不愿接受拔牙治疗,但又无法避免,于是患者会焦虑不安。在拔牙过程中,虽然局部麻醉可以阻断痛觉,但压力感受还存在,另外还存在其他不良刺激(如敲击去骨及器械之间的撞击声),而这时患牙可能已经疼痛较长时间,引起患者身心疲惫造成疼痛阈值降低,使患者对拔牙过程中的疼痛更加敏感,从而加重患者的焦虑和恐惧。如果患者患有其他全身性疾病,可能会导致患者病情加重并可能诱发危及患者生命的并发症,因此在术前和术中控制患者焦虑非常重要。

对于绝大多数患者来说,医师通过给予患者关心与安慰,对操作过程进行细心地解释,使患者对医师产生信任感,即可达到控制焦虑的目的。

如果患者过于焦虑,则需要使用药物辅助治疗。术前口服地西泮可使患者于手术前夜得到良好的休息,可极大地减轻手术当天的焦虑。

对于中度焦虑患者可使用氧化亚氮镇静。对极度焦虑患者,则需要静脉镇静。

(三)牙齿拔除难度的临床评估

患牙拔除前应对其拔除难度进行仔细评估,要认真考虑以下各种因素。

1.手术入路

(1)张口度:张口受限多为感染导致的牙关紧闭、TMJ功能障碍或肌肉纤维化等。张口受限会妨碍拔牙操作,如果患者张口明显受限,则应考虑采用外科拔除法。

(2)患牙位于牙弓的位置:位置正常的牙齿易于安放牙挺或牙钳,而牙列拥挤或错位牙则给安放常规使用的牙钳带来困难,此时应选择合适的根钳或考虑使用外科拔除法。

2.牙齿动度

松动患牙易于拔除,但拔牙后需对软组织进行妥善处理,特别是重度牙周炎的患牙,要对牙槽窝进行仔细搔刮,避免遗留病理性肉芽组织。

对小于正常动度的患牙应仔细评估是否存在牙骨质增生或牙根粘连。牙根粘连常见于滞留的乳磨牙、曾行根管治疗的死髓牙。如果牙根发生粘连应考虑使用外科拔除法。

3.牙冠情况

如果牙冠大面积龋坏或有大面积的牙冠修复体,牙冠的脆性会增大,在拔除过程中很可能发生冠折,拔除时应将牙钳尽量向根方放置。

如果患牙表面有大量牙石,在拔除前应先用刮匙或超声洁牙机清洁牙面,因为牙石可能会妨碍牙钳就位,而且可能会脱落于牙槽窝中造成感染。

4.邻牙情况

当邻牙有大面积银汞合金、做过根管治疗或有冠修复时,在使用牙挺或牙钳拔除患牙过程中应特别小心,因为可能会造成修复体折断。术前应告知患者有损伤修复体的可能。

(四)影像学检查

术前拍摄牙片可以为术者提供准确、详细的关于患牙牙冠、牙根和周围组织的信息,阻生牙和埋伏多生牙可拍摄全口曲面断层片。

1.患牙与邻牙的关系

应注意患牙与邻牙及邻牙牙根的关系,拔乳牙时应注意患牙牙根与其下方恒牙的关系。

2.患牙与重要解剖结构之间的关系

拔除上颌磨牙时应注意牙根与上颌窦底之间的关系。如果中间只存在一薄层骨板,拔牙过程中上颌窦底穿通的可能性将增加,需使用外科法拔除患牙。

下颌磨牙的牙根与下牙槽神经管很近。在拔除下颌阻生磨牙前评估下牙槽神经管与下颌磨牙牙根之间的关系极其重要,否则可能会损伤下牙槽神经并导致术后下唇麻木。

3.牙根的结构

(1)牙根数目:首先要判断牙根的数目,牙根数目越多,牙齿拔除难度越大。通常每颗牙齿都有特定的牙根数,但有时会发生变异,如果术前可以明确牙根数,即可及时调整拔除方法以避免断根。

(2)牙根弯曲及分叉程度:牙根的弯曲度与根分叉程度越大,牙齿拔除难度越大。如果牙根的弯曲度或根分叉程度过大时,需要采用外科法拔除患牙。

(3)牙根形状:牙根为短圆锥形则较容易拔除,如果牙根较长、弧度较大或根尖处弯曲成钩状则较难拔除。

(4)牙根大小:短根牙比长根牙容易拔除。如果牙根较长且有牙骨质增生则较难拔除,因为牙骨质增生常见于老年患者,对这些患者应仔细观察是否存在牙骨质增生。

(5)根面龋:根面龋会增加根折发生的可能性。

(6)牙根吸收:牙根吸收(内吸收或外吸收)会使根折的发生率增加,若牙根广泛吸收,则应考虑外科拔除法。

(7)根管治疗史:接受过根管治疗的患牙会出现牙根粘连或变脆,应采用外科拔除法。

4.周围骨组织情况

(1)骨密度:牙片的透射性越高则骨密度越低,患牙拔除越容易;若阻射性增加则意味着骨密度增加,可能有致密性骨炎或骨质硬化,牙齿拔除的难度则增加。

(2)根尖病变:患牙周围骨质是否存在根尖病变,如果死髓牙根尖周围出现透射影,即说明患牙根尖周围发生肉芽肿或根尖周囊肿,拔牙后搔刮牙槽窝时应将这些病变组织彻底清除。

(五)规范化的医师及患者体位

术者站或坐在患者的右前或右后方,前臂与地面平行,肘部位于患牙水平,该种姿势比较舒适而且方便操作。助手站于患者左侧,即2~4点的位置,此位置便于传递器械及吸唾。麻醉时患者应采取仰卧位或半仰卧位。拔除上颌牙时,患者头部后仰,调节椅位使患者在大张口时上颌𬌗平面与地面呈45°角左右。拔除下颌牙时,患者稍直立,大张口时下颌𬌗平面与地平面平行。拔除上下颌前牙时,患者头部居中,双眼正视前方。拔除右侧上下颌后牙时,患者头部偏离术者。拔除左侧上下颌后牙时,患者头部略偏向术者。

(六)器械准备

最好将所有器械集中于托盘,包在一起消毒,在手术中打开,便于使用。普通牙拔除器械除局部麻醉注射器和局部麻醉药外,应包括牙龈分离器 1 把、刮匙 1 把、直挺 1 把、拔牙钳 1 把、口镜 1 把、镊子 1 把、金属吸唾器 1 支、棉条 2 个,也可用金属盒子来替代托盘。

五、普通牙拔除的基本步骤

(一)麻醉
选择适当的麻醉方法进行麻醉。

(二)消毒
1‰碘酊消毒患牙及周围牙龈或嘱患者用漱口水含漱。

(三)分离牙龈
将牙龈分离器插入龈沟内,以邻牙为支点,沿唇、腭侧牙颈部曲线从近中向远中滑动将牙龈完全分离。

(四)用牙挺或牙钳拔除患牙
1.牙挺拔牙的基本方法

将牙挺挺刃插入患牙近中颊侧牙槽骨与牙根之间,以牙槽突为支点,向根尖方向楔入后,再同时使用转动和撬动力量,使牙槽窝扩大,牙齿松动并向上浮动。

2.牙钳拔牙的基本步骤

(1)插:将钳喙尽量向牙根方向插入,钳喙长轴应与牙齿长轴一致,避免夹住牙龈。

(2)抱:钳喙牢固地环抱住牙颈部。

(3)摇:以根尖为轴心,向唇(颊)、舌(腭)侧逐渐摇动牙齿。

(4)转:部分单圆根牙齿可使用旋转力使牙齿松动。

(5)牵:当牙齿松动后一般从骨质较薄弱的一侧牵引拔除患牙。

3.牙挺与牙钳结合使用

亦可以先用牙挺挺松患牙后,再使用牙钳将其拔出。

(五)处理拔牙创

(1)查:牙齿拔出后,首先应检查牙齿的牙根数目是否相符,牙根外形是否完整;其次应检查牙槽窝,助手用吸唾器吸净唾液和血液,清楚显露牙槽窝后,根据拔出牙齿检查结果查找有无断根等遗留,有无炎性肉芽组织、折裂骨片、锐利的骨尖骨嵴,有无活跃出血等;最后检查牙龈等软组织有无撕裂、渗血,邻牙有无异常松动等。并根据以上检查结果给以对症处理。

(2)刮:用刮匙搔刮牙槽窝底的炎性肉芽组织、碎牙片及结石等异物。

(3)压:用示指和拇指(戴手套)压住棉条挤压牙槽骨,使扩张的牙槽骨壁复位。

(4)咬:用咬骨钳修整过高的牙槽中隔、骨嵴或牙槽骨壁。

(5)缝:一次拔除多个相邻牙齿时,应对连续的伤口进行缝合。

(6)盖:消毒棉卷覆盖拔牙创口并嘱患者咬紧加压止血。

(六)交代拔牙术后注意事项

(1)术后即可将用纱布包裹冰袋置于拔牙部位的相应面部间断冷敷术区 6～8 h(冷敷 3 min,休息 30 min),以减轻术后肿胀。

(2)咬紧棉卷,拔牙后 40 min 左右即可将棉卷轻轻吐出。注意棉卷不要咬压过久,以免造成伤口被唾液长久浸泡,引起感染或凝血不良。

(3)有出血倾向的患者,拔牙后最好暂时不要离开,待 0.5 h 后请医师再次查看伤口,如果仍出血,应作进一步的处理,如局部使用止血药、进行缝合止血、口服止血药物等。

（4）正常情况下,棉条吐出后就不会再出血,唾液中带一点血丝是正常的,如持续出血则应及时复诊。

（5）拔牙后 2 h 方可进食,当天应吃一些温凉、稀软的食物,如口含冰块或冷饮等,不要吃辛辣刺激性和硬、黏、不易嚼碎的食物,也要避免食用易碎、薄片状的食物(因为掉到牙槽窝内而导致突然的疼痛和影响伤口愈合)。

（6）吸烟、饮酒对伤口愈合有一定影响,拔牙后一两天内最好不要吸烟、饮酒。

（7）拔牙后要注意保护好血凝块,24 h 内不刷牙、不漱口、不要用拔牙侧咀嚼食物、不要频繁舔伤口、切忌反复吸吮,以免破坏血凝块。术后第 2 d 开始用漱口水或温盐水漱口。

（七）拔牙后用药

拔牙后一般不用药。但在急性炎症期拔牙,或创伤较大、全身情况较差时,应口服抗生素和止痛药。拔牙后 24～48 h 间可能有轻到中度的不适,对疼痛耐受较差的患者可以给予止痛药,如有必要可补充使用麻醉镇痛药。口内缝线一般一周后拆除。

六、各类牙的拔除方法

（一）上颌牙拔除

1.上颌切牙拔除

通常使用上颌前牙钳拔除上颌切牙。上颌切牙通常是锥形根,唇侧骨板薄而腭侧骨板厚,所以拔除时主要向唇侧用力。开始为缓慢均匀地向唇侧加力扩大牙槽窝,然后向腭侧轻度用力,接着再施以轻度、缓慢的旋转力,最后以适度的牵引力将牙齿向下从唇侧脱位。但应注意:侧切牙牙根稍细长且牙根 1/3 常向远中弯曲,所以在拔除前必须进行影像学检查,对牙根弯曲者,拔除时尽量少用旋转力。

2.上颌尖牙拔除

上颌前牙钳是拔除上颌尖牙的最佳工具。全口牙中上颌尖牙通常是最长的,牙根呈椭圆形并在上颌骨前面形成一个称为尖牙突的突起,所以尖牙牙根唇侧的骨板特别薄,但由于牙根很长,拔除比较困难。在拔除过程中如不小心常造成唇侧牙槽骨骨板骨折。

在拔除时,牙钳钳喙应尽量向尖牙根方放置,先向唇颊侧用力再向腭侧摇动,当牙槽窝被扩大且牙齿有一定动度后,再将牙钳继续向根方放置。在扩大牙槽窝时,可以使用轻度的旋转力,当牙齿被充分松解后,使用唇向牵引力使牙齿向下从近中唇侧方向脱位。

3.上颌第一前磨牙拔除

常用上颌前磨牙钳拔除上颌第一前磨牙。上颌第一前磨牙颊侧骨板较腭侧薄,在根颈 2/3 常为单根,在根尖 1/3～1/2 常分为颊、舌侧两个根,两根细长很容易折断(特别是骨密度增加的老年患者),成年人(年龄＞35 岁)拔牙时最易发生断根的就是上颌第一前磨牙。

由于上颌第一前磨牙牙根有两个相对较细的根尖部分,当向颊侧用力时,容易折断颊根;当向腭侧用力时,容易折断腭根,所以拔除时必须控制力量。开始先向颊侧用力,向腭侧的力量应相对较小,以免腭根折断(因颊侧骨板较薄,即便是颊根折断也相对容易取出),最后以略偏颊侧的牵引力使牙齿脱位。拔牙过程中应避免使用旋转力。

由于给成人拔除该牙时极可能发生断根,所以应先使用直挺尽可能将该牙挺松后再用牙钳拔除,即便是发生断根,松动的根尖也容易被取出。

4.上颌第二前磨牙拔除

通常使用上颌前磨牙钳拔除上颌第二前磨牙。上颌第二前磨牙颊侧骨板较薄,腭侧骨板较厚,常为单根,牙根较粗且根尖较钝,因此,拔除该牙时很少发生断根。

牙钳应尽可能向根方放置以获得最大的机械效力。由于牙根相对强壮,拔除过程中可使用较大的颊、腭侧摇动力量和脱位的旋转力和牵引力。

5.上颌磨牙拔除

通常使用左、右成对的上颌磨牙钳拔除上颌磨牙,该拔牙钳的颊侧钳喙上有一个突起可以插入颊侧两根之间。当上颌磨牙牙冠大面积龋坏或有修复体时,建议使用上颌磨牙残冠钳。

上颌第一磨牙颊侧骨板薄而腭侧骨板较厚,有3个较粗壮的根,通常情况下两颊根之间分叉较小,颊根与腭根之间分叉较大。拔牙前需对该牙进行影像学检查,应注意3个牙根的大小、弯曲度、根分叉程度及牙根与上颌窦的关系。如果两颊根分叉也较大,则很难拔除;如果牙根接近上颌窦且根分叉较大,发生上颌窦瘘的可能性就大。此时应该考虑使用外科拔牙术。

拔牙时牙钳应尽量向根方放置,用较大而缓慢均匀的力量向颊腭侧摇动,向颊侧的力量略大于腭侧,不能使用旋转力。如果根分叉较大,预计会有一个牙根折断时,因为颊根更容易取出,应避免折断腭根,所以需控制向腭侧的力量和幅度。

上颌第二磨牙解剖与第一磨牙相似,但牙根较短,根分叉较小,两颊根常融合成单根。所以该牙较第一磨牙容易拔除。

已萌出的上颌第三磨牙通常是锥形根,一般情况下,只需使用牙挺即可拔除。有时也可以使用上颌第三磨牙钳拔除,该牙钳左右通用。因该牙解剖变异较多,经常会出现小而弯的根,而该牙断根后又非常难取,所以术前一定要进行影像学检查。

(二)下颌牙齿拔除

1.下颌前牙拔除

通常使用下颌前牙钳拔除下颌前牙,有时也可以使用鹰嘴钳。下颌切牙和尖牙唇舌侧骨板都较薄,仅尖牙舌侧骨板相对稍厚,切牙和尖牙形状相似,切牙牙根稍短、细,尖牙的牙根长而粗,所以切牙牙根更容易折断,在拔除前必须充分松解患牙。

牙钳钳喙应尽量向牙齿根方放置,通常先向唇舌侧摇动,摇动的力量和幅度基本相等,当牙齿有一定的松动度后再使用旋转力进一步扩大牙槽窝。最后通过牵引力使牙齿从牙槽窝内脱位。

2.下颌前磨牙拔除

通常使用下颌前磨牙钳拔除下颌前磨牙,有时也可以使用鹰嘴钳。下颌前磨牙舌侧骨板稍厚,颊侧骨板较薄,其牙根直且呈圆锥形,所以是最容易拔除的牙齿。

牙钳应尽量向根方放置,先向颊侧用力摇动,再向舌侧摇动,然后施以旋转力,最后通过牵引力使牙齿向上、颊的方向脱位。术前必须进行影像学检查以确定根尖1/3是否存在弯曲,如果存在弯曲,则应尽量减少或者不使用旋转力。

3.下颌磨牙拔除

通常使用下颌磨牙钳拔除下颌磨牙,该牙钳两侧钳喙都有与双根相适应尖形突起。下颌磨牙的颊舌侧骨板在全口牙中最厚,牙根通常比较粗大,常为双根,牙根有时会在根尖1/3与牙槽骨发生融合,拔除难度较大,第一磨牙根分叉常比第二磨牙大,更增加了操作难度,所以全口牙齿中最难拔除的是下颌第一磨牙。

钳喙尽可能向根方放置,用较大的力量向颊舌侧摇动扩大牙槽窝,再使牙齿向颊殆方向脱位。第二磨牙舌侧骨板较颊侧薄,所以用较大的舌侧力量可以比较容易拔除第二磨牙。

如果牙根明显为双根,可以使用牛角钳。此牙钳的设计使得钳喙可以伸入根分叉,这样可以产生以颊舌向牙槽嵴为支点的对抗力逐渐地将牙齿从牙槽窝中挤出。如果失败,则可以再施以颊舌侧力量来扩大牙槽窝,然后再加大挤压钳柄的力量。使用该牙钳时必须注意避免损伤上颌牙齿,因为下颌磨牙可能会从牙槽窝中蹦出,使得牙钳突然撞到上颌牙齿。

萌出的下颌第三磨牙通常为融合的锥形根或根分叉较小,舌侧骨板明显较颊侧骨板薄,常用下颌第三磨牙钳(喙短、直角)拔除,大多数情况下患牙经摇动而松动后向舌侧用力使患牙从舌侧殆面脱位。如果因根分叉较大等各种原因导致拔除困难时应先用直挺将牙齿挺至中度松动,然后使用牙钳并逐渐增加摇动力量,在牙齿完全松解后再使用牵引力使牙齿脱位。

七、牙根拔除

牙根拔除术包括残根和断根的拔除,两者的情况不同。其中,残根是指牙齿由于龋坏等原因而致牙冠基本缺失,仅剩余牙根;而断根是指由于外伤或牙拔除术中造成的牙根折断。

造成术中断根的原因有:①钳喙安放时位置不正确,或未与牙长轴平行,或钳喙未深入到牙槽嵴而仅夹住了牙冠;②拔牙钳选择不当,钳喙不能紧贴于牙面而仅仅是点或线的接触;③牙冠有广泛破坏,或有较大的充填物;④牙的脆性增加(如老年人的牙、死髓牙);⑤牙根外形变异(如细弯根、肥大根、额外根);⑥牙根及周围骨质因各种原因发生增生(如牙骨质增生、牙槽骨过度致密、牙根与牙槽骨粘连、老年人牙槽骨失去弹性);⑦拔牙时用力不当或用力方向错误(如使用突然的暴力、向致密坚硬的方向用力过大、向逆牙根弯曲方向用力、误用不该使用的旋转力)。

残根和断根的类型很多,情况较为复杂,拔除的难易程度主要与牙根的以下几种状况有关。①牙根断面与牙槽嵴边缘的关系:牙根断面高于或与牙槽窝边缘平齐则拔除相对容易;牙根断面低于牙槽窝边缘,特别是牙根断面表面部分或全部被牙龈覆盖时,由于不能沿着牙根表面探寻牙根与牙槽骨之间的间隙则拔除相对困难。②牙根间隙的状况:残根由于受到长期的慢性炎症刺激,导致根周与牙槽骨壁之间产生不同程度的破坏和吸收使牙根间隙扩大则拔除相对容易;断根由于其牙根与牙槽骨之间正常间隙未被破坏则拔除相对困难;有的残根受到慢性炎症刺激后导致牙骨质与牙槽骨粘连,使牙根失去正常的牙根间隙则拔除难度最大。③牙根牙髓的状况:死髓牙牙根由于失去牙髓营养供应会使牙根组织变得疏松而易碎,拔除时容易导致上段牙根碎裂,使根断面进一步向牙槽窝深入,增大拔除难度,因而死髓牙牙根较活髓牙牙根难以拔除。④牙根的形态、数目和周围组织的关系:弯曲、膨大、细长等有变异的牙根比直立、短小、圆钝的牙根难以拔除;多根牙比单根牙难以拔除;牙根与周围重要组织(如上颌窦、下颌神经管)关系密切的难以拔除。

由于牙根拔除的难易程度变化很大,拔除前应做仔细的临床检查,拍摄 X 线片,确定牙根的数目、大小、部位、深浅、阻力、根斜面情况及与周围组织的关系(如上颌窦、下颌管),对检查结果经仔细分析后制订手术方案并准备相应器械,对可能发生的情况向患者解释清楚。

术中折断的牙根拔除必须在清楚、直视下进行,要求有良好的照明及止血条件,切忌在未看见断根时盲目操作,原则上各种断根皆应在术中取出,但必须全面考虑,如患者体质较弱,而手术又很复杂时,亦可延期拔除;如牙根仅在根尖部折断(<3 mm),不松动且本身并无炎症存在(一般为阻生牙、埋伏牙、错位牙)时,也可不拔除。

牙根的具体状况不同,拔除方法也不一样,以下为较常使用的牙根拔除方法。

(一)根钳拔除法

适用于牙根断面高于牙槽窝边缘的牙根和牙根断面虽平齐或低于牙槽窝边缘但在去除少许牙槽骨壁后能用根钳夹住的牙根(由于用去除牙槽骨壁的方法在术后存在牙槽嵴高度降低、外形凹陷的缺点,最好不要采用此法,可改用直挺拔除法)。安置根钳时,钳喙应尽量向根方插入,要尽量多地环抱牙根,然后尝试摇动并缓慢加力,随着牙槽窝的扩大,钳喙不断向根方深入。对扁平的牙根主要依靠楔入和摇动的力量拔除,对圆钝的牙根还可使用扭转力。

(二)直挺拔除法

根的折断部位比较低,根钳无法夹住时,应使用牙挺将其挺出。尽量选用挺刃窄而薄的直挺,挺刃的大小、宽窄应与牙根表面相适应。高位牙根可用直牙挺,位于牙槽窝内的低位牙根应使用根挺,根尖1/3以下的牙根需用根尖挺。一般情况下,牙挺从牙根斜面较高的一侧插入,对于弯根则应从弯曲弧度凸出的一侧进入。挺刃凹面应紧贴牙根并沿着牙根表面用楔的原理尽量向牙根根方插入至牙根与牙槽骨壁之间,挺的凸面以牙槽骨骨壁或腭侧骨板为支点施以旋转力,使牙槽窝扩大,牙根与周围组织的附着断裂,即利用楔与轮轴的作用原理使牙根逐渐松动,牙根松动后,牙挺就可乘势插向牙槽窝深处,这样不断推进与旋转牙挺,最后再使用轻微的撬力便可使牙根脱位。多根牙或相邻的牙根需同时拔除时挺刃也可从多根牙或相邻牙根之间插入,以邻近的牙根为支点,这样,在拔除牙根的同时,也挺松了需要拔除的相邻牙根。

(三)三角挺拔除法

最常用于拔除多根牙时已完整拔除患牙的一个根,利用该根空虚的牙槽窝挺出相邻牙槽窝中的断根。使用时将三角挺的挺喙插入已经空虚的牙槽窝底部,喙尖抵向牙槽中隔,以牙槽骨为支点,向残留断根的方向施加旋转力,将残留断根连同牙槽中隔一并挺出。

(四)牙钳分根后拔除

下颌磨牙残冠拔除时,可以先使用牛角钳或分根钳夹持根分叉处,握紧钳柄将患牙分为近、远中两个牙根,而后根据具体情况,用下颌根钳或牙挺分别拔除。

(五)牙挺分根拔除法

适用于磨牙残冠折断部位比较低,根钳无法夹住,且根分叉暴露者。此时可以将直挺挺刃插入近远中两根间的根分叉下,旋转挺柄即可将残冠分割成近、远两根,而后根据具体情况,用下颌根钳或牙挺分别拔除。

(张延进)

第二节　阻生牙拔除术

阻生牙是指由于邻牙、骨或软组织的阻碍而只能部分萌出或完全不能萌出,且以后也不能萌出的牙。引起牙阻生的主要原因是随着人类的进化,颌骨退化与牙量退化不一致,导致骨量相对小于牙量(牙弓的长度短于所有牙的近远中径之和),颌骨缺乏足够的空间容纳全部恒牙。常见的阻生牙为上、下颌第三磨牙,其次是上颌尖牙和下颌第二前磨牙。由于第三磨牙是最后萌出的牙齿,因此最容易因萌出空间不足而导致阻生;因下颌第二前磨牙是在第一前磨牙和第一磨牙之后萌出,上颌尖牙是在侧切牙和第一前磨牙之后萌出,如果萌出空间不足,也会导致阻生。除上述因素外,引起尖牙阻生还有以下因素:①恒尖牙在发育过程中其牙冠位于乳尖牙牙根舌侧,故乳尖牙如果发生任何病变均可影响恒尖牙牙胚的生长发育;②尖牙在萌出过程中,牙根的发育较其他牙完成的早,因而其萌出力量减弱,并且尖牙从萌出到建立殆关系,萌出距离最长;③上颌尖牙从腭侧错位萌出比例较高,而腭侧软组织及骨组织均较致密,萌出阻力大。由于尖牙阻生因素较多,故上颌尖牙阻生是除下颌及上颌第三磨牙阻生之外最常见者。

阻生牙拔除难度是随着年龄的增长而增加,如果延迟拔除,不但可能会导致阻生牙局部组织发生病变、邻牙及邻近骨组织缺损(缺失),还会增加拔牙时损伤相邻重要结构的风险等许多问题。由于年轻患者能更好地耐受手术、术后恢复速度及牙周组织的愈合质量好于成年患者、操作相对简单、并发症少,还避免了因阻生牙导致的所有局部组织病变等问题,因此在没有拔牙禁忌证的情况下所有阻生牙均应早期、及时拔除。

一、适应证

对有症状和病变或可能引起邻近组织产生症状和病变的阻生牙均应拔除。

(一)引起冠周炎的阻生牙

冠周炎是指部分萌出的阻生牙牙冠周围软组织的炎症,临床表现为不同程度的肿痛和张口受限,如果治疗不及时,感染会蔓延到相邻的面部间隙,导致严重的面部间隙感染。当冠周炎症状减轻或消失时应及早拔除阻生牙。

由于阻生牙或阻生牙在萌出过程中殆面被软组织覆盖形成的盲袋,成为细菌滋生的良好场所。当患者抵抗力降低时,就会引发冠周炎,为了预防冠周炎的发生,需对阻生牙进行预防性拔除。

(二)阻生牙龋坏及导致邻牙龋坏

由于阻生牙常导致局部自洁能力下降,致龋细菌就会引起阻生牙及邻牙龋坏。应及时拔除龋坏阻生牙,以方便邻牙的牙体治疗并提高邻牙的自洁能力,龋坏的邻牙应尽量治疗保存。对于年轻患者,为防止邻牙发生龋坏,可预防性拔除阻生牙。

阻生牙通常无法建立正常咬合关系,若错殆或与邻牙邻接关系不良可导致食物嵌塞,进而发展为牙周病,调殆治疗效果往往不佳,需要及时拔除阻生牙。

(三)阻生牙压迫导致邻牙牙根吸收

阻生牙的压力会引起邻牙牙根吸收,早期及时拔除阻生牙后,缺损的牙骨质可自行修复。

(四)因阻生牙压迫导致邻牙牙周组织破坏

由于阻生牙(特别是近中或水平阻生)与紧贴的邻牙之间不易保持清洁,易引起炎症,使上皮附着退缩,形成牙周炎,导致牙槽骨吸收。应及时拔除阻生牙,通过牙周治疗或牙周组织再生的方法恢复丧失的牙周组织(缺失的骨质由新生骨填充)。早期预防性拔除阻生牙可防止牙周病的发生。

(五)阻生牙导致牙源性囊肿或肿瘤

牙源性囊肿或肿瘤来自牙源性上皮或滤泡,埋藏在牙槽骨中的阻生牙与滤泡同时存在,滤泡如发生囊性变有可能发展成为牙源性囊肿或牙源性肿瘤。如发现滤泡发生囊性变需尽早拔除。

(六)因正畸治疗需要拔除的阻生牙

因正畸治疗需要后推第一、二磨牙时,阻生的第三磨牙会妨碍治疗,需在正畸治疗前拔除。

为保证正畸治疗效果(因阻生第三磨牙可使磨牙和前磨牙向近中移动,导致牙列拥挤),在正畸治疗结束后拔除阻生第三磨牙(尤其是近中阻生)。

(七)可能为颞下颌关节紊乱病诱因的阻生牙

阻生第三磨牙持续的前移力量可使其他牙移位或阻生牙本身错位萌出,造成创伤殆,影响到颞下颌关节,应及时拔除阻生牙。

(八)因完全骨阻生而被疑为原因不明的神经痛或病灶牙者

完全骨阻生牙有时也会引起某些不明原因的疼痛。当排除了其他原因后,拔除阻生牙可能会解决疼痛问题。

(九)正颌手术需要

当准备行下颌升支矢状劈开术时,阻生第三磨牙会妨碍手术过程,术前6~9个月拔除阻生第三磨牙,待颌骨伤口完全愈合后再行正颌手术,新形成的骨有利于正颌术中预知下颌骨截开的状况,还可提供更多的骨量以利于内固定和术后殆关系的稳定。

(十)预防下颌骨骨折

牙槽骨是容纳牙齿的,但牙齿的存在会不同程度地减少牙槽骨的骨量。阻生下颌第三磨牙占据骨组织的空间,就使得此处下颌骨变得薄弱、更容易骨折。

二、禁忌证

阻生牙拔除的禁忌证与一般牙拔除术禁忌证相同。当阻生第三磨牙处于下列情况时可考虑保留。

(1)正位萌出达邻牙殆平面,经切除远中覆盖的龈瓣后,可暴露远中冠面,并可与对殆牙建立正常咬合关系者。

(2)当第二磨牙已缺失或因病损无法保留时,如阻生第三磨牙近中倾斜角度不超过45°角,可保留作为修复用基牙。

(3)虽邻牙龋坏可以治疗,但因骨质缺损过多,拔除阻生牙后可能导致邻牙严重松动,可同时保留邻牙和阻生牙。

(4)第二磨牙拔除后,如第三磨牙牙根未完全形成,可自行前移替代第二磨牙,与对殆牙建立正常咬合。

(5)完全埋藏于骨内无症状的阻生牙,与邻牙牙周无相通,可暂时保留观察。成年患者(通常超过35岁),若没有其他疾病的表征并且影像学可见到阻生牙周围有一层骨质覆盖,则不需拔除。

(6)阻生牙根尖未发育完成,其他牙齿因病损无法保留时,可将其拔出后移植于其他牙齿处。

(7)第一磨牙龋坏无法保留,如第三磨牙非颊舌位(最好是前倾位),拔除第一磨牙后,间隙可能因第二、三磨牙的自然调整而消失,配合正畸治疗,可获得更好的殆关系。

(8)如果阻生牙的拔除会造成其周围神经、牙齿或原有修复体的损伤,可将其留在原位观察。

三、阻生牙拔除术前准备

(一)临床检查

阻生牙拔除术前必须进行详细的病史询问、全面的体格检查、实验室检查和口腔检查。

1.病史询问

包括年龄、有无系统性疾病史、手术史、服药史等。

2.体格检查

包括面型、面色、表情、颊部皮肤有无红肿或瘘管,颈部淋巴结是否肿大、有无压痛,关节区有无弹响、压痛,下唇感觉有无异常,张口型、张口度有无异常等。对患有全身疾病的患者还需进行生命体征检查。

3.实验室检查

对患有全身疾病的患者需根据具体情况进行心电图、血常规、肝肾功、血糖、凝血功能、甲状腺功能等检查。

4.口腔检查

阻生牙在颌骨中的位置、方向、与邻牙的关系,远中龈瓣的韧性、覆盖牙冠的范围、有无红肿、压痛或糜烂、盲袋内是否有脓性分泌物,牙冠有无龋坏,邻牙的松动度、牙周状况,有无龋坏、折裂、充填体或修复体等,对检查结果要告知患者并详细记录在病历上。

(二)影像学检查及难度评估

不同的阻生牙在拔除时难易程度也有所不同,为了在术前预测拔除难度,需制定阻生牙分类标准和拔除难度标准,通过这些标准预测手术难度及术中、术后可能发生的并发症,并可使手术井井有条地进行。现行主要的分类系统和难度评估都是基于对影像学分析得来的,因此拔除阻生牙前需要进行全面的影像学检查。

最常用的方法是拍摄全口曲面断层片,它可提供颌面部大部分信息,如下颌阻生牙与下牙槽神经的关系、上颌阻生牙与上颌窦的关系等,避免了因仅拍摄局部X线片而发生漏诊的可能。另外,根据需要还可增加其他检查方法,如:根尖片可了解阻生牙局部更多的细节;咬合片可了解阻生牙颊舌向位置和结构的变化。

拍摄X线片应注意投照角度差异造成的影像重叠和失真。例如:下颌管与牙根影像重叠时,易误认为根尖已突入管内,此时,应观察牙根的牙周膜和骨硬板是否连续,重叠部分的下颌管是否比牙根密度高、有无变窄等,以判断牙根是否已进入下颌管内。下颌阻生第三磨牙常位于下颌升支前缘内侧,在下颌骨侧位片和第三磨牙根尖片上,牙冠常不同程度地与下颌升支前缘重叠,形成骨质覆盖的假象,故判断冠部骨阻力时,主要应根据临床检查和探查,尤其是术中所见牙位的高低。

锥形束CT用于阻生牙的检查的优点:可避免平片因影像重叠和投照角度偏差而造成的假象;可直观并量化下颌管在不同层面和方位上与下颌第三磨牙的距离关系;通过调节窗将其他组织图像去除,只留下密度较高的牙齿图像,辅以轴位和其他层面图像可以精确地了解埋伏牙的形态、位置、与邻牙的关系以及邻牙有无移位或根吸收等。但锥形束CT需专用设备,花费较大,临床应用受到限制。

1.阻生牙的分类与拔牙难度评估

(1)下颌阻生第三磨牙的分类:下颌阻生第三磨牙可通过以下三条标准进行分类。

角度:是指第三磨牙牙体长轴与第二磨牙牙体长轴所成的角度。根据阻生牙的长轴与第二磨牙长轴的关系分成七类:中阻生;水平阻生;倒置阻生;垂直阻生;远中阻生;颊向阻生;舌向阻生。

阻生牙除与第二磨牙长轴有成角关系外,牙冠还可能朝颊或舌向倾斜,如果阻生牙已萌出至牙弓,大多数牙冠是舌向倾斜的。如果阻生牙未萌出,可通过拍摄咬合片确定咬合面是朝向颊(舌)侧或颊(舌)向阻生,大多数牙冠位于牙弓偏颊处。

垂直阻生最常见,近中阻生多见,水平阻生较多见,其他阻生类型少见。近中和垂直阻生(除低位垂直)的拔除难度相对较低,水平和远中阻生的拔除难度较高,倒置阻生的拔除难度最大。

与下颌支前缘的关系:根据阻生牙和下颌升支前缘相对位置关系分为3类。①Ⅰ类:阻生牙牙冠的近远中径完全位于下颌升支前缘的前方。②Ⅱ类:一半以内的阻生牙牙冠的近远中径位于下颌升支内。③Ⅲ类:一半以上的阻生牙牙冠的近远中径位于下颌升支内。分类越高牙齿的拔除难度越大。

与𬌗平面的关系:根据阻生牙相对于第二磨牙𬌗平面的位置关系分为3种。①高位阻生:牙的𬌗平面到达或高于第二磨牙的𬌗平面。②中位阻生:牙的𬌗平面位于第二磨牙的𬌗平面和牙颈线之间。③低位阻生:牙的𬌗平面低于第二磨牙的牙颈线。牙拔除的难度随阻生牙埋藏的深度增加而增大。

(2)三分类法在上颌阻生第三磨牙的应用:三分类法在上颌阻生第三磨牙中的应用与下颌几乎一样,但需考虑以下因素。①角度:垂直阻生最常见,远中阻生常见,近中阻生少见,颊腭向及水平阻生比较罕见。角度分类对上颌阻生牙拔除难度的影响刚好相反,垂直和远中阻生相对简单,而近中阻生拔除困难。②阻生牙颊舌向的位置对拔除难度也有影响:偏颊向的阻生牙(占多数),因颊侧骨板薄而拔除容易;而偏向腭侧的阻生牙拔除难度大。③与𬌗平面的关系:上颌阻生牙同样随着埋藏深度的增加而拔除难度增加。

2.影响阻生牙拔除难度评估其他因素

(1)牙根形态:牙根形态与阻生牙拔除难度之间有非常密切的关系。总体来说,拔除阻生牙最佳时机是牙根已形成1/3~2/3时,此时牙根形态是圆钝的,拔除时很少会断根,而且牙根距离重要解剖结构较远。如果牙根完全形成后,拔除难度就会增加(并且随着年龄的增大而增加)。如果在牙根尚未形成的牙胚期拔除,因术中牙胚在牙槽窝内旋转,难以找到合适支点将其挺出,拔除也较困难。另外,需注意牙根弯曲的方向,如果牙根弯曲的方向(向远中弯曲)与牙齿脱位的方向一致,拔除相对简单;如果牙根向近中弯曲,则发生断根概率很大,需分块拔除。

(2)牙周膜或牙周滤泡的宽度:阻生牙拔除的难度与牙周膜或牙周滤泡的宽度有关,越宽拔除越容易。由于牙周膜或牙周滤泡随年龄的增加而逐渐变窄,所以年轻患者的拔牙难度较年长患者低。尤其是40岁以上的患者,由于牙周膜间隙几乎消失,拔除更困难。

(3)周围骨密度:阻生牙拔除难度与周围骨密度有关。骨密度与患者年龄有关,年轻患者骨密度相对低,牙槽骨扩展性大,患牙易于拔除;35岁以上患者的骨密度高,柔性及扩展性下降,骨阻力增加,拔除难度增大,拔除上颌第三磨牙时可导致上颌结节骨折。

(4)与邻牙的关系:如果阻生牙与邻牙之间有间隙则拔除较容易,如果紧靠邻牙,需注意避免损伤邻牙,如果邻牙有龋坏或大面积修复体时更要格外小心。

(5)与周围重要解剖结构的关系:如果牙根离下牙槽神经、鼻腔或上颌窦很近,术者应注意避免损伤神经、鼻腔和上颌窦。

(三)拔牙器械准备

拥有标准的器械可使操作顺利进行,并可减少并发症的发生。阻生牙拔除的常用器械包括15号刀片及刀柄、骨膜分离器、颊拉钩、牙挺、持针器、线剪、缝合针及缝线(可吸收或不可吸收)、外科专用气动式手机和外科专用切割钻。

(四)知情同意

术前必须告知患者拔除阻生牙的风险以及可能出现的并发症,如:局麻可能发生药物过量或变态反应,可能会引起血肿或深部组织感染,针尖刺中下牙槽神经可导致暂时性下唇麻木,腭大神经麻醉可能会导致暂时性咽部异物感、恶心;术中可能需要切开牙龈、去骨、分牙、缝合切口,可能会出现不适感;如果邻牙有龋坏、填充体、修复体或有严重牙周病,术中可能会损害邻牙或修复体;术后疼痛也可能由邻牙牙髓炎引起;拔除上颌第三磨牙、尖牙或多生牙可能会引起上颌结节骨板折裂、患牙或牙根进入上颌窦,可能会损伤上颌窦或鼻腔,导致术后口腔上颌窦瘘或口鼻瘘;拔除下颌第三磨牙或尖牙有可能损伤下牙槽神经、颏神经和舌神经,导致一侧下唇或舌体暂时性或永久性麻木;术后可能会发生出血、肿痛、张口受限、"干槽症";术中、术后可能须使用抗菌及止痛药物等。

知情同意是医疗实践中的一个重要环节,尽量做到术前告知义务,医护人员有义务应用自己的知识给患者讲解、引导其对病情做出合理的治疗决定,这样可最大限度地保证医疗安全。当患者遭受到一个没有事先告知的意外并发症时,会引起患者和医护之间不必要的争执。

(五)麻醉及体位

由于阻生牙拔除难度较大,耗时较长,所以长效、足量、完全的麻醉效果非常重要。医护和患者的手术体位同普通牙拔除。由于整个手术过程可能对部分焦虑和牙科畏惧症的患者存在不适的噪音和感觉,对这些患者可在术前控制焦虑、术中配合使用镇静方法等。

四、下颌阻生第三磨牙拔除

(一)阻力分析与手术设计

下颌阻生第三磨牙位于下颌骨体后部与下颌升支交界处,由于阻生牙的阻生状况和形态不同,拔除难度也各不相同,但无论何种类型和形态的阻生牙,将其顺利拔除的关键是有效解除阻生牙的各种阻力,因此阻力分析是拔除下颌阻生第三磨牙的必要步骤之一。下颌阻生第三磨牙拔除阻力有以下几种。

1.冠部阻力

包括软组织和骨组织阻力。

(1)软组织阻力来自阻生牙上方覆盖的龈瓣,该龈瓣质韧并保持相当的张力包绕牙冠,对阻生牙骀向和远中向脱位形成阻力。该阻力通过切开、分离软组织即可解除。

(2)骨阻力来源于包裹牙冠的骨组织,主要是牙冠外形高点以上的骨质。冠部骨阻力单从X线判断常有误差,应结合临床检查进行判断。垂直阻生的冠部骨阻力多在远中,近中或水平阻生的冠部骨阻力多在远中和颊侧。该阻力可通过分切牙冠和/或去骨的方法解除。

2.根部阻力

根部阻力来自牙根周围的骨组织,是主要的拔牙阻力,其阻力大小与下列情况有关。

(1)阻生牙倾斜度:垂直阻生牙牙根与拔除脱位方向一致,根部阻力较小;近中阻生牙倾斜度较大,与拔除脱位方向不一致,需要转动角度,所以根部阻力较大;水平位阻生牙倾斜度约90°角,与拔除脱位方向更不一致,需更大的转动角度,所以根部阻力更大;倒置阻生牙牙根倾斜度超过90°角,冠、根部阻力均最大,拔除时需大量去骨后再将牙分割成多段才能拔除,所以拔除最困难。

(2)牙根形态:融合根、特短根、锥形根的根部阻力小,用挺出法即可拔除;双根且根分叉较高且二根间距较大者,根部阻力较大,需用分根法解除根部阻力;多根牙、根分叉较低且牙颈部有较大骨倒凹者、肥大根、U形根、特长根的根阻力大,常需去骨达根长1/3甚至1/2以上才能解除根部阻力。

(3)根尖形态:正常根尖、根尖弯向远中、根尖发育未完成者,根尖部阻力很小,拔除较容易;根尖弯向近中、颊舌侧或根尖弯曲方向不一致、根端肥大者,根尖阻力较大,拔除较困难。

(4)周围骨组织密度:年轻人根周骨密度疏松,牙周间隙明显,比中老年人容易拔除;根周骨组织因慢性炎症而出现明显骨吸收者,根阻力小,容易拔除;如因慢性炎症导致骨硬化或根周骨粘连,则根阻力变大,拔除较困难,该情况多见于年长患者。

去除根部骨阻力的方法有分根、去骨、增隙。单纯去骨创伤较大,应多采用分根、增隙等多种方法综合应用解除牙根阻力。

3.邻牙阻力

邻牙阻力是指第二磨牙产生的妨碍阻生牙拔除脱位的阻力。其阻力大小视阻生牙与第二磨牙的接触程度和阻生的位置而定,该阻力可通过分冠和去骨的方法解决。

要根据阻力分析、器械设备条件和术者经验设计合理的手术方案。手术方案包括麻醉方法和麻醉药物的选择、切口的设计、解除阻力的方法、去骨部位和去骨量、分割冠根的部位、牙脱位的方向。由于手术方案主要是根据影像结果制订的,如果术中出现与临床实际情况不相符时,应及时调整术前设计的方案。

(二)拔除步骤

下颌阻生第三磨牙拔除术是一项较为复杂的手术,手术本身包含对软组织和骨组织的处理,要严格遵守无菌原则。

1.麻醉

通常选择下牙槽神经、舌神经、颊长神经一次性阻滞麻醉。为减少术中出血、保证术野的清晰和方便操作,可在阻生牙颊侧及远中浸润注射含血管收缩剂(肾上腺素)的麻醉药物。

2.切口

因下颌阻生第三磨牙位于口腔最后部而导致操作视野有限,通常需切开、翻瓣以提供清晰的视野。高位阻生一般不需切开,或仅在远中切开、分离牙龈即可;中低位阻生最好选用袋型瓣切口,也可选用三角瓣切口。袋型瓣切口从阻生牙颊侧外斜嵴开始,向前切开至第二磨牙远中偏颊处,再沿第二磨牙颊侧牙龈沟向前切开至第二磨牙近中(短袋型切口)或继续沿牙龈沟向前扩展至第一磨牙近中(长袋型切口),牙龈乳头保留在组织瓣上,切开时刀刃应直达骨面,全层切开黏骨膜。

如果阻生牙埋藏很深,也可选用三角瓣切口,该切口是在袋型切口的基础上,在第二磨牙近中或远中颊面轴角处附加一个向前下斜行与龈缘约成45°角的减张切口,附加切口与牙龈沟内切口必须保持钝角以保证基部足够宽(提供足够的血供),长度不能超过移行沟底。

3.翻瓣

将骨膜剥离器刃缘朝向骨面插入到骨膜与牙槽骨之间,从切口前端开始,先旋转分离牙龈乳头,再沿牙槽嵴表面向后推进,要确保组织瓣全层分离,如遇因未完全切开而导致分离困难时,应再次切开,避免因强行剥离引起组织撕裂。分离、翻瓣的范围原则上以显露术区即可,颊侧不要超过外斜嵴,舌侧不要越过牙槽嵴,以免引起过重的术后肿胀,组织瓣翻开后将颊拉钩置于组织瓣与术区之间,使组织瓣得以保护并可充分显露术区。

4.去骨

翻瓣后应根据 X 线片和临床实际的骨质覆盖状况决定去骨部位和量,选用外科专用切割手机和钻去骨。去骨的一般原则:显露牙冠的最大周径;尽量保持颊侧皮质骨高度;根据患牙拔除难度以及切割牙冠方式确定去骨量。

去骨的目的是暴露牙冠,包括去除全部殆面和部分颊侧、远中的牙槽骨,为保持牙槽骨高度,去除颊侧及远中牙槽骨时可仅磨除贴近患牙的部分牙槽骨,这样既显露了牙冠,又达到了增隙的目的。

舌侧及近中牙槽骨原则上不能去除,因为这样可能会伤及舌神经、第二磨牙及第二磨牙牙周骨质。由于舌神经位于舌侧软组织内,可能平行于牙槽嵴顶行走,为避免损伤神经,在远中去骨时不要超过中线,将分离器置于远中骨板周围进行保护,确保切割钻不伤及软组织。

5.增隙

增隙是在患牙的颊侧和远中骨壁磨出沟槽(在临床实际操作中,该步骤大多已在去骨时完成),将磨出的沟槽作为牙挺的支点。沟槽宽度约为 2 mm,该宽度既可容纳牙挺又不会因太宽导致牙挺失去支点在沟槽内打转。增隙时,将牙钻与牙体长轴平行,在患牙表面去骨磨出一小沟,从小沟开始向近远中磨除患牙颊侧和/或远中表面骨质,将患牙和骨壁分离,沟的深度达牙颈部以下(通常与切割钻的长度相当,不会影响颌骨的机械强度),注意不要伤及下牙槽神经管。

6.分切患牙

包括截冠和分根。其目的是解除邻牙阻力、减小根部骨阻力。其优点是减小创伤、减少操作时间、降低并发症。最常用的方法是用钻从患牙牙冠颊侧正中向舌侧进行纵向切割,深度达根分叉以下,将牙分成近中和远中两部分(由于有的患牙舌侧面非常接近舌侧骨板,而且舌侧骨板较薄,为避免损伤舌侧软组织及舌神经,通常切割至余留患牙舌侧少部分牙体组织即可,不可将整个患牙颊舌向贯穿磨透,然后用直挺插入沟槽底部旋转将患牙折裂成理想比例的近中、远中两部分)。

有时,近中部分仍存在邻牙阻力时,可在近中部分釉牙骨质界处做一横断切割,将其分割为牙冠和牙根两部分,先取出牙冠,然后挺出牙根。如是多根牙,可将牙根分割成多个单根后再分别挺出。

7.拔出患牙

当完全解除邻牙阻力、基本解除骨阻力后,根据临床具体情况,选择合适的牙挺,分别将患牙分割后的各个部分挺松或挺出,挺松部分用牙钳将其拔除,以减少牙挺滑脱和牙体被误吸、误吞的可能。使用牙挺时切忌使用暴力,应注意保护邻牙及骨组织(用手指接触患牙及邻牙并抵压于舌侧,感知两牙的动度,控制舌侧骨板的扩张幅度),以免造成舌侧骨板、相邻第二磨牙、下颌骨的损伤或患牙移位。

对分割拔出的患牙,应将拔除的牙体组织进行拼对,检查其完整性,如有较大缺损,应仔细检查拔牙窝,避免遗留。

8.处理拔牙窝

用生理盐水对拔牙窝进行清洗和/或用强吸的方法彻底清理拔牙时产生的碎片或碎屑,对粘连在软组织上的碎片可用刮匙刮除,但不能过度搔刮牙槽窝,以免损伤残留牙槽骨壁上的牙周膜而影响伤口愈合。

在垂直阻生牙的远中部分、水平阻生或近中阻生牙冠部的下方常存在肉芽组织,X 线显示为三角形的低密度区,如探查为脆弱松软、易出血的炎性肉芽组织,应予以刮除;若探查为韧性、致密的纤维结缔组织,则对愈合有利,不必刮除。低位阻生的牙冠常有牙囊包绕,多与牙龈相连,应将其去除,以免形成残余囊肿。

压迫复位扩大的牙槽窝,修整锐利的骨缘,取出游离的折断骨片。为预防出血,可在拔牙窝内放入吸收性明胶海绵1～2块。

9.缝合

缝合的目的是将组织瓣复位以利愈合、防止术后出血、缩小拔牙创、避免食物进入、保护血凝块。缝合不宜过于严密,通常第二磨牙远中处可以不缝,这样既可达到缝合目的,又可使伤口内的出血和反应性产物得以引流,从而减轻术后肿胀和血肿的形成。

缝合切口时,要先缝合组织瓣的解剖标志点,如切口的切角和牙龈乳头,因为拔牙后有些解剖结构发生了变化,这样可以避免缝合时组织瓣移位。缝合完成后用消毒棉卷覆盖拔牙创并嘱患者咬紧加压止血。

10.术后医嘱

同一般牙拔除术。由于下颌阻生牙拔除损伤较大,术后可适当使用抗生素和止痛药。

(三)各类阻生牙的拔除方法

1.垂直阻生

如果患牙已完全萌出,根部和骨阻力不大时,可分离牙龈后用牙挺直接拔除;如果患牙未完全萌出,存在较大软组织阻力时,可将患牙𬌗面及远中龈瓣切开、翻瓣,完全消除软组织阻力后再用牙挺拔除。将牙挺置于患牙近中,以牙槽突为支点,以楔力为主,逆时针向远中转动,使患牙获得向上后的脱位力。

如果患牙牙冠有较大的骨阻力时,需去除牙冠𬌗面全部骨质和远中部分骨质后再拔除患牙。如果患牙根分叉大而导致根部骨阻力较大时,应用钻将患牙垂直分割成近、远中两瓣后分别拔除。对于低位、骨阻力大者应采用去骨、增隙、分根等联合方法。

2.近中阻生

对邻牙和根部阻力不大的高位近中阻生牙(近中部分位于第二磨牙牙冠外形高点或以上),多可直接挺出。操作时应压紧邻牙进行保护,如患牙牙冠下方有新月形(非炎症性骨吸收)或三角形(炎症性骨吸收)间隙存在时,则更有利于牙挺的插入和施力。

大多数近中阻生牙的邻牙阻力较大,为保证患牙牙冠及牙根有足够的脱位空间,需用钻将患牙分割成几部分。如患牙牙根阻力不大,可使用近中分冠法解除邻牙阻力即可;如患牙牙根阻力较大,需在解除邻牙阻力的同时解除或减小患牙根部骨阻力,应使用正中分冠法,将患牙分成近中和远中两部分后再依次挺出。

3.水平阻生

高位水平阻生可采用正中分冠法拔除,先在患牙颊侧和远中增隙,用钻正中垂直切割牙冠至根分叉以下,将患牙分成近中和远中两部分,先挺出远中部分,再挺出近中部分,如果近中部分因邻牙阻挡不能被挺出,可在其釉牙骨质界处进行横断切割,将近中部分再切割成冠和根两部分,先取出冠部,再取出根部。

中、低位水平阻生通常邻牙阻力很大,首先需去除覆盖患牙牙冠的骨质,并在牙冠的颊侧及远中增隙以显露牙冠,再从牙冠最大周径处将其横断、分离,被分离的牙冠应上宽下窄,以利于取出。取出牙冠后再将其他部分挺出,如分离的牙冠无法整体取出,可再切割分块后取出,如牙根分叉较大时,需分根后依次拔除。

4.远中阻生

由于下颌升支对远中阻生患牙的阻力较大,必须通过去除患牙牙冠或远中部分牙冠,消除患牙远中阻力后,才能将患牙完全拔除;如果患牙牙根阻力较大时,可通过分根的方法解决。

5.倒置阻生

倒置阻生第三磨牙往往深埋在下颌骨及升支内,并与第二磨牙毗邻,拔除相当困难。首先去除覆盖患牙牙根上方的骨质,并在患牙牙根及牙冠周围增隙,然后沿患牙长轴方向分割患牙,最后将分割成块的患牙依次取出。如果患牙牙冠阻力较大时,可先分块取出牙根,再分块取出牙冠。

6.牙胚

因牙胚没有牙根,其周围均有大量的骨质,为减少创伤,可用钻仅去除牙胚殆面少量骨质,开窗显露牙胚,再将牙胚分切成几部分后分块取出即可。

五、上颌阻生第三磨牙拔除

上颌阻生第三磨牙与下颌阻生第三磨牙相比拔除难度低,拔除方法也有很多相同点,具体步骤如下。

(一)切口

由于上颌阻生第三磨牙的颊侧和远中没有重要解剖结构,而且无论是袋型切口或三角形切口(注意在缝合松弛切口时需要一定的手术技巧),其术后反应均较轻,因而除高位阻生患牙使用袋型切口外,为了获得良好的手术视野,低位或埋藏阻生患牙均可使用三角形切口。

切口起于上颌结节前面微偏颊侧,向前至第二磨牙的远中,再沿着第二和第一磨牙牙龈沟向前延伸,如选用三角形切口,可在第二磨牙近中或远中颊侧附加松弛切口。

(二)翻瓣

同下颌阻生牙拔除。但在分离腭侧瓣时要完全游离,范围要超过腭侧牙槽嵴,以免阻挡患牙的脱位。

(三)去骨、增隙

上颌骨质比较疏松,去骨时要注意尽量保存骨质,一般只需去除患牙颊侧和殆面的骨质,暴露牙冠即可。

(四)分牙、挺松、拔除

上颌第三磨牙垂直阻生约占 63%,远中阻生约占 25%,近中阻生约占 12%,其他位置极少。

由于上颌牙槽骨较疏松,弹性较大,因而拔除垂直和远中患牙时一般不需分牙,将牙挺插入患牙近颊侧牙周膜间隙,以牙槽嵴间隔为支点将患牙向远颊殆或颊殆方向挺出即可。操作时要注意施力的大小和方向,避免向上和向后使用暴力,因为:如果患牙与周围骨质粘连严重或牙根阻力较大时,向后使用暴力可导致患牙远中牙槽骨或上颌结节折裂;如果向上用力插入牙挺时,挺刃未能进入患牙牙周间隙,而是直接作用于患牙,有可能将患牙推入上方的上颌窦或翼颌间隙。

当整体挺出患牙有困难时,需分析原因,如果是骨质粘连引起,可在患牙腭侧和远中去骨、增隙;如果是根阻力较大,可采用分根的方法解决;为避免将患牙推入上方,可将颊拉钩置于上颌结节后方,这既可感知作用力的方向,阻挡患牙向上方移位,还可通过抵挡产生的楔力使患牙向殆方脱位。

拔除近中阻生患牙时,由于第二磨牙限制了其向远中及殆方脱位,可采用磨冠法解除邻牙阻力后拔除;拔除水平阻生患牙时,需去除较多骨质后显露患牙,再将患牙分割成若干块后,分块拔除。

(五)清理牙槽窝与缝合

同下颌第三磨牙。因上颌第三磨牙根尖部贴近上颌窦,搔刮时要避免穿通上颌窦。

(六)术后医嘱

同下颌第三磨牙。由于上颌阻生牙拔除手术损伤小,术后恢复要比下颌阻生牙快,通常可以不用止痛药和抗生素。

六、阻生尖牙拔除

尖牙对牙殆系统的功能和美观甚为重要,故对其拔除应持慎重态度。术前应与口腔正畸医师商讨,如能通过手术助萌、正畸、移植等方法,则可不拔除。如决定拔除,术前要拍摄定位或CT片,确定患牙在牙槽骨中的位置、邻牙阻力、牙根形态和弯曲度,并确定与鼻底及上颌窦的关系。尖牙阻生好发于上颌,由于阻生下颌尖牙的处理方法基本与上颌一致,故本段仅讨论上颌阻生尖牙。

(一)切口及翻瓣

根据患牙位于颌骨的位置确定手术入路。通常患牙牙冠位于唇侧较位于腭侧或中央容易拔除,牙冠位于唇侧,选择唇侧入路;位于腭侧,则选择腭侧入路;位于中央的话,可以选择唇、腭两侧入路翻瓣。切口可选择袋型、三角型或梯型。如阻生位置高可采用牙槽嵴弧形切口。翻瓣方法同前。

(二)去骨

用钻磨除覆盖患牙牙冠的骨组织,显露牙冠最大周径。

(三)分割、拔除患牙

如果埋藏尖牙有牙囊滤泡包裹,则用牙挺挺出即可;如果骨阻力较大或牙根弯曲,难以整体挺出,则用钻在患牙牙冠最大周径处将牙冠横断,分别挺出牙冠和牙根。

(四)清理拔牙窝、缝合

同下颌第三磨牙,注意要彻底清除牙囊。

七、上颌前部埋藏多生牙拔除

上颌前部是多生牙的好发部位,埋藏多生牙常在替牙期因恒牙迟萌或错位行 X 线检查时被发现。埋藏多生牙除造成错殆畸形、邻牙牙根吸收、影响正畸治疗外,还是引发牙源性囊肿和肿瘤的原因,需及早拔除。拔除方法如下。

(一)麻醉

可选用局部浸润麻醉,对埋藏较深、位置较高的多生牙可采用眶下神经和鼻腭神经阻滞麻醉。儿童患者需配合镇静术方法。

(二)切口及翻瓣

多生牙位于牙弓或牙弓唇侧,可选择唇侧入路,采用袋形或三角形切口,对于埋藏位置较高、患牙大部分位于邻牙根尖上方、无论患牙偏向牙弓唇侧或腭侧均可选用牙槽突弧形切口。如位于牙弓腭侧,通常选用腭侧袋型切口。翻瓣方法同前。

(三)去骨、显露患牙

同上颌阻生尖牙,需注意保护邻牙。

(四)挺出患牙

同阻生尖牙。

(五)清理牙槽窝及缝合

同阻生尖牙。

八、其他埋藏阻生牙的拔除

除上述介绍的常见阻生牙,还有上颌前磨牙、上颌切牙阻生等,如果不能通过手术助萌、正畸、移植等方法恢复其牙弓内的位置,则应将其拔除。

同上颌前部埋藏多生牙一样,埋藏阻生牙拔除的关键是术前通过影像学确定患牙在颌骨内的位置,从而决定手术入路、去骨部位、去骨量及分割患牙的部位,合理解除拔牙阻力,避免损伤邻牙及重要解剖结构。具体拔除同上。

(张延进)

第三节　拔牙的并发症

牙拔除术是口腔外科最基本的手术,但如果对其操作风险掉以轻心,或者缺乏足够的外科处理能力,就很可能发生各种并发症,给患者造成较大痛苦、甚至危险,因此充分了解拔牙并发症,并掌握其预防措施和对症处理的方法非常重要。

一、拔牙术中并发症

需要强调的是拔牙术中和术后各种并发症多为相互关联的,一般来说,只要遵循前述的各项原则,大多数并发症都是可以避免的,而不正确的操作或不合理的处理方式常会导致多种并发症同时出现。以下分类只是为了描述方便,而非彼此孤立发生。

(一)软组织损伤

1.损伤原因

包括软组织切割伤、穿刺伤和撕裂伤。切割伤主要是初学者在用刀切开软组织时由于支点不稳或对局部组织结构不熟使切口偏离了设计的方向,术者握持手术刀进、出口腔时,由于患者紧张、挣扎或术者紧张、疏忽而误伤口唇或舌体组织;穿刺伤主要由牙挺等尖锐器械滑脱引起;撕裂伤主要由术野显露不足、牙龈分离不充分、器械选择及放置错误、软组织保护不充分、暴力操作等原因造成。例如:使用钻磨切患牙时由于显露不足,钻可能卷磨撕裂软组织;在拔出患牙时由于牙龈分离不充分而造成粘连在患牙上的牙龈撕裂;放置牙钳时误夹牙龈;错误选择牙龈分离器翻瓣造成软组织瓣损伤;使用锐器进行操作时未能将软组织瓣完全阻挡在术区之外进行完善的保护;使用口镜时过度牵拉口角或使用暴力、不正确的牵拉方式造成口角、软组织瓣撕裂等。

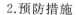

2.预防措施

（1）切割伤的预防措施：使用手术刀时要精神集中；要有正确的支点；要减轻患者的紧张情绪，对严重的牙科畏惧症及不能配合的患儿要使用镇静措施，防止患者出现突然的反抗、挣扎。

（2）穿刺伤的预防措施：使用牙挺等尖锐器械时要有可靠的支点；能有效控制器械的操作力量和幅度；要有保护措施，即术者用一只手操作器械，用另外一只手的手指在作用支点的相对和邻近部位进行保护。

（3）撕裂伤的预防措施：制订合理的手术方案；根据术者经验选择合适的切口和翻瓣，以便充分显露术区；选择并能正确使用标准的拔牙器械；避免暴力操作；用颊拉钩、棉签（棉签较为脆弱，用力过大会折断）或用手指牵拉、保护组织。

3.处理原则

切割伤及穿刺伤应根据刺伤部位和程度作相应处理：表浅且没有明显出血的伤口无需处理；伤口较大或有明显出血时应缝合；舌部伤口应使用大针粗线作深层缝合；口底伤口一般窄而深，为利于引流、避免软组织深部出现血肿或感染等严重并发症，一般不予缝合，可压迫止血后观察；唇部及切口周围损伤应对位缝合；刺破大血管导致大量出血时需急诊手术探查结扎出血血管。

发生撕裂伤时，如伤口小并且通过牙龈牙槽骨复位等常规处理后，软组织附着良好，无活动性出血，则无需缝合；撕裂伤口大或伴活动出血时则需缝合，以免术后出血和疼痛。

（二）骨组织损伤

1.损伤原因

上、下颌前牙和前磨牙区唇颊侧牙槽骨板薄弱，使用牙挺时，如果以唇颊侧骨板作为支点，可能会导致局部骨组织损伤或唇颊侧骨板折裂；用牙钳拔除骨阻力较大的前牙及前磨牙时（特别是患牙根部与唇颊侧骨板发生粘连），如果使用暴力或过度的唇颊侧摇动力可引起粘连在患牙根部的牙槽骨骨折；拔除上颌第三磨牙时，因相邻的上颌结节骨质较薄弱，加之中老年患者牙槽骨弹性降低，如果患牙牙根与牙槽骨粘连，可导致上颌结节或局部牙槽骨折裂并与患牙一同脱位；拔除下颌第三磨牙时，因舌侧骨板骨质较薄弱，如果患牙与舌侧骨板粘连，可导致舌侧骨板折裂。

2.预防措施

（1）防止前牙及前磨牙唇颊侧骨板损伤：使用牙挺时尽量避免以唇颊侧骨板作为支点；使用牙钳时避免使用暴力或过度的唇颊侧摇动力；拔除阻力较大的残根、断根或位置较深的断根、完全骨埋藏的残根时，为最大限度地保存牙槽嵴高度和厚度，应使用外科拔牙法。

（2）预防上颌结节及其局部牙槽骨损伤的方法：拔除骨阻力较大的上颌第三磨牙时应避免直接用牙挺向远中方向撬动；使用牙挺时尽量使用楔力并配合轻微的旋转力，待患牙松动后再向远颊𬌗或颊𬌗方向撬动脱位；使用牙钳拔除时应向颊腭向或远颊腭向摇动，可配合轻微的旋转力，使用力度和幅度要缓慢增加，不能使用暴力；如果发现需使用较大的力量才能拔除患牙时，应采用增隙、分根的方法。

（3）预防第三磨牙舌侧骨板损伤的方法：主要是通过分割患牙和/或牙根，充分去除骨阻力，避免暴力操作。

3.处理原则

由于前牙及前磨牙区牙槽骨损伤后常影响拔牙窝的愈合，导致局部牙槽嵴狭窄或低平，不利于种植或义齿修复。所以，当损伤折裂的骨片与黏膜仍附着紧密，可在处理牙槽窝时将骨片复位，任其自行愈合。如果骨片较小并且部分游离，应小心夹持骨片，仔细剥离去除。

上颌结节和下颌舌侧骨板的损伤一般不会对牙槽窝的愈合造成明显影响,只需去除折裂的骨块即可,但需仔细剥离附着在折裂骨块表面的黏膜、肌肉等软组织,避免盲目暴力操作导致局部牙龈黏膜甚至硬软腭、咽侧壁软组织撕裂。如有软组织撕裂应及时复位缝合,以免术后疼痛出血。

出现骨质折裂损伤的拔牙窝往往会出现过锐的骨壁或突出的骨尖,应用手指触诊仔细检查,如有可用骨挫或钻头等工具将其去除,避免术后刺破黏膜导致局部疼痛不适。

(三)牙或断根移位

1.移位原因

牙或牙根的移位与相应部位解剖结构特点紧密相关,临床最常见的移位情况是:上颌前磨牙、磨牙牙根进入上颌窦;下颌第三磨牙或牙根进入下颌舌侧或翼颌间隙;上、下颌前牙牙根进入唇侧黏骨膜下间隙;低位阻生上颌第三磨牙或牙根进入颞下间隙,下颌磨牙牙根进入下颌管,上颌前牙区埋伏牙进入鼻腔。

2.预防方法

术前需进行 X 线检查,如发现患牙根方骨组织薄弱或缺如时应设计合理的拔牙方式;由于患牙或断根移位往往是在视野不清、盲目操作的状况下引起的,所以清晰的术野是避免患牙或断根移位的最好方法;掌握正确的操作方法,选择薄而锐的牙挺挺刃,插入牙挺时要沿着患牙或断根牙周间隙楔入(如果间隙不清可用钻增隙),避免将力量作用到患牙上,避免暴力操作,避免向根方用力;由于临床最常见的是断根移位,因而在拔除患牙时应尽量避免断根,如发生断根且位置较深时,应采用外科方法拔除。

3.处理原则

发生患牙或断根移位时应立刻停止盲目操作,首先通过临床和影像学检查确定移位患牙或牙根的位置,根据检查结果制订手术计划。由于患牙一般是由较浅的部位向深部移动,所以设计的软组织瓣应足够大。手术时需用吸引器吸净术区的血液和唾液,必要时可去除局部部分骨质,以便能够清楚显露移位的牙或牙根,显露患牙后可直接用吸引器吸引取出,或用合适的工具稳定夹持,轻柔剥离周围组织后取出。缺乏手术经验的基层医疗单位遇到该情况时,应及时将患者转送至上级医院进行处理,以免因盲目操使移位的患牙进入更深的组织间隙,或造成更大的创伤。

(四)口腔上颌窦穿通

1.穿通原因

上颌窦变异较大,部分患者窦腔底部与上颌磨牙紧密相邻,为这些患者拔牙时,如果操作不正确,导致患牙或牙根移位进入上颌窦;少数患者伴发长期慢性上颌窦炎,破坏了窦底骨质,甚至引起逆行性牙周炎使窦底黏膜与患牙根部粘连,拔除患牙后即形成;上颌磨牙根尖病变引起窦底骨质缺如,搔刮病变时穿破窦底形成。

2.预防方法

预防患牙或牙根移位进入上颌窦的方法如前所述;如拔除根分叉较大且上颌窦底骨质缺如的上颌磨牙时,最好选用外科拔牙法;搔刮上颌窦底骨质薄弱或缺如的牙槽窝时应选用正确的搔刮方式和方法。

3.处理原则

一旦发生穿通,应视不同情况给予相应处理:如小的穿孔(直径为 2 mm 左右,通常是单个牙根根尖部位的穿通),常规处理拔牙窝后,用可吸收材料(数字纱布或止泰海绵)放入牙槽窝底部,即可依靠牙槽窝内形成的血块机化隔离口腔和上颌窦,使穿通伤口愈合;中等大小穿孔(直径为2～6 mm),可先用可吸收材料衬底,再在创口表面打包缝合碘仿条,注意不要将碘仿条加压填入牙槽窝,以避免影响牙槽窝血块的正常形成和机化;较大的穿孔(直径＞6 mm),先用可吸收材料衬底,再做松弛切口,在无张力的情况下相对缝合颊腭侧牙龈,关闭伤口。术后嘱患者切忌鼻腔鼓气、吸食饮料、吸烟,避免强力喷嚏,用滴鼻剂滴鼻,可口服抗生素3～5 d,术后10 d拆除缝合线。如上颌窦炎伴随口腔上颌窦穿通时,应保留拔牙窝引流口,充分引流上颌窦内分泌物,并辅以适当的抗生素治疗,待上颌窦炎症消退后,再设计黏膜瓣封闭穿通瘘口。

(五)神经损伤

拔牙导致的神经损伤主要包括下牙槽神经、舌神经和颏神经,鼻腭神经和颊神经也可能在翻瓣时损伤,但因恢复迅速且无明显感觉异常,均无需特殊处理。

1.损伤原因

下牙槽神经损伤常见于下颌第三磨牙拔除,偶见于下颌磨牙或前磨牙拔除,其原因是患牙牙根与下颌管关系紧密,拔除患牙时因操作不当导致牙根移位、骨质塌陷压迫神经,或使用尖锐器械、切割钻误伤神经。舌神经损伤原因包括下颌第三磨牙拔除的远中切口过于靠近舌侧、暴力操作导致舌侧骨板折裂、钻头等锐利器械穿透舌侧骨板等。颏神经损伤主要发生于下颌前磨牙颊侧黏膜的切开、翻瓣、暴力牵拉及用钻去骨时误伤。

2.预防方法

术前通过X线检查观察牙根形态及其与下颌管关系,必要时可使用CT或CBCT以便更加准确地了解局部信息,操作时应根据影像学资料设计显露方式,合理去除各种阻力,使用合适器械使牙根能按其长轴方向脱位,避免暴力操作。

3.处理原则

如果有牙根移位、骨质塌陷压迫神经,则尽早手术去除压迫,术后使用激素和神经营养药;其他原因导致的神经损伤处理方法包括早期(1～2周)应用糖皮质激素以抑制组织肿胀,配合使用较长一段时间(1～3个月)的维生素 B_1、维生素 B_6、维生素 B_{12} 和地巴唑等,也可使用理疗促进神经恢复。

(六)术中出血

1.出血原因

切开翻瓣时误伤血管(如下颌第三磨牙远中磨牙后垫区、颏血管神经束、腭大血管神经束、鼻腭血管神经束等);拔牙操作时激惹牙周、根尖等部位的慢性炎性肉芽组织;使用钻切割骨质时引起颌骨内滋养血管破裂出血(如下颌血管神经束、第三磨牙远中滋养动脉等);患者患有全身出血性疾病(如高血压、各种血液性疾病等)。

2.预防方法

掌握术区的解剖结构特点,切开翻瓣时避开血管神经束区(如:下颌第三磨牙远中切口避免靠近舌侧,设计的切口应避开颏孔区、腭大血管神经束区、鼻腭孔区等);拔牙操作时尽量避免激惹牙周、根尖等部位的慢性炎性肉芽组织,留待患牙拔除后处理;使用切割钻时要尽量在患牙内或沿着患牙周围进行,在危险区域操作时,要尽量少去骨,可较多地磨除患牙组织;处理全身出血性疾病的患者时,术前要详细了解患者病史,掌握好拔牙适应证和禁忌证,并积极采取相应的术前处置方法(使用控制血压药物、凝血药物或输血等)。术中应尽量减少创伤,对需拔除多个患牙的患者应分次拔除,尽量缩短手术时间。

3.处理原则

如果因切开时误伤血管,应及时对切开的软组织进行分离、翻瓣,术中使用吸引器及时吸净创口渗血,对明显的出血点可用血管钳钳夹止血,拔除患牙后,伤口缝合止血;如果因激惹牙周、根尖等部位的慢性炎性肉芽组织引起,应用吸引器及时吸净渗血和唾液,保持术野清晰,尽快拔除患牙后搔刮去净肉芽组织(拔除位置较深的残根时应尽快使用外科拔牙方法);当使用钻头导致牙槽骨滋养血管出血时应根据患牙状况分别处理,如果患牙可在较短的时间内拔除,则使用吸引器吸净术区的血液、唾液等,在保持术野清晰的情况下,尽快拔除患牙,如果术中出血很快,术野受影响,而患牙在短时间内难以拔除时,应停止拔牙,止血后再实施拔牙操作;对因患有全身出血性疾病的患者应在保持术野清晰的状况下,尽快拔除患牙,拔牙后局部使用止血药物。

（七）邻牙或对颌牙损伤

1.原因

术者未重视和未严格执行拔牙器械的选择和使用原则;未充分去除邻牙阻力、牙挺以邻牙为支点、牙钳钳喙太宽或放置牙钳时钳喙长轴未与患牙长轴平行而误伤邻牙,以及使用暴力牵引患牙脱位而损伤健康邻牙或对颌牙等;邻牙有修复体或较大范围龋坏等情况时,容易出现修复体脱落或者残冠崩裂。

2.预防方法

严格执行标准拔牙器械的选择和使用原则;在拔牙时用左手实施保护是防止邻牙或对颌牙损伤最有效的方法;术前仔细检查邻牙,如发现邻牙本身有缺陷时应制订对策并向患者及时说明,获得患者理解后再实施拔牙。

3.处理原则

邻牙牙冠崩裂或充填物脱落可先暂时修复,待拔牙创愈合后再整体设计永久性修复;邻牙松动者可适当降低咬合,必要时可辅助结扎固定,待其愈合;损伤牙为活髓牙时,术后定期检查牙髓情况,必要时行牙髓治疗。

（八）颞下颌关节脱位、损伤及下颌骨骨折

1.原因

使用传统的劈冠拔牙方法;术中暴力操作,如在拔除阻力较大的下颌磨牙时,在没有去除阻力的情况下,暴力使用牙钳或牙挺;患者本身原因:年老体弱患者导致颞下颌关节易发生脱位或损伤、患者患有全身性骨代谢疾病、埋藏阻生牙位置过深导致局部骨质强度减弱。

2.预防方法

避免使用传统的拔牙方法;选择合适的拔牙器械,操作要规范,动作要轻柔,避免使用暴力;尽量使用钻对患牙进行增隙、分牙,充分消除阻力后再分块拔除;术中可用橡胶咬合垫辅助患者张口,并尽量缩短拔牙时间等。

3.处理原则

对脱位的关节应及时复位,用绷带包扎、固定2周;造成关节损伤的可局部热敷、理疗;引起下颌骨骨折的可根据情况行颌间固定或内固定。

二、拔牙术后并发症

（一）拔牙术后出血

拔牙术后出血可分为原发性出血和继发性出血。原发性出血为拔牙后当天出血未停止,继发性出血为拔牙当天出血已停止,以后因各种因素引发的出血。局部检查常见到拔牙伤口表面有高出牙槽窝的松软血凝块伴随周围出血。

1.出血原因

(1)局部因素:软组织撕裂、牙槽窝内炎性肉芽组织残留、牙槽骨内小血管破裂、牙槽骨骨折、牙槽窝血凝块脱落等。

(2)全身因素:患者患有凝血功能异常等血液性疾病、心血管疾病或长期口服抗凝药物等。

2.预防方法

有出血倾向的患者拔牙后可及时给予缝合或用止血材料填塞后缝合;如发现患者在拔牙过程中渗血较多,拔牙后应给予缝合或填塞止血。

3.处理方法

局部麻醉后将血凝块用棉签轻轻拭去,并吸净口腔内唾液和血液,检查出血点,如出血来自牙槽窝周围软组织,可将两侧牙龈做水平褥式或"8"字交叉缝合止血;如出血来自牙槽窝内骨壁,可用止血材料或碘仿纱条加压填塞止血,如能配合缝合两侧牙龈,则止血效果更佳。

有一种情况是拔牙导致牙槽骨折裂引起出血,术后未填塞止血材料而仅将牙龈严密缝合,牙槽窝内出血渗入到颌周间隙,表现为明显组织肿胀伴剧烈疼痛,此时应拆除部分缝线,建立牙槽窝引流口,避免组织内部压力继续增大,并辅以抗生素治疗,防止产生深部血肿导致严重的间隙感染。

(二)拔牙术后疼痛、肿胀及感染

拔牙术后疼痛、肿胀、感染等常见并发症属于机体对拔牙创伤的生理反应及其继发过程,此三者是相互关联的,并且都可能导致张口受限,故在此一并叙述。

1.疼痛原因

术后当天疼痛主要为拔牙创伤破坏牙槽窝及相邻组织神经末梢所致;术后中期疼痛为机体创伤应激炎症反应导致的肿胀和局部组织压力增高引起;拔牙3 d后疼痛可能是牙槽窝血凝块脱落或局部感染导致的干槽症或软组织炎症未能控制,发展为间隙感染。

2.预防方法

严格遵守无菌操作理念;尽量减小拔牙创伤;下颌切口尽量选用袋型瓣(三角形切口术后易在前颊部出现肿胀)、切口和翻瓣不要靠近舌侧(避免激惹颞肌深部肌腱下段和翼内肌前部产生反射性肌痉挛而引起术后开口困难)、切口不要越过移行沟底、缝合不要过紧(有利渗出物的排出)、术后冷敷等;使用类固醇激素、抗生素、非甾体抗炎药等药物。

3.处理方法

应根据疼痛原因选择恰当的治疗方法:术后当天疼痛可口服非甾体抗炎药;因局部软组织感染引起应首先处理局部感染,配合使用抗生素和非甾体抗炎药;因干槽症导致应主要处理干槽症。

（张延进）

第五章

牙体疾病

第一节 龋 病

一、病因

龋病是以细菌为主的多因素综合作用的结果,主要致病因素包括细菌和牙菌斑生物膜、食物和蔗糖、宿主对龋病的敏感性等。

1890年著名的口腔微生物学家 Miller 第一次提出龋病与细菌有关,即著名的化学细菌学说。该学说认为龋病发生是口腔细菌产酸引起牙体组织脱矿的结果。口腔微生物通过合成代谢酶,分解口腔中碳水化合物,形成有机酸,造成牙体硬组织脱钙。在蛋白水解酶的作用下,牙齿中的有机质分解,牙体组织崩解,形成龋洞。化学细菌学说的基本观点认为,龋病发生首先是牙体硬组织的脱矿溶解,再出现有机质的破坏崩解。Miller 学说是现代龋病病因学研究的基础,阐明了口腔细菌利用碳水化合物产酸、溶解矿物质、分解蛋白质的生物化学过程。Miller 试验如下。

牙齿 ＋ 面包(碳水化合物)＋ 唾液——脱矿

牙齿 ＋ 脂肪(肉类)＋ 唾液——无脱矿

牙齿 ＋ 面包(碳水化合物)＋ 煮热唾液——无脱矿

Miller 试验第一次清楚地说明,细菌是龋病发生的根本原因,细菌、食物、牙齿是龋病发生的共同因素。对细菌在口腔的存在形式没有说明,也未能分离出致龋菌。

1947年,Gottlieb 提出蛋白溶解学说,认为龋病的早期损害首先发生在有机物较多的牙体组织部位,如釉板、釉柱鞘、釉丛和牙本质小管,这些部位含有大量的有机物质。牙齿表面微生物产生的蛋白水解酶使有机质分解和液化,晶体分离,结构崩解,形成细菌侵入的通道。细菌再利用环境中的碳水化合物产生有机酸,溶解牙体硬组织。龋病是牙组织中有机质先发生溶解性破坏,再出现细菌产酸溶解无机物脱矿的结果。该学说未证实哪些细菌能产生蛋白水解酶,动物试验未能证明蛋白水解酶的致龋作用。

1955年,Schatz 提出了蛋白溶解螯合学说,认为龋病的早期是从牙面上的细菌和酶对釉质基质的蛋白溶解作用开始,通过蛋白溶解释放出各种螯合物质包括酸根阴离子、氨基、氨基酸、肽和有机酸等,这些螯合剂通过配位键作用与牙体中的钙形成具有环状结构的可溶性螯合物,溶解牙体硬组织的羟磷灰石,形成龋样损害。螯合过程在酸性、中性及碱性环境下都可以发生,该学说未证实引起病变的螯合物和蛋白水解酶。蛋白溶解学说和蛋白溶解螯合学说的一个共同问题是在自然情况下,釉质的有机质含量低于1%,如此少的有机质要使90%以上的矿物质溶解而引起龋病,该学说缺乏试验性证据。

Miller化学细菌学说和Schatz蛋白溶解螯合学说的支持者们在随后的几十年里展开了激烈的争论,化学细菌学说在很长一段时间占据了主流地位。近六十年来在龋病研究领域的相关基础和临床研究均主要围绕细菌产酸导致牙体硬组织脱矿而展开,龋病病因研究进入了"酸幕时代"时期。

随着近年来对牙菌斑生物膜致病机制的研究进展,特别是对牙周生物膜细菌引起的宿主固有免疫系统失衡进而引起牙周病发生的分子机制的深入研究,人们重新认识到蛋白溶解过程在龋病的发生发展过程中的重要作用。目前认为,细菌酸性代谢产物或环境其他酸性物质引起釉质的溶解后,通过刺激牙本质小管,在牙本质层引起类似炎症的宿主反应过程,继而引起牙本质崩解。值得注意的是牙本质蛋白的溶解和牙本质结构的崩解并不是由"蛋白溶解学说"或"蛋白溶解螯合学说"中所提到的细菌蛋白酶所造成,而是由宿主自身的内源性金属基质蛋白酶(MMPs),如胶原酶所引起。这种观点认为龋病是系统炎症性疾病,龋病和机体其他部位的慢性感染性疾病具有一定的相似性,即龋病是由外源性刺激因素,如细菌的各种致龋毒力因子诱导宿主固有免疫系统失衡,造成组织破坏,牙体硬组织崩解。

随着现代科学技术的发展,大量的新研究方法、新技术和新设备用于口腔医学基础研究,证实龋病确是一种慢性细菌性疾病,在龋病的发生过程中,细菌、牙菌斑生物膜、食物、宿主及时间都起了十分重要的作用,即四联因素学说(图5-1)。该学说认为,龋病的发生必须是细菌、食物、宿主三因素在一定的时间和适当的空间、部位内共同作用的结果,龋病的发生要求有敏感的宿主、致病的细菌、适宜的食物及足够的时间。由于龋病是发生在牙体硬组织上,从细菌在牙齿表面的黏附,形成牙菌斑,到出现临床可见的龋齿,一般需要6~12个月的时间。特殊龋除外,如放射治疗后的猖獗龋。因此,时间因素在龋病病因中有着十分重要的意义,有足够的时间开展龋病的早期发现、早期治疗。四联因素学说对龋病的发生机制作了较全面的解释,被认为是龋病病因的现代学说,被全世界所公认。

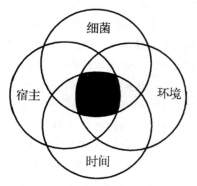

图5-1　龋病发生的四联因素

(一)细菌因素

龋病是一种细菌性疾病,细菌是龋病发生的最关键因素,大量的研究证明没有细菌就没有龋病。无菌动物试验发现,在无菌条件下饲养的动物不产生龋,使用抗生素能减少龋的发生。由龋损部位分离出的致病菌接种于动物,能引起动物龋或离体牙人工龋损。临床上也发现未萌出的牙不发生龋,一旦暴露在口腔中与细菌接触就可能发生龋。

口腔中的细菌有 500 余种,与龋病发生关系密切的细菌必须具备较强的产酸力、耐酸力;能利用糖类产生细胞内外多糖;对牙齿表面有强的黏附能力;合成蛋白溶解酶等生物学特性,目前认为变异链球菌、乳酸杆菌、放线菌等与人龋病发生有着密切的关系。

细菌致龋的首要条件是必须定植在牙齿表面,克服机械、化学、物理、免疫的排异作用,细菌产生的有机酸需对抗口腔中强大的缓冲系统,常难以使牙体组织脱矿。只有在牙菌斑生物膜特定微环境条件下,细菌产生有机酸聚积,造成牙齿表面 pH 下降,矿物质重新分布,出现牙体硬组织脱矿产生龋。因此,牙菌斑生物膜是龋病发生的重要因素。

(二)牙菌斑生物膜

20 世纪 70 年代以后,随着科学技术的发展,对细菌致病有了新的认识。1978 年美国学者 Bill Costerton 率先进行了细菌生物膜的研究,并提出了生物膜理论。随后细菌生物膜真正作为一门独立学科而发展起来,其研究涉及微生物学、免疫学、分子生物学、材料学和数学等多学科。90 年代后,美国微生物学者们确立了"细菌生物膜"这个名词,将其定义为附着于有生命和无生命物体表面被细菌胞外大分子包裹的有组织的细菌群体。这一概念认为在自然界、工业生产环境(如发酵工业和废水处理)以及人和动物体内外,绝大多数细菌是附着在有生命或无生命的表面,以细菌生物膜的方式生长,而不是以浮游方式生长。细菌生物膜是细菌在各种物体表面形成的高度组织化的多细胞结构,细菌在生物膜状态下的生物表型与其在浮游状态下具有显著差异。

人类第一次借助显微镜观察到的细菌生物膜就是人牙菌斑生物膜。通过激光共聚焦显微镜(confocal scanning laser microscopy,CSLM)结合各种荧光染色技术对牙菌斑生物膜进行了深入研究,证明牙菌斑生物膜是口腔微生物的天然物膜。口腔为其提供营养、氧、适宜的温度、湿度和 pH。牙菌斑生物膜是黏附在牙齿表面以微生物为主体的微生态环境,微生物在其中生长代谢、繁殖衰亡,细菌的代谢产物,如酸和脂多糖等,对牙齿和牙周组织产生破坏。牙菌斑生物膜主要由细菌和基质组成,基质中的有机质主要有不可溶性多糖、蛋白质、脂肪等,无机质包含钙、磷、氟等。

牙菌斑生物膜的基本结构包括基底层获得性膜,中间层和表层(图 5-2)。唾液中的糖蛋白选择性地吸附在牙齿表面形成获得性膜,为细菌黏附与定植提供结合位点。细菌黏附定植到牙菌斑生物膜表面形成成熟的生物膜一般需要 5~7 d。对牙菌斑生物膜的结构研究发现,菌斑成熟的重要标志是在牙菌斑生物膜的中间层形成丝状菌成束排列,球菌和短杆菌黏附其表面的栅栏状结构,在表层形成以丝状菌为中心,球菌或短杆菌黏附表面的谷穗状结构(图 5-3)。

牙菌斑生物膜一经形成,紧密附着于牙齿表面,通过常用的口腔卫生措施如刷牙并不能有效消除。紧靠牙齿表面的牙菌斑生物膜的深层由于处于缺氧状态,非常有利于厌氧菌的生长代谢,细菌利用糖类进行无氧代谢,产生大量的有机酸,堆积在牙菌斑生物膜与牙齿表面之间的界面,使界面 pH 下降,出现脱矿导致龋病。牙菌斑生物膜是龋病发生的必要条件,没有菌斑就没有龋病。动物试验和流行病学调查研究表明控制菌斑能有效地减少龋病发生。

关于牙菌斑生物膜的致龋机制有三种主流学说。

1.非特异性菌斑学说

龋病不是口腔或牙菌斑生物膜中特殊微生物所致,而是牙菌斑生物膜中细菌共同作用的结果,细菌所产生的致病性产物超过了机体的防卫能力,导致龋病。

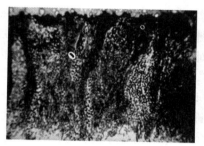

图 5-2　牙菌斑生物膜的基本结构

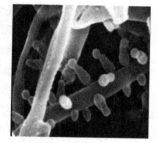

图 5-3　谷穗状结构

2.特异性菌斑学说

龋病是由牙菌斑生物膜中的特殊细菌引起的,这些特殊细菌就是与龋病发生关系密切的致龋菌。研究已经证实,牙菌斑生物膜中与龋病发生关系密切的致龋菌都是口腔常驻微生物群,非致龋菌在条件适宜时也可以引起龋病。

3.生态菌斑学说

牙菌斑生物膜致龋的最新学说,认为牙菌斑生物膜内微生物之间、微生物与宿主之间处于动态的生态平衡,不发生疾病;一旦条件改变,如摄入大量的糖类食物、口腔内局部条件的改变、机体的抵抗力下降等,正常口腔微生态失调,正常口腔或牙菌斑生物膜细菌的生理性组合变为病理性组合,一些常驻菌成为条件致病菌,产生大量的致病物质,如酸性代谢产物,导致其他非耐酸细菌生长被抑制,产酸耐酸菌过度生长,最终引起牙体硬组织脱矿,发生龋病。根据生态菌斑学说的基本观点,龋病有效防治的重点应该是设法将口腔细菌的病理性组合恢复为生理性的生态平衡。

（三）食物因素

食物是细菌致龋的重要物质基础。食物尤其是碳水化合物通过细菌代谢作用于牙表面,引起龋病。

碳水化合物是诱导龋病最重要的食物,尤其是蔗糖。糖进入牙菌斑生物膜后,被细菌利用产生细胞外多糖,参与牙菌斑生物膜基质的构成,介导细菌对牙齿表面的黏附、定植。合成的细胞内多糖是细菌能量的储存形式,保持牙菌斑生物膜持续代谢。糖进入牙菌斑生物膜的外层,氧含量较高,糖进行有氧氧化,产生能量供细菌生长、代谢。牙菌斑生物膜的深层紧贴牙齿表面,由于缺氧或需氧菌的耗氧,进行糖无氧酵解,产生大量的有机酸并堆积在牙齿与牙菌斑生物膜之间的界面内,不易被唾液稀释,菌斑 pH 下降,脱矿致龋。

细菌产生的有机酸有乳酸、甲酸、丁酸、琥珀酸,其中乳酸量最多。糖的致龋作用与糖的种类、糖的化学结构与黏度、进糖时间与频率等有十分密切的关系。葡萄糖、麦芽糖、果糖、蔗糖可以使菌斑 pH 下降到 4.0 或更低;乳糖、半乳糖使菌斑 pH 下降到 5.0;糖醇类,如山梨醇、甘露醇不被细菌利用代谢产酸,不降低菌斑 pH。淀粉因相对分子质量大,不易扩散入生物膜结构中,不易被细菌利用。含蔗糖的淀粉食物则使菌斑 pH 下降更低,且持续更长的时间。糖的致龋性能大致可以排列为:蔗糖＞葡萄糖＞麦芽糖、乳糖、果糖＞山梨糖醇＞木糖醇。蔗糖的致龋力与其分子结构中单糖部分共价键的高度水解性有关。

龋病"系统炎症性学说"认为,碳水化合物除了为产酸细菌提供代谢底物产酸及介导细菌生物膜的黏附外,其致龋的另一重要机制是通过抑制下丘脑对腮腺内分泌系统的控制信号。腮腺除了具有外分泌功能(唾液的分泌)外,还具有内分泌功能,可控制牙本质小管内液体的流动方向。正常情况下,在下丘脑-腮腺系统的精密控制下,牙本质小管内液体由髓腔向釉质表面流动,有利于牙体硬组织营养成分的供给和牙齿表面堆积的酸性物质的清除。研究发现,高浓度碳水化合物可能通过升高血液中氧自由基的量,抑制下丘脑对腮腺内分泌功能的调节。腮腺内分泌功能的抑制将导致牙本质小管内液体流动停滞甚至逆转,进而使牙体组织更容易受到细菌产酸的破坏。由于牙本质小管液体的流动还与牙本质发育密切相关,对于牙本质尚未发育完成的年轻人群,高浓度碳水化合物对牙本质小管液体流动方向的影响还可能直接影响其牙本质的发育和矿化,该理论一定程度上科学解释 10 岁以下年龄组常处于龋病高发年龄段这一流行病学调查结果。

食物中的营养成分有助于牙发育。牙齿萌出前,蛋白质能影响牙齿形态、矿化程度,提高牙齿自身的抗龋能力。纤维性食物如蔬菜、水果等不易黏附在牙齿表面,有一定的清洁作用,能减少龋病的发生。根据"系统炎症性学说",龋病的发生与细菌代谢产物刺激产生的大量氧自由基与机体内源性抗氧自由基失衡进而导致牙体组织的炎性破坏有关。因此,通过进食水果、蔬菜可获取外源性抗氧化剂中和氧自由基的促炎作用,对维持牙体硬组织的健康具有潜在作用。

(四)宿主因素

不同个体对龋病的敏感性是不同的,宿主对龋的敏感性包括唾液成分、唾液流量、牙齿形态结构以及机体的全身状况等。

1.牙齿

牙齿的形态、结构、排列和组成受到遗传、环境等因素的影响。牙体硬组织矿化程度、化学组成、微量元素等直接关系到牙齿的抗龋力。牙齿点隙窝沟是龋病的好发部位,牙齿排列不整齐、拥挤、重叠等易造成食物嵌塞,产生龋病。

2.唾液

唾液在龋病发生中起着十分重要的作用。唾液是牙齿的外环境,影响牙发育。唾液又是口腔微生物的天然培养基,影响细菌的黏附、定植、牙菌斑生物膜的形成。唾液的质和量、缓冲能力、抗菌能力及免疫能力与龋病的发生有密切关系,唾液的物理、化学、生物特性的个体差异也是龋病发生个体差异的原因之一。

唾液钙、磷酸盐及钾、钠、氟等无机离子参与牙齿生物矿化,维持牙体硬组织的完整性,促进萌出后牙体硬组织的成熟,也可促进脱矿组织的再矿化。重碳酸盐是唾液重要的缓冲物质,能稀释和缓冲细菌产生的有机酸,有明显的抗龋效应。唾液缓冲能力的大小取决于重碳酸盐的浓度。

唾液蛋白质在龋病的发生中起重要的作用。唾液黏蛋白是特殊类型的糖蛋白,吸附在口腔黏膜表面形成一种保护膜,阻止有害物质侵入体内。黏蛋白能凝集细菌,减少对牙齿表面的黏附。唾液糖蛋白能选择性地吸附在牙齿表面形成获得性膜,为细菌黏附提供了有利条件,是牙菌斑生物膜形成的第一步,获得性膜又称为牙菌斑生物膜的基底层,也可以阻止细菌有机酸对牙齿的破坏。富脯蛋白、富酪蛋白、多肽等能与羟磷灰石结合,在维护牙完整性、获得性膜的形成、细菌的黏附定植中起重要的作用,唾液免疫球蛋白还能阻止细菌在牙齿表面的黏附。

3.遗传因素

遗传因素对宿主龋易感性也具有一定的影响。早在 20 世纪 30 年代就有学者对龋病发生与宿主遗传因素的关联进行了调查研究分析。直到近年来随着全基因组关联分析(genome wide association study,GWAS)在人类慢性疾病研究领域的盛行,学者们逐渐开始试图通过基因多形性分析定位与人类龋病发生相关的基因位点。已发现个别与唾液分泌、淋巴组织增生、釉质发育等相关基因位点的突变与宿主龋病易感性相关,由于龋病的发生还受到细菌生化反应及众多不可预知环境变量因素的影响,关于龋病全基因组关联分析研究的数量还较少,目前尚不能对宿主基因层面的遗传因素和龋病易感性的相关性做出明确的结论。作为困扰人类健康最重要的口腔慢性疾病,宿主与口腔微生物间的相互作用和进化关系,将导致宿主遗传因素在龋病的发生过程中起到重要的作用。

(五)时间因素

龋病是发生在牙体硬组织的慢性破坏性疾病,在龋病发生的每一个阶段都需要一定的时间才能完成。从唾液糖蛋白选择性吸附在牙齿表面形成获得性膜、细菌黏附定植到牙菌斑生物膜的形成,从糖类食物进入口腔被细菌利用产生有机酸到牙齿脱矿等均需要时间。从牙菌斑生物膜的形成到龋病的发生一般需要 6～12 个月。在此期间,对龋病的早期诊断、早期干预和预防能有效地降低龋病的发生。因此,时间因素在龋病发生、发展过程和龋病的预防工作领域具有十分重要的意义。

值得注意的是,四联因素必须在特定的环境中才易导致龋病,这个特定的环境往往是牙上的点隙裂沟和邻面触点龈方非自洁区。这些部位是龋病的好发区,而在光滑牙面上很难发生龋病。在龋病的好发区,牙菌斑生物膜容易长期停留,为细菌的生长繁殖、致病创造了条件。同时,这些好发区多为一个半封闭的生态环境,在这样一个环境内,营养物、细菌等容易进入,使环境内产生的有害物质不易被清除,好发区的氧化还原电势相对较低,有利于厌氧菌及兼性厌氧菌的生长和糖酵解产酸代谢的发生,细菌酸性代谢产物在牙菌斑生物膜内堆积,将抑制非耐酸细菌的生长,导致产酸耐酸菌的过度生长,最终导致牙菌斑生物膜生态失衡,形成龋病。

(六)与龋病发生相关的其他环境因素

流行病学研究显示,环境因素,如宿主的行为习惯、饮食习惯等与龋病的发生显著相关。宿主的社会经济地位(socio economical status,SES)与龋病的发生也有密切关系。较低的社会经济地位与宿主的受教育程度,对自身健康状态的关注度和认知度,日常生活方式、饮食结构及获取口腔医疗的难易程度密切相关。上述各种因素结合在一起,在龋病发生和发展过程中扮演了重要地位。进一步研究发现,口腔卫生习惯与社会经济地位及受教育程度也密切相关,而刷牙的频率对于龋病的发生和发展程度有显著的影响,宿主居住环境的饮用水是否含氟对龋病的发生也有一定的影响。家庭成员的多少与龋病的发生也有密切关系,流行病学调查显示,来自具有较多家庭成员家庭的宿主往往具有较高的 DMFT 指数。

二、临床表现

龋病的破坏过程是牙体组织内脱矿与再矿化交替进行的过程,当脱矿速度大于再矿化,龋病发生。随着牙体组织的无机成分溶解脱矿,有机组织崩解,病损扩大,从釉质进展到牙本质。在这个病变过程中,牙体组织出现色、质、形的改变。

(一)牙齿光泽与颜色改变

龋病硬组织首先累及釉质,釉柱和柱间羟磷灰石微晶体脱矿溶解,牙体组织的折光率发生变化。病变区失去半透明而成为无光泽的白垩色;脱矿的釉质表层孔隙增大,易于吸附外来食物色素,患区即可能呈现棕色、褐色斑。龋坏牙本质也出现颜色改变,呈现灰白、黄褐甚至棕黑色。龋洞暴露时间越长,进展越慢,颜色越深。外来色素、细菌代谢色素产物,牙本质蛋白质的分解变色物质,共同造成了龋坏区的变色。

（二）牙体组织缺损

龋病由于不断地脱矿和溶解而逐步发展，随时间的推移，出现由表及里的组织缺损。早期龋在釉质表现为微小表层损害，逐步沿釉柱方向推进，并在锐兹线上横向扩展，形成锥状病变区。由于釉柱排列的方向，在光滑牙面呈放射状，在点隙裂沟区呈聚合状，光滑牙面上锥形龋损的顶部位于深层，点隙裂沟内锥形龋损的顶部位于表层（图5-4）。

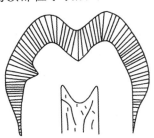

图 5-4　龋损的锥形病变

牙本质内矿物质含量较少，龋病侵入牙本质后，破坏速度加快，并易沿釉牙本质界及向深层扩展，牙本质发生龋损时，由于顺着釉牙本质界扩展，可以使部分釉质失去正常牙本质支持成为无基釉。无基釉性脆，咀嚼过程中不能承受咬合力时，会碎裂、破损，最终形成龋洞。

（三）牙齿光滑度和硬度改变

釉质、牙骨质或牙本质脱矿后都会出现硬度下降。临床上使用探针检查龋坏变色区有粗糙感，失去原有的光滑度。龋坏使牙体组织脱矿溶解后，硬度下降更为明显，呈质地软化的龋坏组织用手工器械即可除去。

（四）进行性破坏

牙齿一旦罹患龋病，就会不断地、逐渐地被破坏，由浅入深，由小而大，牙体组织被腐蚀，成为残冠、残根。牙体组织破坏的同时，牙髓组织受到侵犯，引起牙髓炎症，甚至牙髓坏死，引起根尖周病变。这一过程可能因机体反应的不同，持续时间的长短有所差异。牙体硬组织一旦出现缺损，若不经过治疗，或龋病发生部位的环境不变，病变过程将不断发展，难以自动停止，缺失的牙体硬组织不能自行修复愈合。

（五）好发部位

龋病的发生，必然首先要在坚硬的牙齿表面上出现一处因脱矿而破坏了完整性的突破点，这个突破点位于牙菌斑生物膜——牙齿表面的界面处。如果牙菌斑生物膜存在一个短时期就被清除，如咀嚼或刷洗，脱矿作用中断，已出现的脱矿区可由于口腔环境的再矿化作用得以修复。

牙齿表面一些细菌易于藏匿而不易被清除的隐蔽区就成为牙菌斑生物膜能长期存留而引起龋病的好发部位。临床上将这些部位称为牙齿表面滞留区，常见的有点隙裂沟的凹部、两牙邻接面触点的区域、颊（唇）面近牙龈的颈部（图5-5）。牙面自洁区指咀嚼运动中，借助于颊（唇）肌和舌部运动、纤维类食物的摩擦及唾液易于清洗的牙齿表面。在这些部位细菌不易定居，故不易形成牙菌斑生物膜，龋病也就不易发生。自洁区是牙尖、牙嵴、牙面轴角和光滑面部位。

1.好发牙

由于不同牙的解剖形态及其生长部位的特点有别，龋病在不同牙的发生率也不同。流行病学调查资料表明，乳牙列中以下颌第二乳磨牙患龋最多，顺次为上颌第二乳磨牙、第一乳磨牙、乳上前牙,患龋最少的是乳下前牙(图5-6)。在恒牙列中,患龋最多的是下颌第一磨牙,顺次为下颌第二磨牙、上颌第一磨牙、上颌第二磨牙、前磨牙、第三磨牙、上前牙,最少为下前牙(图5-7)。

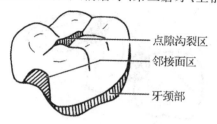

图 5-5　牙齿表面滞留区

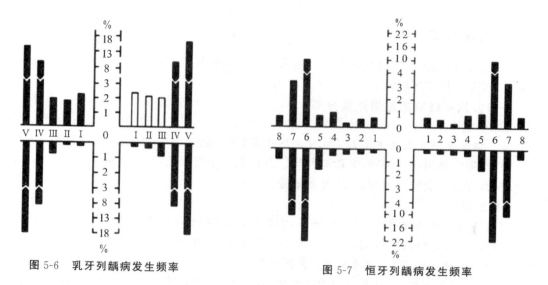

图 5-6　乳牙列龋病发生频率　　　　　图 5-7　恒牙列龋病发生频率

从不同牙的患龋率情况来看,牙面滞留区多的牙,如点隙沟最多的下颌第一磨牙和形态酷似它的第二乳磨牙,其患龋率最高;牙面滞留区最少的下前牙,龋病发生最少。下颌前牙舌侧因有下颌下腺和舌下腺在口底的开口,唾液的清洗作用使其不易患龋病。

2.好发牙面

同一个牙上龋病发病最多的部位是咬合面,其次是邻面、颊(唇)面,最后是舌(腭)面。

面是点隙裂沟滞留区最多的牙面,其患龋也最多,特别是青少年中。邻面触点区在接触紧密,龈乳突正常时,龋病不易发生。但随着年龄增长,触点磨损,牙龈乳突萎缩或牙周疾病导致邻面间隙暴露,形成的滞留区中食物碎屑和细菌均易于堆积隐藏,难于自洁,也不易人工刷洗,龋病发生频率增加。

唇颊面是牙齿的光滑面,有一定的自洁作用,也易于牙刷清洁,后牙的颊沟,近牙龈的颈部是滞留区,龋病易发生。在舌腭面既有舌部的摩擦清洁,滞留区又少,很少发生龋齿。在某些特殊情况下,如牙齿错位、扭转、阻生、排列拥挤时,可以在除邻面以外的其他牙面形成滞留区,牙菌斑生物膜长期存留,发生龋病。

3.牙面的好发部位

第一和第二恒磨牙龋病最先发生的部位以中央点隙为最多,其次为𬌗面的远中沟、近中沟、颊沟和近中点隙。在点隙裂沟内,龋损最早发生于沟底部在沟的两侧壁,随着病变扩展,才在沟裂底部融合。在牙的邻接面上,龋损最早发生的部位在触点的龈方。该部位的菌斑极易长期存留,而不易被清除(图 5-8)。

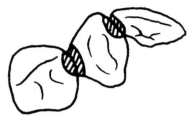

图 5-8　龋病好发部位

三、临床分类

根据龋病的临床损害模式,临床上,龋病可以根据破坏进展的速度,龋损发生在牙面的解剖学部位,以及龋损破坏的深度进行分类。

(一)按龋损破坏的进展速度分类

1.急性龋

急性龋多见于儿童或青年人。病变进展速度较快,病变组织颜色较浅,呈浅棕色,质地较软而且湿润,很容易用挖器剔除,又称湿性龋。急性龋病变进展较快,修复性牙本质尚未形成,或者形成较少,容易波及牙髓组织,产生牙髓病变。

2.猖獗龋

猖獗龋是一种特殊龋病,破坏速度快,多数牙在短期内同时患龋,常见于颌面部及颈部接受放射治疗的患者,又称放射性龋。Sjgren 综合征患者,一些有严重全身性疾病的患者中,由于唾液缺乏或未注意口腔卫生,亦可能发生猖獗龋。

冰毒(甲基苯丙胺)吸食者口腔也常见猖獗龋,俗称"冰毒嘴",可能与冰毒在体内产生大量氧自由基,破坏下丘脑细胞线粒体功能,抑制下丘脑-腮腺内分泌系统对牙本质小管液体正常流动速度和方向的调控相关。

3.慢性龋

慢性龋临床上多见,牙体组织破坏速度慢,龋坏组织染色深,呈黑褐色,病变组织较干硬,又称干性龋。

4.静止龋

静止龋是由于在龋病发展过程中环境发生变化,隐蔽部位变得开放,原有致病条件发生了变化,龋病不再继续进行,但损害仍保持原状,处于停止状态。邻面龋损由于相邻牙被拔除,受损的表面容易清洁,牙齿容易受到唾液缓冲作用和冲洗力的影响,龋病病变进程自行停止,咬合面的龋损害,由于咀嚼作用,可能将龋病损害部分磨平,菌斑不易堆积,病变因而停止,成为静止龋。

(二)按龋损发生在牙面上的解剖部位分类

根据牙齿的解剖形态,龋病可以分为两类,一是窝沟龋,二是光滑面龋,包括邻面和近颈缘或近龈缘的牙面。

1.窝沟龋

牙齿的咬合面窝沟是釉质的深盲道,不同个体牙面上窝沟的形态差异较大。形态学上窝沟可以分为很多类型:V 型,窝沟的顶部较宽,底部逐渐狭窄;U 型,从顶到底部窝沟的宽度相近;

Ⅰ型,窝沟呈一非常狭窄的裂缝;ⅠK 型,窝沟呈狭窄裂缝带底部宽的间隙。关于牙发育过程中窝沟的形成以及不同个体、不同牙齿,窝沟的形态差异是牙发育生物学研究的重要领域。

窝沟的形态和窝沟口牙斜面的夹角大小与龋病发病和进展速度密切相关。窝沟宽浅者较深窄者不易发生龋损,窝沟口斜面夹角小者比夹角大者易于产生龋损。在窝沟发生龋病时,损害从窝沟基底部位窝沟侧壁产生损害,最后扩散到基底,龋损沿着釉柱方向发展而加深,达到牙本质,沿釉牙本质界扩散(图 5-9)。

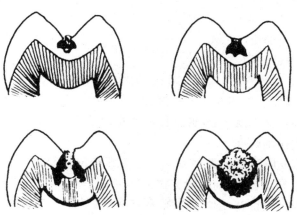

图 5-9 窝沟龋的发展过程

窝沟龋损可呈锥形破坏,锥形的底部朝牙本质,尖向釉质表面,狭而深的窝沟处损害更为严重,龋病早期釉质表面没有明显破坏,这类龋损又称潜行性龋。

2.平滑面龋

平滑面龋是发生在点隙窝沟的龋损,分为邻面龋和颈部龋。邻面龋是发生于近远中触点处的损害,颈部龋则发生于牙颊面或舌面,靠近釉牙骨质界处。釉质平滑面龋病损害呈三角形,其底朝釉质表面,尖向牙本质。当损害达到釉牙本质界时,损害沿釉牙本质界向侧方扩散,在正常釉质下方逐渐发生潜行性破坏。

3.牙根面龋

由于牙颈部的暴露,龋病会在牙根面发生,可以从牙骨质或直接从牙本质表面形成牙根面龋。这种类型的龋病损害主要发生于牙龈退缩、根面外露的老年人牙列。由于牙骨质和牙本质的有机成分多于釉质,龋损的破坏速度快。现代人群中的根面龋,最常发生于牙根的颊面和舌面。

4.线形釉质龋

线形釉质龋是一种非典型性龋病损害,常见于拉丁美洲和亚洲的儿童乳牙列。这种损害主要发生于上颌前牙唇面的新生线处或更确切地说是新生带。新生带代表出生前和出生后形成的釉质的界限,是所有乳牙具有的组织学特征。乳上颌前牙釉质表面的新生带部位产生的龋病损害呈星月形,其后续牙对龋病的易感性也较强。

(三)按龋损破坏的深度分类

根据病变深度龋病可以分为浅龋、中龋和深龋。这种分类方法在临床上最为常用。

1.浅龋

浅龋指牙冠部釉质龋和牙根部牙骨质龋。龋损涉及釉质或牙骨质浅层,患者一般无症状,釉质出现黄褐色、黑棕色改变,没有形态和质地的改变。

2.中龋

龋病从釉质发展到了牙本质浅层,称为中龋。牙本质的成分中矿物质含量明显少于釉质,结构上也因牙本质小管的存在,易于被细菌侵入,龋病横向沿牙釉本质界迅速扩展,纵向顺牙本质小管深入,脱矿的牙本质变软变色,使龋坏部位上方形成无基釉,随着龋损不断扩展,无基釉不胜咀嚼负荷而折裂、崩塌,暴露出下方已龋坏的牙本质,形成龋洞。

患中龋时,牙本质受到病损破坏,细菌及其代谢产物和口腔内各种刺激,均作用于牙本质-牙髓复合体,令暴露的牙本质部位产生死区和钙化区,相关的牙髓部位形成修复性牙本质,可起到一定减缓刺激及保护牙髓的作用。

3.深龋

深龋是指牙本质深层龋。龋病在牙本质深层易于扩散而形成较深的开放龋洞。深龋牙本质暴露较多,深洞底仅余薄层牙本质,病变区已接近牙髓,外界刺激通过牙本质-牙髓复合体的传导和反应,可能出现牙髓组织的病变。

牙本质-牙髓复合体反应与龋病类型有关。急性深龋的修复性反应较少,脱矿性破坏区较宽,再矿化牙本质修复区很窄,微生物一般存在于外层的腐败区,牙髓组织有明显的反应,修复性牙本质缺乏。反之,慢性深龋的修复性反应强,脱矿破坏区较窄,再矿化牙本质修复区较宽,但微生物有可能存在脱矿区或再矿化区内,牙髓组织轻度病变,有修复性牙本质形成。

(四)按龋损发生与牙体修复治疗的关系分类

1.原发龋

未经治疗的龋损称为原发龋。

2.继发龋

龋病经充填治疗后,在充填区再度发生的龋损称为继发龋。常发生于充填物边缘或窝洞周围牙体组织上,也可因备洞时龋坏组织未除净,以后发展而成。继发龋又分为洞缘继发龋和洞壁继发龋,常需重新充填。

3.余留龋

余留龋是手术者在治疗深龋时,为防止穿通牙髓,于洞底有意保留下来的少量软龋,经过药物特殊处理,龋坏不再发展,这和继发龋有所不同。

(五)其他龋病分类

临床上按照龋损破坏的牙面数可以分为单面龋;复面龋;多面龋是指一颗牙上有两个以上的牙面发生龋损,但不联结在一起;复杂龋指龋损累及 3 个及 3 个以上牙面。复面龋或复杂龋的各面损害可以相互连接,也可相互不连接。

四、诊断

龋病是一种慢性进行性、破坏性疾病。从细菌开始在牙齿表面的黏附与定植,形成牙菌斑生物膜,到引起临床上肉眼可见的龋损发生,一般需要 6~12 个月。对龋病的早期诊断、早期治疗、早期预防有着十分重要的意义,它能有效地阻止龋病的进一步发展。一般情况下,用常规检查器械即可做出正确诊断,对某些疑难病例,可以采用 X 线照片或其他的特殊检查方法。

（一）常规诊断方法

1.视诊

对患者主诉区龋病好发部位的牙齿进行仔细检查,注意点隙裂沟区有无变色发黑,周围有无呈白垩色或灰褐色釉质,有无龋洞形成;邻面边缘嵴区有无釉质下的墨渍变色,有无可见的龋洞。对牙冠颈缘区的观察应拉开颊部,充分暴露后牙颊面,以免漏诊。视诊应对龋损是否存在,损害涉及的范围程度,得出初步印象。

2.探诊

运用尖锐探针对龋损部位及可疑部位进行检查。检查时应注意针尖部能否插入点隙裂沟及横向加力能否钩挂在点隙中。如龋洞已经形成,则应探查洞的深度及范围,软龋质的硬度和量的多少。怀疑邻面龋洞存在又无法通过视诊发现时,主要利用探针检查邻面是否有明显的洞边缘存在,有无钩挂探针的现象。

探诊也可用作机械刺激,探查龋洞壁及釉牙本质界和洞底,观察患者有无酸痛反应。深龋时,应用探针仔细检查龋洞底、髓角部位,有无明显探痛点及有无穿通髓腔,以判断牙髓状态及龋洞底与牙髓的关系。在进行深龋探察时,为了弄清病变范围,有时还必须作诊断性备洞。

3.叩诊

无论是浅、中、深龋,叩诊都应呈阴性反应。就龋病本身而言,并不引起牙周组织和根尖周围组织的病变,故叩诊反应为阴性。若龋病牙出现叩痛,应考虑并发症出现。

（二）特殊诊断方法

1.温度诊法

龋病的温度诊主要用冷诊检查。采用氯乙烷棉球或细冰棍置于被检牙面,反应敏锐且定位准确,效果较好;也可用乙醇棉球或冷水刺激检查患牙。以刺激是否迅速引起尖锐疼痛,刺激去除后,疼痛是立即消失抑或是持续存在一段时间来判断病情。

热诊则可用烤热的牙胶条进行。温度诊应用恰当,对龋病的诊断,尤其是深龋很有帮助。采用冰水或冷水刺激时,应注意水的流动性影响龋损的定位,并与牙颈部其他原因所致牙本质暴露过敏相鉴别。

2.牙线检查

邻面触点区的龋坏或较小龋洞,不易直接视诊,探针判定有时也有困难,可用牙线从牙相邻面间隙穿入,在横过邻面可疑区时,仔细做水平向拉锯式运动,以体会有无粗糙感,有无龋洞边缘挂线感;牙线从牙颈部间隙拉出后,观察有无发毛、断裂痕等予以判断。注意应与牙石作鉴别。

3.X线检查

隐蔽的龋损,在不能直接视诊,探诊也有困难时,可通过 X 线片检查辅助诊断,如邻面龋、潜行龋和充填物底壁及周缘的继发龋。龋损区因脱矿而在牙体硬组织显示出透射度增大的阴影,确定诊断。临床上,邻面龋诊断很困难,必须通过拍片检查,如根尖片和咬翼片。

邻面龋应与牙颈部正常的三角形低密度区鉴别:龋损表现为形态不一、大小不定的低密度透射区;釉质向颈部移行逐渐变薄形成的三角形密度减低区形态较规则,相邻牙颈部的近、远中面对称出现。

继发龋应与窝洞底低密度的垫底材料相区别:后者边缘锐利,与正常组织分界明显。此外,X 线片还可以判断深龋洞底与牙髓腔的关系:可根据二者是否接近、髓角是否由尖锐变得低平模糊、根尖周骨硬板是否消失及有无透射区,间接了解牙髓炎症程度,与深龋鉴别。应当注意 X 线片是立体物体的平面投影,存在影像重叠,变形失真。当早期龋损局限于釉质或范围很小时,照片难于表现,对龋髓关系的判断,必须结合临床检查。

4.诊断性备洞

诊断性备洞是指在未麻醉的条件下,通过钻磨牙体,根据患者是否感到酸痛,来判断患牙是否有牙髓活力。诊断性备洞是判断牙髓活力最可靠的检查方法,但由于钻磨时要去除牙体组织或破坏修复体,该方法的使用只有在其他方法都不能判定牙髓状况时才考虑采用。

(三)诊断新技术

龋病是牙体组织的慢性进行性细菌性疾病,可发生于牙的任何部位,主要特征是牙齿的色、形、质的改变,这种典型的病理改变对龋病的临床诊断有重要参考价值。目前临床上主要靠临床检查和X线片检查来诊断龋病,但对隐匿区域发生的龋坏和早期龋的临床诊断比较困难,随着科学技术的高速发展,一些新的技术和方法被用于龋病的诊断,进而大大提高了龋病诊断的准确性和灵敏性。

1.光导纤维透照技术

光导纤维透照技术(FOTI)是利用光导纤维透照系统对可疑龋坏组织进行诊断,其原理是基于龋坏组织对光的透照指数低于正常组织,因而显示为较周围正常组织色暗的影像。

FOTI技术的具体使用方法是在检查前让患者漱口以清除牙面的食物残渣,如有大块牙石也应清除,然后将光导纤维探针放在所要检查的牙邻面触点以下,颊、舌侧均可,通过𬌗面利用口镜的反光作用来观察牙面的透射情况。起初,FOTI技术诊断灵敏性不高的原因是通过光导纤维所发散出来的光束过于分散,所显示牙面的每个细节不那么清楚,而导致漏诊。新近使用的光导纤维系统是采用装有石英光圈灯的光源和一个变阻器,前者可发散出一定强度的光,后者则可使光的强度达到最大。检查时需要口镜、光导纤维探针,探针的直径为0.5 mm左右,以便能放入内宽外窄的牙间隙中并产生一道窄的透照光。

FOTI技术诊断邻面牙本质龋具有重复性好,使用方便,无特殊技术要求,患者无不适感,对医患均无放射线污染、无重影、无伪影等优点,使之日益成为诊断邻面龋的好方法之一。FOTI技术作为一项新的诊断邻面龋的技术,较X线片更为优越,随着研究的进一步深入,通过对光导纤维系统的改进,如光束强度、发散系数以及探针的大小,一定会日臻完善。

2.电阻抗技术

点隙裂沟是龋病最好发的部位之一,一般来说临床上依其色、形、质的改变,凭借肉眼和探针是可以诊断的,对咬合面点隙裂沟潜行性龋,仅靠肉眼和探针易漏诊,电阻抗技术主要用于在咬合面点隙裂沟龋的诊断,方法简单、灵敏、稳定。

电阻抗技术是利用电位差测定牙的电阻来诊断龋病的一种方法。该技术通过特制的探针测量牙的电阻,探针头可发出较小的电流,通过釉质、牙本质、髓腔后由手柄返回该仪器。研究表明,釉质的电阻最高,随着龋病的发展,电阻逐渐下降。操作者将探针尖放在所检查牙的某几个部位上,仪器上便可显示出数据来说明该部位是正常的或是脱矿以及脱矿程度,同时做出永久性的数据记录。

3.超声波技术

超声波技术是用超声波照射到牙齿表面,通过测量回音的强弱来判断是否有龋病及其损害程度的一种方法,目前常用的超声波是中心频率为18 MHz的超声波。

假设完整釉质的含矿率为100%,有一恒定的超声回音,脱矿釉质或釉牙本质界处的回音率则大不相同,它们回音率的大小与龋坏组织中含矿物质量的多少有着明显的关系,只要所含矿物质量有很小的变化,超声回音将有很大的改变,进一步的研究还在进行中,超声波对龋病的诊断,特别是早期龋病的发现上将有很大的推进作用。

4.弹性模具分离技术

弹性模具分离技术是从暂时牙分离技术发展起来的一种新的龋病诊断技术。主要原理是利用物体的楔力将紧密接触的相邻牙暂时分开,以达到诊断牙邻面龋并加以治疗的一种方法。

弹性分离模具主要由一圆形的富有弹性的橡皮圈和一带有鸟嘴的钳子组成。使用时将橡皮圈安装在钳子上,轻而缓慢地打开钳子,这时圆形的橡皮圈变成长椭圆形,将其下半部分缓缓放进牙齿之间的接触区内,然后取出钳子,让橡皮圈留在牙间隙内;一周以后,两颗原来紧密接触的牙间将出现一个 0.5~1.0 mm 大小的间隙,观察者即可从口内直接观察牙接触区域内的病变情况。观察或治疗完毕,取出模具,牙之间的间隙将在 48 h 内关闭。

弹性模具分离技术可用来诊断临床检查和 X 线片不能确诊的根部邻面龋;使预防性制剂直接作用于邻面;便于观察龋坏的发展和邻面龋的充填。该技术的优点是能明确判断邻面有无龋坏;提供一个从颊舌向进入邻面龋坏组织的新途径;无放射线污染;患者可耐受,迅速,有效,耗费低;广泛用于成人、儿童的前、后牙邻面。对于邻面中龋洞形的制备,采用该方法后可不破坏边缘嵴,可避免充填物悬突的产生。该技术存在的主要问题是增加患者就诊次数;可出现咬合不适;如果弹性模具脱落,将导致诊断和治疗的失败;可能会给牙龈组织带来不必要的损伤等。

弹性模具分离技术给邻面龋的诊断和治疗带来了方便,它不但避免了 X 线片在诊断邻面龋时的重叠、伪影现象,减少了污染,而且使邻面龋的诊断更为直接、准确。

5.染色技术

染色技术为使用染料对可疑龋坏组织染色,通过观察正常组织与病变组织不同的着色诊断龋病。通常用 1% 的碱性品红染色,有病变的组织着色从而可助鉴别。

临床上将龋坏组织分为不可再矿化层和可再矿化层,这两层的化学组成不同,可通过它们对染料的染色特性来诊断龋病的有无及程度。

6.定量激光荧光法

定量激光荧光法(quantitative laser fluorescence,QLF)是对釉质脱矿的定量分析,成为一种探察早期龋的非创伤性的敏感方法。其原理是运用蓝绿范围的可见激光作为光源,激发牙产生激光,根据脱矿釉质与周围健康釉质荧光强度的差异来定量诊断早期龋。由氩离子激光器发出的蓝绿光激发荧光,用高透过的滤过镜观察釉质在黄色区域发出的荧光,可滤过牙的散射蓝光,脱矿的区域呈黑色。临床研究表明,QLF 能提高平滑面龋、沟裂龋早期诊断的准确性及敏感性,还能在一定时期内对龋损的氟化物治疗进行追踪观察了解病变的再矿化情况。QLF 对龋病的早期诊断、早期预防及早期治疗都有积极的意义。随着研究的不断深入,人们在寻求便捷的光源、适合的荧光染色剂、准确可靠的数据分析方法。相关的新技术有:染色增强激光荧光(dye-enhance laser fluorescence,DELF)、定量光导荧光、光散射、激光共聚焦扫描微镜等。

7.其他新兴技术

增加视野的方法,如白光内镜技术、光性龋病监测器、紫外光诱导的荧光技术、龋坏组织碳化等放大技术、不可见光影像技术、数字根尖摄影技术、数字咬翼摄影技术、放射屏幕影像技术(radio visio graphy,RVG)等。

龋病诊断方法很多,传统的口镜探针检查法,X 线检查及各种新技术均有一定的价值,每种方法都有其优缺点,没有任何一种方法可以对所有牙位、牙面的龋坏做出明确诊断。FOTI 技术主要用于邻面龋的诊断,电阻抗技术多用于𬌗面沟裂龋的诊断,超声波技术主要用于早期龋的诊断,而弹性模具分离技术则主要用于邻接面隐匿龋的诊断等。因此尚需研究和开发新的龋诊断技术和诊断设备,使之趋于更加准确和完善。

(四)鉴别诊断

点隙裂沟浅龋因其部位独特,较易判断。光滑面浅龋,在早期牙体缺损不明显阶段,只有光泽和色斑状改变,与非龋性牙体硬组织疾病有相似之处。

1.釉质钙化不全

牙发育期间,釉质在钙化阶段受到某些因素干扰,造成釉质钙化不全,表现为釉质局部呈现不规则的不透明、白垩色斑块,无牙体硬组织缺损。

2.釉质发育不全

牙发育过程中,釉质基质的形成阶段受到某些因素的影响造成釉质发育不全。表现为釉质表面有点状或带条状凹陷牙质缺损区,有白垩色、黄色或褐色的改变。

3.氟斑牙

牙发育期间,摄取过多氟,造成慢性氟中毒,引起氟斑牙又称斑釉症。依据摄氟的浓度、时间,影响釉质发育的阶段和程度以及个体差异,而显现不同程度的釉质钙化不良,甚至合并釉质发育不全。釉质表现白垩色横线或斑状,多数显现黄褐色变,重症合并有牙体硬组织的凹陷缺损。

以上三种牙体硬组织疾病与龋病的主要鉴别诊断要点如下。①光泽度与光滑度:发育性釉质病虽有颜色改变,但一般仍有釉质光泽且表面光滑坚硬。龋病系牙萌出后的脱矿病变,牙齿颜色出现白垩色、黄褐色,同时也失去釉质的光泽,探查有粗糙感。②病损的易发部位:发育性疾病遵循牙发育矿化规律,从牙尖开始向颈部推进,随障碍出现时间不同,病变表现在不同的平面区带。龋病则在牙面上有其典型的好发部位,如点隙裂沟内、邻面区、唇(颊)舌(腭)面牙颈部,一般不发生在牙尖、牙嵴、光滑面的自洁区。③病变牙对称性的差别:发育性疾病绝大多数是全身性因素的影响,在同一时期发育的牙胚,均受连累,表现出左右同名牙病变程度和部位的严格对称性。龋病有对称性发生趋势,只是基于左右同名牙解剖形态相同,好发部位近似,就个体而言,其病变程度和部位,并不同时出现严格的对称性。④病变进展性的差别:发育性疾病是既成的发育障碍结果,牙齿萌出于口腔后,病变呈现静止状,不再继续进展,也不会消失。龋病则可持续发展,色泽由浅变深,质地由硬变软,牙体硬组织由完整到缺失,病损由小变大,由浅变深。若菌斑被除净,早期白斑状龋损也有可能因再矿化作用而消除。

中龋一般较易做出诊断,患者有对甜、酸类及过冷过热刺激出现酸痛感,刺激去除后痛感立即消失的症状;检查时患牙有中等深度的龋洞,探针检查洞壁有探痛,冷诊有敏感反应;必要时可照 X 线片予以确诊。中龋的症状源于龋洞内牙本质的暴露,与非龋性的牙本质暴露所表现的过敏症状是类似的。

牙本质过敏症是指由非龋性原因,引起牙本质暴露于口腔环境所表现的症状和体征。多见于咬合面和牙颈部,由于咀嚼或刷牙的磨耗,失去釉质,暴露出光滑平整的牙本质。病变区的颜色、光泽和硬度,均相似于正常牙本质。用探针检查牙本质暴露区,患者有明显的酸痛感,这与中龋的缺损成洞,颜色变深,质地软化病变,易于区别。

五、非手术治疗

龋病是一种进行性疾病,在一般情况下,不经过治疗不会停止其破坏过程,而治疗不当也易再次发病。龋病引起的牙体组织破坏所致组织缺损,不可能自行修复,必须用人工材料修复替代。由于牙体组织与牙髓组织关系十分密切,治疗过程中必须尽量少损伤正常牙体组织,以保护牙髓-牙本质复合体。

龋病的治疗方法较多,不同程度的龋损,可以有所选择。早期釉质龋可采用非手术治疗以终止发展,或使龋损消失。出现牙体组织缺损的龋病,应采用手术治疗,即充填术治疗,是龋病治疗使用最多的方法。深龋近髓,应采取保护牙髓的措施,再进行牙体修复术。

龋病的非手术治疗是指用药物、渗透树脂或再矿化法进行的治疗,不采用牙钻或其他器械备洞。

(一)适应证

早期釉质龋,尚未形成龋洞者,损害表面不承受咀嚼压力。邻面龋病变深度至釉质或牙本质的外 1/3 范围内,尚未形成龋洞者。静止龋,致龋的环境已经消失,如咬合面磨损,已将点隙磨掉;邻面龋由于邻接牙已被拔除,龋损面容易清洁,不再有菌斑堆积。

对于龋病已经造成实质性损害且已破坏牙体形态的完整,此种牙在口腔内保留的时间不长,如将在一年内被恒牙替换的乳牙。患者同意或拔除患牙或做非手术治疗,暂留待其自然脱落。

(二)常用方法

先用器械将损害面的菌斑去除,再用细砂石尖将病损牙面磨光,然后用药物处理牙齿表面。

1.氟化物

75%氟化钠甘油、8%氟化亚锡液或单氟磷酸钠液等氟化物中的氟离子能取代羟磷灰石中的羟基形成氟磷灰石,促进釉质脱矿区再矿化,增加牙体组织的抗酸能力,阻止细菌生长、抑制细菌代谢产酸的作用,减少菌斑形成。因此,可以终止病变,恢复矿化。氟化物对软组织无腐蚀刺激,不使牙变色,使用安全有效。

2.硝酸银

10%的硝酸银液或硝酸铵银液均有很强的腐蚀、杀菌和收敛作用。使用时用丁香油或10%甲醛溶液作还原剂,生成黑色还原银,若用 2.5%碘酊则生成灰白色碘化银。两者都有凝固蛋白质、杀灭细菌、渗透沉积并堵塞釉质孔隙和牙本质小管的作用,可封闭病变区,终止龋病发展。硝酸银对软组织有腐蚀凝固作用,并使牙体组织变黑,一般只用于乳牙或恒牙后牙,不得用于牙颈部病损。

釉质发育不良继发的大面积浅碟状龋可以适当磨除边缘脆弱釉质。光滑面浅龋也可视情况稍加磨除。

3.渗透树脂

渗透树脂是具有较高渗透系数(penetration coefficient,PC)>100 cm/s 的低黏度光固化树脂,这种树脂在较短的作用时间内可以迅速地渗透入脱矿釉质的微孔中,经过固化以后可以阻止病变进展,并有效地抵抗口腔环境的脱矿作用,增强树脂渗透病变区的强度。

通过低黏度光固化树脂取代邻面龋白垩色病变区的脱矿物质,并在病变体部形成屏障,从而终止病变进展,主要适用于邻面龋病变深度至釉质或牙本质的外 1/3 范围内,尚未形成龋洞者。

4.再矿化治疗

对脱矿而硬度下降的早期釉质龋,用特配的再矿化液治疗使钙盐重新沉积,进行再矿化,恢复硬度,从而消除龋病。这是近年来治疗早期龋的新疗法,有一定的临床效果。

主要适用于位于光滑面(颊、舌、腭或邻面)的白垩斑。以青少年效果更佳,对龋病活跃的患者,也可作预防用。

再矿化液有单组分和复合组分两类。近期更趋向用复合组分,主要为氟盐、钙盐和磷酸盐类,以下介绍两种。①单组分:氟化钠 0.2 g;蒸馏水 1 000 mL。②复合组分:氯化钠 8.9 g;磷酸三氢钾 6.6 g;氯化钾 11.1 g;氟化钾 0.2 g;蒸馏水 1 000 mL。用作含漱剂,每天含漱。用作局部涂擦,暴露釉质白斑区,清洗刮治干净、隔湿、干燥,用小棉球饱浸药液放置白斑处。药液对组织无损伤,患者也可自行使用。

六、充填修复治疗

龋病充填治疗又称手术治疗,主要步骤是制备洞形,去除病变组织,按一定要求将洞制作成合理的形状,再将修复材料填入洞内,恢复牙的功能与外形,其性质与一般外科手术相似,称为牙体外科。

(一)龋洞的分类

在临床中,根据龋病发生的部位和程度,将龋洞进行分类,常用的有根据部位的简单分类和广泛使用的 Black 分类法,随着牙体修复技术和材料的发展,出现了一些新的分类方法。

1.根据部位分类

通常也把仅包括一个牙面的窝洞称为单面洞。如窝洞位于𬌗面者称为𬌗面洞,位于近中邻面者称为近中邻面洞,以此类推还有远中邻面洞、颊(舌)面洞等。若窝洞同时包括两个或两个以上牙面时,以所在牙面联合命名,如近中邻𬌗洞、远中邻𬌗洞、颊𬌗洞等,通常称为双面洞或复杂洞。为方便记录,通常使用英语字首简写,如 M(mesial)代表近中邻面,D(distal)代表远中邻面,O(occlusal)代表𬌗面,B(buccal)代表颊面,L(Lingual)代表舌面,La(Labial)代表唇面。复杂洞记录时可将颊𬌗洞写作 BO,近远中邻𬌗洞写作 MOD,依此类推。

2.Black 分类法

Black 分类法是根据龋洞发生的部位和破坏,将制备的窝洞进行分类,这种分类法在临床上广泛使用。

(1)Ⅰ类洞:发生在所有牙齿表面发育点隙裂沟的龋损所备成的窝洞称为Ⅰ类洞,包括磨牙和前磨牙咬合面的点隙裂沟洞,下磨牙颊面和上磨牙腭面的沟、切牙舌面窝内的洞(图 5-10)。

(2)Ⅱ类洞:发生在后牙邻面的龋损所备的窝洞称为Ⅱ类洞。包括磨牙和前磨牙的邻面洞、邻颊面洞、邻舌面洞和邻邻洞。如邻面龋损破坏到咬合面,也属于Ⅱ类洞(图 5-11)。

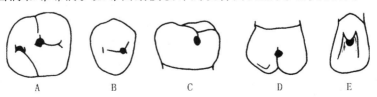

A B C D E

图 5-10　点隙裂沟龋洞、Ⅰ类洞形

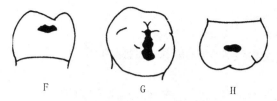

图 5-11　后牙邻面龋、Ⅱ类洞形

（3）Ⅲ类洞：前牙邻面未累及切角的龋损所备成的窝洞。包括切牙和尖牙的邻面洞、邻舌面和邻唇面洞。如果病变扩大到舌面或唇面，也属于此类洞。

（4）Ⅳ类洞：前牙邻面累及切角的龋损所备成的窝洞称为Ⅳ类洞。

（5）Ⅴ类洞：所有牙的颊（唇）舌面颈 1/3 处的龋损所备成的窝洞。包括前牙和后牙颊舌面的颈 1/3 洞，但未累及该面的点隙裂沟者，统称Ⅴ类洞。

由于龋损部位的多样化，Black 分类法已不能满足临床的需要，有学者将前牙切嵴上或后牙牙尖上发生的龋洞制备的窝洞又列为一类，称为"Ⅵ类洞"。也有人将前磨牙和磨牙的近中面-𬌗面-远中面洞叫做"Ⅵ类洞"者。

3.根据龋病发生的部位和程度分类

随着粘接修复技术和含氟材料再矿化应用的发展，现代龋病治疗提倡最大程度保留牙体硬组织，根据龋病发生的部位和程度，将龋洞分为以下类型。

（1）龋洞发生的 3 个部位。①部位 1：后牙𬌗面或其他光滑牙面点隙裂沟龋洞。②部位 2：邻面触点以下龋洞。③部位 3：牙冠颈部 1/3 龋洞或者牙龈退缩后根面暴露发生的龋洞。

（2）龋洞的 4 种程度。①程度 1：龋坏仅少量侵及牙本质浅层，但不可通过再矿化治疗恢复。②程度 2：龋坏侵及牙本质中层，洞形预备后余留釉质完整并有牙本质支持，承受正常咬合力时不会折裂，剩余牙体硬组织有足够的强度支持充填修复体。③程度 3：龋坏扩大并超过了牙本质中层，余留牙体硬组织支持力减弱，在正常𬌗力时可能导致牙尖或牙嵴折裂，洞形预备需要扩大使修复体能为余留牙体硬组织提供足够的支持和保护。④程度 4：龋坏已造成大量的牙体硬组织缺损。

这种洞形分类方法弥补了 Black 分类法的不足，如发生在邻面仅侵及牙本质浅层的龋洞（部位 1，程度 1，简写为 1-1）。

（二）洞形的基本结构

为了使充填修复术达到恢复牙齿外形和生理性功能，使充填修复体承受咀嚼压力并不脱落，必须将病变的龋洞制备成一定形状结构。

1.洞壁

经过制备具特定形状的洞形，由洞内壁所构成。内壁又分为侧壁和髓壁。侧壁与牙齿表面相垂直的洞壁，平而直。在冠部由釉质壁和牙本质壁所组成，在根部由牙骨质壁和牙本质壁所组成。髓壁为位于洞底，被覆于牙髓，与侧壁相垂直的洞壁。洞壁可以按其内壁相邻近的牙面命名，如一个𬌗面洞具有 4 个侧壁：颊壁、近中壁、舌壁、远中壁，位于洞底的髓壁，位于轴面洞底的为轴壁。牙轴面洞近牙颈的侧壁称为颈壁。

2.洞角

内壁与内壁相交处，形成洞角。两个内壁相交成为线角，三个内壁相交成为点角，线角与点角都位于牙本质。

3.洞缘角

洞侧壁与牙齿表面的交接线为洞缘角,又称洞面角。

4.线角

线角是依其相交接的 2 个内壁而定。点角依其相交接的 3 个内壁而定。以邻𬌗面洞的轴面洞为例,有颊轴线角、舌轴线角、龈轴线角。还有颊龈轴点角和舌龈轴点角。在洞底轴髓壁和𬌗髓壁的交接处,称轴髓线角。

(三)抗力形

抗力形是使充填修复体和余留牙能够承受咬合力而不会破裂的特定形状,充填修复体承受咬合力后与余留牙体组织之间内应力的展现。如果应力集中,反复作用而达到相当程度时,充填修复材料或者牙体组织可能破裂会导致充填失败。抗力形的设计,应使应力得以均匀地分布于充填修复体和牙体组织上,减少应力的集中。抗力形的基本结构有以下 3 种。

1.洞形深度

洞形达到一定深度时,充填修复体才能获得一定的厚度和强度,使充填体稳固在洞内。洞底必须建立在牙本质上,才能保证一定的深度,同时牙本质具有弹性可更好地传递应力。若将洞底建立在釉质上,深度不够,受力后充填修复体可能脆裂。

洞的深度随充填修复材料强度的改进,已有减少,后牙洞深以达到釉牙本质界下 0.2～0.5 mm 为宜。前牙受力小,牙体组织薄,可达到釉牙本质界的牙本质面。龋坏超过上述深度,制洞后以垫底材料恢复时,至少应留出上述深度的洞形,以容纳足够厚度的充填材料。

2.箱状结构

箱状洞形的特征是,洞底平壁直,侧壁与洞底相垂直,各侧壁之间相互平行(图 5-12)。箱状洞形不产生如龋损圆弧状洞底的应力集中,平坦的洞底与𬌗力方向垂直,内应力能均匀分布。箱状洞形充填修复体的厚度基本一致,不会出现圆弧洞形逐渐减薄的边缘,薄缘常因强度不足,受力后易折断。厚度均匀一致的充填修复体,可以更好地显现材料抗压性能。箱状洞形锋锐的点、线角,受力时会出现应力集中,洞底与侧壁的交角应明确而圆钝,使应力不集中,减少破裂。

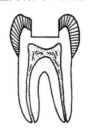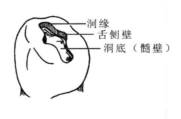

洞缘
舌侧壁
洞底（髓壁）

图 5-12　箱状结构

3.梯形结构

双面洞的洞底应形成阶梯以均匀分担咬合力,梯形结构的组成包括龈壁、轴壁、髓壁、近/远中侧壁(图 5-13)。其中龈壁与髓壁平行,轴壁与近、远中侧壁平行,各壁交接呈直角,点、线角圆钝,特别是洞底轴壁与髓壁相交的轴髓线角,不应锋锐。梯形设计可均匀分布𬌗力,主要由龈壁和髓壁承担。

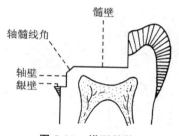

图 5-13　梯形结构

牙体硬组织的抗力设计:①去除无基釉,无基釉是缺乏牙本质支撑的釉质,侧壁的釉质壁,位于洞缘,如失去下方牙本质,承力后易出现崩裂,使充填修复体和牙齿的交接缘产生裂缝,导致充填失败。龋洞缘已有的无基釉应去除净,在洞形制备过程中也应避免产生新的无基釉。应运用牙体解剖组织学的知识,掌握牙齿各部位釉柱排列的方向,制备釉质壁时,与其方向顺应。②去除脆弱牙体组织,应尽量保留承力区的牙尖和牙嵴。组织被磨除越多,余留的牙体组织越少,承担咬合力的能力越低。龋坏过大,受到损伤而变得脆弱的牙尖和牙嵴,应修整以降低高度,减轻殆力负担,防止破裂和折断。③洞缘外形线要求为圆钝曲线,也含有使应力沿弧形向牙体分散均匀传递的作用。转折处若成锐角,则使向牙体的应力在锐角处集中,长期作用,牙体组织易于破裂。

抗力形的设计应结合充填修复体是否承受殆力和承力的大小来考虑,如殆面洞、邻殆洞的抗力形制备应严格按要求进行,颊、唇面的 V 类洞对抗力形要求不高。

(四)固位形

固位形使充填修复体能保留于洞内,承受力后不移位、不脱落的特定形状,在充填修复材料与牙体硬组织间,不具有粘接性时,充填修复体留在洞内主要靠密合的摩擦力和洞口小于洞底的机械榫合力。

1.侧壁固位

侧壁固位是相互平行并具一定深度的侧壁,借助于洞壁和充填修复体的密合摩擦,有着固位作用。从固位的角度考虑,洞底也与抗力形一样要求建立在牙本质,其弹性有利于固着充填修复体。盒状洞形的结构,包含相互平行并具一定深度的侧壁,可以避免洞底呈弧形时充填修复体在受力后出现的滑动松脱。可见盒状洞形既满足了抗力形的要求,也为固位形所需要。

2.倒凹固位

倒凹是在侧髓线角区平洞底向侧壁做出的凹入小区,可使洞的底部有突出的部位,充填修复体获得洞底部略大于洞口部的形状而能固位。倒凹固位形可以防止充填修复体从与洞底呈垂直方向的脱出(图 5-14)。

倒凹可制备在牙尖的下方,牙尖为厚实坚固的部位,但其下方深层,正是牙髓髓角所在,故应留意洞的深度。洞底在釉牙本质界 0.5 mm 以内者,可直接制备:洞底超过规定深度后,最好先垫铺基底再制备倒凹。

3.鸠尾固位

鸠尾固位是用于复面洞的一种固位形,形似鸠的尾部,由鸠尾峡部和鸠尾所构成(图 5-15)。借助于峡部缩窄的锁扣作用,可以防止充填修复体与洞底呈水平方向的脱出。后牙邻面龋累及咬合面边缘嵴,可在殆面制备鸠尾固位形,成为邻殆面洞。

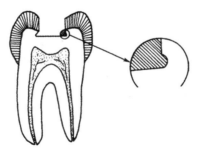

图 5-14　倒凹固位

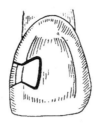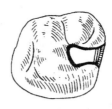

图 5-15　鸠尾固位形

鸠尾固位形的大小,与原发龋范围相适应,不宜过大或过小,深度应按规定要求,特别在峡部必须具有一定深度。鸠尾峡的宽度设计很重要,过宽固位不良,过窄充填修复体易在峡部折断,后牙一般为颊舌牙尖间距的 1/3～1/2,有 2～3 mm 宽。峡部的位置应在洞底轴髓线角的靠中线侧,不应与其相重叠。鸠尾的宽度必须大于小峡部才能起到水平固位作用。

4.梯形固位

梯形固位为复面洞所采用的固位形。邻𬌗面洞的邻面洞设计为颈侧大于𬌗侧的梯形,可防止充填修复体与梯形底呈垂直方向的脱出(图 5-16)。梯形洞的大小依据龋损的范围再进行预防性扩展而确定。侧壁应扩大到接触区外的自洁区,并向中线倾斜,形成颈侧大于𬌗侧的外形。梯形洞的底为龈壁,宜平行于龈缘,龈壁与侧壁连接角处应圆钝。梯形洞的深度,居釉牙本质界下 0.2～0.5 mm,同常规要求,龋损过深应于轴壁垫底。梯形洞的两侧壁在𬌗面边缘嵴中间部分与洞形的𬌗面部相连接。梯形固位还可用于邻颊(唇)面洞、邻舌(腭)面洞和磨牙的颊𬌗面洞和舌𬌗面洞的轴面部分。

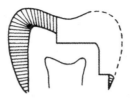

图 5-16　后牙邻

洞的梯形固位:固位形的设计与洞形涉及的牙面数有关。单面洞的充填修复体可能从一个方向脱出,即从与洞底呈垂直方向的脱出。复面洞的充填修复体则可能从洞底呈垂直向或水平向的两个方向脱出。包括邻面的三面洞充填修复体可从一个垂直方向脱出,如近中𬌗远中面洞充填修复体;也可能从垂直向或水平向两个方位脱出,如越过邻颊轴角的邻𬌗颊面洞充填修复体。在设计固位形时,应针对具体情况有所选择。

(五)洞形设计与制备

洞的外形设计根据病变的范围来决定,基本原则是去除龋坏组织,保留更多的健康牙体组织,洞的外形可以根据龋损的大小、累及的牙面设计,有时因预防和临床操作需要,洞的外形需扩展到健康的牙齿表面。洞的外形制备时应尽量保留牙尖、牙嵴,包括边缘嵴、横嵴、斜嵴、三角嵴等牙的自洁部位。

洞的外形线呈圆钝的曲线,圆钝的转角要尽量减少应力的集中(图 5-17)。

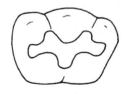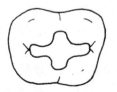

图 5-17　洞的外形曲线

1.洞形制备的基本原则

在龋病治疗过程中,洞的制备(简称备洞)是非常重要的,直接关系到治疗的成败。洞形制备的基本原则如下。

(1)局部与全身的关系:充分认识备洞是在生活的器官——牙上进行手术,与全身有密切的联系,即使无髓或死髓牙也是如此。如同外科性手术治疗,必须遵循一般的手术原则。切割或磨除牙体硬组织时,切割或磨除过程产生的机械、压力和热刺激,均可对牙体硬组织、牙髓甚至身体造成不良影响。这些影响有的使牙或机体产生立即的反应,有的则产生延缓的反应。因此,主张在备洞时采用间断操作,必要时应用麻醉术辅助进行。

(2)尽量去除病变组织:备洞时将所有病变组织去除干净,对治疗效果非常重要。如果遗留一点病变组织,将会继续发生龋病病变,而且这种继续发展的病变位于充填修复体下面,不易被察觉,危害更大。病变组织指的是坏死崩溃的和感染的牙体组织,不包括脱矿而无感染的牙本质,后者可以适当保留。

(3)保护牙髓和牙周组织:备洞时术者应充分了解牙体硬组织、牙周组织的结构、性质、形态;组织的厚度、硬度、髓腔的形态、髓角的位置和高低;不同年龄时期产生的牙体生理性变化,如磨损、牙髓、继发性牙本质形成、修复性牙本质的形成、髓腔形态的变化、牙髓组织的增龄性变化等特点。注意保护牙髓和牙周组织,不能对它们造成意外的损伤。

(4)尽量保留健康牙体组织:在切割磨钻病变组织时,必须尽可能保留更多的健康组织,这对维持牙齿的坚硬度,恢复牙的功能有很重要的关系。牙体组织一经破坏不易恢复原来的性能。洞形制作时,还应该注意患者的全身健康和精神神经状态,对患某些慢性病,如结核病、心血管疾病、神经衰弱等患者或女性患者、儿童及老年患者,手术时间不宜过长,动作更要敏捷轻柔。由于备洞是一种手术,所以现代口腔医学非常重视治疗环境的优化和手术器械的改进。

2.洞形制备

(1)打开洞口查清病变:这一点非常重要,只有查清病变情况才能拟定良好的治疗方案。龋洞洞口开放者,比较容易查清;龋洞洞口小或位于较隐蔽的牙面,则必须将洞口扩开,否则无法查清病变范围、洞的深浅等情况,位于殆面的点隙裂沟龋就属于这种情况。

临床上经常见邻面龋洞,如靠近龋洞的邻面边缘嵴和洞的颊、舌侧均完整,就必须将殆面邻近龋洞的边缘嵴钻掉一部分,才能使洞敞开,以便进一步查清病变范围和深度,以及有无髓腔穿通情况。从咬面去除一部分边缘嵴然后进入洞内比从颊面或舌面进入的效果好,这样可以保留更多的健康牙体组织。

后牙邻面牙颈部的洞,可以从颊面(下后牙)或腭侧(上后牙)进入洞内,不从咬合面进入。前牙邻面洞从何方进入,可以根据洞靠近何方来定,靠近颊面者从颊方进入,靠近舌面者从舌方进入。

(2)去除龋坏组织:只有将龋坏的组织去除干净才能查清病变范围和深度。原则上已经龋坏软化的牙本质应彻底去除,以免引起继发龋。侧壁的龋坏,应全部切削净,直至形成由健康釉质和牙本质组成的平直侧壁。髓壁和轴壁的龋坏组织,在中龋洞内,也应彻底去净,建立健康牙本质的洞底。

深龋洞内,在不穿通牙髓的前提下应将软龋去净,但若彻底去净有可能导致牙髓暴露时,应保留极近髓角或髓室区的少许软龋,并按余留龋先进行治疗(如抗生素、非腐蚀性消毒药等)几天后再继续治疗。通常用挖器剔挖病变组织最好,在剔挖病变组织时,应当注意将着力点从洞周围往中央剔挖,不能将着力点放在洞底中央。一般情况下,洞底中央是薄弱的部分,稍不注意就会将髓腔穿破;而且这里也容易将剔挖时所施的压力传递到髓腔,刺激牙髓组织,产生疼痛。

当不易判断龋坏组织是否去除干净时,可以用1%碱性品红染色洞底,若还留有感染的病变组织,被染成红色,再用挖器去除,不能去尽,可用大一点的球形钻针在慢速转动下将病变组织轻轻钻掉。

牙本质龋去净的临床判断,可以根据洞内牙本质的硬度和颜色变化来确定。龋坏牙本质一般呈深褐色、质软、探针易刺入,去除净后,洞内牙本质应接近正常色泽,质地坚硬。慢性龋进展慢、修复性牙本质形成作用较强,龋坏的前锋区可以因细菌代谢产物作用而脱矿变色,随着再矿化修复,牙体硬组织重新变硬,这种再矿化的牙本质通常较正常牙本质颜色深。因此,慢性龋可允许洞底牙本质颜色略深,只要硬度已近正常,牙钻磨削时,牙本质呈粉状,可不必除去。

(3)制备洞的外形:查清龋洞内的病变情况和去净坏变组织,根据龋洞的形状设计制备洞的外形。将一切病变部分和可疑病变部分包括进去,一些邻近的可被探针插入的点隙沟虽未产生病变也应包括进去。保留牙体组织,特别是边缘嵴和牙尖,可保证牙的坚牢性,不致在修复后承受咀嚼压力时将牙体咬破。

外形的边缘必须建立在牙刷易清洁和唾液易于冲洗的表面。如邻面洞的颊侧和舌侧边缘必须设计在触点(面)以外的牙面上。在咬面,不能把洞的边缘作在点隙裂沟内。外形必须建立在有健康牙本质支撑的部位上,特别是承受咀嚼压力的部位。外形必须是圆缓的曲线,不能有狭窄的区域,否则不易充填或修复,即使充填或修复了,修复物也容易折裂。

(4)制备抗力形和固位形:抗力形是指将洞形制备成可以承受咀嚼压力的形状,使充填修复材料或牙体硬组织不会在咀嚼食物时发生破裂、脱位或变形。固位形则是指这种形状可将充填修复体稳固地保留在洞内不致脱落。

制备抗力形时,应注意:洞底壁直,各壁互相平行,洞口略向外张开。箱状洞形中,洞底周围的线角要清楚,略微圆钝。洞底线角尖锐的修复物的锋锐边缘在咀嚼压力下会像刀刃一样切割洞壁,使洞壁破裂。

去尽洞口的无基釉,以免洞口的釉质在承受咀嚼压力时破裂,产生缝隙,产生继发龋。邻咬洞或邻舌(颊)洞,应在邻面洞与舌面洞或面洞交界处的洞底作梯形结构,这样可以保护牙髓,也对承受咀嚼压力有帮助。制备梯形时要使梯两侧的髓壁和轴壁互相垂直,线角要圆钝。

邻𬌗洞邻面部分的龈壁,在后牙(前磨牙和磨牙)上应制备得垂直于牙的长轴,也就是与轴壁互相交成直角,切忌作成斜向龈方的斜面。

邻𬌗洞或邻舌洞的鸠尾峡应做在𬌗面洞或舌面洞的上方,不能做在邻面洞内,否则充填修复体容易崩裂。制备鸠尾固位形时鸠尾和邻面洞相连接的鸠尾峡应当比鸠尾窄一些,这样才能起到固位的作用。鸠尾峡不宜过宽也不宜过窄,对于准备用银汞合金充填的洞,应有鸠尾峡所在的颊、舌尖距离的1/3,对于用复合树脂充填的洞则只要1/4就行了。

保留尽可能多的健康牙体组织,注意对𬌗牙的牙尖高度和锋锐度。如𬌗补牙的𬌗牙尖高而锋锐,则在咀嚼食物时易将修复牙上的修复体咬碎咬破。因此,在备洞时应将对牙上过高过尖的牙尖磨短磨圆一些,但不要破坏正常咬合关系。

制备固位形时,应注意洞必须具有一定深度,浅洞的固位力很小,稍一承受咀嚼压力,充填修复体就会脱落出来,或者松动。但也不能认为洞越深越好,洞太深会破坏更多的牙体组织并刺激牙髓,同时也减弱洞的抗力形。过去主张洞的深度应在中央窝下方釉牙本质界下 1 mm 左右。临床上,洞的深度还要取决于原有病变的深度。

洞形备好后,用倒锥形钻针在近牙尖部的底端,向外轻轻钻一倒凹,将来填进去的修复物硬固后,就像倒钩一样把修复体固定在洞内,一个𬌗面洞一般只需做四个倒凹。

倒凹一般做在牙尖的下面,牙尖的硬组织较厚,应当注意越是靠髓角很近的部位,倒凹做在牙尖下釉牙本质界下面不要太深。较深的洞,可以不做倒凹,靠洞的深度来固位。采用粘接性强修复材料修复时,也可以不做倒凹固位形。此外,用暂时性修复材料封洞时,也不必制作倒凹固位形。

洞壁与充填修复材料的密合也是一种固位形。在洞形制备上必须将洞壁制备得平滑,不要有过于狭窄的部分。洞周围与牙长轴平行的壁(对Ⅰ、Ⅱ类洞而言),要互相平行,这对修复材料与洞壁的密合也有帮助,不能将洞制备成底小口大的形状。

特殊情况下,为解决预备洞形时的困难,需要将洞壁扩大,以利于工具的使用、医师技术操作上的方便,这种洞形的改变称为便利形。上下颌前磨牙及磨牙邻接面的窝洞,充填修复操作困难,为了便利操作,可将窝洞扩展至咬合面。洞形制作最初阶段首先将无基釉去除,以便于观察龋坏范围,确定洞缘最后位置等,也属于便利形范畴。

3.清理洞形完成备洞

按照洞形设计原则,从生物学观点出发,对经过上述步骤制备的洞形,做全面复查,看洞形是否达到设计要求,有无制备的失误,以减少失败,提高成功率。

将洞清洗干净,用锐探针从洞缘到洞底作探查,检查龋坏组织是否去净;可疑深窝沟是否已扩展而消除;外形线是否位于自洁区;盒状洞形是否标准,固位形是否合理;髓壁是否完整,有无小的穿髓孔;无基釉和脆弱牙尖是否已修整。龋洞经洞形制备后成为可以修复治疗的窝洞。窝洞的基本特征是没有龋坏组织,有一定的抗力形和固位形结构,修复治疗后既恢复牙的外形又能承担一定的咬合力量。

根据患者对冷水喷洗时的敏感反应,探针检查洞壁洞底时的酸痛程度,结合制洞磨削过程的疼痛感,判断牙髓的状态,为已选定的治疗方法做最后的审定。经过洞的清洗、检查,一切合乎要求,制洞过程即告完成,进入进一步的治疗。

(六)各类洞形的制备要点

1.Ⅰ类洞

Ⅰ类洞多系单面洞,上磨牙腭沟和下磨牙颊沟内的龋洞,需备成包括𬌗面在内的双面洞。在制备后牙𬌗面的Ⅰ类洞时,如果𬌗面具有两个点隙或沟发生龋病,相距较远,中间有较厚的健康牙体硬组织,宜备成两个小洞形;如两个龋洞相距较近,可将两个洞合并制备。

颊面洞未累及𬌗面时,可以备成颊面单面洞。不承受咀嚼压力,对抗力形的要求不高,以固位形为主,应做倒凹。一般把倒凹做在𬌗壁和颈壁的中央。如果颊沟内的病变已累及咬合面,需制成双面洞𬌗补面洞做成鸠尾形,洞底髓壁和轴壁交界处,做成梯形。上颌磨牙远中舌沟内的龋洞一般多已累及𬌗面,也应将它做成双面洞,将𬌗面部分做成鸠尾形。

在制备下颌第一前磨牙𬌗面的Ⅰ类洞时,由于此牙面向舌侧倾斜。洞底不能制成水平,必须与𬌗面一致,向舌侧倾斜,否则容易钻穿髓腔。

制备上颌前牙腭面龋洞时,洞底不能做平,同时切壁和颈壁都应做成与腭面部呈垂直的形状,洞的外形呈圆形。

2.Ⅱ类洞

Ⅱ类洞一般均备成双面洞。制备此类洞时,如靠近龋坏面上的边缘嵴尚好,则宜先用小石尖将边缘嵴磨到牙本质,用裂钻往病变区钻,向颊侧和舌侧扩大,使病变范围暴露清楚,再用挖器挖尽病变组织;再根据邻面破坏大小和范围设计𬌗面的鸠尾形使鸠尾部的大小与局部保持平衡。如果邻面病变已经累及𬌗面,则用裂钻将洞口稍加扩大,再用挖器去除病变组织。病变组织去除干净后,就着手设计洞形并制备洞。

邻面洞应当将颊侧壁和舌侧或腭侧壁做成向牙间隙开扩的形状,两壁的洞缘角应在邻面的敞开部位,但不能扩到颊面或舌面上。

𬌗面破坏的龋洞,按Ⅰ类洞制备法将𬌗面备好,向邻面扩展。注意不要伤害髓角,去尽病变组织,修整洞形。应特别注意邻面洞的颊、舌或腭侧壁和龈壁。

对病变位于触点龈方的邻面洞,触点未被破坏,可将鸠尾制作在颊面或腭面。鸠尾不能做得过大,以免影响固位。备洞时,若有足够的空间容纳器械进入,则可将洞做成单面洞。

当后牙的两个邻面均患龋病,牙体硬组织破坏较大,可制备邻𬌗邻洞。这一类洞也属于Ⅱ类洞。制备方法与上述双面Ⅱ类洞相似,只是要在𬌗面做一个共同的鸠尾。应特别注意保留更多的健康牙体硬组织。

Ⅱ类洞修复时多采用银汞合金,该材料抗压强度高,抗张强度低,牙体硬组织自身的抗压强度较好,抗剪切度较低。为了抗衡负荷,Ⅱ类洞设计制时必须以承受压力为主,尽量减少张力和剪切力。

3.Ⅲ类洞

Ⅲ类洞制备时,前牙邻面洞备洞时一般都要把洞扩大到舌面,如果龋洞靠近唇面,洞舌侧的边缘嵴很厚实,则可将洞扩展到唇面,但不能太大。邻面龋未破坏接触点,不宜因备洞破坏邻面接触点的完整性。

Ⅲ类洞的修复以美观为主,洞形承受的负荷也不大,洞缘的无基釉可以适当保留。所保留的无基釉是全厚层釉质,无龋坏,未变色,无断纹隐裂,不直接承受压力,其下方的龋坏牙本质可以去除。

备洞时先将洞的舌或腭侧壁用球形钻或裂钻钻掉,然后用裂钻往切嵴和牙颈方向扩展一点,使洞充分暴露;用挖器将坏变组织去除干净,再根据龋洞大小,在舌或腭面设计与之相应的鸠尾固位形。可用倒锥钻自邻面洞的轴壁下牙釉本质界平齐往舌或腭面扩展,在舌或腭面备好鸠尾,仔细在舌或腭面与邻面之间做一梯,注意将梯的角做圆钝。可以先在舌或腭面制备鸠尾固位形,再向邻面扩展。舌或腭面鸠尾固位形备好后,用球形钻轻轻将邻面洞内的坏变组织去尽,用裂钻将唇、舌和龈壁修整好。

龋病损害在邻面完全敞开,器械容易进入,则将洞做成单面洞。

Ⅲ类洞的倒凹固位形一般做在靠近切嵴和龈壁与颊侧壁、舌或腭侧壁交界的点角底部。当洞同时涉及邻舌或腭面,应注意使鸠尾部的洞底与牙原来的舌或腭面平行。

4.Ⅳ类洞

Ⅳ类洞系开放性的洞,不易制备固位形和抗力形,去尽坏变组织后,在近切嵴处和龈壁上制作针道,安放金属固位丝或固位钉,行高黏性复合树脂修复。

5.Ⅴ类洞

Ⅴ类洞是牙冠颊或舌面近牙颈1/3区的洞形,多为单面洞。该类洞不直接承受咀嚼压力,对抗力形的要求不高,洞形制备以洞的外形和固位形为主。一般多将Ⅴ类洞做成肾形或半圆形,洞的龈壁凸向龈方,切壁平直,但均要做光滑,与洞底垂直,洞底略呈凸的弧面,要有一定深度,用小倒锥钻或球形钻在靠近洞底面的切壁(或骀壁)和龈壁上做倒凹固位形。

(七)洞形隔湿、消毒、干燥

洞形制备完成,为了使修复材料与牙体组织紧密的贴合,减少继发龋的发生,需对窝洞进行隔湿、消毒、干燥处理,力求达到更好的修复效果。

1.手术区的隔离

在备洞后,准备修复前,应当隔离手术区并消毒洞。所谓隔离手术区就是将准备修复的牙隔离起来,不要让唾液或其他液体进入洞内,以免污染洞壁和患牙,影响修复效果或修复材料的性质。最好是备洞前就隔离手术区,但应具备四手操作条件。

(1)简易隔离法:用消毒棉卷放在即将修复牙齿的颊侧和舌侧,上颌牙放在唇侧、颊侧。下颌牙可以用棉卷压器将棉卷压住,以免舌或颊部肌肉活动时将棉卷挤开。用小的消毒棉球或气枪干燥洞内。在使用综合治疗台治疗时,可将吸唾管置于口底,将积于口底的唾液或冲洗药液吸走。现代治疗用手术椅上装有吸唾管,每次使用时,均应更换经过消毒的吸唾管,以免交叉感染。

(2)吸唾器:利用抽气或水流产生的负压,吸出口腔内唾液。吸唾器套上吸唾弯管后放入患者下颌舌侧口底部。弯管最好采用一次性使用的塑料制品。吸唾器常配合橡皮障或棉卷隔湿使用,还可配合颊面隔湿片使用。隔湿片为医用硬泡沫塑料制成,状如圆角的三角形,患者张口时放入颊面的上下前庭穹隆,配合使用,可收到简单实用的效果。

(3)橡皮障隔离法:该方法的隔湿效果较好,能有效地将手术区与口腔环境隔离起来,达到干燥、视野清晰、防止唾液侵入的目的,并能防止器械的吸入。

2.窝洞消毒

窝洞消毒目的是去除或杀灭残留在洞壁或牙本质小管内的细菌,减少继发龋的发生,由于洞底多位于牙本质中层或深层,对消毒药物的要求较高。具有一定的消毒杀菌能力,对牙髓的刺激性要小;能渗透到牙本质小管内,不引起牙体组织着色。

在备洞时就应当把感染的牙体组织去除干净,以后再经适当的冲洗,洞内的细菌就基本上被清除干净了。许多窝洞消毒药物,如酚类、硝酸银等均对牙髓有刺激性,故不主张使用药物消毒。

准备修复前,对洞进行消毒还是必要的。但是应注意选用消毒力较强而刺激性较小且不使牙变色的药物,特别是深龋洞的消毒。

常用的洞消毒药有氢氧化钙糊剂或液,50%苯酚甘油溶液,20%麝香草酚乙醇溶液,樟脑酚(含樟脑 6.0 g、苯酚 3.0 g、95%乙醇 1.0 mL),丁香酚(商品),还可用 75%乙醇。

3.干燥窝洞

窝洞在充填修复前的最后一个环节是干燥洞形,这是为了使充填修复材料或其他衬底材料能充分接触牙体,不被水分隔阻而出现空隙,也避免因洞内壁的水分而影响材料性能。窝洞的干燥对充填修复的质量十分重要。使用的工具为牙科综合治疗台上接有压缩空气的气吹或是接橡皮球的手用气吹。

(八)窝洞垫底

垫底是采用绝缘的无刺激性材料,铺垫于洞底,保护牙髓,避免充填材料的物理或化学因素刺激。

垫底多用于超过常规深度、近髓的窝洞。去净牙本质软龋后,洞底不平者,应用材料垫平。洞虽不深,但选用的充填修复材料对牙髓有刺激性。要求作衬底以阻隔刺激。经过牙髓治疗的无髓牙,充填修复材料前,应以垫底方法做出基底,以使洞形更符合生物力学要求,同时也可节约修复材料。

垫底所用材料要求对牙髓无刺激性,最好具有安抚镇痛、促进修复性牙本质生成的作用。应有一定的机械强度以间接承受𬌗力,并具有良好的绝缘性,不传导温度和电流。

1.单层垫底

单层垫底用于窝洞虽超过常规深度,但不太近髓时。后牙多选用磷酸锌粘固粉或聚丙烯酸锌粘固粉。前牙用复合树脂充填窝洞时,材料对牙髓有一定刺激性,多用氢氧化钙粘固粉垫底。

2.双层垫底

双层垫底用于洞深近髓的情况,磷酸锌粘固粉本身对牙髓也有轻度刺激,在其下先铺垫薄层具护髓性的材料。氧化锌丁香油粘固粉或氢氧化钙粘固粉这类材料却又因密度偏低,不宜在后牙承力洞形单独使用。因此,采用双层垫底方式。丙烯酸锌粘固粉强度好,不刺激牙髓可用于深洞垫底而不必再做双层基,但不具促进修复性牙本质生成的性能,尚不能代替护髓剂氢氧化钙粘固粉。

垫底的部位,在𬌗面洞为髓壁,在轴面洞为轴壁,不应置于侧壁和龈壁的釉质壁部分,以免垫底材料溶于唾液后产生边缘缝隙,日久出现继发龋。

洞漆和洞衬剂涂布于切削后新鲜暴露的牙体组织表面,封闭牙本质小管,阻止充填修复材料中的有害物质如银汞合金中的金属离子、磷酸锌粘固粉的磷酸,向深层牙本质渗透,还可以增强充填体与洞壁间的密合性,防止两者界面因出现缝隙发生微渗漏。所有材料为溶于有机溶剂氯仿或乙醇的天然树脂如松香,或合成树脂如硝酸纤维素,呈清漆状。洞漆可涂于釉质壁和牙本质壁,厚度为 $5\sim10\ \mu m$。洞衬剂加有具疗效的物质如氧化锌、氢氧化钙或单氟磷酸钠等,稠于洞漆,通常用于牙本质壁,厚度可达 $25\ \mu m$。

七、深龋治疗

深龋的病变已到达牙本质深层并接近牙髓,牙体组织破坏较大。由于接近牙髓、细菌毒素等刺激物可通过牙本质小管渗透进入牙髓,再加上其他物理、化学刺激的结果,牙髓往往已有一定的炎症反应,属于可逆性质。如果诊断和治疗不当,会引起牙髓的反应。因此,深龋治疗中准确判断牙髓的状况,选择恰当的治疗方案尤为重要。

(一)深龋诊断的要点

深龋发生在牙本质深层,患者自诉过冷过热刺激或食物嵌入患牙洞内引起明显的疼痛;检查发现龋洞洞深接近牙髓,洞壁有探痛,温度检查时冷刺激可引起激发性疼痛,但无穿髓孔和自发性疼痛。为了诊断,有时需要辅助牙髓电测试和X线检查。临床上,有时看似深的龋洞,可能只是中龋,或是伴有慢性牙髓炎症或已穿髓的深龋。深龋的诊断很大程度上是依靠患者对刺激出现疼痛的主观感觉,疼痛的程度与患者的年龄、性别、个体耐受力等有密切的关系。

诊断深龋最重要的是必须判明深龋底部与牙髓的关系,明确是近髓或是穿髓。如果查见穿髓孔,需要判明牙髓的状况和疼痛的性质,是明显的探痛或是深入髓腔才出现疼痛或是无探痛。

对深龋时间较长,无主观感觉,探诊无疼痛的病例诊断要格外注意,必须辅助牙髓电测试及放射诊断。做牙髓电测试时,应与邻牙或对侧同名牙作对比,若为阳性,且较对照牙敏感,一般表示为有活力,且可能伴有牙髓的急性变化。如较对照牙迟钝,则可能是有修复性牙本质形成或者是假阳性,假阳性者比如部分坏死或新近坏死的牙髓,髓腔内充满炎性渗出物与脓液,是电的良导体,就会出现假阳性。阴性结果一般为无活力,但也应防止有假阴性结果。做放射诊断时,可显示龋坏与牙髓腔的接近程度,牙本质的有效厚度。但需要注意的是,X线片上所显示的龋坏深度通常均稍小于病变实际范围;当发现髓腔内或髓腔四周有钙化影像时,表示髓腔的缩小或牙髓恢复能力的减弱,髓腔越小,恢复能力越差。

诊断时需准确判断深龋是否伴有牙髓充血,牙髓充血是可复性牙髓炎症,主要特点是激发性疼痛,温度检查产生尖锐的疼痛,去除刺激疼痛立刻消失,不再延续,临床上大多数深龋都伴有可复性牙髓炎。应注意是否伴有慢性溃疡性牙髓炎,后者属于无症状不可复性牙髓炎,刺激诱发牙髓剧烈疼痛,去除后疼痛持续一段时间,患者无自发疼痛,检查发现牙髓已穿通,穿髓孔有明显的探痛。

(二)深龋洞形的制备

深龋使牙体组织破坏严重,洞口较大,器械易进入。洞形制备时,需去除洞缘的龋坏组织和无基釉,充分暴露洞内壁,在清楚的视野下进行洞形的制备。

为了保护牙髓,有时在去除大部分洞侧壁和髓壁的龋坏组织后,在髓壁或轴壁的近牙髓部位可保留部分余留龋坏牙本质,其余洞内壁为正常牙体组织。应对余留龋坏牙本质是软化牙本质或修复性牙本质进行区别,以决定其去留。软化牙本质表现为染色较浅、质软而无光泽,用牙钻去除时互相粘连呈锯末状。修复性牙本质则多系棕褐色,质地较硬而有光泽,钻出物为白色粉末,且不粘连,必要时可以通过染色法协助鉴别。对承受咬合力的牙尖、牙嵴等牙体组织脆弱部位要做修整,适当降低高度。洞形的抗力形设计要求洞底随髓室顶呈弧形或圆弧形,洞壁直为箱状,固位形设计需按洞形制备原则进行。

(三)深龋治疗

深龋治疗原则是在尽可能去除龋坏组织的同时,设法消除牙髓的早期炎症,保护牙髓组织的活力,恢复牙髓功能。要求在治疗的每一步需避免物理、机械、化学等刺激,如机械损伤、温度激惹、摩擦产热、药物刺激、充填刺激等。

1.深龋治疗前必须判明的情况

(1)牙本质-牙髓复合体的反应:龋病刺激牙本质-牙髓复合体,出现明显的病理改变,口腔微生物的种类、数量、毒力强弱、牙本质的结构、矿化程度、微量元素含量等因素都会影响修复性牙本质的形成。修复性牙本质的形成与牙本质-牙髓的有效厚度有关。牙本质-牙髓有效厚度在 2 mm 以上，牙髓可产生完全正常的修复性牙本质；有效厚度为 0.8～2 mm 时，牙髓产生不完全的修复性牙本质；有效厚度为 0.3～0.8 mm 时，牙髓功能严重破坏，无或仅少量修复性牙本质形成。牙本质-牙髓复合体的反应还与患者的年龄、牙龄、髓腔及根管内牙髓组织细胞和微循环状况有关。

（2）洞内龋坏组织能否去干净：循证医学研究结果提示，对于无牙髓症状的乳牙和恒牙，部分去除龋坏可降低牙髓暴露的风险，不会对患者的牙髓症状产生不利影响。在深龋治疗中，为了降低露髓的风险，最好选用部分去龋的方式，在洞底近髓处允许留少许余留龋。

（3）洞底是否与牙髓腔穿通，牙髓是否暴露：穿髓孔很小时，需仔细判断，减少失误。若穿髓点较小如针尖大，周围是健康牙本质，无渗血，一般多为牙髓无炎症或仅有局限于暴露部位的轻度炎症，治疗后可恢复。若穿髓点四周有龋坏牙本质，或者探诊时有大量出血或炎性渗出物，表示牙髓已经出现一定程度的炎症或破坏，治疗已不能恢复牙髓活力。

2.治疗方法

（1）垫底充填法：当深龋不伴有上述激发病症状，牙髓活力正常时，选用双层垫底充填法，一次性完成治疗。保护牙髓可采用丁香油粘固粉均匀垫于洞底，固化后再用磷酸锌粘固粉作第二层垫底，垫平髓底，再做永久性充填修复。

（2）安抚治疗：安抚治疗是一种临时性治疗方法。深龋出现明显的症状，或温度、化学刺激引起较重的激发痛，可选择安抚疗法，先用消炎镇痛药物，常用丁香油小药棉球放入洞底，丁香油粘固粉封闭窝洞，观察 1～2 周，临床症状消除，再做进一步治疗。

（3）间接盖髓术：主要用于深龋洞为了保护牙髓，软龋不去净，髓壁留有少量的余留龋，牙本质-牙髓反应能力较好。为促进牙本质-牙髓复合体的修复反应，牙体组织的再矿化可选用此法。间接盖髓术分两次进行。洞形制备完成，第一次治疗是在髓底均匀垫置盖髓剂，常用有氢氧化钙盖髓剂，丁香油粘固粉和磷酸锌粘固粉作双层封洞。经 3～6 个月的观察，患者无症状，牙髓活力良好，X 线检查正常，第二次复诊，去除部分封洞材料，再行永久性充填修复治疗。

（贺　莹）

第二节　磨　牙　症

睡眠时有习惯性磨牙或清醒时有无意识的磨牙习惯称为磨牙症。

一、病因

磨牙症的病因虽然至今尚未明确，但与下列因素有关。

（一）精神因素

口腔具有表示紧张情绪的功能。患者的惧怕、愤怒、敌对、抵触等情绪，若因某种原因难以表现出来，这些精神因素，特别是焦虑、压抑、情绪不稳等，可能是磨牙症病因的重要因素之一。

（二）殆因素

神经紧张的个体中,任何殆干扰均可能是磨牙症的触发因素。磨牙症患者的殆因素多为正中殆早接触,即牙尖交错位殆干扰,以及侧方殆运动时非工作侧的早接触。临床上,用调殆的方法也能成功地治愈部分磨牙症。殆因素是口腔健康的重要因素,但是否为引起磨牙症的媒介尚有争议。

（三）中枢神经机制

目前,有趋势认为磨牙与梦游、遗尿、噩梦一样,是睡眠中大脑部分唤醒的症状,是一种与白天情绪有关的中枢源性的睡眠紊乱,由内部或外部的、心理或生理的睡眠干扰刺激所触发。

（四）全身其他因素

与寄生虫有关的胃肠功能紊乱、儿童营养缺乏、血糖血钙浓度、内分泌紊乱、变态反应等都可能成为磨牙症的发病因素。有些病例表现有遗传因素。

（五）职业因素

汽车驾驶员、运动员,要求精确性较高的工作,如钟表工,均有发生磨牙症的倾向。

二、临床表现

患者在睡眠时或清醒时下意识地做典型的磨牙动作,可伴有嘎嘎响声。磨牙症可引起牙齿殆面和邻面的严重磨损,可出现牙磨损并发的各种病症。顽固性磨牙症会导致牙周组织破坏、牙齿松动或移位、牙龈退缩、牙槽骨丧失。磨牙症还能引起颞下颌关节功能紊乱症、颌骨或咀嚼肌的疲劳或疼痛、面痛、头痛并向耳部、颈部放散。疼痛为压迫性和钝性,早晨起床时尤为显著。

三、治疗原则

（一）除去致病因素

心理治疗,调殆,治疗与磨牙症发病有关的全身疾病等。

（二）对症治疗

治疗因磨损引起的并发症。

（三）其他治疗

对顽固性病例应制作殆垫,定期复查。

（刘伟华）

第三节　酸　蚀　症

酸蚀症是牙齿受酸侵蚀,硬组织发生进行性丧失的一种疾病。20世纪酸蚀症主要指长期与酸雾或酸酐接触的工作人员的一种职业病。随着社会进步和劳动条件的改善,这种职业病明显减少。近年来,饮食习惯导致的酸蚀症上升,由饮食酸引起的青少年患病率增高已引起了人们的重视。反酸的胃病患者,牙齿亦可发生类似损害。

一、病因

酸蚀症的致病因素主要是酸性物质对牙组织的脱矿作用,而宿主的因素可以影响酸性物质导致酸蚀症的作用。有发病情况的调查研究发现无论饮食结构如何,酸蚀症仅发生于易感人群。

(一)酸性物质

1.饮食酸

酸性饮料(如果汁和碳酸饮料)的频繁食用,尤其是青少年饮用软饮料日趋增加。饮食酸包括果酸、柠檬酸、碳酸、乳酸、醋酸、抗坏血酸和磷酸等弱酸。酸性饮料 pH 常低于5.5,由于饮用频繁,牙面与酸性物质直接接触时间增加导致酸蚀症。

2.职业相关酸性物质

工业性酸蚀症曾经发生在某些工厂,如化工、电池、电镀、化肥等工厂空气中的酸雾或酸酐浓度超过规定标准,致使酸与工人牙面直接接触导致职业性酸蚀症。盐酸、硫酸和硝酸是对牙齿危害最大的三类酸。其他酸,如磷酸、醋酸、柠檬酸等,酸蚀作用较弱,主要集聚在唇侧龈缘下釉牙骨质交界处或牙骨质上。接触的时间越长,牙齿破坏越严重。与职业相关的酸蚀症,如游泳运动员在氯气处理的游泳池中游泳,因为 Cl_2 遇水产生 HClO 和 HCl,可发生牙酸蚀症;还如职业品酒员因频繁接触葡萄酒(pH 为 3～3.5)发生酸蚀症等。

3.酸性药物

口服药物,如补铁药、口嚼维生素 C、口嚼型阿司匹林及患胃酸缺乏症的患者用的替代性盐酸等的长期服用均可造成酸蚀症。某种防牙石的漱口液(含 EDTA)也可能使牙釉质表面发生酸蚀。

4.胃酸

消化期胃液含 0.4% 盐酸。胃病长期反酸、呕吐及慢性酒精中毒者的胃炎和反胃均可形成后牙舌面和腭面的酸蚀症,有时呈小点状凹陷。

(二)宿主因素

1.唾液因素

口腔环境中,正常分泌的唾液和流量对牙表面的酸性物质有缓冲和冲刷作用。如果这种作用能够阻止牙表面 pH 下降到 5.5 以下,可以阻止牙酸蚀症发生。如果唾液流率和缓冲能力降低,如头颈部放疗、唾液腺功能异常或长期服用镇静药、抗组胺药等,则牙面接触酸性物质发生酸蚀症的可能性就更大。

2.生活方式的改变

酸性饮食增多的生活习惯,尤其是在儿童时期就建立的习惯,或临睡前喝酸性饮料的习惯是酸蚀症发生的主要危险因素。剧烈的体育运动导致脱水和唾液流率下降,加上饮用酸性饮料可对牙造成双重损害。

3.刷牙因素

刷牙的机械摩擦作用加速了牙面因酸脱矿的牙硬组织缺损,是酸蚀症形成的因素之一。对口腔卫生的过分关注,如频繁刷牙,尤其是饭后立即刷牙,可能加速酸蚀症的进展。

4.其他因素

咬硬物习惯或夜磨牙等与酸性物质同时作用,可加重酸蚀症。

二、临床表现

前牙唇面釉质的病变缺损(以酸性饮料引起的酸蚀症为例)可分为 5 度(图 5-18)。

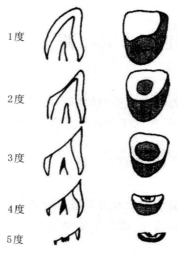

1度

2度

3度

4度

5度

图 5-18 酸蚀症的程度

1度：仅牙釉质受累。唇、腭面釉质表面横纹消失，牙面异样平滑、呈熔融状、吹干后色泽晦暗；切端釉质外表熔融状，咬合面牙尖圆钝、外表熔融状、无明显实质缺失。

2度：仅牙釉质丧失。唇、腭面牙釉质丧失、牙表面凹陷、凹陷宽度明显大于深度；切端沟槽样病损；咬合面牙尖或沟窝的杯口状病损。

3度：牙釉质和牙本质丧失，牙本质丧失面积小于牙表面积的1/2。唇、腭面牙釉质牙本质丧失、切端沟槽样病损明显、唇面观切端透明；咬合面牙尖或沟窝的杯口状病损明显或呈弹坑状病损。

4度：牙釉质和牙本质丧失，牙本质丧失面积大于牙表面积的1/2。各牙面的表现同3度所描述，范围扩大加深，但尚未暴露继发牙本质和牙髓。

5度：①釉质大部丧失，牙本质丧失至继发牙本质暴露或牙髓暴露，牙髓受累。②酸蚀患牙对冷、热和酸刺激敏感。③酸蚀3～4度已近髓腔或牙髓暴露，可继发牙髓炎和根尖周病。④与职业有关的严重患者，牙感觉发木、发酸，并可伴有其他口腔症状，如牙龈出血、牙齿咀嚼无力、味觉减退，以及出现全身症状，如结膜充血、流泪、畏光、皮炎、呼吸道炎症、嗅觉减退、食欲缺乏、消化障碍。

三、防治原则

（一）对因治疗
改变不良的生活习惯、改善劳动条件、治疗有关的全身疾病。

（二）个人防护
与职业有关的患者使用防酸口罩，定期用3％的小苏打溶液漱口，用防酸牙膏刷牙。

（三）对症治疗
对牙齿敏感症、牙髓炎和根尖周病的治疗。

（四）牙体缺损
可用复合树脂修复或桩冠修复。

（刘伟华）

第四节 牙 隐 裂

未经治疗的牙齿硬组织由于物理因素的长期作用而出现的临床不易发现的细微裂纹,称为牙微裂,习惯上称牙隐裂。牙隐裂是导致成年人牙齿劈裂,继而牙齿丧失的一种主要疾病。

一、病因

(一)牙齿结构的薄弱环节

正常人牙齿结构中的窝沟和釉板均为牙齿发育遗留的缺陷区,不仅本身的抗裂强度最低,而且是牙齿承受正常殆力时应力集中的部位,因此是牙隐裂发生的内在条件。

(二)牙尖斜面牙齿

在正常情况下,即使受到应力值最小的 0° 轴向力时,由于牙尖斜面的存在,在窝沟底部同时受到两个方向相反的水平分力作用,即劈裂力的作用。牙尖斜度越大,所产生的水平分力越大。因此,承受力部位的牙尖斜面是隐裂发生的易感因素。

(三)创伤性殆力

随着年龄的增长,可由于牙齿磨损不均出现高陡牙尖,正常的咀嚼力则变为创伤性殆力。原来就存在的窝沟底部劈裂力量明显增大,致使窝沟底部的釉板可向牙本质方向加深加宽,这是微裂纹的开始。在殆力的继续作用下,裂纹逐渐向牙髓方向加深。创伤性殆力是牙隐裂发生的重要致裂因素。

(四)温度作用

釉质和牙本质的膨胀系数不同,在长期的冷热温度循环下,可使釉质出现裂纹。这点可解释与咬合力关系较小的牙面上微裂的发生。

二、病理

隐裂起自窝沟底或其下方的釉板,随殆力作用逐渐加深。牙本质中微裂壁呈底朝殆面的三角形,其上牙本质小管呈多向性折断,有外来色素与荧光物质沉积。该陈旧断面在微裂牙完全劈裂后的裂面上,可与周围的新鲜断面明显区分。断面及其周边常可见牙本质暴露和并发龋损。

三、临床表现

(1)牙隐裂好发于中老年患者的磨牙殆面,以上颌第 1 磨牙最多见。

(2)最常见的主诉为较长时间的咀嚼不适或咬合痛,病史长达数月甚至数年。有时咬在某一特殊部位可引起剧烈疼痛。

(3)隐裂的位置磨牙和前磨牙殆面细微微裂与窝沟重叠,如磨牙和前磨牙的中央窝沟,上颌磨牙的舌沟,向一侧或两侧延伸,越过边缘嵴。微裂方向多为殆面的近远中走行,或沿一主要承受颌力的牙尖,如上颌磨牙近中舌尖附近的窝沟走行。

(4)检查所见患牙多有明显磨损和高陡牙尖,与对颌牙咬合紧密,叩诊不适,侧向叩诊反应明显。不松动但功能动度大。

（5）并发疾病微裂纹达牙本质并逐渐加深的过程，可延续数年，并出现牙本质过敏症、根周膜炎、牙髓炎和根尖周病。微裂达根分歧部或牙根尖部时，还可引起牙髓-牙周联合病变，最终可导致牙齿完全劈裂。

（6）患者全口𬌗力分布不均，患牙长期𬌗力负担过重，即其他部位有缺失牙、未治疗的患牙或不良修复体等。

（7）X线片可见到某部位的牙周膜间隙增宽，相应的硬骨板增宽或牙槽骨出现 X 线透射区，也可以无任何异常表现。

四、诊断

（一）病史和早期症状
表现为较长期的咬合不适和咬在某一特殊部位时的剧烈疼痛。

（二）叩诊
分别对各个牙尖和各个方向的叩诊可以帮助患牙定位，叩痛显著处则为微裂所在位置。

（三）温度测试
当患牙对冷敏感时，以微裂纹处最显著。

（四）裂纹的染色检查
2％～5％碘酊溶液或其他染料类药物可使已有的裂纹清晰可见。

（五）咬楔法
将韧性物，如棉签或小橡皮轮，放在可疑微裂处作咀嚼运动时，可以引起疼痛。

五、防治原则

（一）对因治疗
调整创伤性𬌗力，调磨过陡的牙尖。注意全口的𬌗力分布，要尽早治疗和处理其他部位的问题，如修复缺失牙等。

（二）早期微裂的处理
微裂仅限于釉质或继发龋齿时，如牙髓尚未波及，应作间接盖髓后复合树脂充填，调𬌗并定期观察。

（三）对症治疗
出现牙髓病、根尖周病时应做相应处理。

（四）防止劈裂
在做牙髓治疗的同时，应该大量调磨牙尖斜面，永久充填体选用复合树脂为宜。如果微裂为近远中贯通型，应同时作钢丝结扎或戴环冠，防止牙髓治疗过程中牙冠劈裂。多数微裂牙单用调𬌗不能消除劈裂性的力量，所以在对症治疗之后，必须及时做全冠保护。

（刘伟华）

第五节 牙本质过敏症

牙本质过敏症是指牙齿上暴露的牙本质部分受到机械、化学或温度刺激时,产生一种特殊的酸、软、疼痛的症状。

一、病因与机制

(一)牙本质的迅速暴露

因磨损、酸蚀、楔状缺损、牙周刮治及外伤等原因导致牙本质迅速暴露,而修复性牙本质尚未形成。此时,由于牙髓神经末梢穿过前期牙本质层分布在牙本质中,直达釉牙本质界;牙本质内的造牙本质的细胞突亦从牙髓直达釉牙本质界,并可延伸到釉质内部,形成釉梭;当牙本质暴露后,外界刺激经由神经传导或牙本质小管内的流体动力传导,可立即引起疼痛症状,故牙齿出现对机械、化学、温度刺激后的特殊敏感症状。牙本质过敏症状可自行缓解。

(二)全身应激性增高

当患者身体处于特殊状况时,如神经官能症患者、妇女的月经期和妊娠后期或抵抗力降低时,神经末梢的敏感性增高,使原来一些不足以引起疼痛的刺激亦引起牙齿过敏症;当身体情况恢复正常之后,敏感症状消失。

二、临床表现

主要表现为激发痛,刺激除去后,疼痛立即消失,其中以机械刺激最为显著。诊断时可用探针尖在牙面上寻找1个或数个敏感点或敏感区,引起患者特殊的酸、软、痛症状。敏感点可发现在1个牙或多个牙上。在𬌗面牙本质界或牙颈部釉牙骨质界处最多见。

牙本质敏感指数,根据机械探测和冷刺激敏感部位的疼痛程度分为4度:0度,无痛;1度,轻微痛;2度,可忍受的痛;3度,难以忍受的痛。

三、治疗原则

(1)治疗相应的牙体疾病,覆盖暴露的牙本质。

(2)调磨过高的牙尖。

(3)敏感部位的脱敏治疗:①𬌗面个别敏感点用麝香草酚熨热脱敏;②𬌗面多个敏感点或区,用碘化银、氨硝酸银或酚醛树脂脱敏;③牙颈部敏感区用含氟糊剂,如75%氟化钠甘油糊剂涂擦脱敏;④全口多个牙𬌗面或牙颈部敏感,可用氟离子和钙离子导入法脱敏。也可嘱患者自行咀嚼茶叶、生核桃仁或大蒜,前两者中含大量鞣酸,可使牙本质小管中的蛋白质凝固,从而起脱敏作用。或用含氟牙膏涂擦,均可收到一定脱敏效果。近年来,激光脱敏也已取得一定疗效。

(4)全身应激性增高引起的牙灰质过敏症,除局部处理外,可用耳穴刺激疗法。选用喉、牙、肾、神门、交感、心、皮质下等穴位。

(刘伟华)

第六节　牙齿外伤

牙齿外伤指牙齿受到各种机械力作用所发生的急剧损伤,常见于上前牙,由于突然加到牙齿上的各种机械外力性质、大小、作用方向不同,造成了各种不同类型的损伤。直接外力,如工具打在牙上、摔倒时前牙碰地,多造成前牙外伤;间接外力,如外力撞击颏部时,下牙猛烈撞击上牙,通常造成前磨牙和磨牙的外伤;高速度的外力易致牙冠折断,低速度强度大的外力易致牙周组织损伤。牙齿受急剧外伤后,可以引起牙体硬组织、牙周组织、牙髓组织的损伤,临床常见几种损伤同时发生。

牙齿外伤多为急症,处理时应首先注意患者的全身情况,查明有无颅脑损伤和其他部位的骨折等重大问题。牙齿外伤也常伴有牙龈撕裂和牙槽突的折断,均应及时诊断处理。常见的牙齿外伤有牙震荡、牙折、牙脱位和牙脱臼,其中牙折包括牙不全冠折、冠折、根折和冠根折。

下面分别叙述各类牙齿外伤的病理、临床表现和防治原则。

一、不全冠折

牙面釉质不全折断,牙体组织无缺损。临床常见,但易被忽略,又称为裂纹。

(一)病理

从牙釉质表面开始与釉柱方向平行的折断线可止于釉质内,也可到达釉牙本质界。裂纹常可在釉板的基础上加重。

(二)临床表现

在牙齿的唇(颊)面有与牙长轴平行、垂直或呈放射状的细微裂纹。可无任何症状或有对冷刺激一过性敏感的症状。

(三)治疗原则

(1)无症状者可不处理。

(2)年轻恒牙有症状者可做带环冠,用氧化锌丁香油糊剂粘着6~8周,以待修复性牙本质形成。

(3)少量调𬌗。

二、冠折

(一)临床表现

冠折有两种情况。

1.冠折未露髓

仅限于冠部釉质或釉质和牙本质折断,多见于上中切牙近中切角或切缘水平折断,偶见折断面涉及大部分唇面或舌面。牙本质折断者可出现牙本质过敏症,有时可见近髓处透红、敏感。

2.冠折露髓

折断面上有微小或明显露髓孔,探诊和冷热刺激时敏感。如未及时处理,露髓处可出现增生的牙髓组织或发生牙髓炎。

（二）病理

牙本质暴露后,成牙本质细胞突发生变性或坏死,形成透明牙本质、修复性牙本质或死区。牙髓如果暴露,其创面很快便有一层纤维蛋白膜覆盖,下方有多形核白细胞浸润;牙髓内组织细胞增多,以后这些炎症浸润向深部蔓延。

（三）治疗原则

1.少量釉质折断无症状者

调磨锐利边缘,追踪观察牙髓情况。

2.少量釉质、牙本质折断者

断面用对牙髓刺激小的水门汀覆盖,经6～8周若无症状,用复合树脂修复。

3.牙本质折断近髓者

年轻恒牙应间接盖髓,经6～8周或待根尖形成后用复合树脂或嵌体修复。成人牙可酌情做间接盖髓或根管治疗。

4.冠折露髓者

成年人可做根管治疗后修复牙冠;年轻恒牙应做直接盖髓或活髓切断术,待根尖形成后再做根管治疗或直接做牙冠修复。

三、根折

（一）病理

根折后,折断线处牙髓组织和牙周膜出血,然后发生凝血,牙髓和牙周膜充血。近牙髓端成牙本质细胞和牙髓细胞增殖,部分进入折断线;近牙周膜端,牙周结缔组织增生,并进入折断线。

（二）临床表现

1.根折的部位不同,表现的松动度和叩痛不一

多发生在成年人。根折发生在根尖1/3处,无或轻度叩痛,有轻度松动或不松动;如果中1/3或近龈1/3根折,则叩痛明显,叩诊浊音,2～3度松动;患牙对𬌗前伸时,用手指放在唇侧龈可扪及异常的松动度。有时可见患牙轻微变长。

2.牙髓活力测定结果不一

牙齿外伤后,当时牙髓活力测验无反应,不一定说明牙髓坏死,不必立即进行牙髓治疗,应定期观察。

3.X线片表现牙根不同部位有X线透射的折断线

如果颊舌面折断部位不在同一水平面上(斜行根折)或根部不止一处折断时,X线片上可显示不止一条折断线。

（三）诊断

主要依靠X线片表现。根折后近期X线检查折断线显示不清时,应换不同角度投照,或待2周后再拍X线片,可清楚显示折断线。

（四）治疗原则

(1)测定并记录牙髓活力情况。活力尚存的患牙应定期复查,若日后发生牙髓坏死,再作根管治疗。

(2)根尖1/3处根折的患牙,如牙髓状况良好,可调𬌗后观察。

(3)其余部位的根折,如未与龈沟相通者需复位、固定。一般固定3个月。

（4）折断线与口腔相通者，一般应拔除。如残留断根有一定长度，可摘除断端冠，做根管治疗，然后做龈切除术；必要时做翻瓣术，并修整牙槽嵴的位置，以延长临床牙冠，或用正畸方法牵引牙根，再以桩冠修复。

（五）根折的愈合

动物试验观察到的根折后修复过程与骨折愈合过程类似，但断根处血液供应差，修复过程缓慢，易受口腔内多种因素的影响。如牙齿动度、感染、断端分离的程度和固定条件等。

1.硬组织愈合

患牙无不适、临床检查无叩痛、不松动、牙龈正常、功能良好。牙髓活力正常或略迟钝，根管治疗后X线片上原折断线消失，是牙齿根折的理想愈合。修复的硬组织近髓端有牙本质、骨样牙本质，外周端为牙骨质。

2.结缔组织愈合

临床表现同上，但X线片上原折断线仍清晰可见。临床该类愈合并不少见，常在复位、固定不当时出现。

3.骨和结缔组织愈合

临床表现同上，X线片见断片分离、有骨组织长入、断裂处围绕两断端的是正常的牙周组织。根折发生于牙槽突生长发育完成之前，即成年之前的病例可出现该类型愈合。

4.折断线感染不能愈合

牙齿松动、有叩痛、牙髓坏死、牙龈有瘘管，可并发急、慢性根尖周炎。X线片见折断线增宽，周围牙槽骨出现X线透射区。若发生该种情况，则应该做折断根尖摘除手术或拔除。

四、冠根折

（一）临床表现

折断线累及牙冠和根部，均与口腔相通，牙髓往往暴露。患牙断片动度大，触痛明显。

（二）治疗原则

多数患牙需拔除。少数情况下，折断线距龈缘近或剩余牙根较长则可摘除断冠后，做根管治疗，再行牙冠延长术、正畸牵引或外科拔出方法。暴露残冠后，桩冠修复。

五、牙震荡

牙震荡是牙周膜的轻度损伤，又称为牙挫伤或外伤性根周膜炎。

（一）病理

根尖周围的牙周膜充血、渗出，甚至轻微出血。常伴有牙髓充血和水肿。

（二）临床表现

牙齿轻微酸痛感，垂直向或水平向叩痛（＋）～（＋＋），不松动，无移位。可有对冷刺激一过性敏感症状。X线片表现正常或根尖牙周膜增宽。

（三）治疗原则

少量调𬌗，测定并记录牙髓活力情况。定期观察直至恢复正常。

六、牙脱位

(一)病理

牙脱位时,部分牙周膜撕裂,血管神经断裂,使牙齿的相应部分与牙槽骨脱离,并常有部分牙槽骨骨折。

(二)临床表现

临床有 3 种脱位情况。

1.嵌入性脱位

患牙牙冠明显短于正常邻牙,牙根嵌入牙槽窝中,有牙槽骨壁的折断。X 线片见患牙根尖的牙周膜间隙消失。常见于乳牙或年轻患者的恒牙。

2.突出性脱位

患牙松动 3 度,较邻牙长出,有时 2～3 个牙齿同时发生。X 线片见根尖部牙周膜间隙明显增宽。

3.侧向脱位

患牙向唇、舌或远中方向移位,常伴有牙槽窝侧壁的折断和牙龈裂伤。X 线片有时可见一侧根尖周膜间隙增宽。

(三)治疗原则

(1)测定并记录牙髓活力情况,定期观察,发生牙髓坏死后,行根管治疗。

(2)嵌入性脱位,年轻恒牙不必强行拉出,日后可自行萌出;成年人应用正畸方法牵引出患牙,或在局麻下复位、固定。

(3)其他脱位牙齿应局麻下复位、固定。治疗愈早,预后愈好。

七、牙脱臼

(一)病理

牙脱臼时,牙周膜完全断裂,牙齿与牙槽骨完全分离。

(二)临床表现

患牙从牙槽窝中脱出,常见患者手拿牙齿就诊,有些患者则将患牙遗弃。

(三)治疗原则

(1)尽快做再植术,在脱臼后 30 min 内再植,成功率可达 90％以上;最好在脱臼后 2 h 内再植,尚可有效地防止日后牙根吸收的发生;牙齿在口外停留 1 d 以内再植,也有成功的可能。

(2)再植术后 1 周,做根管治疗,根管内封氢氧化钙制剂 3～6 个月,在此期间可更换氢氧化钙制剂1～3 次,然后行根管充填。

(3)向患者宣教,脱臼的牙齿应立即冲洗后放入原位,或保存在生理盐水、口腔内舌下或牛奶内,并尽快就医。

八、牙齿外伤的并发症

(一)牙髓充血

牙齿外伤无论伤势轻重均引起程度不等的牙髓充血,其恢复情况与患者的年龄关系密切,应定期观察其恢复情况。

（二）牙髓出血

牙冠呈现粉红色,可于外伤后当时出现,也可经一定时间后才出现。年轻恒牙微量出血有可能恢复正常,成年人牙不易恢复,日久变成深浅不等的黄色。患牙如无其他症状,不一定做根管治疗。

（三）牙髓暂时失去感觉

牙齿外伤后,牙髓可能失去感觉,对活力测验无反应。经过一段时间（1～13 个月）以后,牙髓活力可能缓慢地恢复正常。这种情况多发生于年轻恒牙。因此,牙齿外伤时,牙髓活力测验无反应不一定说明牙髓坏死,不必立即做牙髓治疗,应定期观察,诊断明确后再处理。

（四）牙髓坏死

脱位、根折、牙齿震荡和处理不当的冠折患牙均可发生牙髓坏死,其中嵌入性脱位的牙髓坏死发生率高达 96％。牙根发育完全的外伤牙牙髓坏死发生率明显增高。发生牙髓坏死后,应立即做根管治疗。

（五）牙髓钙变

多见于年轻恒牙的脱位损伤之后,患牙牙冠颜色可略变暗,牙髓活力迟钝或无反应。X 线片表现牙髓腔和根管影像消失。如无症状可不处理。

（六）牙根吸收

脱位和根折的外伤牙后期可出现牙根外吸收和牙内吸收。根管治疗时,在根管内封入氢氧化钙可以预防和停止牙根吸收的发生和进行。牙根外吸收患牙偶伴有骨性愈着。

（刘伟华）

第六章

牙周疾病

第一节 概　　述

一、概述

牙周病是一种古老而常见的疾病,自古以来牙周病就伴随着人类存在。目前在我国有 2/3 的成年人患有牙周疾病,它是 35 岁以上人群失牙的主要原因。牙周疾病不仅会导致牙齿的松动脱落,严重者还会影响咀嚼功能,加重胃肠道的负担;再者,牙周病患牙还可能作为感染病灶,造成或加剧某些全身疾病,如亚急性细菌性心内膜炎、风湿性关节炎、类风湿性关节炎、肾小球肾炎、虹膜炎及多形红斑等,其对人类的健康危害极大。

口腔内的环境,如温度、水分、营养、氧气和 pH 都适合于细菌的生长、发育和繁殖。牙周组织复杂的生态环境造成牙周微生物种类繁多,数量极大,寄生期长,与宿主终生相伴的特点。近 20 年来,随着现代微生物学、免疫学、微生态学及分子生物学等学科的发展和电子显微镜、免疫荧光、免疫组化、单克隆抗体技术的应用,对牙周疾病的病因、病理、诊断、治疗和预防都有长足的认识。

二、牙周组织结构

牙周组织是指包围牙齿并支持牙齿的软硬组织,由牙周膜、牙龈、牙骨质和牙槽骨组成(图 6-1)。牙齿依靠牙周组织牢固地附着于牙槽骨内,并承受咬合功能。

(一)牙龈

牙龈由覆盖于牙槽突和牙颈部的口腔黏膜上皮及其下方的结缔组织构成。按解剖部位分为游离龈、附着龈和牙间乳头三部分。游离龈也称边缘龈,宽约为 1 mm,呈领圈状包绕牙颈部,正常呈淡红色,菲薄且紧贴牙面,表面覆以角化复层鳞状上皮,其与牙面之间形成的“V”形浅沟为龈沟,正常深度为 1~2 mm,平均为 1.8 mm,沟底位于釉牙骨质界处。

附着龈与游离龈相连续。其复层鳞状上皮下方没有黏膜下层,故呈粉红色,坚韧而不能移动,表面有橘皮样的点状凹陷称点彩。它是由数个上皮钉突融合并向结缔组织内突起而形成的。牙间乳头呈锥形充满于相邻两牙接触区根方,其由两个乳头(即唇颊侧和舌腭侧的乳头)及在邻面接触区下方汇合略凹的龈谷构成。龈谷上皮无角化,无钉突。

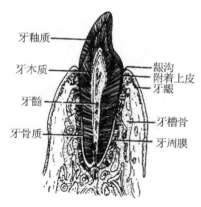

图 6-1 牙周组织结构

(二)牙周膜

牙周膜亦称牙周韧带,由许多成束状的胶原纤维以及束间的结缔组织所构成。这些纤维一端埋入牙骨质内,另一端埋入牙槽骨,借此将牙齿悬吊固定于牙槽骨窝内。牙周膜宽度为0.15～0.38 mm,在X线片上呈现围绕牙根的窄黑线。正常情况下牙周膜的纤维呈波纹状,使牙齿有微小的生理性动度。牙周膜内成纤维细胞具有较强的合成胶原的能力,不断形成新的主纤维和牙骨质,并实现牙槽骨的改建。牙周膜内有丰富的血管和神经,可感受痛觉、触觉并准确判断加于牙齿上的压力大小、位置和方向。

(三)牙骨质

牙骨质呈板层样被覆于牙根表面。在牙颈部的牙骨质与釉质交界处(即釉牙骨质界)有3种形式(图6-2):①牙骨质与牙釉质不相连接,其间牙本质暴露,占5%～10%。②两者端口相接,占30%。③牙骨质覆盖牙釉质,占60%～65%。第一种情况,当发生牙龈退缩而暴露牙颈部易产生牙本质过敏。牙骨质内仅有少量细胞,无血管、神经及淋巴组织,没有生理性改建。在牙周病治疗过程中,牙周膜细胞分化出成牙骨质细胞,新牙骨质沉积于牙根表面,并将新形成的牙周膜纤维埋于其中,形成牙周新附着。

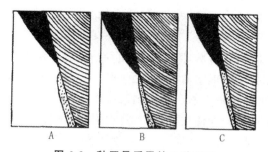

图 6-2 釉牙骨质界的3种形式
A.牙骨质与牙釉质不相连接;B.牙骨质与牙釉质端口相接;C.牙骨质覆盖牙釉质

(四)牙槽骨

牙槽骨即颌骨包绕牙根周围的牙槽突起部分,由容纳牙根的凹窝(牙槽窝)和其游离端的牙槽嵴顶构成。牙槽骨的代谢和改建相当活跃,其形成、吸收及形态改变均随牙齿位置和功能状态而变化。正常情况下,殆力使牙槽骨吸收和新生保持平衡。X线片上构成牙槽窝内壁的固有牙槽骨呈致密白线,称为硬骨板。当牙槽骨因炎症或殆创伤等发生吸收时,硬骨板模糊、中断甚至消失。正畸治疗时,牙槽骨随殆力发生改变。在受压力侧,牙槽骨发生吸收;牵引侧有新骨生成。

(五)龈牙结合部

龈牙结合部指牙龈组织借结合上皮与牙齿表面连接,良好地封闭了软硬组织的交界处(图 6-3)。结合上皮为复层鳞状上皮,呈领圈状包绕牙颈部,位于龈沟内上皮根方,与牙面的附着由半桥粒体和基底板连接。结合上皮无角化层,无上皮钉突,上皮通透性较高,较易为机械力所穿透或撕裂。牙周探针易穿透结合上皮;深部刮治时,器械较易伤及结合上皮。结合上皮大约 5 d 更新一次,表皮脱落细胞可连同入侵细菌脱落到龈沟内。如果上皮附着被手术剥离,1 周左右可重建。

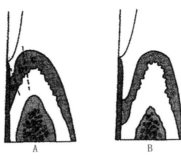

图 6-3 龈牙结合部

龈沟内上皮亦为无角化的复层鳞状上皮,具有一定的双向通透性,其下方有大量的血管丛,其中多为静脉,一些蛋白分子、抗原、抗体、酶类以及各种细胞成分经沟内上皮进入龈沟,形成龈沟液,当受到细菌、化学、机械等方面的刺激,血管丛的通透性增加,龈沟液的量增加。

三、口腔生态环境

(一)口腔及牙周生态环境

口腔内有上百种微生物,包括细菌(需氧菌、兼性厌氧菌和专性厌氧菌),还有真菌、酵母菌、支原体、原虫和病毒。唾液中细菌为 $1.5 \times 10^8 / mL$,牙菌斑中细菌则更多,每克湿重中约为 5×10^{11} 个。从婴儿分娩后 3～4 h 始,口腔即有微生物存在,自此伴随人一生直到死亡。

寄居口腔各部位的微生物群,正常情况下,处于共生、竞争和拮抗状态,以此保持菌群间的相对平衡以及与菌群宿主之间的动态平衡。一般情况下对人体无害,不致病,这与人体其他三大菌库(皮肤、结肠和阴道)一样对维护人体尤其是口腔的健康极为有利,故称为正常菌群。口腔正常菌群的种类和数量随饮食、年龄、机体状态、卫生习惯不同而有所差异,在不同个体或是同一个体不同部位亦存在明显差异,故正常菌群是可变而相对的。

正常菌群之间及其与宿主之间的相互作用称为生态系。当生态系中微生物之间以及微生物与宿主之间处于平衡的状态,就能保持宿主健康。当正常菌群失去相互制约,或微生物和宿主失去平衡时都可以导致疾病。牙周组织特殊的解剖结构和理化性质各异,牙周袋形成有氧和无氧各种不同氧张力环境和许多特殊的微环境,并提供各种细菌生长的恒定温度(35 ℃～37 ℃)、湿度和营养底物,这为许多微生物的生长、繁殖和定居提供适宜的环境和条件。

（二）影响牙周生态系的因素

1.唾液的作用

唾液主要由颌下腺、腮腺、舌下腺分泌,还有许多口腔黏膜小腺体的分泌。一般 24 h 总唾液量为 0.7~1.5 L,白天活动时分泌较睡眠时为多,咀嚼时较休息时为多,唾液流量及流速因人而异。其成分为 99.5％水分及 0.5％固体成分。固体成分中有蛋白质、糖类、氨基酸、尿素、氨、抗体、酶类和各种无机盐类以及脱落上皮细胞、白细胞、细菌及食物残渣。唾液 pH 范围为 5.6~7.6(平均 6.8)。这相对恒定的 pH 主要通过唾液的缓冲来保持,还受饮食(尤其是食糖量)和唾液流率的影响,唾液 pH 对口腔正常菌群的构成影响甚大。唾液的缓冲作用与分泌速度有直接关系,分泌快,缓冲量大。唾液 pH 还决定于碳酸盐离子的浓度及溶解的二氧化碳的比例。口腔内各部位受进食影响,pH 会有较大幅度波动。而在牙周袋内,受干扰少,PH 变化不大,有利于嗜酸或嗜碱细菌的生存。

新鲜唾液的氧化还原电位(Eh)为＋240~＋400 MV,有利于需氧菌或兼性厌氧菌的生长。唾液 pH 值通过氧化还原电位间接影响微生物的生长。当 pH 降低时,Eh 为正值;pH 升高时,Eh 为负值。唾液中的还原物质能使 Eh 下降,有利于厌氧菌的生长。唾液对口腔黏膜及牙齿表面有润滑和保护作用;唾液的流动机械清洗口腔,将食物残渣和口腔细菌带到消化道;维持口腔的酸、碱平衡,发挥缓冲作用;唾液含有很多抗菌成分,可有利于抗感染并参与免疫反应;对控制菌斑活动,保持口腔健康起积极作用。

2.龈沟液的作用

龈沟液为龈沟底下方结缔组织渗出的液体。正常时龈沟液分泌很少,甚至无分泌。当炎症状态时,牙龈血管扩张,通透性增高,龈沟内渗出液增多。目前多数学者认为观察龈沟液是区别正常牙龈与炎性牙龈的重要临床方法;龈沟液量和质的变化,可用作评价牙龈或牙周炎症程度的指标之一。健康龈沟液成分与血清相似,其中含有大量嗜中性白细胞、淋巴细胞及吞噬细胞,还有脱落上皮细胞和细菌、糖类、蛋白质、酶类以及代谢产物和无机盐类。这些成分在牙龈炎症时比健康时明显增多。钙和磷高出血清 3 倍,这对龈下牙石的形成有利。

龈沟液有以下保护作用。①机械清洗作用:将沟内细菌和颗粒冲洗清除。②黏附作用:龈沟上皮分泌一种血清蛋白,可以增强上皮与牙面的黏附力。③防御作用:龈沟液中含的吞噬细胞、抗体、溶菌酶,可以吞噬和破坏细菌。牙龈炎症明显时,其防御反应增强。

龈沟作为一个相对隐蔽的场所,口腔一般卫生措施(含漱、刷牙等)以及唾液冲洗作用和食物的摩擦作用均难以影响到微生物的停留和繁殖。氧化还原电势可降至－300 MV 以下,富含糖、蛋白质、无机盐的龈沟液等便利条件均为各种细菌的生长,尤其是不具备附着能力的、毒性较强的革兰阴性厌氧杆菌、活动菌和螺旋体等,提供了一个极有利的生长场所。

四、病因

（一）细菌是主要致病因素

1.菌斑细菌是牙周病的始动因素

1965 年,Loe 设计实验性龈炎,12 名牙科大学生(志愿者),停止口腔卫生措施(刷牙)。第 10 d 开始,堆积于牙面的菌斑造成牙龈充血、水肿,开始早期边缘性龈炎。直到第 21 d,龈炎随时间推移而明显加重;实验结束,恢复刷牙,清除牙面菌斑,龈炎渐消,口腔恢复了健康。流行病学调查亦发现,口腔卫生差者,牙周疾病发生率高于口腔卫生好者。动物实验证实,将细钢丝或线栓结在牙颈部不会引起龈炎,加用有细菌的食物饲养,可造成动物的实验性牙周炎。甲硝唑及四环素等抗生素的应用可以减轻牙周病症状。

口腔内存在有上百种微生物,依不同的生物学特性栖息在口腔内不同部位。厌氧培养技术的不断改进和完善,专性及兼性厌氧菌的检出率大大提高,厌氧菌亦是正常菌群的主要成分。龈袋和牙周袋内氧化还原电势低,其龈下菌斑以厌氧菌占优势。革兰厌氧菌感染的特性与牙周病症状相符,说明两者之间存在密切关系:①革兰阴性厌氧菌属口腔正常菌群的组成部分,其感染可为内源性感染。②当机体抵抗力下降或局部血液供应障碍以及菌群比例失调时,革兰阴性厌氧菌为条件致病菌。③呈现多种厌氧菌共同造成混合感染致病。④引起的病变多呈慢性顽固性,有复发倾向,临床上常表现为炎症、脓肿或组织坏死、分泌物有臭味等。⑤大多数菌含有作用力强的内毒素。⑥用甲硝唑等抗生素可有效控制牙周病症状。从这几个方面来看,革兰阴性厌氧菌与牙周病之间存在密切的联系。

2.细菌致病机制

细菌致病性包括以下几种:①在体表被膜或结构存活或穿入体表侵入宿主;②在体内繁殖;③抑制宿主的防御机制;④对宿主起损伤作用;⑤引起组织和宿主的特异性反应,间接造成组织损伤。

3.牙周菌斑

牙(根)面的细菌因牙周区域不同的生态环境,其细菌的组成差异很大,故分为龈上菌斑和龈下菌斑。龈上菌斑包括牙冠各部的菌斑,如殆面点隙沟裂菌斑、光滑面菌斑、邻面菌斑和颈缘菌斑。龈上菌斑主要由增生的微生物和基质组成,微生物以需氧菌或兼性厌氧菌为主,如革兰阳性丝状菌和口腔链球菌、一些脱落的上皮细胞、白细胞和巨噬细胞等成分。基质含有机质和无机质两部分,有机质为糖类、蛋白质和脂类,无机成分主要有钙和磷,还有少量的镁、钾和钠,无机成分含量高与菌斑的钙化、牙石的形成关系密切。龈下菌斑是龈上菌斑的延续。紧贴牙根面的菌斑组成主要是革兰阳性丝状菌,但由于牙周袋特殊的理化环境,为大量可动菌、厌氧菌的生长提供了极为有利的条件,龈下菌斑中与牙周病关系密切的细菌包括厌氧弧菌、螺旋体、产黑色素类杆菌、伴放线杆菌、嗜二氧化碳噬纤维菌等。

通过电镜观察,牙周病患者的牙周袋内壁上皮多处溃疡,上皮下方结缔组织内有各种细菌入侵,有的细菌能达到其下方的牙槽骨和牙骨质。细菌通过自身的酶类如透明质酸酶、胶原酶、硫酸软骨素酶、蛋白酶、核酸酶等,对结缔组织产生破坏,成纤维细胞抑制因子使胶原合成减少,附着丧失。如放线共生放线杆菌的白细胞毒素、多形白细胞趋化抑制因子和淋巴因子就可以降低宿主这方面的防御功能。尤其应关注的是革兰阴性杆菌细胞壁、细胞膜或荚膜上的脂多糖内毒素、脂磷壁酸、肽聚糖、胞壁酰二肽等物质以及某些细菌的囊性物质,均能够直接或间接刺激破骨细胞引起骨吸收。

(二)协同因素

协同因素分为局部因素与全身因素。

1.局部因素

(1)牙石:牙石是附着于牙面上的钙化或正在钙化的以菌斑为基质的团块。牙石以牙龈边缘为界,分龈上牙石与龈下牙石。龈上牙石呈淡黄色,常发生于腮腺导管口附近的上颌后牙颊面以及舌下腺导管口的下前牙舌面。而龈下牙石附着于龈沟或牙周袋内的根面上,呈黑色,质地较硬,呈砂粒状或片状,附着很牢,不易直接观察,需用探针做检查。

牙石形成有 3 个基本步骤：获得性膜形成、菌斑成熟和矿物化。牙石由菌斑和软垢钙化而成，在菌斑形成 2～14 d 中都可以进行钙化。菌斑钙化形成牙石，牙石提供菌斑继续积聚的核心，在牙石粗糙表面堆积有未钙化的菌斑。菌斑和牙石均可致病，因有牙石的存在及其表面菌斑的刺激，会产生机械压迫以及持续性刺激作用，加重了牙龈出血和牙槽骨吸收、牙周袋加深等情况，加速了牙周病的发展。通过电镜观察，牙石附着于牙面的方式有：①依靠牙菌斑附着；②渗入牙骨质或牙本质表层；③牙石无机盐结晶与牙结构结合。

（2）食物嵌塞：在咀嚼过程中，食物楔入相邻两牙的牙间隙内，称为食物嵌塞。由于塞入的食物机械压迫作用和细菌的代谢作用造成牙周炎症的发生，还可以引起和加重口臭、牙槽骨吸收、牙龈退缩及邻（根）面龋等。食物嵌塞原因复杂，可由牙齿松动或移位、咬合面异常磨耗造成牙尖陡峻、牙齿排列不整齐、接触点异常或是邻面不良修复体所致。

（3）不良修复体：义齿修复时桩冠及全冠边缘的不密合，牙体缺损的充填材料如复合树脂、银汞合金等形成的悬突，贴面时边缘粗糙以及不符合生理要求的义齿均有助于颈缘菌斑的堆积而加重牙周炎症。

（4）正畸治疗：矫治器的使用给口腔的清洁卫生带来一定困难，口腔内菌斑堆积增多，会产生暂时性的龈炎。

（5）牙列不齐：牙齿的错位、扭转、过长或萌出不足等，牙齿间接触不良，容易造成菌斑滞留，妨碍口腔清洁工作，牙龈及牙周组织的炎症易于产生和发展。

（6）不良习惯：开唇露齿，以口呼吸患者多见，上前牙牙龈通常较干燥，牙面的正常唾液清洁作用减少，易患肥大性龈炎。

（7）吸烟：吸烟时烟草燃烧产生的温度和积聚的产物是局部性刺激物，使牙龈角化增加；焦油沉积在牙面上形成烟斑，不仅使牙齿着黄色、褐色或黑色，并常与菌斑牙石结合，渗透到牙釉质甚至牙本质小管内。

2.全身性因素

研究证实没有一种全身因素可以引起牙周疾病，但可以有助于牙周疾病的发生和发展。

（1）糖尿病：患者易发生牙龈出血、牙周脓肿、牙齿移位等症状。这主要是由于糖尿病造成牙周组织内的小血管壁和基膜增厚，管腔闭塞，牙周组织供氧不足和代谢产物堆积，这大大降低了牙周组织对感染的抵抗力。

（2）性激素水平：青春期、月经期及妊娠期的内分泌激素水平的变化，可加重牙周组织对局部刺激因素的反应性，而导致青春期龈炎、妊娠性龈炎及妊娠瘤等改变。这是由于牙龈里含有性激素的蛋白受体，如雌激素可促使牙龈上皮过度角化、刺激骨和纤维组织的形成。黄体酮可造成牙龈微血管扩张、充血、循环淤滞、渗出增加，炎症加重。

（3）血液疾病：贫血、白血病及再生障碍性贫血等疾病常伴有牙龈苍白、溃疡、肿大或自发性出血，妨碍口腔卫生，易合并感染。

（4）遗传因素：一些基因异常有家庭遗传背景的疾病如青少年牙周炎、粒性白细胞减少症、Down 综合征、掌跖角化牙周破坏综合征等，常伴有多形核细胞缺陷，加重牙周疾病进程。

（5）其他因素。①药物因素：抗癫痫病药物苯妥英钠有增强牙龈成纤维细胞合成蛋白质和胶原的能力，因此半数服药者出现牙龈增生呈球状遮掩牙冠。其他还有环孢菌素 A、硝苯地平等也有类似作用。②维生素 C 缺乏症：由于维生素 C 摄入、吸收障碍，致使牙龈出血，牙齿松动等，大量补充维生素 C 可使症状有明显缓解。

3.免疫反应与牙周病

(1)体液免疫反应:牙周损害的进展期和确立期,在病损区及其下方的结缔组织内有大量的浆细胞浸润,大多数浆细胞能产生 IgG,还可产生 IgA 和 IgE。当龈下细菌受 IgG、IgA 和 IgE 包被时,龈沟中细菌的数量和种类就会发生改变,免疫球蛋白减少了抗原的数目有利于机体的保护作用。

龈沟内存在有多种杀菌或抑菌物质,如溶菌酶、补体、乳铁蛋白等。补体活化产生大量生物活性物质,后者能增强白细胞的吞噬功能,促进溶菌酶的释放。在牙周病的慢性病程中,激活的补体参与抗原-抗体复合物的形成,使肥大细胞脱颗粒引起组织胺释放,增强吞噬细胞活性导致溶菌酶释放和骨吸收。细菌刺激的多克隆活化 B 细胞能产生自身抗体以及白细胞介素-1,后者在牙槽骨的破坏方面起重要作用。

(2)细胞免疫反应:牙周袋内龈下菌斑中的抗原物质与组织中的淋巴细胞接触时,后者会合成和分泌大量的淋巴因子,淋巴因子能刺激吞噬细胞增强吞噬活性和抗菌活性,促进中性粒细胞的趋化性,抑制病毒的复制。因此,细胞免疫是牙周组织抗感染的重要部分。

大量研究表明,牙周炎症的早期,组织中渗出的细胞以 T 淋巴细胞为主,并可发现大量的迟发性超敏反应物质。活化的淋巴细胞、分泌的淋巴因子以及细胞毒反应强弱程度与牙周炎症的严重程度有密切关系。淋巴因子如巨噬细胞趋化因子、巨噬细胞移动抑制因子、巨噬细胞活化因子、破骨细胞活化因子、干扰素和淋巴毒素。这些因子具有放大效应,使吞噬细胞过度释放蛋白溶解酶、胶原酶、溶菌酶和前列腺素加重牙周病变,而破骨细胞活化因子直接造成骨吸收和脱钙等骨破坏。

五、症状与体征

(一)牙龈炎症

炎症时牙龈色泽呈鲜红或暗红色,牙龈肿胀使龈缘变厚,牙间乳头圆钝,与牙面分离。组织水肿使点彩消失,表面光亮,质地松软脆弱,缺乏弹性。如是增生性炎症,上皮增殖变厚,胶原纤维增殖,牙龈变得坚硬肥厚。健康牙龈的牙龈沟深度不超过 2 mm。当发生炎症时,因牙龈肿胀或增生,龈沟加深。如果上皮附着水平没有明显改变,称为龈袋。当牙周袋形成时,袋底结合上皮向根方增殖,上皮附着水平丧失。

(二)牙龈出血

牙龈出血是患者最常见的主诉症状,多在刷牙或咬硬食物时发生,严重时可有自发性出血。牙龈出血可视为牙周疾病的早期症状,探诊后出血,对判断牙周炎症的活动性极具意义。而当牙龈组织纤维增生改变时,牙龈坚实极少出血。

(三)口腔异味或口臭

牙周疾病患者常出现口腔气味异常,患者自觉口内有血腥味,严重者可从患者呼出的气味中闻到。造成口臭的原因最常见的是牙周菌斑的代谢产物和滞留的食物残渣,尤其是挥发性食物。其他由鼻道、鼻旁窦、扁桃体、肺及消化道疾病也会伴有特殊的口臭。

(四)牙周袋形成

牙周袋的形成是牙周病一大特征性改变。牙龈因炎症刺激沟内上皮肿胀、溃疡,沟底结合上皮不规则向根方剥离,结缔组织水肿,慢性炎症细胞浸润,大量增生的毛细血管扩张充血。牙根面暴露于牙周袋内,有牙石、菌斑覆盖。牙周袋内牙骨质因菌斑细菌产酸及酶等化学物质的作用而发生脱矿和软化,易发生根面龋。更有甚之,细菌及内毒素可通过牙骨质深达其下方的牙本质小管,这些改变均加重牙周组织从牙根面上剥离而成深牙周袋。袋内菌斑、软垢、食物碎屑等毒性较大的内容物刺激加重了牙周组织炎症。

牙齿各根面牙周袋的深度不一,通常邻面牙周袋最深,该处最易堆积菌斑,最早受到炎症的侵袭。因此,探查牙周袋就按牙齿颊(唇)、舌(腭)侧之远、中、近三点做测量记录。牙周检查时,应采用带刻度的牙周探针,支点稳,力量适宜(20~25 g)压力,即将探针轻轻插入指甲沟而不致疼痛的力量,方向不偏,与牙齿长轴方向一致,这样才能准确反映牙周袋的真实情况。

(五)牙槽骨吸收

牙槽骨吸收是牙周病另一大特征性改变。牙槽骨是人体骨骼系统中代谢和改建最活跃的部分。在生理情况下,牙槽骨的吸收与再生是平衡的,故骨的高度保持不变。当牙龈组织中的炎症向深部牙周组织扩展到牙槽骨附近,骨表面和骨髓腔内分化出破骨细胞和吞噬细胞,牙槽骨呈现水平状吸收;距炎症较远处,又有骨的修复性再生,新骨的形成可减缓牙槽骨的丧失速度。后者是牙周治疗的骨质修复的生物学基础。𬌗创伤是牙槽骨吸收的又一原因。由于牙周支持组织的病变,𬌗创伤时常发生。牙齿的压力侧牙槽骨发生明显垂直吸收。牙槽骨吸收可以用 X 线片来显示。早期牙槽骨吸收,X 线片上可表现为牙槽嵴顶的硬骨板消失或模糊,嵴顶的吸收使牙槽间隔由尖变平,甚至呈火山状的凹陷,随之是牙槽骨高度降低。正常情况下,牙槽骨嵴顶到釉牙骨质界的距离为 1~2 mm,若超过 2 mm 可认为是牙槽骨发生吸收。X 线片仅能反映牙齿近、远中的骨质破坏情况,而颊、舌侧骨板与牙齿重叠而无法清晰显示。牙槽骨吸收的程度一般分 3 度。①Ⅰ°吸收:牙槽骨吸收高度不超过根长 1/3。②Ⅱ°吸收:牙槽骨吸收高度超过根长 1/3;但低于根长 2/3。③Ⅲ°吸收:牙槽骨吸收高度超过根长 2/3。

(六)牙齿松动、移位

正常情况下,牙齿有水平方向的轻微动度。引起牙齿松动移位的主要原因如下。①牙周组织炎症,尤其是牙槽骨吸收到一定程度(超过根长 1/2),冠根比例失调者;②𬌗创伤。牙齿松动还可出现于妊娠期及牙周手术时,一经控制,松动度可下降,松动度可视其程度,依方向记录 3级。①一级:仅有颊(唇)舌(腭)侧向动度,其范围≤1 mm。②二级:除有颊(唇)舌(腭)侧向动度,亦有水平方向动度,其范围≤2 mm。③三级:水平向动度>2 mm 或出现垂直向松动。

牙周疾病常常无明显疼痛等自觉症状,而一个或多个牙齿移位是促使患者就诊的主要原因。牙周病患牙长期受炎症侵扰,牙槽骨吸收,支持组织减少,发生继发性𬌗创伤。全口牙齿向中线方向移位,造成开唇露齿;牙周病晚期牙齿可向任何方向移位,以缓解继发性𬌗创伤。

(七)牙龈退缩

牙龈退缩和牙根暴露是牙周疾病常有的表现。炎症和𬌗创伤使牙槽骨慢慢吸收,牙齿支持组织不断降低,牙周组织附着丧失,牙龈明显退缩,牙根暴露。此时为如实反映牙周组织破坏的严重程度,附着丧失应是龈缘到釉牙骨质界的距离与牙周袋深度之和。

六、预后和治疗计划

(一)预后

预后是预测牙周组织对治疗的反映情况,对治疗效果有一个前瞻性认识。牙周病的致病因素和治疗手段是复杂多样的,必须根据患者的情况选择最适宜的治疗方案,以期得到最佳的治疗效果。因此,判断预后应着重考虑以下几方面。

1.牙周组织病变程度

(1)牙槽骨破坏情况:依 X 线片判断牙槽骨的吸收破坏情况。丧失的骨量愈多,预后愈差;骨吸收不足根长 1/3,预后不佳。

(2)附着水平和牙周袋深度:附着丧失发生在多侧者较单侧者严重;垂直型骨吸收较水平型骨吸收预后差。附着丧失近根尖,牙周袋深度>7 mm 预后最差。多根牙病变波及根分叉较单根病变预后差。

(3)牙齿松动情况:如果松动度因炎症和𬌗创伤引起,预后较好;如果松动度由于牙槽骨降低所致,预后较差。

2.年龄与健康情况

一般身体健康状态良好的年轻人对疾病的抵抗力及恢复力较强,预后较好。如果特殊类型牙周炎存在免疫缺陷及糖尿病、白血病、Down 综合征、粒细胞减少症等患者牙周治疗预后较差。

3.病因控制

控制菌斑工作需要患者的配合。事先应与患者讲清疾病特点、治疗方法以及保持口腔卫生清洁的意义和具体做法,这对良好的预后和疗效维持至关重要。

4.余留牙情况

余留牙分布不均匀、数量少、不能负担义齿修复的咬合力等预后不好;牙齿形态小、冠根比例异常、排列错位、咬合不正常等预后较差。

(二)治疗计划

牙周病治疗目的:①控制病因;②恢复功能,创造一个健康的牙周环境和外观功能均佳的牙列。完整牙周病的治疗是一个以年为单位较漫长的治疗过程。因此,治疗前应设计一个方案,并向患者进行全面解释,方可开始实施。

1.向患者解释

开始治疗前,应向患者将其牙周病病情、程度、病因以及治疗计划全部讲清,可根据患者的年龄、时间、经济能力等方面提供若干个治疗方案供其选择。

2.治疗前拔牙

牙槽骨吸收至根尖 1/3 应拔除;因牙周病造成牙槽骨吸收>根长 1/2 并伴严重倾斜移位造成修复困难应拔除。

3.基础治疗

(1)自我菌斑控制:培养和训练正确刷牙方法,使用牙线与牙签,保持口腔清洁,消除食物及菌斑堆积对牙周组织的不良影响。

(2)除牙石及菌斑:采用器械龈上洁治术或龈下刮治术去除牙(根)面上沉积的菌斑及牙石,彻底除去吸收细菌毒素的牙骨质表层组织,并用化学方法处理根面,以降解根面毒素,创造适宜的牙周软硬组织环境以利牙周组织的重建。

(3)咬合调整:消除咬合创伤,重建𬌗平衡对于牙周组织的修复、重建和功能的改善是至关重要的。调𬌗应在炎症控制后及手术前进行。

(4)炎症控制:牙周疾病伴发牙周脓肿或逆行牙髓感染,才会出现明显牙痛。配合抗菌药物的使用,进行牙周-牙髓联合病变的处理方可缓解炎症或疼痛。

牙周骨外科手术应视患者牙周疾病严重程度、年龄、机体状态而定,时间应在基础治疗阶段完成 2 周后进行。目的在于彻底消除牙周袋、纠正牙龈形态的异常和治疗牙槽骨的缺损。术后

2个月即可进行永久性修复牙列工作。

4.修复重建

此期已进入牙周病稳定控制时期。可用强身健体、补肾固齿药物以增强宿主的免疫功能,巩固疗效。再就是进行牙周病的正畸治疗、永久性夹板、缺失牙修复以及食物嵌塞矫治等治疗。

5.疗效维持

每3个月至半年复查1次,检查口腔卫生情况,指导口腔保健措施,并进行必要的洁治和刮治工作。两年拍摄1次全口牙片,对患者的牙周情况进行再评价。需要强调的是疗效维持工作绝大部分取决于患者对牙周疾病的认识程度以及自我口腔卫生保健意识的建立与重视,并积极配合治疗,采取有效措施控制菌斑的形成,这样才能取得事半功倍的效果。而这一点恰恰是医务人员所不能取而代之的。如果口腔卫生差,菌斑堆积严重,会使牙周病情加重而前功尽弃。

七、疗效保持与监护

牙周病患者经系统治疗稳定后的疗效保持与维护至关重要,这需要医患双方的共同重视和努力。有资料表明,牙周病治疗后疏于牙周保健的患者失牙率是坚持牙周疗效维护者的3倍。牙周系统治疗后第一年为是否复发的关键阶段。

(一)牙周病的复发

牙周病的治疗是复杂而长期的,而其疗效却未必尽如人意。病变是随时可能再发生的,这与以下多种因素有关。①治疗不当或不充分,未能消除全部潜在的适于菌斑滞留的因素。常见的原因是对牙石的清除不彻底,尤其是龈下牙石的滞留,牙周袋未彻底消除。②牙周治疗完成后,牙齿修复体设计不良,制作不当,造成进一步牙周损伤。③患者放松了牙周护理或未能定期复查,使牙周病损再度出现。④系统性疾病降低了机体对细菌的抵抗力。

复发可从以下几方面加以判断:①牙龈呈炎症改变及探查龈沟时出血。②龈沟加深导致牙周袋的复发和形成。③由X线检查发现骨吸收逐渐加大。④牙齿松动度增加。

(二)疗效维护程序

随访间隔为2～3个月,复查目前的牙周健康状况,进行必要的牙周治疗,并对今后的疗效维护提出指导意见。

询问近期有何与牙周健康相关的问题。逐一检查牙龈组织,龈沟深度或牙周袋情况及其脓性分泌物、牙齿移动度、根分叉病变以及X线片复查牙槽骨高度。菌斑染色以确定滞留区位置及口腔卫生措施有效与否。有条件的可利用暗视野显微镜以及厌氧培养技术查找牙周病致病菌数量及比例,以确定病变是否处于活动期。

(三)维护措施

1.自我口腔卫生保健

有针对性的口腔卫生指导,控制菌斑,对非自洁区(即滞留区)彻底的清洁极为重要,并结合牙龈按摩及叩齿等措施保持牙周组织的健康。

2.根面平整

对病情有反复的牙周区段或牙位要进行龈下刮治及根面平整手术,以控制病情的发展。

3.抛光与脱敏

牙面经抛光,菌斑及牙石难以沉积。疾患及术后暴露的牙根呈现过敏表现,应用氟化物进行脱敏治疗。

牙周疾病经过系统的临床治疗后并不意味大功告成,治愈的效果并非一成不变,医患双方均应充分以动态的眼光看待疗效,随时间的推移,其疗效可呈双向发展。这就要求医患之间密切配合共同促进牙周组织健康的保持和维护,才可获得稳定的疗效。

(林书霞)

第二节 牙 周 炎

一、慢性牙周炎

慢性牙周炎原名成人牙周炎或慢性成人牙周炎,更改名称是因为此类牙周炎虽最常见于成年人,但也可发生于儿童和青少年,且由于本病的进程缓慢,通常难以确定真正的发病年龄。大部分慢性牙周炎呈缓慢加重,但也可出现间歇性的活动期。此时牙周组织的破坏加速,随后又可转入静止期。大部分慢性牙周炎患者根本不出现爆发性的活动期。

本病为最常见的一类牙周炎,约占牙周炎患者的 95%,由长期存在的慢性牙龈炎向深部牙周组织扩展而引起。牙龈炎和牙周炎之间虽有明确的病理学区别,但在临床上,两者却是逐渐、隐匿地过渡。因此早期发现和诊断牙周炎十分重要,因为牙周炎的后果远比牙龈炎严重。

(一)临床表现

本病一般侵犯全口多数牙齿,也有少数患者仅发生于一组牙(如前牙)或少数牙。发病有一定的牙位特异性,磨牙和下前牙区以及邻接面由于菌斑牙石易堆积,故较易患病。牙周袋的炎症、附着丧失和牙槽骨吸收在牙周炎的早期即已出现,但因程度较轻,一般无明显不适。临床主要的症状为刷牙或进食时出血,或口内有异味,但通常不引起患者的重视。及至形成深牙周袋后,出现牙松动、咀嚼无力或疼痛,甚至发生急性牙周脓肿等,才去就诊,此时多已为晚期。

牙周袋处的牙龈呈现不同程度的慢性炎症,颜色暗红或鲜红、质地松软、点彩消失、边缘圆钝且不与牙面贴附。有些患者由于长期的慢性炎症,牙龈有部分纤维性增生、变厚,表面炎症不明显,但牙周探诊后,袋内壁有出血,也可有脓。牙周袋探诊深度超过 3 mm,且有附着丧失。如有牙龈退缩,则探诊深度可能在正常范围,但可见釉牙骨质界已暴露。因此,附着丧失能更准确地反映牙周支持组织的破坏。

慢性牙周炎根据附着丧失和骨吸收的范围及其严重程度可进一步分型。范围是指根据患病的牙数将其分为局限型和广泛型。全口牙中有附着丧失和骨吸收的位点数占总位点数≤30%者为局限型;若>30%的位点受累,则为广泛型。也可根据牙周袋深度、结缔组织附着丧失和骨吸收的程度来分为轻度、中度和重度。上述指标中以附着丧失为重点,它与炎症的程度大多一致,但也可不一致。一般随病程的延长和年龄的增长而使病情累积、加重。流行病学调查资料表明,牙周病的患病率虽高,但重症牙周炎只发生于 10%~15%的人群。

(1)轻度:牙龈有炎症和探诊出血,牙周袋深度≤4 mm,附着丧失 1~2 mm,X 线片显示牙槽骨吸收不超过根长的 1/3。可有轻度口臭。

(2)中度:牙龈有炎症和探诊出血,也可有脓。牙周袋深度≤6 mm,附着丧失3~4 mm,X 线片显示牙槽骨水平型或角型吸收超过根长的 1/3,但不超过根长的 1/2。牙齿可能有轻度松动,多根牙的根分叉区可能有轻度病变。

（3）重度：炎症较明显或发生牙周脓肿。牙周袋＞6 mm，附着丧失≥5 mm，X 线片示牙槽骨吸收超过根长的 1/2，多根牙有根分叉病变，牙多有松动。

慢性牙周炎患者除有上述特征外，晚期常可出现其他伴发症状：①牙松动、移位和龈乳头退缩，可造成食物嵌塞；②牙周支持组织减少，造成继发性合创伤；③牙龈退缩使牙根暴露，对温度敏感，并容易发生根面龋，在前牙还会影响美观；④深牙周袋内脓液引流不畅时，或身体抵抗力降低时，可发生急性牙周脓肿；⑤深牙周袋接近根尖时，可引起逆行性牙髓炎；⑥牙周袋溢脓和牙间隙内食物嵌塞，可引起口臭。

（二）诊断特征

（1）多为成年人，也可见于儿童或青少年。

（2）有明显的菌斑、牙石及局部刺激因素，且与牙周组织的炎症和破坏程度比较一致。

（3）根据累及的牙位数，可进一步分为局限性（＜30％位点）和广泛型（＞30％）；根据牙周附着丧失的程度，可分为轻度（AL 1～2 mm）、中度（AL 3～4 mm）、重度（AL≥5 mm）。

（4）患病率和病情随年龄增大而加重，病情一般缓慢进展而加重，也可间有快速进展的活动期。

（5）全身一般健康，也可有某些危险因素，如吸烟、精神压力、骨质疏松等。

中度以上的慢性牙周炎诊断并不困难，但早期牙周炎与牙龈炎的区别不甚明显，须通过仔细检查而及时诊断，以免贻误正确的治疗（表 6-1）。

表 6-1　牙龈炎和早期牙周炎的区别

	牙龈炎	早期牙周炎
牙龈炎症	有	有
牙周袋	假性牙周袋	真性牙周袋
附着丧失	无	有，能探到釉牙骨质界
牙槽骨吸收	无	嵴顶吸收，或硬骨板消失
治疗结果	病变可逆，牙龈组织恢复正常	炎症消退，病变静止，但已破坏的支持组织难以完全恢复正常

在确诊为慢性牙周炎后，还应通过仔细的病史询问和必要的检查，发现患者有无牙周炎的易感因素，如全身疾病、吸烟等，并根据病情确定其严重程度、目前牙周炎是否为活动期等，并据此制订有针对性的治疗计划和判断预后。

（三）治疗原则

慢性牙周炎早期治疗的效果较好，能使病变停止进展，牙槽骨有少量修复。只要患者能认真清除菌斑并定期复查，则疗效能长期保持。治疗应以消除菌斑、牙石等局部刺激因素为主，辅以手术等方法。由于口腔内各个牙的患病程度和病因刺激物的多少不一致，必须针对每个患牙的具体情况，制订全面的治疗计划。

1.局部治疗

（1）控制菌斑：菌斑是牙周炎的主要病原刺激物，而且清除之后还会不断在牙面堆积。因此必须向患者进行细致的讲解和指导，使其充分理解坚持不懈地清除菌斑的重要性。此种指导应贯穿于治疗的全过程，每次就诊时均应检查患者菌斑控制的程度，并做记录。有菌斑的牙面占全部牙面的 20％以下才算合格。牙周炎在龈上牙石被刮除以后，如菌斑控制方法未被掌握，牙石重新沉积的速度是很快的。

（2）彻底清除牙石，平整根面：龈上牙石的清除称为洁治术，龈下牙石的清除称为龈下刮治或深部刮治。龈下刮治除了刮除龈下结石外，还须将暴露在牙周袋内的、含有大量内毒素的病变牙骨质刮除，使根面平整而光滑。根面平整使微生物数量大大减少，并搅乱了生物膜的结构，改变了龈下的环境，使细菌不易重新附着。牙龈结缔组织有可能附着于根面，形成新附着。

经过彻底的洁治和根面平整后，临床上可见牙龈的炎症和肿胀消退，出血和溢脓停止，牙周袋变浅、变紧。袋变浅是由于牙龈退缩及袋壁胶原纤维的新生，牙龈变得致密，探针不再穿透结合上皮进入结缔组织内，也可能有新的结缔组织附着于根面。洁治和刮治术是牙周炎的基础治疗，任何其他治疗手段只应作为基础治疗的补充手段。

（3）牙周袋及根面的药物处理：大多数患者在根面平整后，组织能顺利愈合，不需药物处理。对一些炎症严重、肉芽增生的深牙周袋，在刮治后可用药物处理袋壁。必要时可用复方碘液，它有较强的消炎、收敛作用，注意避免烧灼邻近的黏膜。

近年来，牙周袋内局部放置缓释型的抗菌药物取得了较好的临床效果，药物能较长时间停留于牙周袋内，起到较好的疗效。可选用的药物如甲硝唑、四环素及其同族药物如米诺环素、氯己定等。有人报道，用含有上述药物的凝胶或溶液冲洗牙周袋，袋内的微生物也消失或明显减少。但药物治疗只能作为机械方法清除牙石后的辅助治疗，不能取代除石治疗。

（4）牙周手术：上述治疗后，若仍有较深的牙周袋，或根面牙石不易彻底清除，炎症不能控制，则可进行牙周手术。其优点是可以在直视下彻底刮除根面的牙石及不健康的肉芽组织，必要时还可修整牙槽骨的外形或截除患根、矫正软组织的外形等等。手术后牙周袋变浅、炎症消退、骨质吸收停止，甚至可有少量骨修复。理想的手术效果是形成新附着，使牙周膜的结缔组织细胞重新在根面沉积牙骨质，并形成新的牙周膜纤维束和牙槽骨。这就是牙周组织的再生性手术，是目前临床和理论研究的热点，临床取得一定的成果，但效果有待提高。

（5）松动牙固定术：用各种材料和方法制成牙周夹板，将一组患牙与其相邻的稳固牙齿联结在一起，使𬌗力分散于一组牙上，减少了患牙承受的超重力或侧向扭转力的损害。这种固定术有利于牙周组织的修复。一般是在松牙固定后，牙齿稳固、咀嚼功能改善。有些病例在治疗数月后，X线片可见牙槽骨硬骨板致密等效果。本法的缺点是，对局部的菌斑控制措施有一定的妨碍。因此，一定要从有利于菌斑控制方面改善设计，才能使本法持久应用。如果患者有缺失牙齿需要修复，而基牙或邻近的患牙因松动而需要固定，也可在可摘式义齿上设计一定的固定装置，或用制作良好的固定桥来固定松动牙。并非所有松动牙都需要固定，主要是患牙动度持续加重、影响咀嚼功能者才需要固定。

（6）调𬌗：如果X线片显示牙槽骨角形缺损或牙周膜增宽，就要对该牙做有无𬌗干扰的检查。如有叩诊震颤，再用蜡片法或咬合纸法查明早接触点的部位及大小，然后进行选磨。如果不能查到𬌗干扰，说明该牙目前并不存在创伤，可能是曾经有过创伤，但由于早接触点已被磨损，或由于牙周组织的自身调节，创伤已经缓解，这种情况不必做调𬌗处理。

（7）拔除不能保留的患牙：严重而无法挽救的患牙必须及早拔除，以免影响治疗和增加再感染的机会。拔牙后的愈合可使原来的牙周病变区破坏停止而出现修复性改变，这一转机对邻牙的治疗有着良好的影响。

（8）坚持维护期治疗：牙周炎经过正规治疗后，一般能取得较好的效果，但长期疗效的保持取决于是否能定期复查和进行必要的后续治疗，患者的自我菌斑控制也是至关重要的。根据患者的病情以及菌斑控制的好坏来确定复查的间隔时间,每次复查均应对患者进行必要的口腔卫生指导和预防性洁治。若有病情未被控制的牙位,则应进行相应的治疗。总之,牙周炎的治疗绝非一劳永逸的,维护期治疗是保持长期疗效的关键。

2.全身治疗

慢性牙周炎除非出现急性症状,一般不需采用抗生素类药物。对严重病例可口服甲硝唑0.2 g,每天 3～4 次,共服 1 周,或服螺旋霉素 0.2 g,每天 4 次,共服 5～7 d。有些患者有慢性系统性疾病,如糖尿病、心血管疾病等,应与内科医师配合,积极治疗和控制全身疾病。成功的牙周治疗对糖尿病的控制也有积极意义。

大多数慢性牙周炎患者经过恰当的治疗后,病情可得到控制,但也有少数患者疗效很差。有报告显示,对 600 名牙周炎患者追踪观察平均 22 年后,83％患者疗效良好、13％病情加重、4％则明显恶化(人均失牙 10～23 个)。过去把后两类患者称为难治性牙周炎或顽固性牙周炎。这些患者可能有特殊的致病菌,或牙体和牙周病变的形态妨碍了彻底地清除病原刺激物。有人报告此类患者常为重度吸烟者。

二、侵袭性牙周炎

侵袭性牙周炎是一组在临床表现和实验室检查(包括化验和微生物学检查)均与慢性牙周炎有明显区别的、相对少见的牙周炎。它包含了 1989 年旧分类中的 3 个类型,即青少年牙周炎、快速进展性牙周炎和青春前期牙周炎,一度曾将这三个类型合称为早发性牙周炎。实际上这类牙周炎虽多发于年轻人,但也可见于成年人。本病一般来说发展较迅猛,但也可转为间断性的静止期,而且临床上对进展速度也不易判断。因此在 1999 年的国际研讨会上建议更名为侵袭性牙周炎。

(一)侵袭性牙周炎的危险因素

对侵袭性牙周炎的病因尚未完全明了,大量的病因证据主要源于过去对青少年牙周炎的研究结果。现认为某些特定微生物的感染及机体防御能力的缺陷是引起侵袭性牙周炎的主要因素。

1.微生物

大量的研究表明,伴放线嗜血菌是侵袭性牙周炎的主要致病菌。其主要依据如下。

(1)从局限性青少年牙周炎患牙的龈下菌斑中可分离出伴放线嗜血菌,阳性率高达 90％～100％,而同一患者口中的健康牙或健康人则检出率明显得低(＜20％),慢性牙周炎患者伴放线嗜血菌的检出率也低于局限性青少年牙周炎。但也有些学者(尤其是中国和日本的学者)报告未能检出伴放线嗜血菌,或是所检出的伴放线嗜血菌为低毒性株,而主要分离出牙龈卟啉单胞菌、腐蚀艾肯菌、中间普氏菌、具核梭杆菌等。这可能是重症患者的深牙周袋改变了微生态环境,使一些严格厌氧菌成为优势菌,而伴放线嗜血菌不再占主导,也可能确实存在着种族和地区的差异。广泛型侵袭性牙周炎的龈下菌群主要为牙龈卟啉单胞菌、福赛拟杆菌、腐蚀艾肯菌等。也有学者报告,在牙周健康者和儿童口腔中也可检出伴放线嗜血菌,但占总菌的比例较低。

(2)伴放线嗜血菌产生多种对牙周组织有毒性和破坏作用的毒性产物,例如白细胞毒素,能损伤乃至杀死中性粒细胞和单核细胞,并引起动物的实验性牙周炎。伴放线嗜血菌表面的膜泡脱落可使毒素播散,还产生上皮毒素、骨吸收毒素、细胞坏死膨胀毒素和致凋亡毒素等。

(3)引发宿主的免疫反应:局限性侵袭性牙周炎患者的血清中有明显升高的抗伴放线嗜血菌

抗体,牙龈局部和龈沟液内也产生大量的特异抗体甚至高于血清水平,说明这种免疫反应发生于牙龈局部。伴放线嗜血菌产生的内毒素可激活上皮细胞、中性粒细胞、成纤维细胞和单核细胞产生大量的细胞因子,引发炎症反应。

(4)牙周治疗可使伴放线嗜血菌量明显减少或消失,当病变复发时,该菌又复出现。有人报告,由于伴放线嗜血菌能入侵牙周组织,单纯的机械治疗不能消除伴放线嗜血菌,临床疗效欠佳,口服四环素后,伴放线嗜血菌消失,临床疗效转佳。

近年来有学者报告,从牙周袋内分离出病毒、真菌甚至原生动物,可能与牙周病有关。

2.全身背景

(1)白细胞功能缺陷:已有大量研究证明本病患者有周缘血的中性粒细胞和/或单核细胞的趋化功能降低。有的学者报告,吞噬功能也有障碍,这种缺陷带有家族性,患者的同胞中有的也可患侵袭性牙周炎,或虽未患牙周炎,却也有白细胞功能缺陷。但侵袭性牙周炎患者的白细胞功能缺陷并不导致全身其他部位的感染性疾病。

(2)产生特异抗体:研究还表明与伴放线嗜血菌的糖类抗原发生反应的抗体主要是 IgG_2 亚类,在局限性侵袭性牙周炎患者中水平升高,而广泛性侵袭性牙周炎则缺乏此亚类。提示 IgG_2 抗体起保护作用,可阻止病变的扩散。

(3)遗传背景:本病常有家族聚集现象,也有种族易感性的差异,本病也可能有遗传背景。

(4)牙骨质发育异常:有少量报道,发现局限性青少年牙周炎患者的牙根尖而细,牙骨质发育不良,甚至无牙骨质,不仅已暴露于牙周袋内的牙根如此,在其根方尚未发生病变处的牙骨质也有发育不良。说明这种缺陷不是疾病的结果,而是发育中的问题。国内有报告侵袭性牙周炎患者发生单根牙牙根形态异常的概率高于牙周健康者和慢性牙周炎患者;牙根形态异常的牙,其牙槽骨吸收重于形态正常者。

3.环境和行为因素

吸烟的量和时间是影响年轻人牙周破坏范围的重要因素之一。吸烟的广泛型侵袭性牙周炎患者比不吸烟的广泛型侵袭性牙周炎患者患牙数多、附着丧失量也多。吸烟对局限型患者的影响较小。口腔卫生的好坏也对疾病有影响。

总之,现代的观点认为牙周炎不是由单一种细菌引起的,而是多种微生物共同和相互作用。高毒性的致病菌是必需的致病因子,而高易感性宿主的防御功能低下和/或过度的炎症反应所导致牙周组织的破坏是发病的重要因素,吸烟、遗传基因等调节因素也可能起一定的促进作用。

(二)组织病理学改变

侵袭性牙周炎的组织学变化与慢性牙周炎无明显区别,均以慢性炎症为主。免疫组织化学研究发现,本病的牙龈结缔组织内也以浆细胞浸润为主,但其中产生 IgA 的细胞少于慢性牙周炎者,游走到袋上皮内的中性粒细胞数目也较少,这两种现象可能是细菌易于入侵的原因之一。电镜观察到在袋壁上皮、牙龈结缔组织甚至牙槽骨的表面可有细菌入侵,主要为革兰阴性菌及螺旋体。近年还有学者报告,中性粒细胞和单核细胞对细菌的过度反应,密集的白细胞浸润及过量的细胞因子和炎症介质表达,可能导致严重的牙周炎症和破坏。

(三)临床表现

根据患牙的分布可将侵袭性牙周炎分为局限型和广泛型。局限型大致相当于过去的局限型青少年牙周炎,广泛型相当于过去的弥漫型青少年牙周炎和快速进展性牙周炎。局限型侵袭性牙周炎和广泛型侵袭性牙周炎的临床特征有相同之处,也各有其不同处。在我国,典型的局限型侵袭性牙周炎较为少见,这一方面可能由于患者就诊较晚,病变已蔓延至全口多个牙,另一方面可能有种族背景。

1.快速进展的牙周组织破坏

快速的牙周附着丧失和骨吸收是侵袭性牙周炎的主要特点。严格来说,"快速"的确定应依据在两个时间点所获得的临床记录或X线片来判断,然而此种资料不易获得。临床上常根据"严重的牙周破坏发生在较年轻的患者"来作出快速进展的判断。有人估计,本型患者的牙周破坏速度比慢性牙周炎快3~4倍,患者常在20岁左右即已须拔牙或牙自行脱落。

2.年龄与性别

本病患者一般年龄较小,发病可始于青春期前后,因早期无明显症状,患者就诊时常在20岁左右。有学者报告,广泛型的平均年龄大于局限型患者,一般也在30岁以下,但也可发生于35岁以上的成年人。女性多于男性,但也有人报告年幼者以女性为多,稍长后性别无差异。

3.口腔卫生情况

本病一个突出的表现是局限型患者的菌斑、牙石量很少,牙龈表面的炎症轻微,但却已有深牙周袋,牙周组织破坏程度与局部刺激物的量不成比例。牙龈表面虽然无明显炎症,实际上在深袋部位是有龈下菌斑的,而且袋壁也有炎症和探诊后出血。广泛型的菌斑、牙石量因人而异,多数患者有大量的菌斑和牙石,也可很少。牙龈有明显的炎症,呈鲜红色,并可伴有龈缘区肉芽性增殖,易出血,可有溢脓,晚期还可以发生牙周脓肿。

4.好发牙位

1999年新分类法规定,局限型侵袭性牙周炎的特征是"局限于第一恒磨牙或切牙的邻面有附着丧失,至少波及两个恒牙,其中一个为第一磨牙。其他患牙(非第一磨牙和切牙)不超过两个"。换言之,典型的患牙局限于第一恒磨牙和上下切牙,多为左右对称。X线片可见第一磨牙的近远中均有垂直型骨吸收,形成典型的"弧形吸收"(图6-4),在切牙区多为水平型骨吸收。但早期的患者不一定波及所有的切牙和第一磨牙。广泛型的特征为"广泛的邻面附着丧失,侵犯第一磨牙和切牙以外的牙数在三颗以上"。也就是说,侵犯大多数牙。

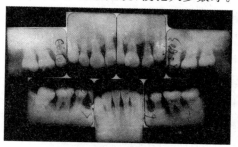

图 6-4　局限型侵袭性牙周炎的X线表现
第一恒磨牙处牙槽骨的弧形吸收

5.家族聚集性

家族中常有多人患本病,患者的同胞有50%患病机会。其遗传背景可能与白细胞功能缺陷有关,也有人认为是X连锁性遗传或常染色体显性遗传等。但也有一些学者认为是牙周致病菌在家族中的传播所致。临床上并非每位侵袭性牙周炎患者均有家族史。

6.全身情况

侵袭性牙周炎患者一般全身健康,无明显的系统性疾病,但部分患者具有中性粒细胞及(或)

单核细胞的功能缺陷。多数患者对常规治疗,如刮治和全身药物治疗,有明显的疗效,但也有少数患者经任何治疗都效果不佳,病情迅速加重直至牙齿丧失。

广泛型和局限型究竟是两个独立的类型,抑或广泛型侵袭性牙周炎是局限型发展和加重的结果,尚不肯定。但有不少研究结果支持两者为同一疾病不同阶段的观点。①年幼者以局限型较多,而年长者患牙数目增多,以广泛型为多。②局限型患者血清中的抗伴放线嗜血菌特异抗体水平明显地高于广泛型患者,起保护作用的 IgG_2 亚类水平也高于广泛型。③有些广泛型侵袭性牙周炎患者的第一磨牙和切牙病情较重,且有典型的"弧形吸收"影像,提示这些患者可能由局限型病变发展而来。

(四)诊断特点

本病应抓住早期诊断这一环,因患者初起时无明显症状,待就诊时多已为晚期。如果一名青春期前后的年轻患者,菌斑、牙石等刺激物不多,炎症不明显,但发现有少数牙松动、移位或邻面深袋,局部刺激因子与病变程度不一致等,则应引起重视。重点检查切牙及第一磨牙邻面,并拍摄 X 线片,殆翼片有助于发现早期病变。有条件时,可做微生物学检查,发现伴放线菌嗜血菌或大量的牙龈卟啉单胞菌,或检查中性多形核白细胞有无趋化和吞噬功能的异常,若为阳性,对诊断本病十分有利。早期诊断及治疗对保留患牙和控制病情极为重要。对于侵袭性牙周炎患者的同胞进行牙周检查,有助于早期发现其他病例。

临床上常以年龄(35 岁以下)和全口大多数牙的重度牙周破坏,作为诊断广泛型侵袭性牙周炎的标准,也就是说牙周破坏程度与年龄不相称。但必须明确的是,并非所有年轻患者的重度牙周炎均可诊断为侵袭性牙周炎,应先排除以下一些明显的局部和全身因素:①是否有严重的错殆导致咬合创伤,加速了牙周炎的病程。②是否曾接受过不正规的正畸治疗,或在正畸治疗前未认真治疗已存在的牙周病。③有无食物嵌塞、邻面龋、牙髓及根尖周病、不良修复体等局部促进因素,加重了菌斑堆积,造成牙龈的炎症和快速的附着丧失。④有无伴随的全身疾病,如未经控制的糖尿病、白细胞黏附缺陷、HIV 感染等。上述①~③的存在可以加速慢性牙周炎的牙槽骨吸收和附着丧失,如有④则应列入伴有全身疾病的牙周炎中,其治疗也不仅限于口腔科。如有条件检测患者周缘血的中性粒细胞和单核细胞的趋化及吞噬功能、血清 IgG_2 水平,或微生物学检测,则有助于诊断。有时阳性家族史也有助于诊断本病。

最近有学者提出,在有的年轻人和青少年,有个别牙齿出现附着丧失,但其他方面不符合早发性牙周炎者,可称之为偶发性附着丧失。例如个别牙因咬合创伤或错殆所致的牙龈退缩、拔除智齿后第二磨牙远中的附着丧失等。这些个体可能为侵袭性牙周炎或慢性牙周炎的易感者,应密切加以复查和监测,以利早期诊断。

(五)治疗原则

1.早期治疗,防止复发

本病常导致患者早年失牙,因此特别强调早期、彻底的治疗,主要是彻底消除感染。治疗原则基本同慢性牙周炎,洁治、刮治和根面平整等基础治疗是必不可少的,多数患者对此有较好的疗效。治疗后病变转入静止期。但因为伴放线嗜血菌及其他细菌可入侵牙周组织,单靠机械刮治不易彻底消除入侵的细菌,有的患者还需用翻瓣手术清除组织内的微生物。本病治疗后较易复发(国外报道复发率约为 1/4),因此应加强定期的复查和必要的后续治疗。根据每位患者菌斑和炎症的控制情况,确定复查的间隔期。开始时为每 1~2 个月 1 次,半年后若病情稳定,可逐渐延长。

2.抗菌药物的应用

有报告,本病单纯用刮治术不能消除入侵牙龈中的伴放线嗜血菌,残存的微生物容易重新在牙根面定植,使病变复发。因此主张全身服用抗生素作为辅助疗法。国外主张使用四环素0.25 g,每天4次,共服2~3周。也可用小剂量多西环素(强力霉素),50 mg,每天2次。这两种药除有抑菌作用外,还有抑制胶原酶的作用,可减少牙周组织的破坏。近年来还主张在龈下刮治后口服甲硝唑和阿莫西林,两者合用效果优于单一用药。在根面平整后的深牙周袋内放置缓释的抗菌制剂,如甲硝唑、米诺环素、氯己定等,也有良好疗效。文献报道,可减少龈下菌斑的重新定植,减少病变的复发。

3.调整机体防御功能

宿主对细菌感染的防御反应在侵袭性牙周炎的发病和发展方面起重要的作用。近年来人们试图通过调节宿主的免疫和炎症反应过程来减轻或治疗牙周炎。例如多西环素可抑制胶原酶,非甾体抗炎药(NSAIDs)可抑制花生四烯酸产生前列腺素,阻断和抑制骨吸收,这些均有良好的前景。中医学强调全身调理,国内有学者报告用六味地黄丸为基础的固齿丸(膏),在牙周基础治疗后服用数月,可提高疗效和明显减少复发率。服药后,患者的白细胞趋化和吞噬功能以及免疫功能也有所改善。吸烟是牙周炎的危险因素,应劝患者戒烟。还应努力发现和调整其他全身因素及宿主防御反应方面的缺陷。

4.综合治疗

在病情不太重而有牙移位的患者,可在炎症控制后,用正畸方法将移位的牙复位排齐,但正畸过程中务必加强菌斑控制和牙周病情的监控,加力也宜轻缓。牙体或牙列的修复也要注意应有利于菌斑控制。

总之,牙周炎是一组临床表现为慢性炎症和支持组织破坏的疾病,它们都是感染性疾病,有些人长期带菌却不发病,而另一些人却发生牙龈炎或牙周炎。牙周感染与身体其他部位的慢性感染有相同之处,但又有其独特之处,主要由牙体、牙周组织的特点所决定。龈牙结合部直接暴露在充满各种微生物的口腔环境中,细菌生物膜长期不断地定植于表面坚硬且不脱落的牙面上,又有丰富的来自唾液和龈沟液的营养。牙根及牙周膜、牙槽骨则是包埋在结缔组织内,与全身各系统及组织有密切的联系,宿主的防御系统能达到牙周组织的大部分,但又受到一定的限制。这些都决定着牙周炎的慢性、不易彻底控制、容易复发、与全身情况有双向影响等特点。

牙周炎是多因素疾病,决定着发病与否和病情程度的因素有微生物的种类、毒性和数量;宿主对微生物的应战能力;环境因素(如吸烟、精神压力等);某些全身疾病和状况的影响(如内分泌、遗传因素)等。有证据表明牙周炎也是一个多基因疾病,不是由单个基因所决定的。

牙周炎在临床上表现为多类型。治疗主要是除去菌斑及其他促进因子,但对不同类型、不同阶段的牙周炎及其并发病变,需要使用多种手段(非手术、手术、药物、正畸、修复等)的综合治疗。

牙周炎的治疗并非一劳永逸的,而需要终身维护和必要的重复治疗。最可庆幸和重要的一点是,牙周炎和牙龈炎都是可以预防的疾病,通过公众自我保护意识的加强、防治条件的改善及口腔医务工作者不懈的努力,牙周病是可以被消灭和控制的。

三、反映全身疾病的牙周炎

属于本范畴的牙周炎主要有两大类,即血液疾病(白细胞数量和功能的异常、白血病等)和某些遗传性疾病。以下介绍一些较常见而重要的全身疾病在牙周组织的表现。

(一)掌跖角化-牙周破坏综合征

本病特点是手掌和足跖部的皮肤过度角化,牙周组织严重破坏。有的病例还伴有硬脑膜的钙化。患者全身一般健康,智力正常。本病罕见,患病率为百万分之一至百万分之四。

1.临床表现

皮损及牙周病变常在 4 岁前共同出现,有人报告,可早在出生后 11 个月。皮损包括手掌、足底、膝部及肘部局限的过度角化、鳞屑、皲裂,有多汗和臭汗。约有 1/4 患者易有身体其他部位感染。牙周病损在乳牙萌出不久即可发生,深牙周袋炎症严重,溢脓、口臭,骨质迅速吸收,在 5～6 岁时乳牙相继脱落,创口愈合正常。待恒牙萌出后又发生牙周破坏,常在 10 多岁时自行脱落或拔除。有的患者第三磨牙也会在萌出后数年内脱落,有的则报告第三磨牙不受侵犯。

2.病因

(1)本症的菌斑成分与成人牙周炎的菌斑较类似,而不像侵袭性牙周炎。在牙周袋近根尖区域有大量的螺旋体,在牙骨质上也黏附有螺旋体。有人报告,患者血清中有抗伴放线嗜血菌的抗体,袋内可分离出该菌。

(2)本病为遗传性疾病,属于常染色体隐性遗传。父母不患该症,但可能为血缘婚姻(约占 23%),双亲必须均携带常染色体基因才使其子女患本病。患者的同胞中也可有患本病者,男女患病机会均等。有人报告本病患者的中性粒细胞趋化功能异常。

3.病理

与慢性牙周炎无明显区别。牙周袋壁有明显的慢性炎症,主要为浆细胞浸润,袋壁上皮内几乎见不到中性粒细胞。破骨活动明显,成骨活动很少。患牙根部的牙骨质非常薄,有时仅在根尖区存在较厚的有细胞的牙骨质。X 线片见牙根细而尖,表明牙骨质发育不良。

4.治疗原则

对于本病,常规的牙周治疗效果不佳,患牙的病情常持续加重,直至全口拔牙。近年来有人报告,对幼儿可将拔除全部乳牙,当恒切牙和第一恒磨牙萌出时,再口服 10～14 d 抗生素,可防止恒牙发生牙周破坏。若患儿就诊时已有恒牙萌出或受累,则将严重患牙拔除,重复多疗程口服抗生素,同时进行彻底的局部牙周治疗,每 2 周复查和洁治 1 次,保持良好的口腔卫生。在此情况下,有些患儿新萌出的恒牙可免于罹病。这种治疗原则的出发点是基于本病是伴放线嗜血菌或某些致病微生物的感染,而且致病菌在牙齿刚萌出后即附着于该牙面。在关键时期(如恒牙萌出前)拔除一切患牙,创造不利于致病菌生存的环境,以防止新病变的发生。这种治疗原则取得了一定效果,但病例尚少,仍须长期观察,并辅以微生物学研究。患者的牙周炎控制或拔牙后,皮损仍不能痊愈,但可略减轻。

(二)Down 综合征

本病又名先天愚型,或染色体 21-三体综合征,为一种由染色体异常所引起的先天性疾病。一型是典型的染色体第 21 对三体病,有 47 个染色体,另一型为只有 23 对染色体,第 21 对移到其他染色体上。本病可有家族性。

患者有发育迟缓和智力低下。约一半患者有先天性心脏病,约 15% 患儿于 1 岁前夭折。患者面部扁平、眶距增宽、鼻梁低宽、颈部短粗,常有上颌发育不足、乳牙萌出较迟、错𬌗畸形、牙间隙较大、系带附着位置过高等。几乎 100% 患者均有严重的牙周炎,且其牙周破坏程度远超过菌斑、牙石等局部刺激物的量。本病患者的牙周破坏程度重于其他非先天愚型的弱智者。全口牙齿均有深牙周袋及炎症,下颌前牙较重,有时可有牙龈退缩。病情迅速加重,有时可伴坏死性龈炎。乳牙和恒牙均可受累。

患者的龈下菌斑微生物与一般牙周炎患者并无明显区别。有人报告,产黑色素普雷沃菌群增多。牙周病情的快速恶化可能与中性粒细胞的趋化功能低下有关,也有报告白细胞的吞噬功能和细胞内杀菌作用也降低。

本病无特殊治疗,彻底的常规牙周治疗和认真控制菌斑,可减缓牙周破坏。但由于患儿智力低下,常难以坚持治疗。

(三)糖尿病

糖尿病是与多种遗传因素有关的内分泌异常。由于胰岛素的生成不足、功能不足或细胞表面缺乏胰岛素受体等机制,产生胰岛素抵抗,患者的血糖水平升高,糖耐量降低。糖尿病与牙周病在我国的患病率都较高,两者都是多基因疾病,都有一定程度的免疫调节异常

1999年的牙周病分类研讨会上,专家们认为糖尿病可以影响牙周组织对细菌的反应性。他们把"伴糖尿病的牙龈炎"列入"受全身因素影响的菌斑性牙龈病"中,然而在"反映全身疾病的牙周炎"中却未列入糖尿病。在口腔科临床上看到的大多为Ⅱ型糖尿病患者,他们的糖尿病主要影响牙周炎的发病和严重程度。尤其是血糖控制不良的患者,其牙周组织的炎症较重,龈缘红肿呈肉芽状增生,易出血和发生牙周脓肿,牙槽骨破坏迅速,导致深袋和牙松动,牙周治疗后也较易复发。血糖控制后,牙周炎的情况会有所好转。有学者提出将牙周炎列为糖尿病的第六并发症(其他并发症为肾病变、神经系统病变、视网膜病变、大血管病变、创口愈合缓慢)。文献表明,血糖控制良好的糖尿病患者,其对基础治疗的疗效与无糖尿病的、牙周破坏程度相似的患者无明显差别。近年来国内外均有报道,彻底有效的牙周治疗不仅使牙周病变减轻,还可使糖尿病患者的糖化血红蛋白(HbA1c)和TNF-a水平显著降低,胰岛素的用量可减少,龈沟液中的弹力蛋白酶水平下降。这从另一方面支持牙周炎与糖尿病的密切关系。但也有学者报告,除牙周基础治疗外,还需全身或局部应用抗生素,才能使糖化血红蛋白含量下降。

(四)艾滋病

1.临床表现

1987年,Winkler等首先报告艾滋病患者的牙周炎,患者在3～4个月间牙周附着丧失可达90％。目前认为与HIV有关的牙周病损主要有两种。

(1)线形牙龈红斑:在牙龈缘处有明显的、鲜红的、宽为2～3 mm的红边,在附着龈上可呈瘀斑状,极易出血。此阶段一般无牙槽骨吸收。现认为该病变是由白色念珠菌感染所致,对常规治疗反应不佳。对线形牙龈红斑的发生率报告不一,它有较高的诊断意义,可能为坏死性溃疡性牙周炎的前驱。但此种病损也可偶见于非HIV感染者,需仔细鉴别。

(2)坏死性溃疡性牙周病:1999年的新分类认为尚不能肯定坏死性溃疡性牙龈炎和坏死性溃疡性牙周炎是否为两个不同的疾病,因此主张将两者统称为坏死性溃疡性牙周病。

艾滋病患者所发生的坏死溃疡性牙龈炎临床表现与非HIV感染者十分相似,但病情较重,病势较凶。需结合其他检查来鉴别。坏死性溃疡性牙周炎则可由患者抵抗力极度低下而从坏死性溃疡性牙龈炎迅速发展而成,也可能是在原有的慢性牙周炎基础上,坏死性溃疡性牙龈炎加速和加重了病变。在HIV感染者中坏死性溃疡性牙周炎的发生率为4％～10％。坏死性溃疡性牙周炎患者的骨吸收和附着丧失特别重,有时甚至有死骨形成,但牙龈指数和菌斑指数并不一定相应的高。换言之,在局部因素和炎症并不太重,而牙周破坏迅速,且有坏死性龈病损的特征时,应引起警惕,注意寻找其全身背景。有人报告,坏死性溃疡性牙周炎与机体免疫功能的极度降低

有关,T 辅助细胞($CD4^+$)的计数与附着丧失程度呈负相关。正常人的 $CD4^+$ 计数为 $600\sim$ $1\ 000/mm^3$,而艾滋病合并坏死性溃疡性牙周炎的患者则明显降低,可达 $100/mm^3$ 以下,此种患者的短期病死率较高。严重者还可发展为坏死性溃疡性口炎。

艾滋病在口腔黏膜的表现还有毛状白斑、白色念珠菌感染、复发性口腔溃疡等,晚期可发生 Kaposi 肉瘤,其中约有一半可发生在牙龈上,必要时可做病理检查以证实。

如上所述,线形牙龈红斑、坏死性溃疡性牙龈炎、坏死性溃疡性牙周炎、白色念珠菌感染等均可发生于正常的无 HIV 感染者,或其他免疫功能低下者。因此不能仅凭上述临床表征就作出艾滋病的诊断。口腔科医师的责任是提高必要的警惕,对可疑的病例进行恰当和必要的化验检查,必要时转诊。

2.治疗原则

坏死性牙龈炎和坏死性牙周炎患者均可按常规的牙周治疗,如局部清除牙石和菌斑,全身给以抗菌药,首选为甲硝唑 200 mg,每天 $3\sim4$ 次,共服 $5\sim7$ d,它比较不容易引起继发的真菌感染,还需使用$0.12\%\sim0.2\%$的氯己定含漱液,它对细菌、真菌和病毒均有杀灭作用。治疗后疼痛常可在 $24\sim36$ h 内消失。线形牙龈红斑(LGE)对常规牙周治疗的反应较差,难以消失,常需全身使用抗生素。

四、根分叉病变

根分叉病变是牙周炎的伴发病损,指病变波及多根牙的根分叉区,可发生于任何类型的牙周炎。下颌第一磨牙患病率最高,上颌前磨牙最低。

(一)病因

(1)本病只是牙周炎发展的一个阶段,菌斑仍是其主要病因。只是由于根分叉区一旦暴露,该处的菌斑控制和牙石的清除比较困难,使病变加速或加重发展。

(2)𬌗创伤是本病的一个加重因素,因为根分叉区是对𬌗力敏感的部位,一旦牙龈的炎症进入该区,组织的破坏会加速进行,常造成凹坑状或垂直型骨吸收。尤其是病变局限于一个牙齿或单一牙根时,更应考虑𬌗创伤的因素。

(3)解剖因素:约 40% 的多根牙在牙颈部有釉突,有的可伸进分叉区,在该处易形成病变。约有 75% 的牙齿,其根分叉距离釉牙骨质界较近,一旦有牙周袋形成,病变很容易扩延到根分叉区。在磨牙的髓室底常有数目不等的副根管,可使牙髓的炎症和感染扩散到根分叉区。尤其在患牙的近远中侧牙槽骨完整,病变局限于分叉区者,更应考虑此因素。

(二)病理

根分叉区的组织病理改变并无特殊性。牙周袋壁有慢性炎症,骨吸收可为水平型或垂直型,邻近部位可见不同程度的骨质修复。牙根表面有牙石、菌斑,也可见到有牙根吸收或根面龋。

(三)临床表现

根分叉区可能直接暴露于口腔,也可被牙周袋所遮盖,须凭探诊来检查。除用牙周探针探查该处的牙周袋深度外,还需用弯探针水平方向地探查分叉区病变的程度。Glickman 提出根据病变程度可分为四度。

1.一度

牙周袋深度已到达根分叉区,探针可探到根分叉外形,但分叉内的牙槽骨没有明显破坏,弯探针不能进入分叉区。X 线片上看不到骨质吸收(图 6-5)。

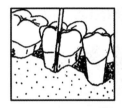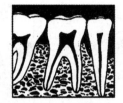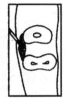

图 6-5　一度分叉区病损

2.二度

分叉区的骨吸收仅局限于颊侧或舌侧,或虽然颊、舌侧均已有吸收,却尚未相通。X 线片显示该区仅有牙周膜增宽,或骨质密度略减低。根据骨质吸收的程度,又可将二度病变分为早期和晚期。早期二度为探针水平方向探入根分叉的深度小于 3 mm,或未超过该牙颊舌径的 1/2;晚期二度病变则探针水平探入超过 3 mm,或超过颊舌径的 1/2,但不能与对侧相通,也就是说,分叉区尚有一部分骨间隔存在(图 6-6)。

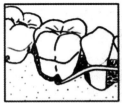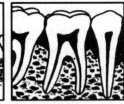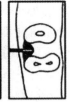

早期二度分叉病根

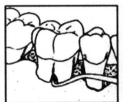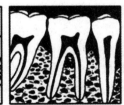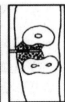

晚期二度分叉病根

图 6-6　二度分叉区病损

3.三度

病变波及全部根分叉区,根间牙槽骨全部吸收,探针能通过分叉区,但牙龈仍覆盖分叉区。X 线片见该区骨质消失呈透射区(图 6-7)。

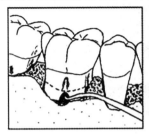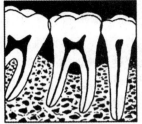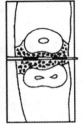

图 6-7　三度分叉区病损

4.四度

病变波及全部根分叉区,根间骨间隔完全破坏,牙龈退缩而使分叉区完全开放而能直视(图 6-8)。

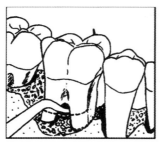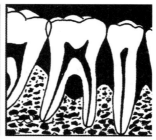

图 6-8　四度分叉区病损

以上分度方法同样适用于上颌的三根分叉牙。但由于三根分叉在拍摄 X 线片时牙根重叠，因而影像模糊不清。临床检查时可用弯探针从腭侧进入，探查近中分叉及远中分叉是否尚有骨质存在，或已完全贯通。藉此法来辨别是二度或三度病损。但这些检查都只能探查水平向的根分叉骨缺损。

X 线片在根分叉病变的诊断中只能起辅佐作用，实际病变总是比 X 线片所显示的要严重些。这是由影像重叠、投照角度不同及骨质破坏形态复杂所造成的。当见到分叉区已有牙周膜增宽的黑线，或骨小梁略显模糊时，临床上已肯定有二度以上的病变，应仔细检查。当磨牙的某一个牙根有明显的骨吸收时，也应想到根分叉区可能已受波及。

根分叉区易于存积菌斑，故此处牙周袋常有明显的炎症或溢脓。但也有时表面似乎正常，而袋内壁却有炎症，探诊后出血常能提示深部存在炎症。当治疗不彻底或其他原因使袋内引流不畅时，能发生急性牙周脓肿。当病变使牙根暴露或发生根面龋，或牙髓受累时，患牙常可出现对温度敏感直至自发痛等症状。早期牙齿尚不松动，晚期牙齿松动。

（四）治疗原则

根分叉区病变的治疗原则与单根牙病变基本一致，但由于分叉区的解剖特点，如分叉的位置高低，两根（或三根）之间如过于靠拢，则妨碍刮治器械的进入。根面的凹槽，骨破坏形态的复杂性等因素，使分叉区的治疗难度大大提高，疗效也受到一定影响。治疗的目标有二。①消除或改善因病变所造成的缺损，形成一个有利于患者控制菌斑和长期保持疗效的局部形态。②对早期病变促使其有一定程度的新附着，这方面尚有较大难度。

对一度根分叉病变处的浅牙周袋，做彻底的龈下刮治和根面平整即可，袋深且牙槽骨形态不佳者则做翻瓣术并修整骨外形。

二度病变牙周袋较深者不宜做单纯的袋切除术，因会使附着龈丧失，且效果不持久。此时应做翻瓣术，必要时修整骨外形，并将龈瓣根向复位，使袋变浅，根分叉区得以充分外露，便于患者自我控制菌斑，防止病变复发。若牙齿、牙槽骨的形态较好，分叉区能彻底进行根面平整，则可用引导性组织再生手术加植骨术，促使分叉处新骨形成。此法为目前研究的热点。

三度和四度根分叉病变，因分叉区病变已贯通，单纯翻瓣术难以消除深袋和保持分叉区的清洁。可将病变最严重的牙根截除或用分牙术等消除分叉区，以利患者自我保持清洁。

（林书霞）

第三节 牙 龈 病

牙龈病指发生于牙龈组织而不侵犯深部其他牙周组织的一组疾病,其中牙龈炎最常见。几乎所有的牙龈疾病中均有慢性炎症存在,因为龈牙结合部总是存在牙菌斑及其他激惹因素。除炎症外,也可伴有增生、变性、萎缩、坏死等病理变化。在有些牙龈病中,炎症可以为原发和唯一的变化,如最常见的菌斑性龈炎;炎症也可以是后发生或伴发于某些全身因素所致的疾病,如药物性牙龈增生常因伴有菌斑引起的炎症而加重;有些全身情况本身并不引起牙龈疾病,但它们可改变机体对微生物的反应性,从而促发或加重牙龈的炎症,如妊娠期的牙龈炎。

一、慢性缘龈炎

慢性缘龈炎是局限于边缘龈和龈乳头的慢性炎症性疾病,无结缔组织附着丧失,没有明显的骨质破坏,X线诊断结果通常为阴性。

患者自觉症状不明显,常有刷牙、咀嚼、吮吸等引起牙龈出血的现象。最早的临床改变是牙龈颜色由粉红转为亮红,龈乳头变钝或轻度水肿。进一步发展,颜色改变更明显,患处牙龈充血发红,变为深红色乃至紫红色,表面光亮水肿,点彩消失,质地松软,龈缘变厚、圆钝,不再与牙面贴附,龈沟液的分泌增加。龈沟一般较浅,不超过 2 mm,但有的部位由于牙龈的炎性肿胀,龈沟加深,此时龈沟底仍位于釉牙骨质界的冠方,附着上皮并无根向移位。加深了的龈沟与发生炎性反应的龈组织一起合称为龈袋。在龈炎中,袋的形成是由于牙龈的增生,而不是袋底的根方移位,因此称为假性牙周袋。袋上皮可有溃疡或糜烂,触诊易出血。病变范围可以是全口的边缘龈和龈乳头,也可能只影响局部牙龈。一般以前牙区最为明显,其次为上后牙颊侧及下后牙舌侧,常常在相应部位有菌斑、牙石、软垢堆积。

慢性缘龈炎是持续的、长期存在的牙龈炎症。在程度上起伏波动,常常是可复性的。组织破坏和修复同时或交替出现,破坏与修复的相互作用影响了牙龈的临床外观,因此牙龈的颜色可表现为淡红、深红或紫红色。牙龈的颜色还与上皮组织角化程度、血管密度、扩张血管周围纤维结缔组织的量、血流量及局部血液循环障碍的严重程度相关。牙龈的外形也取决于组织破坏与修复的相互作用。纤维组织大量破坏,牙龈质地软;当修复反应产生大量纤维组织,有时甚至是过量的纤维组织时,牙龈质地较硬、边缘宽而钝。因此,龈缘变钝可能是因为水肿,也可能是因为纤维增生。另外,如果牙龈组织较薄,炎症反应可能导致牙龈退缩,胶原丧失,探诊龈沟深度变浅甚至为零。

显微镜下可见菌斑及钙化沉积物沉积于牙面,并与沟内上皮相接触,龈组织内有大量浆细胞、淋巴细胞及中性粒细胞浸润,牙龈纤维组织被溶解,有时可见纤维结缔组织增生成束。结合上皮及龈上皮均增生,白细胞迁移出血管,穿过结合上皮进入龈沟。发炎的牙龈血管扩张,血管周围可见炎性细胞。超微结构的研究显示,上皮细胞的细胞间隙增大,部分细胞间联合被破坏,有时淋巴细胞和浆细胞均会进入增大了的细胞间隙。牙龈内血管周围纤维组织溶解,炎症区成纤维细胞显示退行性改变,包括明显的胞质水肿、内质网减少、线粒体的嵴减、胞质膜破裂等。这些细胞病理改变常伴随淋巴细胞的活性增高,在龈炎初期,血管周围纤维组织的丧失更易于在电镜下发现,淋巴细胞、浆细胞在胶原纤维破坏处大量存在,肥大细胞、中性白细胞、巨噬细胞也常见。

龈炎的这些改变被认为是菌斑内抗原及趋化因子造成的宿主反应。通常情况,炎症和免疫反应对宿主起到保护作用,然而在一定条件下,炎症和免疫反应也可造成宿主的损害。

在发病因子中,菌斑诱导的效应机制是龈炎病理发生的主要原因,尤其是靠近牙龈边缘处的龈上菌斑及龈下菌斑。在牙龈健康部位,龈上菌斑薄而稀疏,主要含有革兰阳性球菌和丝状菌,其中以革兰阳性放线菌居多,研究发现引起龋病的菌斑细菌与引起龈炎的菌斑细菌不一样,附着在牙冠上的菌斑主要含有能合成葡聚糖的链球菌,而附着在牙颈部的菌斑主要含有能合成果聚糖的链球菌。随着菌斑的成熟,菌斑增厚,细菌数量增多,并逐渐有革兰阴性菌定植,如韦荣球菌、类杆菌、纤毛菌等,但从总的比例来看,仍然是革兰阳性球菌、杆菌和丝状菌占优势。在近龈缘的成熟龈上菌斑的外表面上,常见到细菌聚集成"玉米棒"样或"谷穗"状,研究证实其中心为革兰阳性丝状菌,如颊纤毛菌、放线菌,表面附着较多的球菌,如链球菌、韦荣球菌。龈下菌斑厚度和细菌数目明显增加,在龈炎初期,由正常的革兰阳性球菌为主变为以革兰阴性杆菌为主,其中的黏性放线菌可能发挥着重要作用。在实验性龈炎形成过程中,菌斑中的黏性放线菌数量明显增多,比例增加,且发生在临床炎症症状出现之前。黏性放线菌借助菌毛与合成的果聚糖,可黏附于牙面,与变形链球菌有共凝集作用,产生种间黏合,聚集成菌斑,在动物实验中,黏性放线菌可造成田鼠牙周的破坏。由人类中分离的黏性放线菌已证实可造成人类和啮齿动物实验性牙周损害和根面龋。一般认为黏性放线菌是早期龈炎的主要致病菌之一,与龈组织的血管扩张充血、牙龈出血有关。随着牙龈炎症的长期存在,龈下菌斑中革兰阳性球菌和杆菌比例减少,革兰阴性厌氧杆菌的比例增加,如具核梭杆菌、牙龈卟啉单胞菌等。

除了菌斑成分对牙龈组织的刺激以外,其他的外源性和内源性因素也影响慢性缘龈炎的临床表现及发生、发展。外源性因素常见的是组织创伤和张口呼吸,牙龈的创伤一般是由刷牙或使用牙签不当、咀嚼硬物等造成,如果创伤是短暂的,牙龈可迅速恢复正常,如果创伤反复发生或持续存在,比如下颌切牙反复创伤上颌腭侧黏膜,可能导致牙龈长期肿胀发炎,甚至发展成急性龈炎。食物嵌塞或不良牙科修复体造成的慢性创伤也很常见。张口呼吸或闭唇不全者,牙龈常肿大、流血,受损区域常常与唇外形一致。内源性因素,如不良修复体、食物嵌塞等,纠正不良习惯如张口呼吸,发炎的牙龈可以在短期内恢复正常。更重要的是教会患者正确的刷牙方法,养成刷牙习惯,防止龈炎的再次发生。

二、青春期龈炎

青春期龈炎是与内分泌有关的龈炎,在新分类中隶属于菌斑性龈病中受全身因素影响的牙龈病。

牙龈是性激素作用的靶器官。性激素波动发生在青春期、月经期、妊娠期和绝经期。女性在生理期和非生理期(如性激素替代疗法和使用性激素避孕药)时,激素的变化可引起牙周组织的变化,尤其是已存在菌斑性牙龈炎时变化更明显。这类龈炎的特点是非特异性炎症伴有突出的血管成分,临床表现为明显的出血倾向。青春期龈炎为非特异性的慢性炎症,是青春期最常见的龈病。

(一)病因

青春期龈炎与牙菌斑和内分泌明显有关。青春期牙龈对局部刺激的反应往往加重,可能是激素(最重要的是雌激素和睾丸激素)水平高使得龈组织对菌斑介导的反应加重。不过这种激素作用是短暂的,通过口腔卫生措施可逆转。这一年龄段的人群,乳牙与恒牙的更替、牙齿排列不齐、口呼吸及戴矫治器等,造成牙齿不易清洁。加之该年龄段患者一般不注意保持良好的口腔卫生习惯,如刷牙、用牙线等,易造成菌斑的滞留,引起牙龈炎,而牙石一般较少。

成人后,即使局部刺激因素存在,牙龈的反应程度也会减轻。但要完全恢复正常必须去除这些刺激物。此外,口呼吸、不恰当的正畸治疗、牙排列不齐等也是儿童发生青春期龈炎的促进因素。青春期牙龈病的发生率和程度均增加,保持良好的口腔卫生能够预防牙龈炎的发生。

(二)临床表现

青春期发病,牙龈的变化为非特异性的炎症,边缘龈和龈乳头均可发生炎症,好发于前牙唇侧的牙间乳头和龈缘。其明显的特征:龈色红、水肿、肥大,轻刺激易出血,龈乳头肥大常呈球状突起。牙龈肥大发炎的程度超过局部刺激的程度,且易于复发。

(三)诊断

(1)青春期前后的患者。

(2)牙龈肥大发炎的程度超过局部刺激的程度。

(3)可有牙龈增生的临床表现。

(4)口腔卫生情况一般较差,可有错𬌗、正畸矫治器、不良习惯等因素存在。

(四)治疗

(1)口腔卫生指导。

(2)控制菌斑洁治,除去龈上牙石、菌斑和假性袋中的牙石。

(3)纠正不良习惯。

(4)改正不良修复体或不良矫治器。

(5)经上述治疗后仍有牙龈外形不良、呈纤维性增生者可行龈切除术和龈成形术。

(6)完成治疗后应定期复查,教会患者正确刷牙和控制菌斑的方法,养成良好的口腔卫生习惯,以防止复发。对于准备接受正畸治疗的青少年,应先治愈原有的牙龈炎,并教会他们掌握正确的控制菌斑的方法。在正畸治疗过程中,定期进行牙周检查和预防性洁治,对于牙龈炎症较重无法控制者应及时中止正畸治疗,待炎症消除、菌斑控制后继续治疗,避免对深部牙周组织造成损伤和刺激。

三、妊娠期龈炎

妊娠期龈炎是指妇女在妊娠期间,由于女性激素水平升高,原有的牙龈炎症加重,牙龈肿胀或形成龈瘤样改变(实质并非肿瘤)。分娩后病损可自行减轻或消退。妊娠期龈炎的发生率报告不一,为30%~100%。有文献报告,孕期妇女的龈炎发生率及程度均高于产后,虽然孕期及产后的菌斑指数均无变化。

(一)病因

妊娠期龈炎与牙菌斑和患者的黄体酮水平升高有关。妊娠本身不会引起龈炎,只是由于妊娠时性激素水平的改变,原有的慢性炎症加重。因此,妊娠期龈炎的直接病因仍然是牙菌斑,此外与全身内分泌改变即体内性激素水平的变化有关。

研究表明,牙龈是雌性激素的靶器官,妊娠时雌激素水平增高,龈沟液中的雌激素水平也增高,牙龈毛细血管扩张、淤血,炎症细胞和液体渗出增多。有文献报告,雌激素和黄体酮参与调节牙龈中花生四烯酸的代谢,这两种激素刺激前列腺素的合成。妊娠时雌激素和黄体酮水平的增高影响龈上皮的角化,导致上皮屏障的有效作用降低,改变结缔组织基质,并能抑制对菌斑的免疫反应,使原有的龈炎临床症状加重。

有学者发现妊娠期龈炎患者的牙菌斑内中间普氏菌的比率增高,并与血浆中雌激素和黄体酮水平的增高有关。因此在妊娠期炎症的加重可能是由于菌斑成分的改变而不只是菌斑量的增加。分娩后,中间普氏菌的数量降至妊娠前水平,临床症状也随之减轻或消失。有学者认为,黄体酮在牙龈局部的增多,为中间普氏菌的生长提供了营养物质。在口腔卫生良好且无局部刺激因素的孕妇,妊娠期龈炎的发生率和程度均较低。

(二)临床病理

组织学表现为非特异性、多血管、大量炎细胞浸润的炎症性肉芽组织。牙龈上皮增生、上皮钉突伸长,表面可有溃疡,基底细胞有细胞内和细胞间水肿。结缔组织内有大量的新生毛细血管,血管扩张充血,血管周的纤维间质水肿,伴有慢性炎症细胞浸润。有的牙间乳头可呈瘤样生长,称妊娠期龈瘤,实际并非真性肿瘤,而是发生在妊娠期的炎性血管性肉芽肿。病理特征为明显的毛细血管增生,血管间的纤维组织可有水肿及黏液性变,并有炎症细胞浸润,其毛细血管增生的程度超过了一般牙龈对慢性刺激的反应,致使牙龈乳头炎性过长而呈瘤样表现。

(三)临床表现

1.妊娠期龈炎

患者一般在妊娠前即有不同程度的牙龈炎,从妊娠2~3个月后开始出现明显症状,至8个月时达到高峰,且与黄体酮水平相一致。分娩后约2个月时,龈炎可减轻至妊娠前水平。妊娠期龈炎可发生于个别牙或全口牙龈,以前牙区为重。龈缘和龈乳头呈鲜红或暗红色,质地松软、光亮,呈显著的炎性肿胀,轻触牙龈极易出血,出血常为就诊时的主诉症状。一般无疼痛,严重时龈缘可有溃疡和假膜形成,有轻度疼痛。

2.妊娠期龈瘤

妊娠期龈瘤亦称孕瘤。据报告,妊娠期龈瘤在妊娠妇女的发生率为1.8%~5%,多发生于个别牙列不齐的牙间乳头区,前牙尤其是下前牙唇侧乳头较多见。通常在妊娠第3个月,牙间乳头出现局限性反应性增生物,有蒂或无蒂、生长快、色鲜红、质松软、易出血,一般直径≤2 cm。有的病例在肥大的龈缘处呈小分叶状,或出现溃疡和纤维素性渗出。严重病例可因巨大的妊娠瘤妨碍进食,但一般直径不超过2 cm。妊娠期龈瘤的本质不是肿瘤,不具有肿瘤的生物学特性。分娩后,妊娠瘤大多能逐渐自行缩小,但必须除去局部刺激物才能使病变完全消失。

妊娠妇女的菌斑指数可保持相对无改变,临床变化常见于妊娠期4~9个月时,有效地控制菌斑可使病变逆转。

(四)诊断

(1)孕妇,在妊娠期间牙龈炎症明显加重且易出血。

(2)临床表现为牙龈鲜红、松软、易出血,并有菌斑等刺激物的存在。

(3)妊娠瘤易发生在孕期的第4个月到第9个月。

(五)鉴别诊断

(1)有些长期服用避孕药的育龄妇女也可有妊娠期龈炎的临床表现,一般通过询问病史可鉴别。

(2)妊娠期龈瘤应与牙龈瘤鉴别。牙龈瘤的临床表现与妊娠期龈瘤十分相似,可发生于非妊娠的妇女和男性患者。临床表现为个别牙间乳头的无痛性肿胀、突起的瘤样物、有蒂或无蒂、表面光滑、牙龈颜色鲜红或暗红、质地松软极易出血,有些病变表面有溃疡和脓性渗出物。一般多可找到局部刺激因素,如残根、牙石、不良修复体等。

(六)治疗

(1)细致认真的口腔卫生指导。

(2)控制菌斑(洁治),除去一切局部刺激因素(如牙石、不良修复体等),操作手法要轻巧。

(3)一般认为分娩后病变可退缩。妊娠瘤若在分娩以后仍不消退则需手术切除,对一些体积较大妨碍进食的妊娠瘤可在妊娠4～6个月间切除。手术时注意止血。

(4)在妊娠前或早孕期治疗牙龈炎和牙周炎,并接受口腔卫生指导是预防妊娠期龈炎的重要举措。

虽然受性激素影响的龈炎是可逆的,但有些患者未经治疗或不稳定可引发牙周附着丧失。

四、药物性牙龈增生

药物性牙龈增生又称药物性牙龈肥大,是指全身用药引起牙龈完全或部分的肥大,与长期服用药物有关。我国在20世纪80年代以前,药物性牙龈增生主要是由抗癫痫药苯妥英钠引起。近年来,临床上经常发现因高血压和心、脑疾病服用钙通道阻滞剂以及用于器官移植患者的免疫抑制剂——环孢素等引起的药物性牙龈肥大,而苯妥英钠引起的龈肥大相对少见。目前我国高血压患者已达1.34亿,心、脑血管疾病亦随着我国社会的老龄化进一步增加,最近这些疾病又出现低龄化的趋势。依据中国高血压协会的统计,目前我国高血压患者接受药物治疗者约50%使用钙通道阻滞剂,其中约80%的高血压患者服用硝苯地平等低价药。由此可见,钙通道阻滞剂诱导的药物性牙龈增生在口腔临床工作中会越来越多见。

药物性龈肥大的存在不仅影响到牙面的清洁作用,妨碍咀嚼、发音等功能,有时还会造成心理上的障碍。

(一)病因

与牙龈增生有关的常用药物有3类。①苯妥英钠:抗惊厥药,用于治疗癫痫病。②环孢素:免疫抑制剂,用于器官移植患者以避免宿主的排异反应,以及治疗重度牛皮癣等。③钙通道阻滞剂,如硝苯地平,抗高血压药。长期服用这些药物的患者易发生药物性龈增生,其增生程度与年龄、服药时间、剂量有关,并与菌斑、牙石有关。

1.药物的作用

上述药物引起牙龈增生的真正机制目前尚不十分清楚。据报告,长期服用苯妥英钠治疗癫痫者有40%～50%发生牙龈纤维性增生,年轻人多于老年人。组织培养表明苯妥英钠能刺激成纤维细胞的分裂活动,使合成蛋白质和胶原的能力增强,同时,细胞分泌无活性的胶原溶解酶。合成大于降解,致使结缔组织增生。有人报告药物性龈增生患者的成纤维细胞对苯妥英钠的敏感性增高,易产生增殖性变化,此可能为基因背景。环孢素A为免疫抑制剂,常用于器官移植或某些自身免疫性疾病患者。有学者报告该药会引起牙龈肥大,服用此药者有30%～50%发生牙龈纤维性增生,另有研究发现服药量＞500 mg/d会诱导牙龈增生。硝苯地平为钙通道阻滞剂,对高血压、冠心病患者具有扩张外周血管和冠状动脉的作用,对牙龈也有诱导增生的作用,约有20%的服药者发生牙龈增生。环孢素和钙通道阻滞剂两药联合应用,会增加牙龈增生的发生率和加重严重程度。这两种药引起牙龈增生的原因尚不十分清楚,有人报告两种药物以不同的方式降低了胶原酶活性或影响了胶原酶的合成。也有人认为,牙龈成纤维细胞可能是钙通道阻滞剂的靶细胞,硝苯地平可改变其细胞膜上的钙离子流动而影响细胞的功能,使胶原的合成大于分解,从而使胶原聚集而引起牙龈增生。

最近的研究表明,苯妥英钠、环孢素可能通过增加巨噬细胞的血小板生长因子的基因表现而诱导牙龈增生。这些药物能抑制细胞的钙离子摄入(钙是细胞内 ATP 酶活动所必需的)导致牙龈的过度生长。此外,药物对牙龈上皮细胞凋亡的影响作用不可忽视,甚至有的与药物剂量和用药时间呈正相关。这些相关凋亡蛋白的异常表达,可破坏上皮组织的代谢平衡,最终导致龈组织增生。

2.菌斑的作用

菌斑引起的牙龈炎症可能促进药物性牙龈增生的发生。长期服用苯妥英钠,可使原来已有炎症的牙龈发生纤维性增生。有研究表明,牙龈增生的程度与原有的炎症程度和口腔卫生状况有明显关系。人类和动物实验也证实,若无明显的菌斑微生物、局部刺激物及牙龈的炎症或对服药者施以严格的菌斑控制,药物性牙龈增生可以减轻或避免。但也有人报告,增生可发生于无局部刺激物的牙龈。可以认为,局部刺激因素虽不是药物性牙龈增生的原发因素,但菌斑、牙石、食物嵌塞等引起的牙龈炎症能加速和加重药物性牙龈增生的发展。

(二)病理

不同药物引起的龈肥大不仅临床表现相似,组织病理学表现也相同。上皮和结缔组织有显著的非炎症性增生。上皮棘层增厚,钉突伸长到结缔组织深部。结缔组织内有致密的胶原纤维束,成纤维细胞和新生血管均增多。炎症常局限于龈沟附近,为继发或伴发。

(三)临床表现

药物性龈增生好发于前牙(特别是下颌),初起为龈乳头增大,继之扩展至唇颊龈,也可发生于舌、腭侧牙龈,大多累及全口龈。增生龈可覆盖牙面 1/3 或更多。病损开始时,点彩增加并出现颗粒状和疣状突起,继之表面呈结节状、球状、分叶状,色红或粉红,质地坚韧。口腔卫生不良、创伤殆、龋齿、不良充填体和矫治器等均能加重病情。增生严重者可波及附着龈并向冠方增大,以致妨碍咀嚼。当牙间隙较大时,病损往往较小,可能由此处清洁作用较好所致。无牙区不发生本病损。牙龈肥大、龈沟加深,易使菌斑、软垢堆积,大多数患者合并有牙龈炎症。此时增生的牙龈可呈深红或暗红色,松软易于出血。增生的牙龈还可挤压牙齿移位,以上、下前牙区较多见。

苯妥英钠性牙龈增生一般在停药后数月之内增生的组织可自行消退。切除增生牙龈后若继续服药,病变仍可复发。

(四)诊断与鉴别诊断

1.诊断

(1)患者有癫痫或高血压、心脏病或接受过器官移植,并有苯妥英钠、环孢素、硝苯地平或维拉帕米等的服药史。一般在用药后的 3 个月即发病。

(2)增生起始于牙间乳头,随后波及龈缘,表面呈小球状、分叶状或桑椹状,质地坚实、略有弹性。牙龈色泽多为淡粉色。

(3)若合并感染则有龈炎的临床表现,存在局部刺激因素。

2.鉴别诊断

药物性龈增生主要应与伴有龈增生的菌斑性龈炎和龈纤维瘤病相鉴别。

(1)伴有龈增生的菌斑性龈炎:又称为增生性龈炎,是慢性炎症性肥大,有明显的局部刺激因素,多因长期接触菌斑所引起。增生性龈炎是牙龈肿大的常见疾病,好发于青少年。龈增生一般进展缓慢,无痛。通常发生于唇颊侧,偶见舌腭侧,主要局限在龈乳头和边缘龈,可限于局部或广泛,牙龈的炎症程度较药物性龈增生和遗传性牙龈纤维瘤病重。口呼吸患者的龈增生位于上颌前牙区,病变区的牙龈变化与邻近未暴露的正常黏膜有明显界线。牙龈增生大多覆盖牙面的1/3～2/3,一般分为两型。①炎症型(肉芽型):炎症型表现为牙龈深红或暗红,松软,光滑,易出血,龈缘肥厚,龈乳头呈圆球状增大。②纤维型:纤维型表现为牙龈实质性肥大,较硬而有弹性,颜色接近正常。临床上炎症型和纤维型常混合存在,病程短者多为炎症型,病程长者多转变为纤维型。

(2)龈纤维瘤病:龈纤维瘤病可有家族史,而无服药史。龈增生较广泛,大多覆盖牙面的2/3以上,以纤维性增生为主。

(五)治疗

(1)停止使用或更换引起牙龈增生的药物是最根本的治疗,然而大多数患者的病情并不允许停药。因此必须与相关的专科医师协商,考虑更换使用其他药物或与其他药物交替使用,以减轻不良反应。

(2)去除局部刺激因素:通过洁治、刮治去除菌斑、牙石,消除其他一切导致菌斑滞留的因素,并指导患者切实掌握菌斑控制的方法。治疗后多数患者的牙龈增生可明显好转甚至消退。

(3)局部药物治疗:对于牙龈炎症明显的患者,除了去除菌斑和牙石外,可用3%过氧化氢液冲洗龈袋,并在袋内置入抗菌消炎的药物,待炎症减轻后再进行下一步的治疗。

(4)手术治疗:对于虽经上述治疗但增生的牙龈仍不能完全消退者,可进行牙龈切除并成形的手术治疗;对于重度增生的患者为避免角化龈切除过多可采用翻瓣加龈切术的方法。术后若不停药和忽略口腔卫生,则易复发。

(5)指导患者严格控制菌斑,以减轻服药期间的牙龈增生程度,减少和避免手术后的复发。

对于需长期服用苯妥英钠、硝苯地平、环孢素等药物的患者,应在开始用药前先治疗原有的慢性牙龈炎。

(徐力群)

第四节 种植体周病

一、种植体周黏膜炎

(一)概述

种植体周黏膜炎的病变局限于种植体周的软组织,不累及深层的骨组织,类似牙龈炎。适当的治疗可使疾病逆转,恢复至正常。

(二)临床表现

(1)在种植修复体上和种植体与基台连接处有沉积的菌斑、牙石。

(2)刷牙、咬物或碰触时种植体周软组织出血。

(3)种植体周黏膜充血发红,水肿光亮,质地松软,乳头圆钝或肥大,探诊后出血;严重时可有溢脓,并可能出现疼痛。

(4)种植体不松动。

(5)X线检查显示种植体与牙槽骨结合良好,无透影区及牙槽骨吸收。

(三)诊断要点

(1)种植体周软组织红肿,探诊后出血。

(2)X线检查显示无种植体周骨吸收。

(四)治疗原则及方案

1.机械性清除菌斑

如果在种植修复体上有沉积的菌斑、牙石,种植体周黏膜探诊出血,无溢脓,探诊深度≤4 mm,则采用机械方法清除天然牙齿及种植义齿各个部分的菌斑、牙石,包括种植体颈部、种植体基台、上部结构软组织面等处的菌斑、牙石。

2.氯己定的应用

如果种植体部位探诊出血、探诊深度为4～5 mm,则在机械性清除菌斑和牙石基础上,再配合使用氯己定治疗。

二、种植体周炎

(一)概述

种植体周炎的病变不仅侵犯种植体周软组织,还累及深层的骨组织,类似牙周炎。适当的治疗可阻止疾病的发展。

(二)临床表现

(1)种植体周黏膜炎的前三项症状和表现。

(2)种植体周袋形成,探诊深度较种植修复后时的探诊深度增加,探诊深度>4 mm;种植体周袋溢脓,可能会有窦道形成。

(3)X线检查显示种植体周围牙槽骨吸收。

(4)种植体松动:病变严重者可发生种植体松动,甚至出现种植体脱落。

(三)诊断要点

1.种植体周软组织发生附着丧失

用轻力(0.25 N)探诊时探诊深度较前次探诊时加深,种植体周软组织沟底发生了根向移位。

2.种植体周骨吸收

通过X线检查来观察种植体周支持骨的高度,并与种植修复体完成时骨的高度相比较,如果骨嵴顶高度降低2 mm以上,则为种植体周骨吸收。

(四)治疗原则及方案

(1)机械性清除菌斑。

(2)氯己定的应用。

(3)抗菌药物治疗:如果种植体部位有探诊出血、溢脓或无溢脓、探诊深度≥6 mm且X线检查显示有骨吸收,但骨吸收≤2 mm,应首先进行机械治疗和应用氯己定抗感染治疗,同时配合使用抗菌药物,全身给药或局部使用控释药物。

(4)手术治疗:对种植体周感染已得到控制,但骨缺损>2 mm者,须进行手术治疗。

(5)一旦种植体出现松动,则认为种植失败,需取出种植体,进行其他修复或考虑重新种植修复。

(林书霞)

第七章

牙髓及根尖周疾病

第一节　牙髓病概述

一、病因

根据病原刺激的种类,牙髓病的病因可分为以下几类。

(一)微生物感染

在病变牙髓中发现的细菌有需氧菌、厌氧菌。需氧菌中多见的是链球菌和葡萄球菌;厌氧菌中常见的是产黑色素类杆菌。此外,还分离出许多其他的微生物,例如霉菌、放线菌和病毒等。引起牙髓病的微生物感染大多是混合感染,尚未发现特异性致病菌。微生物感染侵入牙髓组织的途径主要有以下 3 条。

1.通过牙本质损伤处侵入牙髓

(1)直接感染牙髓:龋病、牙体重度磨损、楔形缺损、酸蚀症、外伤性牙折、牙隐裂、畸形中央尖折断、畸形舌侧窝或畸形舌侧沟等牙体硬组织疾病未得到及时治疗而任其发展,导致牙髓暴露或牙体手术钻磨时意外露髓,口腔环境中的微生物即可直接引起牙髓感染,造成牙髓病。

(2)间接感染牙髓:有些牙体硬组织疾病虽未造成牙髓暴露,但覆盖在牙髓外围的牙本质很薄时,细菌及其毒素可以穿过牙本质小管到达牙髓,从而导致牙髓感染。

2.通过牙周袋侵入牙髓

口腔黏膜上皮的连续性是防止异物、细菌及其他抗原物质侵袭机体的重要屏障之一。一旦该处的防御屏障被破坏,就会成为引起牙周病的突破口。

根尖孔、副根管、根管侧支等把牙髓组织和牙周组织联系起来,同时也提供了一个细菌从牙周进入牙髓的通道。重度牙周病患者牙周袋中的细菌、毒素等便可以通过根尖孔等进入牙髓而引起牙髓感染。这种通过牙周感染牙髓的途径称为逆行性感染,所引起的牙髓炎为逆行性牙髓炎。

3.通过血源感染侵入牙髓

细菌通过血液循环到达牙髓的感染途径极为少见。微生物通过血源感染侵入牙髓,多发生在牙髓本身因其他原因有营养代谢紊乱或已受损伤的情况下,由于暂时性的菌血症,血液中的细菌、毒素等经血液循环定植于牙髓,如果细菌、毒素等毒力较强而牙髓组织又受到损伤或营养代谢障碍、防御功能不足以清除这些细菌、毒素时,则会造成牙髓感染,引起血源性牙髓炎症。

(二)物理因素

1.机械性创伤

机械性创伤对牙髓组织的影响,主要取决于创伤的程度、持续的时间等。一般而言,轻微的、偶然的机械性牙创伤,不会引起牙髓病变或仅造成牙髓轻度充血。以下主要指较重的或持续性的对牙齿的机械性创伤。

(1)急性牙外伤:常见的有交通事故、运动竞技、暴力斗殴、异物撞击、摔伤、跌伤等,轻者可使牙周膜损伤引起急性创伤性牙周膜炎症,重者甚至引起根尖血管的挫伤或断裂,使牙髓的血供受阻,引起牙髓退变、变性或坏死;有的可使牙体硬组织折裂、牙髓暴露,口腔内微生物可直接侵入牙髓,造成牙髓炎症,甚至发展为牙髓坏死;有的可造成牙齿脱位、内陷或完全脱出等,导致牙髓的急性损伤。

(2)慢性咬合创伤:牙齿重度磨损、创伤性咬合、夜磨牙、牙体制洞后修复物或冠过高和早接触等都可能引起咬合创伤而使根尖周血管受损或断裂,从而影响牙髓的血液供给,引起血液循环障碍,造成牙髓变性、炎症或坏死。

(3)医源性损伤:由于医疗工作中的意外事故而引起的牙髓损伤,称为医源性损伤。

2.温度刺激

牙髓对温度刺激有一定的耐受范围,过冷、过热等都可能造成对牙髓的刺激,尤其是严重磨耗的牙齿。牙本质外露时对牙髓的刺激主要有:①高速或持续钻磨牙齿且缺乏降温措施。②金属材料修复未采取保护措施。

3.电流刺激

(1)临床上使用牙髓活力电测仪进行牙髓活力测试,或使用离子导入法治疗牙本质敏感症时,如果操作不正确,使用了过量的电流也会引起对牙髓的刺激,导致牙髓炎症、变性等反应。

(2)口腔内相邻牙或对颌牙使用了两种不同的金属材料修复,咬合时两种金属接触,通过唾液可产生电位差,从而对牙髓产生一定的刺激性损害。

4.气压变化的刺激

在高空(飞机)或深水(潜泳)中时,气压变化可导致牙髓病变急性发作。

(三)化学因素

当釉质重度磨损导致牙本质暴露时,牙髓腔通过牙本质小管与外界相通,因此,除了微生物感染、物理因素可造成对牙髓组织损伤外,不良的化学因素也会通过牙本质小管对牙髓组织产生刺激,常见的有:①药物刺激。②酸蚀剂刺激。③修复材料刺激。

(四)全身疾病的影响

某些全身疾病,例如糖尿病、结核病、淋病、白血病等,也可导致牙髓组织发生退变、牙髓炎症等。

(五)特发性因素

某些患牙出现特发性牙根内吸收,即牙根部的硬组织从内部开始吸收,多见于有外伤史者,但其确切病因仍不清楚。

二、分类及临床表现

目前对牙髓疾病的分类尚缺乏统一的标准,按照临床表现将其分为可复性牙髓炎、不可复性牙髓炎(急性牙髓炎、慢性牙髓炎、逆行性牙髓炎、残髓炎)、牙髓坏死、牙髓钙化、牙内吸收。

(一)可复性牙髓炎

可复性牙髓炎为早期牙髓炎,范围局限,无自发痛及夜间痛,无咀嚼痛,但受到冷热刺激时,可产生短暂、尖锐的疼痛,延迟反应轻微甚至不易察觉。去净龋坏组织后未见穿髓孔,冷热刺激痛阳性,延迟反应可疑,牙髓电测试反应值与正常值相似或稍高。

(二)不可复性牙髓炎

不可复性牙髓炎可因可复性牙髓炎未及时治疗发展而来,也可由慢性牙髓炎急性发作而来。

1.急性牙髓炎

急性牙髓炎可依其炎症发展的过程,分为浆液期及化脓期,由于病变程度不同,各期又各具特征。急性牙髓炎的临床表现特点是发病急骤、疼痛剧烈。具有以下特点:①自发性、阵发性疼痛。②疼痛常在夜间发作。③疼痛常不能定位。④温度刺激使疼痛加重。

急性牙髓炎浆液期临床表现为自发性疼痛明显,温度刺激(尤其是冷刺激)或酸、甜食物掉入龋洞中,都会引起或加重疼痛。刺激除去后,疼痛并不消失。疼痛发作时间短,间歇时间长;炎症早期病变多局限于冠部,无叩痛。但疼痛可反射至对颌牙或邻牙,后牙的疼痛还可反射到耳部、颞部。

急性牙髓炎化脓期临床表现为疼痛较浆液期为重,有自发性、搏动性跳痛。此时疼痛发作时间长,间歇时间短,程度逐步加重,对热刺激疼痛加剧,对冷刺激反可使疼痛缓解。病变波及全部牙髓时,根尖部可出现反应性叩痛和咀嚼不适。

2.慢性牙髓炎

慢性牙髓炎病程较长,缺乏剧烈的自发性疼痛,有轻微的钝痛。但长时间遇冷热刺激,除去刺激后疼痛要持续比较长的时间才能逐渐消失。由于长期的发炎,炎症可波及全部牙髓,根尖孔附近的牙周膜也可有充血及水肿的情况,可有轻微的叩痛,患者感觉咬合时患牙不适。

慢性牙髓炎可分为两种类型:慢性闭锁性牙髓炎和慢性增生性牙髓炎。

慢性闭锁性牙髓炎为临床最常见的一型,由龋坏感染而引起,往往龋洞很深,接近或已达牙髓。慢性增生性牙髓炎多发生于青少年的乳、恒磨牙龋洞穿髓孔较大者。因为这些牙齿的根尖孔较大,牙髓血供丰富,抗体修复能力强,在缓慢而持久的微弱刺激下,牙髓发生增生性反应,向髓腔外生长形成息肉,成为牙髓息肉。其临床表现一般无自发性痛,但有咀嚼痛,以致患者不愿用患牙咀嚼。临床检查可见患侧牙石堆积,在大而深的龋洞中有红色肉芽组织。

3.逆行性牙髓炎

逆行性牙髓炎是牙周病患牙的牙周组织破坏后,感染通过根尖孔或侧支根管进入牙髓引起的牙髓炎症。因为它与一般的牙髓炎感染途径相反,故名逆行性牙髓炎。其临床表现为患牙同时具有牙周袋、根尖周炎和牙髓炎的多种特征。牙髓炎症一般为急性炎症,也可为慢性炎症。

4.残髓炎

经过牙髓治疗后,仍有残存的牙髓组织发生炎性反应。残髓炎的发生是由于炎性牙髓组织未完全清除所致。多见于干髓治疗后的患牙。根管治疗时根髓未除净也可发生残髓炎。根管发生变异也易造成根髓的残留,导致残髓炎。临床特点常表现为自发性钝痛,疼痛持续时间较短,温度刺激明显,有咬合不适感或较轻咬合痛。

(三)牙髓坏死

牙髓坏死指非细菌感染引起的牙髓组织活力丧失。多由于外伤,也可能是由于修复材料中的化学刺激所引起。临床表现一般无疼痛症状,前牙牙冠可变色。患者常由于合并根尖周炎而就诊。

(四)牙髓钙化

牙髓钙化可发生于健康或老年牙髓,发生率随年龄增加。临床上牙髓钙化没有自觉症状,有极少病例发生自发性放射性疼痛,与温度刺激无关。类似三叉神经疼痛,但无扳机点和神经痛史。

(五)牙内吸收

牙内吸收又称为特发性吸收,其病因不明。急性创伤或慢性牙髓炎症可能激活牙髓中未分化的间质细胞分化为破骨细胞,导致牙本质、牙骨质甚至牙釉质的吸收。临床上一般无自觉症状。多在X射线检查时偶然发现。也有可能出现与牙髓炎相似的症状。牙内吸收晚期,吸收部位已接近牙冠表面时,患牙牙冠变为粉红色。

三、牙髓炎的诊断

牙髓炎的主要症状是疼痛,而且疼痛有其特殊性,因此根据其症状可判断为牙髓炎。但由于牙髓炎时疼痛不易定位,确定患牙是诊断牙髓炎的重要步骤。

(一)常规检查

1.问诊

通过问诊获得患者全身资料及突出症状是最有效、最直接的手段,疼痛是牙髓炎的突出症状,问诊显得十分重要。问诊的内容应该包括以下几方面。

(1)患者的全身情况:包括其患病史、用药史、出血史和既往治疗史。

(2)患者的既往口腔治疗史:通过了解患者既往的治疗情况,可更快地判明目前症状的来源,如出现疼痛的患牙伴有大面积修复时,往往可通过该牙的治疗史明确其原因。

(3)患者疼痛的情况:通过问诊了解疼痛的性质和部位(是自发痛、激发痛、冷热痛或是咀嚼痛,有无夜间痛,有无延迟反应,是锐痛还是钝痛,有无反射痛,引起疼痛加重或减轻的原因),借此可大致推断牙髓所处的状况。

2.望诊及扪诊

望诊能掌握患者的全身情况,对其体态、步态、头发、皮肤、肢体及面部表情的观察,有助于了解其健康状况。再观察口腔内牙体、牙龈、黏膜等情况。通过扪诊也可以初步了解颞下颌关节的情况,有无弹响、开口偏斜。还应注意扪诊头颈部淋巴结,以及有无包块等。扪诊也是判断是否有𬌗创伤的最简单直接的方法,因为牙缺失、牙倾斜和磨耗、颞下颌关节疾病常出现不同程度的𬌗创伤。通过扪诊还可以了解牙齿的松动情况,结合 X 线检查可决定是否保留患牙。

3.探诊

除对牙体的仔细探诊外,牙周情况的详细检查也至关重要,应注意探诊的力量。

4.叩诊

叩诊是指用镊子或口镜柄轻敲被检查的牙齿,根据牙齿对叩击的反应来进行检查,包括垂直及水平向的叩诊,可以了解根尖周及牙周的情况。

5.咬诊及染色法

咬诊是指通过让患者咬具有一定硬度的物体,从而检查咀嚼的方法。染色法是利用染料对牙体裂纹或裂缝的渗透力而产生的滞留,来诊断隐裂的方法。

(二)牙髓温度测试

牙髓温度测试是一种牙髓的感觉试验,根据牙齿对冷热刺激的反应来判断牙髓的状态。测试部位选择在牙齿的唇颊面近颈 1/3 处,且应与同名牙或邻牙对照,只有当两者明显不同时结果才有意义,但其诊断价值是相对的。

(三)牙髓电测试

牙髓电测试是利用电刺激兴奋牙髓内的神经,使患者产生一定的反应,而牙髓在不同生理、病理状态下的反应不同,从而可对牙髓的状态进行评估。但牙髓电测试不能用于判断牙髓病变的性质,其结果只反应牙髓组织中神经的存活情况。牙髓电测试要求严密隔湿,将电极置于牙的唇(颊)面中份,需预先向患者说明检查的目的和可能出现的情况。对带有心脏起搏器的患者不能进行牙髓电测试,以免影响起搏器的正常工作。

(四)X 线检查

通过 X 线检查可了解患牙邻面、髓腔、牙根及根管、牙周的情况,从而确定患牙的可治疗性、保留价值和既往治疗的情况。

(五)鉴别诊断

牙髓炎应当与深龋鉴别,当深龋尚未引起牙髓病时,不会发生自发痛。慢性牙髓炎虽然也可能无自发痛,但温度刺激会引起较长时间且剧烈的放射痛,同时多有夜间痛及自发痛。此外还需与以下疾病鉴别诊断。

1.牙间乳头炎

由于牙龈退缩,常有食物嵌塞史,卫生措施不得力,可导致牙间乳头炎。表现为牙龈肿胀充血,持续性胀痛。

2.三叉神经痛

每次持续数秒至 1~2 min,不超过 5 min,无夜间痛,患者常有特殊面容。

3.急性上颌窦炎、鼻窦炎

引起头痛、鼻阻、脓涕症状明显,相邻的上颌后牙区可表现持续的胀痛,应注意鉴别。

4.干槽症

发生在拔牙后 3~4 d,为拔牙创的感染性疾病。表现为拔牙区剧烈、持续、进行性加重的疼痛,可向同侧面部及颌骨区放射。可根据拔牙史、疼痛定位准确、与冷热刺激关系不明显等与急性牙髓炎鉴别。

（贺　莹）

第二节　根尖周病概述

一、病因

根尖周病的病因从病原刺激的性质看,有感染性和非感染性之分,后者包括物理、创伤和化学刺激;从机体对病原刺激的反应看主要为免疫因素;其中细菌感染和机体的免疫反应是导致根尖周病的主要因子。

（一）细菌因素

细菌感染在根尖周炎中起着重要的作用。牙髓的细菌感染可由龋病、创伤和牙科手术操作等引起。细菌感染常发展为整个牙髓的坏死和根尖周炎，并伴有局部的骨吸收。

在正常情况下，牙髓和牙本质受到外层釉质和牙骨质的保护。当釉质和牙骨质被破坏时，牙髓组织就容易受到外界刺激的影响。细菌感染的途径如下。

1.牙体感染

此通路最常见。龋病、磨损、牙折、楔状缺损、牙隐裂、𬌗创伤等是引起牙髓坏死的主要原因，牙髓坏死的根管可成为一个感染根管，根管内的细菌及代谢产物可通过根尖孔或侧支根管扩散至根尖周围组织，引起根尖周病变。

2.牙周感染

牙周病的患病率和严重性随着年龄增高而增加，老年患者经此途径感染根尖周病变的也较多见。在牙周病时，深牙周袋中的细菌可以直接感染根尖周组织，或经根尖孔或侧支根管、副根管进入牙髓，导致继发于牙周感染后的根尖周病变。

3.血源感染

感染通过血循环进入根尖周围组织，引起感染，临床上比较少见。

（二）创伤和医源性因素

创伤因素包括急性创伤和慢性创伤。牙齿的急性创伤如跌伤、暴力撞击、咀嚼时突然咬到硬物等。根管治疗过程中器械超出根尖孔或根管充填时的超填也直接刺激根尖周组织引起急性根尖周炎。慢性创伤如创伤性咬合、磨牙症等都可损伤根尖周组织引起病变。

（三）化学因素

在治疗牙髓病和根尖周病的过程中，如果使用药物不当，刺激根尖周组织引起的根尖周炎为药物性或化学性根尖周炎。例如，砷剂在牙髓失活时封药时间过长，可引起药物性根尖周炎；在根管内放置腐蚀性药物如酚醛树脂液过多，特别是在治疗根尖孔较大的牙时，药物也能溢出到根尖孔外引起根尖周炎。

（四）免疫因素

坏死牙髓的分解产物和进入根尖周的细菌抗原性物质可诱发机体发生免疫反应。根尖周病就是机体对侵入髓腔内的抗原物质的免疫应答在根尖周组织的局部表现，根尖周病的发生、发展、转归与其局部免疫应答密切相关。

二、分类及临床表现

根尖周病可分为急性根尖周炎和慢性根尖周炎。

（一）急性根尖周炎

急性根尖周炎多由于牙髓感染及机体抵抗力降低导致，可分为两种类型：急性浆液性根尖周炎和急性化脓性根尖周炎。

1.急性浆液性根尖周炎

急性浆液性根尖周炎早期主要症状为咬合痛，患者可无自发痛或有轻微钝痛，以后呈逐渐加重趋势。患者自诉患牙咬紧时疼痛可暂时缓解。随着病变发展，根尖部炎性渗出物增加，患牙浮出和伸长感逐渐加重。轻叩患牙和用患牙咀嚼均会引起疼痛。牙周膜神经受到刺激后，会出现自发性、持续性疼痛，但疼痛范围局限、无放射痛。患者能明确指出患牙。

浆液性炎症过程持续时间不久,当细菌毒力强,身体抵抗力弱,局部引流不畅时,很快可发展为化脓性炎症;当细菌毒力弱,身体抵抗力强,炎症渗出得到引流,则可转为慢性根尖周炎。

2.急性化脓性根尖周炎

急性化脓性根尖周炎又称为急性牙槽脓肿,多由急性浆液性根尖周炎发展而来,也可由慢性根尖周炎转化而来。根尖部牙周膜渗出物增多,是白细胞液化所形成的脓性渗出物。由于渗出物不断增加,破坏了牙周膜纤维,根尖部骨质也有小范围坏死。白细胞坏死溶解形成脓液。在脓肿形成阶段,患牙疼痛剧烈,呈持续性、搏动性跳痛,牙齿明显浮出,不能咀嚼。疼痛可以波及邻牙。严重者出现乏力、发热等全身症状。

急性根尖周炎的脓肿形成经历三个阶段。

(1)根尖脓肿阶段:脓液局限在根尖周围。

(2)骨膜下脓肿阶段:炎症迅速向牙槽骨内扩散,脓液通过骨松质穿破牙槽骨的骨密质到达骨膜下。在这一阶段,患者症状最为严重,因为骨膜坚韧、致密,脓液聚集而形成较大压力,所以疼痛相当剧烈。

(3)黏膜下脓肿阶段:脓液穿破骨膜到达黏膜下或皮下,形成黏膜下脓肿或皮下脓肿。这一阶段,由于脓液穿破骨膜,压力大为降低,所以症状明显减轻,疼痛明显缓解,但肿胀明显。

(二)慢性根尖周炎

与急性根尖周炎不同,慢性根尖周炎病程较长,症状较轻,没有明显的疼痛症状。但当自身抵抗力降低或病变局部环境改变时,慢性根尖周炎则可转为急性根尖周炎。慢性根尖周炎一般无自觉症状,仅觉咀嚼不适,咬合无力。可有反复肿胀病史。

根据病变的性质不同,慢性根尖周炎可以分为以下几种类型。

1.根尖周肉芽肿

根尖周肉芽肿是根尖周组织受到缓和的感染刺激而产生的一团炎症肉芽组织。接近根尖处有坏死区,其周围则有炎症细胞浸润,周围骨质吸收并由肉芽组织所代替。

根尖周肉芽肿的慢性炎症反应可以维持较长的时间和相对稳定状态,且可随机体和牙齿的健康情况发生变化。患者一般无自发痛,仅觉咀嚼不适,咬合无力,叩诊时有异样感,有些病例还有患牙微伸长的感觉。牙髓多已坏死分解,牙齿变色,极少的病例牙髓尚有活力,而呈现慢性牙髓炎症状。肉芽肿活动期,感染扩散、骨质破坏较多时,根尖部有压痛,机体抵抗力下降时,可出现叩痛和咬合痛。X线片显示根尖周有边界清晰的圆形或椭圆形稀疏区。

2.慢性根尖脓肿

慢性根尖脓肿又称为慢性牙槽脓肿,是根尖肉芽肿中心部分的细胞坏死、液化,形成脓液并潴留于根尖部的脓腔内。脓肿中主要是多形核白细胞。慢性牙槽脓肿可以由急性牙槽脓肿转化而来。慢性牙槽脓肿可以分为有瘘型和无瘘型。有瘘型瘘管与口腔黏膜或皮肤表面通连。瘘管开口在皮肤表面的称为皮肤瘘。

慢性牙槽脓肿的患者多无自觉症状,有瘘型可以在牙龈表面发现瘘管口,瘘管开口常常呈粟粒大的肉芽组织状,大多数位于患牙根尖部的唇、颊侧;也有开口于腭、舌侧者;或偶有开口于远离患牙根尖部的地方,这种情况应认真检查,找出瘘管与患牙的关系,避免将瘘管口附近的健康牙误认为是患牙。有瘘型脓液可以从瘘管引流,不易引起急性发作,无瘘型在身体抵抗力减低时,易转为急性脓肿。X线片显示尖周有边界不整齐的弥散性稀疏区。

3.根尖囊肿

根尖囊肿可以由根尖肉芽肿或慢性牙槽脓肿发展而来。在根尖肉芽肿内的上皮增生,形成上皮团块,上皮团中央得不到来自结缔组织的营养,发生变性、坏死、液化,形成小囊腔,囊腔逐渐扩大成较大的囊肿。

根尖囊肿生长缓慢,一般多为死髓牙,无自觉症状。小的囊肿与根尖肉芽肿不易区分,只有在囊肿显著增大时,或通过 X 线检查才被发现。根尖周囊肿的 X 线片显示根尖周有边界清楚、轮廓分明的稀疏区,周围有白线。但正在增大的囊肿或继发感染的囊肿,周围的白线不清楚。囊肿可从豌豆大发展到鸡蛋大,龈黏膜呈半圆形隆起,用手指扪之有乒乓球感,富有弹性,说明在囊肿外壁有一层极薄的骨板存在。囊肿过度增大时,周围骨质吸收,还可压迫邻牙,使被压迫的牙根发生吸收,严重时可使邻牙移位。

根尖周肉芽肿、根尖周脓肿和根尖周囊肿,可相互转变,有着移行的关系。根尖周肉芽肿内的上皮团块中央液化或上皮增殖被覆于肉芽肿内的液化腔,则形成根尖周囊肿;肉芽肿中央部分变性坏死、化脓形成脓腔,则为慢性根尖周脓肿。慢性尖周脓肿在机体防御力量增强、局部引流良好的情况下,由肉芽组织增生,则可转变为根尖周肉芽肿;如果炎症消退,上皮增殖,而脓腔未消失也可发展成根尖周囊肿。

慢性根尖周炎的三种病变方式,在去除根管内感染物质、消除感染之后,病变区的炎症即可逐渐消退,纤维结缔组织成分增多,从而修复破坏的骨组织,形成新的硬骨板,病变愈合。

三、根尖周病的诊断

根尖周病的诊断根据临床表现、临床检查及 X 线检查做出判断。

(一)急性根尖周炎的诊断

(1)多有牙髓病史或外伤史或各种不完善根管治疗史。

(2)症状包括患牙疼痛特征:从初期的轻微痛,逐渐发展到自发性、持续性剧烈跳痛,从初期的咬紧牙疼痛减轻,逐渐发展到咬合剧烈疼痛甚至不敢咬合。患牙浮起、伸长感明显。疼痛能明确定位。

(3)检查时可发现患牙龋坏、充填物存在或脱落、牙冠变色等。叩诊疼痛甚至剧痛。患牙有不同程度松动。

(4)脓肿形成阶段可见根尖区牙龈红肿,龈颊沟变浅,压痛并有波动感。出现全身症状,或全身症状出现后缓解。

(5)牙髓活力检测无反应。

(6)X 线片显示牙周膜间隙增宽,也可无明显改变。

(二)慢性根尖周炎的诊断

(1)既往可有疼痛和肿胀史。

(2)无明显自觉症状,可有咀嚼不适。

(3)叩诊不适,或轻度叩痛。

(4)牙龈或皮肤可有窦道。

(5)牙髓活力测试无反应。

(6)X 线片显示患牙根尖周有不同表现的 X 线透射区。根据病变类型出现多种 X 线特点。①脓肿型:边界不清,呈弥散性不规则形态的骨质破坏区。②肉芽肿型:边界清楚,呈圆形或椭圆形透射区。③囊肿型:边界清楚,透射的囊肿周围有一条阻射的白线。牙龈窦道内插入牙胶尖的X线片可指示通过窦道引流的患牙。

（贺　莹）

第三节　牙髓和根尖周疾病的应急处理

一、牙髓疾病的应急处理

牙髓病的应急处理目的在于缓解疼痛。

（一）无痛技术

患者就诊的主要目的之一即是缓解症状,故治疗应在无痛或尽量减少疼痛的情况下进行,且不可在治疗过程中增加患者的痛苦。

1.局部注射麻醉

用2%普鲁卡因局部浸润或阻滞麻醉,也可用2%利多卡因。新型局部麻醉药——碧兰麻,由4%的阿替卡因和1:100 000的肾上腺素组成,镇痛效果好而持久且用量少,不需深部的阻滞注射,局部浸润即可获得完好的镇痛效果,但高血压患者在使用时应谨慎。

2.针刺麻醉

针刺麻醉是利用中国传统的针刺疗法,对一定的穴位进行针刺而止痛。针刺穴位以平安穴（口角到耳屏连线中点）为主,指压以合谷穴为主,根据具体牙位辅以其他穴位。

（二）开髓引流

通过穿通髓腔或扩大穿髓孔、降低腔内高压,而达到止痛的目的。对逆行性牙髓炎,需去除牙髓活力方能止痛。对此类患牙,还需进行降低咬的处理,使患牙脱离咬接触。开髓的原则是必须根据髓腔的形态、位置,既充分暴露髓腔(有利于引流),又尽量保留健康的牙体组织。

（三）药物镇痛

口服镇痛消炎药物作为应急处理的一部分有时是必要的。逆行性牙髓炎的病灶在根髓部分,一般急诊的治疗效果不佳,应考虑辅以口服药。对于部分无条件处理的情况,可于穿髓处放置有镇痛作用的药物以起一定的缓解作用。对于一些过于紧张的患者,给以一些适当的镇痛药,在药物本身的作用之外还可起到一定的镇静效果。

（四）拔除患牙

对于无保留价值而又呈急性病变的患牙,急诊拔除加上有效的抗生素控制也可有效地解除患者的痛苦。

二、根尖周疾病的应急处理

根尖周急性炎症期的处理,主要是缓解疼痛及消除肿胀。

（一）开放髓腔

急性浆液性根尖周炎和根尖脓肿阶段,应设法从根管引流。开髓后需拔除牙髓组织,使髓室与根管开放,有利于根尖渗出物和脓液排出,控制炎症局限,使其不再向根尖周组织发展。引流后压力减低,疼痛可迅速缓解。根管开放并将腐质清除干净,暂不封闭窝洞,确保引流通畅。应于窝洞口放一消毒小棉球,以防止食物进入洞中,加重感染和妨碍引流。

(二)脓肿切开

急性化脓性根尖周炎(急性牙槽脓肿),应及时切开排脓。单纯开放根管不能达到引流目的的,因脓液已不再局限于根尖部,发展为骨膜下或黏膜下脓肿。

1.切开指证

脓肿切开过早,可引起剧痛,出血较多;切开过晚,贻误病情。在发病后,自觉有搏动性疼痛,根尖区移行皱襞变平或有半圆形隆起,用手指扪触时有波动感,即可切开脓肿。

2.切开方法

先行局部浸润,注射针切忌注入脓腔内,可在脓肿周围注射。切口要够长,位于脓肿底部,深达骨膜下,方向从后向前,以免切断神经和血管。根据病情,合理选择抗生素的种类、用量等。

(贺　莹)

第四节　疼　痛　控　制

牙髓组织富含神经纤维。对刺激反应敏感。在牙髓治疗的过程中,各种操作均可能引起疼痛,使患者难以忍受以致惧怕接受治疗。因此,应该施行无痛技术,使牙髓病和根尖周病的治疗在无痛或减少疼痛的情况下进行。

一、局部麻醉

局部麻醉即通过局部注射麻醉药物以达到牙髓治疗无痛的目的。

(一)局部麻醉前准备

(1)仔细询问患者系统性疾病史、用药史、药物过敏史。对有心血管疾病者,慎用含有肾上腺素的药物;对有过敏史的患者,慎用普鲁卡因类药物。

(2)选择合适的麻醉方法,对有牙槽骨和黏膜炎症的牙尽可能不选择局部浸润麻醉。

(3)对过度紧张的患者,有过度饮酒史的患者,应适当加大局部麻醉药剂量30%～50%。

(4)了解各类局部麻醉药的作用特点和药物特性,避免过量用药。

(5)为减少进针时的疼痛,进行注射麻醉前可先对进针部位的黏膜表面麻醉。

(二)常用局部麻醉药物

局部麻醉药主要分为酯类和酰胺类,前者以普鲁卡因为代表,后者以利多卡因为代表。

1.普鲁卡因

盐酸普鲁卡因局部麻醉使用浓度为2%,1次用量40～100 mg。可用于局部浸润和传导阻滞,注射后3～5 min起效,维持30～40 min,加入肾上腺素(1∶100 000～1∶20 000)可增加血管收缩,减缓吸收速率,麻醉效果延长至2 h。该药偶有变态反应,对心肌有抑制作用,严重低血压、心律失常和患有脑脊髓疾病者禁用,1次最大用量不超过1 g。

2.丁卡因

又称地卡因,为长效酯类局部麻醉药,脂溶性高,穿透力强,毒性较大,适用于黏膜表面麻醉。

常用浓度 2%,3～5 min 显效。需注意腭侧龈因角化层较厚,药物穿透效果不佳,应改用其他局部麻醉方式。

3.利多卡因

又称赛罗卡因,稳定,起效快,常用于表面麻醉和局部麻醉。1 次用量为 2%盐酸盐 5～10 mL,最大用量不超过 400 mg。禁用于严重的房室传导阻滞患者及心率<55 次/分钟患者。对高血压、动脉硬化、心律失常、甲状腺功能亢进症、糖尿病、心脏病患者,应慎用含肾上腺素的利多卡因。

4.阿替卡因

常用为复方盐酸阿替卡因注射剂,商品名为必兰麻,含 4%阿替卡因及 1：100 000 肾上腺素。禁用于 4 岁以下儿童、严重肝功能不全、胆碱酯酶缺乏、阵发性心动过速、心律失常、窄角青光眼、甲状腺功能亢进症患者,慎用于高血压、糖尿病及应用单胺氧化药治疗的患者。

（三）常用麻醉方法

1.表面麻醉

适用于黏膜表浅麻醉,常用于局部麻醉前对进针部位黏膜组织的麻醉和阻止患者的恶心反射。操作时应先隔离唾液,用小棉球蘸取药液或将药液喷涂于欲麻醉部位,3～5 min 或以后将药液拭去,漱口。

2.局部浸润麻醉

又称骨膜上浸润麻醉,是将麻醉药注射到根尖部的骨膜上,通过麻醉药的渗透作用使患牙在牙髓治疗时无痛。由于麻醉药不能渗透密质骨,故骨膜上浸润麻醉仅适用于上、下颌前牙及上颌前磨牙和乳牙。牙髓治疗前,于患牙根尖部骨膜上注射 0.6～0.9 mL 麻醉药,3～4 min 或以后起效。当患牙处于急性炎症期时,骨膜上浸润麻醉效果一般不佳,需采用其他麻醉方法。

3.阻滞麻醉

阻滞麻醉是将局部麻醉药物注射到神经干或其主要分支附近,以阻断神经末梢传入的刺激,是在组织的神经分布区域产生麻醉效果。进行阻滞麻醉时,应熟悉口腔颌面局部解剖,掌握三叉神经的行径和分布及注射标志与有关解剖结构的关系。上颌磨牙常用上牙槽后神经阻滞麻醉,进针点为上颌第二磨牙远中颊侧口腔前庭沟,下颌磨牙及局部浸润麻醉未能显效的下颌前牙常用下牙槽神经阻滞麻醉,进针点为张大口时,上、下颌牙槽突相距的中点线与翼下颌皱襞外侧3～4 mm 的交点。

4.牙周韧带内注射

适用于牙周组织的麻醉和牙髓麻醉不全时的补充麻醉,某些特殊病例如血友病患者也常做牙周韧带内注射。严重牙周疾病的患牙不宜使用该法。操作中首先严格消毒龈沟或牙周袋,将麻醉针头斜面背向牙根刺入牙周间隙缓缓加压。若注射时无阻力感,药液可能漏入龈沟,应改变位置再次注射,但每个牙根重复注射的次数不应超过 2 次。由于麻醉药不能渗透牙槽间隔,对多根牙每一牙根都应做上述注射,一般每个牙根可注入麻醉药 0.2 mL,不超过 0.4 mL。

5.牙髓内注射

将麻醉药直接注入牙髓组织,多用于浸润麻醉和阻滞麻醉效果不佳的病例,或作为牙周韧带内注射的追加麻醉。操作时先在髓腔的露髓处滴少许麻醉药,待表面麻醉后将注射针从穿髓孔处插入髓腔。边进入边注射麻醉药,麻醉冠髓至根髓。由于注射时需要一定的压力,故穿髓孔不能太大,以免麻醉药外溢,必要时可用牙胶填塞穿髓孔。

6.骨内注射和中隔内注射

骨内注射是将麻醉药直接注入根尖骨质的方法。首先做浸润麻醉使牙根尖部软组织和骨麻醉,然后在骨膜上做 1～3 mm 切口,用球钻在骨皮质上钻洞直至骨松质,将针头刺入患牙远中牙槽中隔,缓缓加压,使麻醉药进入骨松质。一般注射 0.3～0.5 mL 麻醉药。

(四)局部麻醉失败的原因

临床上出现局部麻醉效果不佳时,应考虑以下原因。

(1)注射点不准确。

(2)药量不足。

(3)局部炎症明显。

(4)部分麻醉药注入血管。

(5)解剖变异或由于患者体位改变没有掌握正确的解剖标志。

(6)嗜酒、长期服用镇静药、兴奋药患者。

(五)局部麻醉并发症及急救

在局部麻醉过程中,患者可能发生不良反应,常见的并发症包括:晕厥、变态反应、中毒、注射区疼痛、血肿、感染、注射针折断、暂时性面瘫等。

严重的并发症需采取急救措施。急救措施主要包括:①患者卧位;②基本的生命支持,如空气流通、输氧、心肺复苏等;③控制生命体征。

二、失活法

失活法是用化学药物制剂封于牙髓创面,使牙髓组织坏死失去活力的方法。失活法用于去髓治疗麻醉效果不佳或对麻醉药过敏的患者。

(一)失活药

使牙髓失活的药物称为失活药。多为剧毒药物,常用金属砷、三氧化二砷、多聚甲醛等。金属砷可使牙髓发生溶血反应,对细胞有强烈的毒性。作用无白限性,因此临床上已逐渐淘汰。多聚甲醛失活药主要成分为多聚甲醛、适量的表面麻醉药(如可卡因、丁卡因等)和氮酮等,作用于牙髓可使血管壁平滑肌麻痹,血管扩张,形成血栓,引起血供障碍而使牙髓坏死。其凝固蛋白的作用,能使坏死牙髓组织无菌性干化,作用缓慢,安全性较高,封药时间为 2 周左右。

(二)操作步骤

若牙髓已暴露,可将失活药直接放在暴露的牙髓表面,并暂封窝洞。需保证失活药不渗透至窝洞以外,保证封闭材料不脱落,同时要求患者按期复诊。对于未露髓或穿髓孔较小的病例,应在局部麻醉下开髓,引流充分后将失活药轻放牙髓表面,在其上放一小棉球,并暂封窝洞。

(三)失活药烧伤的处理

当发生失活药溢出造成黏膜甚至骨组织坏死时,应首先清理坏死组织,避免残留的失活药造成组织进一步损伤。清理后的创面以生理盐水大量冲洗,碘仿糊剂覆盖,,如无新生组织生长,应继续清除表面坏死组织,直至出现新鲜创面。

(贺　莹)

第五节　活髓保存治疗

一、间接盖髓术

（一）原理

间接盖髓术的原理是用具有保护和治疗作用的药物、材料（盖髓剂），使因深龋或其他牙体疾病所致的牙髓充血（可复性牙髓炎）恢复正常。

（二）适应证

（1）深龋或其他牙体疾病伴有牙髓充血（可复性牙髓炎）的患牙。

（2）深龋和其他牙体缺损，在备洞时洞底近髓或大面积牙体预备后且患牙感觉极敏感者。

（3）牙冠折断在牙本质深层而未露髓的患牙。

（三）操作步骤

（1）按常规去净腐质，预备窝洞，温水冲洗。

（2）隔离唾液，棉球擦干窝洞。

（3）放置盖髓剂：深龋伴牙髓充血的窝洞，用氧化锌丁香油酚糊剂密封即可。如果窝洞或折断面近髓，在最近髓处放置少量氢氧化钙制剂，再以氧化锌丁香油糊剂封闭窝洞，或用聚羧酸锌水门汀涂覆断面。

（4）10～14 d 到两周后复诊，如无症状，换永久充填。无牙髓症状的近髓龋洞也可在盖髓剂上方直接垫底，作永久充填。

（四）注意事项

（1）窝洞近髓或有可疑穿髓点的部位，切勿探入和加压。

（2）两周内如出现自发痛则作进一步的牙髓治疗。两周后症状减轻，但仍有遇冷不适者可继续观察两周，如症状不改善或加重，则作进一步的牙髓治疗。

（3）深龋与慢性闭锁性牙髓炎鉴别诊断不明确时，也可用氧化锌丁香油糊剂暂封，根据症状改变的动向辅助诊断。

（五）术后组织变化和疗效判断

成功的间接盖髓术后，充血状态的牙髓恢复正常，洞底近髓处成牙本质细胞增生并开始形成修复性牙本质（在术后 30 d 左右），100 d 后形成修复性牙本质的厚度可达 0.12 mm。如果牙髓的充血状态不能恢复正常，则会发展为慢性牙髓炎或发生急性牙髓炎，均为失败的病例。

治疗后六个月和一年复查，患牙无自觉症状，功能良好。临床检查无异常所见，牙髓活力正常（与对照牙比较），X 线片示根尖周组织正常，则为成功病例。

二、直接盖髓术

（一）原理

直接盖髓术的原理是在严密消毒条件下，用药物覆盖牙髓的意外露髓孔，以防止感染，保存牙髓活力；还可能诱导或促进牙本质桥形成，封闭露髓孔。

(二)适应证

(1)治疗牙体疾病预备窝洞时的意外穿髓,窝洞为𬌗面洞或龈壁有足够宽度的复面洞,穿髓孔直径在 1 mm 以内者。

(2)年轻恒牙外伤露髓者。

(三)操作步骤

(1)去净腐质,隔离唾液。

(2)用 75% 乙醇或 2.5% 氯亚明消毒窝洞,棉球擦干。

(3)穿髓孔处放置少量新配制的氢氧化钙糊剂,其上方以氧化锌丁香油糊剂密封。牙冠折断的露髓牙需先作带环,以利盖髓剂固位。

(4)两周后如无症状,牙髓活力正常,则保留紧贴洞底的暂封物,上方以磷酸锌水门汀垫底,然后作永久性充填(图 7-1)。

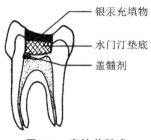

图 7-1　直接盖髓术

(四)注意事项

(1)治疗中注意无菌操作,应用橡皮障隔离。尽量减少对髓腔的压力和温度刺激。

(2)术后可酌情使用全身消炎药物。

(3)术前、术后和定期复查时均应测试并记录牙髓活力,如发生牙髓炎或牙髓坏死则及时作进一步的牙髓治疗。

(4)重度磨损或老年人的患牙,意外穿髓时不宜作直接盖髓术。

(五)术后组织变化和疗效判断

意外露髓的牙髓组织,因治疗前无炎症,修复愈合较好。首先在露髓处有血块形成,以后血块机化,下方成牙本质细胞形成牙本质基质,矿化后形成牙本质桥将穿髓孔封闭。这种矿化组织一般在术后 100 d 左右形成,其下方牙髓组织正常。如果盖髓剂为氢氧化钙制剂,则在其下方出现一层凝固坏死层,下方牙髓组织中成牙本质细胞新生。经 3~6 个月,可有牙本质桥封闭穿髓孔,其余部分牙髓组织正常。这些均为成功病例的修复情况。

但是,牙本质桥的出现并不代表牙髓组织完全正常。部分病例中经过直接盖髓治疗后的牙髓,无论术前是否有炎症,都可以发展为慢性牙髓炎;有的可能变为肉芽组织,并可引起牙内吸收;也有的引起牙髓退行性变、钙变,甚至发生渐进性坏死。这些都是治疗失败的病例。

术后一年复查,如果患牙无自觉症状,功能良好,临床检查无异常表现,牙髓活力正常(与对照牙比较),X 线片见根尖周组织正常,穿髓孔处有或无,或有部分牙本质桥形成,均可列为治疗成功的病例。

三、活髓切断术

（一）原理

活髓切断术的原理是在严密消毒条件下,切除有局限病变的冠髓,断髓创面用盖髓剂覆盖以防止根髓感染;并诱导或促进牙本质桥形成,封闭根管口,以保存根髓的活力和功能,使患病的年轻恒牙根尖继续发育形成。

（二）适应证

（1）外伤露髓而不宜作盖髓治疗的年轻恒牙。

（2）年轻恒牙早期或局部性牙髓炎。

（3）不具备盖髓条件的意外穿髓患牙。

（三）操作步骤

（1）局部麻醉:要求效果确实,必要时可辅以髓室内麻醉。

（2）去净腐质:常规预备窝洞并清洗,用75%乙醇消毒窝洞。

（3）橡皮障或棉卷隔湿:用2.5%碘酊和75%乙醇消毒牙面。

（4）用消毒裂钻扩大穿髓孔,揭除髓室顶。

（5）用锐利挖匙由根管口或低于根管口处切除冠髓,前牙在相当于牙颈部水平切除冠髓。

（6）用温热生理盐水冲洗髓腔,棉球吸干。如出血不止,用0.1%去甲肾上腺素棉球止血。

（7）将新鲜调制的盖髓剂放置根髓断面,氧化锌丁香油糊剂密封。

（8）经2～4周复诊,无自觉症状,无叩痛,牙髓活力正常或略低于对照牙,则可去除大部分暂封剂,垫底后作永久充填;也可在断髓和盖髓后当时垫底和作永久充填(图7-2)。

（9）年轻恒前牙:在术后6个月,一年和两年复查时,如根尖部已形成,则改作根管充填。

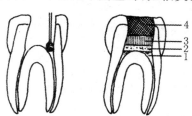

1.盖髓剂;2.氧化锌丁香油糊剂;3.垫底材料;4.永久充填材料

图7-2　活髓切断术

（四）注意事项

（1）结合年龄和全身情况,严格选择适应证;年轻恒患牙可适当放宽选择。

（2）严格无菌操作,最好用橡皮障隔湿。

（3）去髓室顶和切断冠髓时,切忌压碎和撕裂根髓。

（4）术中避免温度刺激,严防加压。

（5）术后3 d仍有明显自发痛和叩痛,应改作根管治疗。

（五）术后组织变化和疗效判断

成功的活髓切断术后,牙髓创面可出现暂时的炎症,盖髓剂(氢氧化钙制剂)下方可有程度不同的凝固坏死层。两周后炎症逐渐消退,断面血块机化形成肉芽组织和瘢痕组织;成牙本质细胞向创面聚集,可形成牙本质桥封闭根管口,根髓组织正常。

如果术后牙髓内有持续的轻度感染存在,日后根髓内可发生营养不良性矿化,甚至发生根管闭塞。如果根髓内发生了急性炎症、化脓、坏死或者长期慢性炎症,根髓成为充血性肉芽组织,出现根管侧壁牙本质吸收,均为治疗失败病例。

治疗后6个月和1年、2年复查,患牙无自觉症状,功能良好;临床检查无异常所见,牙髓活力正常或迟钝;X线片可见根管口处有牙本质桥形成,根管正常或闭塞而根尖周组织正常,则为成功病例。

(贺　莹)

第六节　牙髓塑化治疗和干髓术

一、原理

牙髓塑化治疗是将处于液态未聚合的塑化剂导入已基本去除牙髓的根管内,塑化剂渗入侧副根管和根管壁的牙本质小管内,在形成酚醛树脂聚合物的过程中将根管系统内剩留的感染物质及残髓组织包埋,凝聚后变为无害物质并严密封闭根管系统,达到消除病源,防止根尖周炎发生或治愈根尖周病损的目的。

二、适应证

(1)成年人后牙不可复性牙髓炎、残髓炎、牙髓坏死。

(2)后牙急性根尖炎消除急性炎症后;有瘘或无瘘型慢性根尖周炎而根尖孔未吸收破坏的患牙。

(3)根管内器械断离,不能取出而又未出根尖孔的患牙。

(4)老年人已变色而根管又过分细窄的上述患病前牙。

三、塑化剂的配制与理化生物学性质

目前采用的塑化剂为甲醛配制的酚醛树脂。酚醛树脂聚合(凝固)反应的时间受以下因素影响。①酚和醛的体积比例:醛占比例过大,凝固时间延长。②氢氧化钠(催化剂)体积比例大则凝固快。③温度(室温)高则凝固快,故在小而深的、不易散热的容器中凝固较快,浅碟状易散热的容器中则凝固较慢。④还与配制的总体积有关,体积大,凝固较快。

与牙髓塑化治疗原理有关的酚醛树脂的性质有以下几点。

(一)对组织的塑化作用

酚醛树脂可以渗透到生活组织、坏死组织及组织液中,与组织一起聚合,成为酚醛树脂与组织的整体聚合物。镜下见组织和细胞保持原来的形态,但分不出酚醛与组织的界限。组织液与酚醛树脂混合时,也能聚合,但塑化剂的体积必须超过被塑化物质的体积方能塑化。

(二)抑菌作用

酚醛树脂在凝聚前和凝聚后均有较强的抑菌作用,塑化后数月的牙髓也仍有抑菌作用。

（三）渗透作用

酚醛树脂在未聚合时，渗透性较强，可以渗透到残髓组织中、侧支根管和牙本质小管中（达管壁 1/3 至全长）。

（四）体积改变

酚醛树脂凝固后在密封的环境中不发生体积改变。但若暴露于空气中则可逐渐失水，从树脂中心部出现裂缝，向根管壁方向收缩。

（五）刺激作用

酚醛树脂凝固前对组织有刺激作用，对软组织也有腐蚀性，因此在塑化治疗的操作过程中要防止塑化剂对黏膜的灼伤，避免将塑化剂压出根尖孔。

（六）无免疫源性

临床条件下，酚醛树脂的应用不会引起系统性免疫反应。

（七）无致癌性

遗传毒理学三种短期致突变筛检试验的结果显示基因突变、DNA 损伤和 SOS 反应均为阴性，初步预测酚醛树脂为非致突变、非致癌物。

四、操作步骤

（1）开髓、去髓室顶、尽量去除牙髓和根管内感染物。牙髓炎患牙可使用失活法，失活剂以金属砷封药两周为宜；也可在局麻下一次拔髓后完成下一步塑化操作，若拔髓后出血较多，应先予以止血或行髓腔封樟脑酚（CP）棉球，3～5 d 后再次就诊完成塑化。

根尖周炎患牙，如叩诊疼痛，根尖部牙龈扣痛、红肿，或根管内渗出物较多，应先行应急处理，待急性症状消除后经髓腔封甲醛甲酚（FC）棉球再进行下一步骤塑化；慢性根尖周炎患牙也可在髓腔封甲醛甲酚（FC）棉球无症状后再行塑化。

（2）隔湿，在消毒液伴随下通畅根管，但不要扩大根管，对根管的要求仅为能用 15 号或更小号根管器械通畅到达近根尖处。操作过程中尤忌扩通根尖孔。干燥髓腔，较粗大的根管应擦干根管。原龋洞位于远中邻面牙颈部，龈壁较低者，为了防止塑化剂流失灼伤软组织，需用较硬的氧化锌丁香油糊剂做出临时性的远中壁（假壁）。

（3）用镊子尖端夹取塑化剂送入髓腔，也可用光滑髓针或较细的根管扩大器蘸塑化剂直接送入根管内，伸入至根尖 1/4～1/3 处，沿管壁旋转和上下捣动，以利根管内的空气排出及塑化剂导入。然后用干棉球吸出髓腔内的塑化剂。重复上述导入过程，如此反复 3～4 次即可。最后一次不要再吸出塑化剂。

（4）以氧化锌丁香油糊剂封闭根管口，在糊剂上方擦去髓腔内剩余的塑化剂。擦干窝洞壁，用磷酸锌水门汀垫底，作永久充填。如需观察或窝洞充填有困难，可于塑化当日用氧化锌丁香油糊剂暂封，过 1～2 周就诊，无症状后，除去大部分暂封剂，作磷酸锌水门汀垫底及永久充填。

五、术中和术后并发症及其处理

（一）塑化剂烧伤

塑化剂流失到口腔软组织上或黏膜上，颜色改变、起皱，应即刻用干棉球擦去流失的塑化剂，并用甘油棉球涂敷患处。

(二)根尖周炎

因塑化剂少量出根尖孔引起的化学性根尖周炎常于塑化后近期发生。患者叙述该牙持续性痛，不严重，轻度咀嚼痛。检查有轻度叩痛，但牙龈不红，无扪痛。同时还应检查充填物有无高点，适当地调𬌗观察而不作其他处理；如疼痛较重，可用小剂量超短波处理，同时口服消炎止痛药。

如因治疗时机选择不当，感染未除净或器械操作超出根尖孔所致的急性根尖周炎，则疼痛较重，牙龈红肿、扪痛或已有脓肿形成，应按急性根尖周炎处理。同时应重新打开髓腔，检查各根管的情况，是否有遗漏未做处理或塑化不完善的根管等。待急性炎症消退后，分别情况重作治疗。

(三)残髓炎

塑化治疗后近期或远期均可出现，多为活髓拔髓不充分或遗漏有残余活髓的根管未作处理或塑化不完善。须打开髓腔，仔细找出有痛觉的根髓，拔髓后再作塑化治疗。

(四)远期出现慢性根尖周炎

X线片出现根尖周X线透射区或原有病损区扩大，出现窦道或原有窦道未愈合。除因为遗漏根管未作处理或塑化不完善以外，还可能因原根尖周炎症造成根尖孔有吸收、破坏，致使塑化剂流失，根尖部封闭不严密，感染不能控制。依根尖孔粗细决定再治疗方法：根尖孔粗大的患牙，改作根管治疗，必要时作根尖手术治疗。

六、术后组织反应与疗效判断

根管内残髓组织被塑化，以及塑化剂限制在根尖孔内时，与其邻近处的牙周膜内早期有轻度炎症细胞浸润，并有含酚醛树脂颗粒的吞噬细胞。3个月后，炎症细胞逐渐消失，原炎症组织被正常的结缔组织代替，根尖孔附近有牙骨质沉积，组织修复过程与成功的根管充填后相似。但若未被塑化的残髓较多，或塑化剂未达到根尖 1/3 部分，则可出现残髓炎或根尖周炎，导致治疗失败。

如果少量塑化剂超出根尖孔，根尖周部分组织被塑化，其外围组织出现局限性的化学性炎症反应。经 3～6 个月炎症逐渐消退，经 9～12 个月开始修复。延缓了根尖周组织的修复过程。

牙髓塑化治疗后两年复查，如果患牙无自觉症状，功能良好；临床检查正常，原有窦道消失；X线片见根尖周组织正常，原根尖周病损消失，或仅有根尖周牙周膜间隙增宽，硬骨板清晰，根周牙槽骨正常，则为治疗成功病例。

如果要观察根尖周组织病损修复的动态过程，可在术后3个月、6个月、1年、2年分别复查患牙。在术后 3～6 个月时，如果临床无明显症状，但X线片却发现根尖周病变较术前似有扩大，这不一定表明病变在发展，可能是根尖周组织对溢出根尖孔的塑化剂的反应。应该继续观察，部分病例的根尖周病损可能以后仍会逐渐缩小，直至消失。

七、干髓术

(一)原理

干髓术是用失活剂将牙髓失活后，或在局麻下除去冠髓，保留无菌坏死的根髓，用多聚甲醛制剂（干髓剂）使其木乃伊化成为无害物质，以制止牙髓炎症的蔓延和根尖周病的发生，从而保留患牙。

（二）适应证

（1）成年人后牙牙髓炎的早期阶段，即炎症主要在冠髓，未出现化脓或坏死。

（2）无对殆牙而过长或下垂的后牙，因修复需要而保留者。

（3）老龄患者意外露髓的后牙。

（三）操作步骤

1.麻醉下开髓，失活牙髓

去净洞内腐质，穿通髓腔，明显暴露穿髓孔，止血，隔湿，擦干窝洞，将失活剂做成小球形，准确地放到穿髓孔处，然后用暂封剂（如氧化锌丁香油糊剂）严密封闭洞口。对邻殆面窝洞封药时，如果龈乳头出血，先止住出血，并在龈壁及邻面先放小块暂封剂，留出穿髓孔部位放置失活剂棉球，再压贴暂封剂，最后用暂封剂密封窝洞（图7-3）。

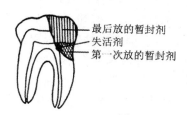

图 7-3　邻殆面窝洞砷剂封药法

2.取失活剂

使用三氧化二砷失活剂，需间隔48 h再次就诊；如使用金属砷失活剂，则间隔10～14 d再次就诊。第二次就诊时，首先检查有无因失活剂渗漏而损坏牙龈的情况，并确实取出失活剂，勿使其遗留在窝洞或牙间隙内。

3.揭髓室顶和去冠髓

用700号裂钻从穿髓孔开始，沿髓顶外形揭去髓室顶，并用圆钻提拉检查修整；用锐利的相应大小的挖匙去除冠髓，同时修整窝洞外形。

上述步骤也可在局麻下去冠髓，一次完成。

4.初步固定根髓

隔离唾液，干燥髓腔，将甲醛甲酚棉球放置根管口处1 min后取出。

5.放置干髓剂并充填窝洞

取适量干髓剂分别放于各根管口，贴住根髓断面，用磷酸锌水门汀垫底，银汞合金充填（图7-4）。

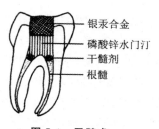

图 7-4　干髓术

173

(四)注意事项

(1)严格选择适应证。

(2)封失活剂时,穿髓孔的直径应大于 1 mm,封药时用的氧化锌丁香油糊剂稠度要适中,压贴暂封物不应用过大的压力。

(3)注意去净髓室顶,避免磨及髓室底。

(4)干髓剂不应放到髓室底处。

(5)第一次就诊封失活剂后告知患者注意以下事项:①封药后可能出现疼痛症状,一般持续数小时,可服用止痛片或指压合谷穴位止痛。②进食时,避免将该患牙的暂封物咬碎或使其脱落。③按预约日期准时就诊。

(6)使用砷制剂或甲醛制剂时,应特别注意避免泄漏烧伤,如有疏漏可造成患牙牙周组织的不可复性的化学坏死。砷剂漏出,临床表现为患区持续地自发胀痛,龈缘或龈乳头呈暗紫色或灰黑色坏死。在去除暂封物后,应彻底刮除变色的和无感觉的龈组织。如果牙槽骨已外露,死骨呈灰白色,用高速涡轮圆钻磨去死骨,直至创面出鲜血和有触觉;大量盐水冲洗,创面填塞碘仿糊剂或纱条。于 1 d 后复诊,若牙龈组织不再继续坏死,则每隔 3～6 d 复诊换药,直至龈组织恢复正常颜色和感觉后再作进一步治疗。坏死广泛者应使用抗生素。干髓剂外漏可引起自发地持续性木胀痛,龈缘或龈乳头呈白色凝固性坏死,界限清楚。刮除变色的龈缘或龈乳头,如果创面较深,可填塞碘仿纱条。除去原充填体,检查干髓剂漏出的部位,重新垫底,银汞合金充填窝洞,近期复诊直至牙龈组织正常。

(五)术后组织变化与疗效判断

干髓术后,根髓组织被固定,成为无菌干性坏死状的无害物质保留在根管内,根尖周组织如果对干髓后的牙髓组织生物相容性良好,则根尖部牙周组织保持正常,根尖孔周围有牙骨质沉积使根尖孔缩小或封闭;如果牙髓组织已有部分坏死或化脓,则干髓剂不能起到固定、干化的作用,可出现急、慢性根尖周炎。如果干髓剂的作用不能固定全部根髓,若干年之后根尖部仍残留炎症牙髓,出现残髓炎或继而发生根尖周炎。这些都是干髓治疗的失败病例。

干髓术后 2 年复查病例,如果患牙无自觉症状,功能良好;临床检查正常,X 线片见根尖周组织正常,则为治疗成功病例。

(贺　莹)

第七节　现代根管治疗

根管治疗术(rootcanaltherapy,RCT)是治疗牙髓坏死及根尖周病最有效的方法。彻底清除根管内炎症牙髓和坏死物质,扩大成形根管,并对根管进行适当消毒,最后严密充填根管,以去除根管内感染性内容物对根尖周组织的不良刺激,防止根尖周病的发生或促进根尖病变愈合。

根管治疗术源于 19 世纪中期,经过不断地改进和完善,目前已建立了较系统的理论体系。根管治疗术最初只是应用简单的器械去除根管的内容以及用一些药物进行消毒、安抚。19 世纪后期,根管治疗术进入其发展的成熟阶段,逐步形成根管预备、消毒和充填的一套较完整的方法。20 世纪 60 年代以后,随着对内毒素、厌氧菌致病作用的认识,加上新技术、新药物的使用,显著提高了根管治疗术的效果。近年来,由于根管治疗术引入超声、激光和显微治疗等技术,使之更趋于规范、微观、精细和高效。根管治疗发展的总趋势仍然表现在以下三个方面:一是努力设计制造更好的根管扩大器械;二是研制合成强力有效的杀菌剂;三是研究生物相容性好的、能够严密堵塞根管并具有消毒作用的充填材料。

一、适应证

除可复性牙髓炎或新生恒牙可能保持活髓外,各型牙髓炎、牙髓坏死、坏疽及各型根尖周炎都适用。

二、根管预备

去除髓腔的刺激源,并将根管预备成特定的形状,便于根管充填。包括开髓拔髓、测量根管工作长度、根管清理及扩大成形。根管预备为根管充填创造良好条件,保证根管治疗的效果。

（一）术区隔离

橡皮障(rubber dam)是口内术区隔离的重要装置,提高根管治疗的效率与预后,是开展非手术显微牙髓治疗的基本条件。

1.橡皮障隔离的目的

大量研究证实,微生物感染是导致根管治疗失败的最主要原因,橡皮障为治疗区域提供一个隔离唾液的封闭环境,减少术区感染的机会。此外,在根管治疗过程中,橡皮障的应用还具有以下优点。

(1)提供一个洁净、干燥、无污染的区域,提高术区可视性。

(2)防止患者误吞根管器械、冲洗药物、充填材料碎屑等。

(3)保护患者口腔软组织,避免受到器械、药物、冲洗剂等的损伤。

(4)减少患者在操作中频繁漱口的需要,提高治疗效率。

2.橡皮障隔离技术

橡皮障系统主要包括橡皮障布、用于支撑橡皮障布的橡皮障架、将橡皮障固定于患牙的橡皮障夹、夹持橡皮障夹的橡皮障钳以及打孔器。安装橡皮障的方法主要有以下两种。

(1)将橡皮障夹的弓形部分穿过橡皮障上的孔,并将橡皮障置于橡皮障夹的翼上。以橡皮障钳将橡皮障夹撑开,保持橡皮障夹在橡皮障上的位置,并用橡皮障架固定橡皮障布。橡皮障夹就位于牙后,将橡皮障伸展固定于橡皮障夹翼下。此方法可将橡皮障、橡皮障夹和橡皮障架以一体化的方式放置于牙,简便易行。

(2)先将橡皮障夹安置于牙,用手指轻压障夹的颊舌侧板,以检查其与牙贴合的稳固程度,再将橡皮障拉开套在橡皮障夹的下方。此方法便于操作者观察橡皮障夹的夹片与牙接触的部位,避免损伤牙龈。

（二）开髓拔髓

正确开髓的基本要求是使根管器械能尽可能地循直线方向进入根管。前牙在舌面,后牙在𬌗面开髓。洞口大小一般以去除髓室顶后,不妨碍器械进入根管为准。开髓后应将洞壁修整光滑,使之与根管壁连成一线。修整时应避免使髓室壁形成台阶,注意寻找根管口。

磨牙应先除去冠髓,再拔根髓。活髓牙应在麻醉下或采用牙髓失活法去髓,最好将牙髓完整拔出,如拔髓针进入不够深或牙根弯曲,牙髓易被拉断。一般拔髓针插入根管深约2/3处,轻轻旋转使根髓绕在拔髓针上,然后抽出。如果未能拔出完整根髓,则需要反复拔髓,务必拔净。

(三)测量根管工作长度

根管的工作长度,是从切缘或牙尖到根尖止点的长度。应该预备到根尖部的牙本质牙骨质界,该处距根尖 0.5～1.0 mm。因此,器械到达根尖的实际长度应比牙长度短 1 mm 左右。

测量根管工作长度有下列 5 种方法:根据牙平均长度和冠根比例来计算;根管器械探测法;X 线透视或照片法;根管长度电测法;根管工作长度测量板。

(四)根管清理及扩大成形

根管清理及扩大的目的是尽量去除髓腔及根管内的刺激物,如细菌及其代谢产物、炎症或坏死牙髓、食物碎屑和感染牙本质,同时将根管制备成特定形状,便于根管充填。在根管扩大前,用 3%过氧化氢液或其他消毒液冲洗,并用光滑髓针或细的扩孔钻在根管内轻轻捣动,通过冲洗清理根管。扩大根管主要使用扩孔锉和扩孔钻,由细到粗,依号顺序进行。临床上常用手工操作器械进行根管预备,但费时且术者易于疲劳。自动化根管预备设备及其配套技术的应用,大大地改变了这种状况。现代观点认为,根管清理是手术成败的关键性环节。由于根管解剖结构的复杂性和扩大器械本身的局限性,特别是老年根管钙化,使得根管在弯曲、狭小、分歧部位及侧副根管很难彻底清理,可配合根管超声协同系统来清理扩大根管。超声波在溶液内产生空穴效应、热效应、切削及声流作用,极大地增强了抗菌冲洗液的功能,有效地溶解和松动根管内的坏死组织,彻底清除附着在根管壁上的污染层,从而获得高效的冲洗和清理效果。

三、根管消毒

根管预备结束后,根管内的细菌、坏死牙髓组织和根管内壁的感染物,大部分已被去除,但牙本质小管深层和根管侧支等器械和冲洗液达不到的细微结构内还有残余的细菌,再经过根管消毒这一步骤,可进一步控制微生物,缓解疼痛,减少尖周组织的炎性渗出,从而巩固和加强根管预备的效果,并为下一步的根管充填创造条件,提高 RCT 的成功率。

(一)根管内用药的理想性能

有广谱且强有力的杀菌作用;渗透力强,以便能达到牙本质小管和根管侧支内;作用时间较长,一般要求在 24 h 以上;药物不因接触脓、血等而明显减弱;对尖周组织无明显的刺激和损害;不会造成牙齿变色;贮存和使用方便;成本价格可为大众所接受。

(二)根管内用药的作用

破坏病原微生物;止痛;控制渗出;诱导根尖发育完成。

(三)根管内用药的种类

常用的根管消毒剂有氢氧化钙制剂、酚制剂、碘制剂和抗生素等。临床上要根据具体情况,选择适当的药物。机体对药物的反应也不一致,因此,在采用某种药物无效时,可适当更换,也可轮换使用。

感染轻的根管:多选用较缓和的药物消毒根管,如氢氧化钙、樟脑酚、麝香草酚等。这些药物具有消毒力和镇痛作用,刺激性小,但抑制作用较弱。

感染较重的根管:如化脓腐败根管,可选用甲醛甲酚、木馏油等。甲醛甲酚释放出甲醛气体,消毒力强,有凝固蛋白的作用,具有高度穿透性,但对根尖周组织有一定的刺激性,因此,不可过量或多次连续使用,否则易引起化学性根尖周炎。木馏油有特殊焦臭味,有较强的消毒力和渗透性,刺激性较小,适用于一般根管和感染较重的根管。根管内渗出物较多或牙齿遇外伤长期叩痛不消失时,可选用碘仿糊剂。

四、根管充填

根管充填的目的是消灭术后遗留的无效腔,隔绝根尖周组织与根管的通连,借助根充材料缓慢而持续的消毒作用,杜绝再感染及炎症发生。要求充填严密,根管充填材料应严密封闭根管内根尖 1/3 区。

(一)根管充填材料的性能要求

根管充填后有持续的消毒作用;与根管壁能密合;能促进根尖周病变的愈合;根管充填后不收缩;易于消毒、使用和去除;不使牙变色;对机体无害;X 线阻射,便于检查。

(二)根管充填材料

1.硬性类根管充填材料

牙胶尖、银尖、钴铬合金丝、塑料尖等,均配合根管糊剂使用。

2.糊剂类根管充填材料

由粉和液调拌成糊状,充填后可硬化,有根管糊剂、氢氧化钙及其制剂、含三聚甲醛的新三锌糊剂、碘仿糊剂、氧化锌丁香油酚黏固剂、氯仿牙胶等。氢氧化钙糊剂能促进肉芽组织纤维化、类牙本质及类牙骨质组织形成,促进牙槽骨生长,促进根尖周组织的愈合,在临床上广泛应用。对老年患者,根管一般都较细小或弯曲,所以选的牙胶尖不必太粗,糊剂也不要太多。

(三)根管充填方法

常用的根管充填方法有冷侧压法、垂直加压法、混合加压法和热牙胶充填法。

1.糊剂加牙胶冷侧压充填法

(1)充填前首先进行试尖,即按根管工作长度和所预备的根管大小选择合适的主牙胶尖。

(2)用扩孔钻或螺旋形根管充填器将糊剂送入根管内。

(3)已选好的主牙胶尖插入根管,直至应到达的长度。

(4)如果根管内尚未填紧,可加用 1 根或数根副牙胶尖,在原来的牙胶尖旁侧插入并压紧。

(5)用热器械将髓室内的牙胶尖末端切去,并擦净多余的糊剂。

(6)充填窝洞。

2.热牙胶尖侧方加压法

是对冷牙胶侧方加压法的改良,将扩开器加热后再放入根管。牙胶软化后容易加压,结果会充填得更紧密。

3.热牙胶尖垂直加压法

是一个很好的方法,但操作困难、费时,而且需要充分的根管预备。

4.热牙胶注入塑形法

为许多使用者所接受,因为使用方便。一种是高熔点的牙胶尖"Obtura",另一种为低熔点的牙胶尖"Ultrafil"。用物理加热方法控制热牙胶的流动是个难题,而且热牙胶遇冷收缩的特点也可能影响根管充填的质量。

5.混合法

(1)牙胶的侧方加压和热加压法,先在根管的根尖部分对牙胶进行加压,然后用加压器在根管的冠方对牙胶尖进行侧方加压。根管的根尖 1/2 处压紧的牙胶可有效地防止尖周渗出液进入根管。

（2）侧方加压、注入成形、牙胶热成法，预先将牙胶软化，用侧方加压牙胶的方法充填根尖1/2的根管，然后用加热软化了的牙胶注入的方法充填冠方1/2的根管。此法对有根管内吸收的患牙尤为适用。

五、根管治疗术的成败

（1）临床上根据自觉症状、临床检查和 X 线片显示来确定根管治疗是否成功。

患者的自觉症状：有无自发痛或咬合痛；有无肿胀史、化脓史；每次疼痛持续的时间，疼痛的情况、范围和程度；疼痛的诱发因素及缓解因素；咀嚼功能是否良好；病史和治疗史。

临床检查。①牙体情况：牙冠修复是否合适、完整、有无叩痛。②牙周情况：软组织颜色及结构、肿胀、牙周袋、窦道、松动度、有无触痛。③全身情况：包括心理和生理两个方面。

X 线片：根管充填是否严密、合适；尖周牙周膜腔是否增宽，骨板是否连续；牙槽骨的密度、纹理是否正常；尖周稀疏区的大小、形态、密度和周边情况（术前后对比）；根尖有无吸收现象；根管有无旁穿及器械折断。

（2）成功：无症状和体征，咬合功能正常，有完整的咬合关系，X 线片显示根管充填严密合适，尖周透射区消失，牙周膜间隙正常，硬板完整；或无症状和体征，咬合功能良好，X 线片显示根尖周透射区缩小，密度增加。

（3）失败：无症状和体征，咬合有轻度不适，X 线片显示根尖周透射区变化不大；或有较明显症状和体征，不能行使正常咀嚼功能，X 线片显示根尖周透射区变大或原来尖周无异常者出现了透射区。

（4）根管治疗的成功率：因各人观察的标准、时间、例数等不同而异。

（5）疗效观察的时间：1 年内只能作为初步疗效观察，难以定论；2～3 年或更长时间的观察资料则更有价值。

六、常见问题和偶发事件及其对策

RCT 的操作主要是用纤细的器械在狭小的空间中进行的。受器械的种类或患牙的条件的影响，有些问题是常见的，随着基本理论和基本技能水平的提高，问题会越来越少；还有些问题是很少遇到的，但却是有害的，甚至是危险的，术者的态度和技能以及患者的心理状态等多方面的影响，可能会出现这样或那样的问题。

（一）常见问题

1.牙科畏惧症

牙科畏惧症（dentalfear，DF）也称牙科焦虑症（dentalanxiety，DA），是指患者对牙科诊治过程或其中某些环节的害怕，表现为烦躁不安、心悸、出汗等交感神经功能亢进的症状。DF 的存在会导致诊治质量的降低和疾病负担的提高。防治措施有以下几点。

（1）心理方面：通过"术前教育"，让患者对口镜、探针、牙科椅等器械设备以及诊室环境有个心理适应过程，候诊室可播放轻松幽默的相关科教片；治疗过程中，进行耐心地解释以转移患者的注意力；美化医师、护士的仪表和诊室环境；对儿童患者，治疗过程中，医患间的身体接触以及催眠术等也有一定效果。

（2）技术方面：RCT 是外科与牙体美容修复的综合性技能，要求医师有广博的医学、美学知识，扎实的外科操作功底，对各种口腔器械、材料娴熟操作的技能以及多年的临床经验，这些素质无疑是高效、高质量实施 RCT 的保障,也是获得患者信任的前提。

(3)药物:必要时可用局部浸润或阻滞麻醉药物,还有口服镇痛、镇静类药物,目的是通过镇痛或镇静的途径减轻或消除 DF。

2.进路准备中的问题

一个视野良好,能使器械顺利到达根管根尖 1/3 处的进路是非常重要的。对磨牙进行 RCT 时,有效的判断方法是看患者张口时其上下颌切牙间能否放下操作者并排的至少两个手指。不良的进路会导致不完善的 RCT,进一步的牙冠修复也就劳而无功了。

3.细小根管的寻找和处理

细小根管的寻找是 RCT 的难题之一。有些牙齿的髓腔钙化或有大的髓石存在,尤其是老年人牙齿的根管极细,很难寻找 X 线片包含许多信息:根管的粗细、弯曲程度与牙髓腔的位置关系。但 X 线片的分辨率有限,因此仅凭 X 线片判断根管的消失与否不可靠。

一旦找到根管口后,细小根管的处理就成为主要矛盾。选用细小的器械,按根管形态将器械尖端做预先弯曲,这样可在极小的阻力下进入根管深处。器械逐渐地深入根管,伴 1/4～1/2 的逆时针旋转,切记不要施加根向压力。锉的反复提拉动作和大量的冲洗交替进行,可逐渐消除根管冠部的阻力,达到工作长度。

4.根管台阶和阻塞

不正确的操作会造成牙本质碎屑阻塞根管,还可能造成根管壁台阶.如果已造成根管壁台阶者,用次氯酸钠液冲洗根管,将器械缓缓伸入根管,避开台阶,伴轻微的反时针旋转,逐渐深入。器械越过台阶,做反复提拉可消除或基本消除台阶。根管一旦被牙本质碎屑阻塞,很难处理,可通过大量的冲洗、EDTA 润滑剂和细小的器械缓缓操作。

5.去除原有的根管充填物

由于各种原因,有时必须重做 RCT。重做 RCT 的前提是去除原有根管充填物,但去除有时并不容易,根管充填物的种类决定了取出它的方法。

(二)偶发事件

1.急性炎症反应

RCT 治疗期间或术后,少数患者会出现局部肿胀、咬合痛、自发痛等症状。原因是术者操作不当或个体差异。轻微者暂不处理,可适当给予止痛药,观察 1～2 d,如果有高点,一定要消除,没有高点也可考虑适当降,使患牙休息。如果 2 d 后患牙仍持续剧痛,可考虑去除封药和根管充填物,引流、消炎后重做 RCT。如果出现前庭沟处肿胀、蜂窝组织炎甚至全身症状时,要进行局部切开引流并给予抗生素。

预防:要有高度的责任心和受伤观点;要具备根管解剖形态学和生理学、病理学、免疫学、药理学等基本知识;严格按照操作要领进行;有菌观念和无菌操作要贯穿诊治过程的始终;尽可能多地掌握患者的病史,注意患者术中的反应,对过敏体质者要采取相应措施。

2.皮下气肿

(1)症状:患者颜面部或颈部出现突发性肿胀,有捻发音但无明显的发红和疼痛,如果先前用过氧化氢液大量冲洗过根管,就容易诊断。

(2)原因:根管冲洗液为过氧化氢液,且冲洗液的量较大,冲洗针头插入根管过深、过紧,使冲洗液不能回流,致使大量冲洗液溢出根尖孔到达尖周组织,与尖周组织过氧化物酶接触后产生新生态氧,进入软组织便可形成皮下气肿。

(3)处理:操作中一旦发现有形成皮下气肿的趋势,要立即停止使用过氧化氢液冲洗根管而改用其他冲洗液,最为安全的是生理盐水,同时进行根管开放,使注入的气体得以释放。

(4)预防:冲洗针头要松松地插入根管。冲洗时的压力不要太大。最后一次冲洗必须用生理盐水或蒸馏水,以免残留过氧化氢液。避免用压缩空气长时间持续吹干根管。

七、根尖外科手术

(一)适应证

较大的根尖周囊肿经根管治疗后,需用手术刮除囊壁,病变才能修复。受外伤后根尖折断,经根管治疗后,需取出折断的根尖者;根管治疗时,器械折断超出根尖孔者;根管充填物超填过多,引起根周刺激症状者;慢性根尖周炎的患牙经治疗后病变扩大或长期不愈后者。上颌前磨牙根尖近上颌窦者,下颌前磨牙根尖近颏孔者,都不宜做根尖刮治术。急性炎症期应先消除炎症,否则易将感染扩散,延迟愈合;全身健康不良,如风湿病、活动性结核病、肝炎等,都影响创口的愈合。

(二)手术步骤

(1)术前仔细观察 X 线片,了解牙根的形态、病变的部位和邻近的解剖关系等,确定手术范围。

(2)常规消毒,术区根据具体情况,采用局部麻醉或传导阻滞麻醉。

(3)术前或术中行根管充填,都可收到良好效果。术前先行充填,可能更有利于手术的无菌操作;若为较大的囊肿,根管内不断有囊液渗出者,最好在术中刮除囊肿后再充填根管。

(4)一般可用弧形切口,即在患牙唇侧根尖部黏膜上距离龈缘 6～7 mm 处,做半月形切口,长度约为 2 cm,即可包括左右各一个邻牙,以使根尖区充分暴露。注意切口的凸面应向龈缘,深度应达骨面,同时避免切断唇系带。

(5)用骨膜剥离器将黏膜骨膜片分离,翻瓣暴露破坏的根尖区牙槽骨板。剥离的骨膜要完整,手术操作过程中,要注意保护骨膜,不要过度牵拉和压迫。

(6)翻开龈片后,暴露根尖区。如果骨质已有破坏,可顺着破坏区扩大;如果唇面骨板完整,同时可用骨凿除去骨板,先凿一小孔,然后逐渐扩大,直至露出根尖为止,然后用裂钻或骨凿除去一部分根尖,注意不要损伤过多骨组织,同时也要少切根尖,至少要保留牙龈的 2/3,否则影响牙齿的稳固。

(7)根尖切除后,用挖匙仔细搔刮根周病变组织。若为囊肿,应将囊壁完整刮除,不要残留上皮组织。如病变范围较小,根面牙骨质没有破坏时,可只刮除根周的炎症肉芽组织而不需切除根尖,但要注意将舌侧面的炎症组织彻底刮净。刮治后,用生理盐水冲洗骨腔,不要遗留碎骨片或异物于伤口内,以免妨碍伤口的愈合。

(8)搔刮骨面,待血液充满骨腔时,将龈片复位、缝合。

(9)术后可在面部加压包扎或冷敷,防止术后水肿。保持口腔清洁,暂不刷牙,多漱口,为预防感染,可适当给予消炎药。经 5～7 d 拆线,伤口一般在 2 周内完成愈合。为了缩短疗程,可考虑根管治疗和根尖手术一次完成,但要注意控制急性炎症,避免术后肿胀疼痛,延缓愈合。

八、显微根管治疗术

显微根管治疗术是在牙科显微镜下,采用显微器械、超声工作尖等进行的根管治疗术。牙科显微镜能提供非常充足的光源进入根管,并可以将根管系统放大,使术者能看清根管内部的结构,直视下进行根管预备、根管消毒和根管充填。与传统的根管治疗术比较,显微根管治疗术具有明显优势,微创、精确、疗效高,可以完成传统方法很难甚至无法处理的病例。

（一）认清根管系统、避免根管遗漏

根管系统变异较大,同名牙的根管形态也不尽一致。由于增龄性变化以及龋病等外源性疾病的影响,根管系统会有较大变化。显微镜下可以清晰显示髓室底、根管口及根管壁的情况。

（二）疏通钙化根管

显微镜下可见修复性和继发性牙本质的颜色较暗,呈黑色或褐色,高倍放大时,可见修复性牙本质中央处的根管。显微镜下引导机用器械、超声工作尖等精确切削修复性或继发性牙本质,避免根管偏移和根管壁穿孔的发生。

（三）预备和充填 C 形根管

在显微镜的直视下,使用小号锉及 5.25％的次氯酸钠结合超声冲洗彻底清理 C 形根管峡区,并通过垂直加压充填技术完成 C 形根管系统的充填。

（四）取出根管内分离器械

分离器械定位后,首先在显微镜下采用超声工作尖或 GG 钻等建立直线通路,暴露折断器械断端,采用超声工作尖建立旁路,震松后随水流取出。

（五）修补髓室底穿通和根管旁穿

使用显微镜精确定位穿孔及穿孔周围组织,将具有生物相容性的不可吸收性材料(如 MTA 等)修复穿孔。

（六）根管再治疗

在根管显微镜的辅助下,可以有效清除根管充填物和/或阻塞物,发现弯曲根管的台阶并修整,完成根管预备。

（七）制备根尖屏障

根尖狭窄破坏时不能建立根尖止点,常规方法难以完成根管充填。需要采用 MTA 等材料在显微镜下完成根尖段屏障制备,以有效封闭根尖孔。

（贺　莹）

第八章

口腔黏膜疾病

第一节　口腔黏膜溃疡类疾病

一、复发性口疮

复发性口疮又称复发性口腔溃疡、复发性阿弗他溃疡,是口腔黏膜病中常见疾病。

(一)病因

本病病因复杂,目前尚不十分清楚。可能与病毒感染、细菌感染、胃肠道功能紊乱、内分泌失调、精神神经因素、遗传因素及免疫功能失调有关。

(二)诊断要点

1.发病特点

口腔溃疡具有明显的复发规律性,间歇期不定,每次发作可在 1～2 周间自行愈合;但腺周口疮愈合缓慢,可长达数月之久。

2.临床类型

(1)轻型口疮:1 个或几个小溃疡,直径为 0.1～0.5 cm。散在分布于角化较差的被覆黏膜上。

(2)口炎型口疮:损害形态同轻型口疮,但数量多,十几个甚至几十个不等,且多伴有发热、困倦、颌下淋巴结肿大等症状。

(3)腺周口疮:深在性大溃疡,直径约为 1 cm,边缘不规则隆起,中央凹陷,基底可呈结节状,愈后可留下瘢痕组织。

(三)鉴别诊断

应与白塞综合征鉴别。后者是一种病因不明,全身多个系统受损的疾病。除有反复发作的口腔溃疡外,多同时伴有眼部病变(如眼色素层炎、虹膜睫状体炎和前房积脓、视神经萎缩等)、皮肤病变(如结节性红斑、毛囊炎、疖肿等)、关节肿痛、胃肠道症状、呼吸道症状和发热、肝大、脾大、血管病变,以及颅脑神经损害等病变。

(四)治疗

1.局部治疗

(1)含漱:用 0.1%依沙吖啶或 0.05%～2%氯己定含漱,口炎型口疮可用 2%～5%金霉素水溶液含漱。亦可用银花、野菊花、甘草各适量煎水含漱。

（2）局部吹药：用锡类散、冰硼散、白及粉之类吹患处，每天数次。

（3）激素局部注射：用于腺周口疮。地塞米松 2 mg 加入 2% 普鲁卡因溶液 0.5～1 mL 于病变下方注射，每周 1～2 次，一般 5 次左右。

（4）超声雾化：用清热解毒、活血化瘀中药制成雾化水剂，每次 15 min，每天 1～2 次。

2.全身治疗

（1）维生素：口服维生素 C、B 族维生素。

（2）调整免疫功能药物：①溃疡频繁发作，数目多者，可用泼尼松每天 15～30 mg，分 3 次口服，约 5 d 后逐渐减量，7～10 d 内停药。②左旋咪唑 50 mg，每天 3 次，每周连服 3 d，3 个月 1 个疗程。如用药 1 个月效果不明显即停药，用药 1 周后观察白细胞数少于 $4×10^9$/L 时应停药。③转移因子，每次 1 mL，于腋下或腹股沟处做皮下注射，每周 1～2 次，10 次 1 个疗程。④胎盘球蛋白或丙种球蛋白，每次 3 mL，肌内注射，在溃疡急性期注射 1 次，必要时 1 周后重复注射 1 次。⑤厌氧棒菌菌苗，皮下注射，用于严重的腺周口疮患者。开始每次 0.5～1 mg，每周 1 次，如超过 1 mg 时可行多点注射，连续 1～3 个月。

（五）预防

（1）注意生活起居规律、保持心情舒畅。

（2）饮食清淡，避免辛辣等刺激。

（3）避免口腔黏膜创伤。

（4）保持大便通畅，有习惯性便秘者，宜常服蜂蜜。

二、白塞综合征

白塞综合征又称眼-口-生殖器综合征，以口腔黏膜、外生殖器黏膜和眼的损害为主要特点。

（一）病因

可能与自身免疫或微循环障碍有关。

（二）诊断要点

1.发病特点

具有周期性反复发作的规律。

2.损害特点

（1）口腔：与轻型或口炎型复发性口腔溃疡相似。

（2）眼：结膜炎、虹膜睫状体炎、角膜炎、视网膜出血，晚期可伴前房积脓。

（3）生殖器：外阴或肛周溃疡。

（4）皮肤：结节红斑、毛囊炎、痤疮样皮炎等。有针刺丘疹或脓疱等非特异性皮肤反应。

（5）其他：膝、踝、腕等关节酸痛；脉管炎；发热，肝脾肿大及消化道溃疡、颅脑神经损害等。

如出现以上损害特点（1）～（4）中 3 个或仅 2 条，而（5）中亦有 2 种症状者，即可诊为本病。

（三）治疗

局部与全身治疗参照复发性口疮的治疗。

（四）预防

（1）保持局部清洁。

（2）起居有规律，饮食宜清淡。

（3）保持心情舒畅,避免精神刺激。

三、创伤性溃疡

本病是指由长期的慢性机械创伤所引起的口腔黏膜溃疡性损害,故亦称"压疮"。

（一）病因

（1）口腔内持久的机械性刺激,如不良修复体的卡环、牙托、残冠、残根等。

（2）婴儿舌系带过短,在吸吮、伸舌等动作时与下切缘长期摩擦所致。

（二）诊断要点

（1）口腔溃疡无周期性复发史。

（2）溃疡形态与邻近机械性创伤因子相互契合,病损相应部位有明显的刺激因素存在。

（3）溃疡边缘隆起,中央凹陷。

（4）去除刺激后溃疡即愈合。

（三）鉴别诊断

注意与腺周口疮、癌性溃疡及结核性溃疡相鉴别。

（四）治疗

（1）去除刺激因素,如拔除残冠、残根、修改义齿、调合等。

（2）舌系带损害,应磨改锐利切嵴。舌系带过短者,考虑行舌系带修整术。

（3）局部用 0.1％雷弗奴尔、0.05％氯己定或口泰含漱液含漱,再用 1％龙胆紫、冰硼散等涂布。

（4）如有继发感染,应用抗生素。

（五）预防

（1）保持口腔卫生,预防继发感染。

（2）及时拔除残冠、残根,修改、去除不良充填、修复体等。

（李　　欣）

第二节　口腔黏膜大疱类疾病

一、天疱疮

天疱疮是一种危及生命的黏膜皮肤病,较为少见。临床可分寻常型、增殖型、落叶型和红斑型四种。其中寻常型最为多见。

（一）病因

病因不十分清楚,多认为是一种自身免疫性疾病。

（二）诊断要点

（1）寻常型:几乎都有口腔损害。除了唇部有时可见完整的水疱外,口内黏膜仅见破裂的灰白色疱壁。皮肤水疱多向周围扩大而松弛,疱壁塌陷、破裂、剥脱。损害受到摩擦时可发生疼痛。有时可并发多窍性黏膜损害。

(2)增殖型:口腔损害与寻常型相似,但在大疱破裂后剥脱面出现乳头状或疣状增生,形成高低不平的肉芽创面,有疼痛。

(3)落叶型:口腔损害少见,为浅表而小的糜烂。皮肤损害为红斑基础上的水疱,容易剥离成为落叶状的皮炎,好发于颜面及腹部。

(4)红斑型:是落叶型天疱疮的局限型。主要发生在颜面的两颊与跨越鼻梁部分,呈"蝶形"落叶状损害。

(5)取新鲜完整大疱活检,可见大量松解的棘细胞。

(三)治疗

1.全身治疗

(1)首选皮质激素:用泼尼松 60~80 mg/d 或更多,至少服 6 周。症状控制后,逐渐减量至每天 10 mg 左右。疗程长短,视病情而定。

(2)免疫抑制剂:口服环磷酰胺 50 mg 或硫唑嘌呤 50 mg,每天 2 次。

(3)支持疗法:给予维生素 C 和 B 族维生素;进食困难者可输液。

(4)抗生素:继发感染者应用抗生素。

2.局部治疗

(1)含漱:用氯己定、雷弗奴尔、苏打液之类或金霉素液含漱。

(2)止痛:1%~2%普鲁卡因液饭前 10 min 含漱。

(四)预防

(1)保持口腔清洁。

(2)流质、高蛋白饮食。

(3)坚持治疗,以防病情反复。

二、家族性慢性良性天疱疮

家族性慢性良性天疱疮又称 Hailey-Halley 病(HHD),是一种少见的常染色体显性遗传性大疱性皮肤病。该病由 Halley 兄弟于 1939 年首次报道,男女发病率大致相等,70%的患者有家族史。

(一)病因

已有研究表明,家族性慢性良性天疱疮遗传基因定位于 3q21-24,是编码高尔基体钙离子泵的 ATP2C1 基因发生突变所致。ATP2C1 基因 mRNA 在全身各组织都有表达,角质形成细胞表达量最高。

(二)临床表现

本病多于青春期以后发病,病程缓慢,病情较轻,夏季易加重。主要发病部位为颈、腋窝、腹股沟等易摩擦和创伤的部位。初起病损为红斑基础上的局限性小水疱,疱壁松弛,易破溃形成糜烂及结痂。非典型表现有水疱、丘疹、脓疱、过度角化和疣状增生等。出汗、摩擦、皮肤感染等外界因素可诱发该病或加重病情。口腔较少出现损害,程度较轻,水疱尼氏征可阳性。

(三)组织病理学检查

组织病理学检查显示表皮内棘层松解,基底层上方裂隙及水疱形成,疱内可见棘刺松解细胞,基底层上呈倒塌砖墙样外观。

（四）治疗

本病治疗目前尚无特效方法,保持局部干燥,避免搔抓、摩擦,注意卫生,勤洗澡有助于减轻病情。大部分局部应用激素和抗生素治疗有一定疗效,严重的患者可考虑每天口服泼尼松 20～40 mg,能有效控制病损的扩展。其他药物如氨苯砜与泼尼松、雷公藤和抗生素联合应用能有效地控制病情。

（五）预后

预后较好。有学者分析了 27 例病史超过 20 年的患者,其中病情逐渐改善、无变化、逐渐加重的例数分别为 17 例、7 例和 3 例。

三、大疱性类天疱疮

大疱性类天疱疮(BP)是一种好发于老年人的大疱性皮肤黏膜病,临床以躯干、四肢出现张力性大疱为特点。常见于 60 岁以上老年人,女性略多于男性。预后一般较好。

（一）病因

目前多认为是一种自身免疫病,取患者大疱周围的皮肤做直接免疫荧光检查,在表皮基膜可见连续细带状免疫荧光沉积,有 IgG,部分为 IgM,少量为 IgA、IgD、IgE。约有 1/4 患者有 C_3 补体沉积。引起基膜带损伤主要是 IgG,它能激活补体。血清间接免疫荧光检查,显示患者血清中有抗基膜自身抗体存在,约 70% 为 IgG 阳性。近年来对 BP 抗原研究显示,BP 存在两个相对分子质量不同的抗原,即 $BPAg_1$ 和 $BPAg_2$。$BPAg_1$ 的相对分子质量为 230 kD,它位于基底细胞内,是构成半桥粒致密斑桥斑蛋白的主要成分。$BPAg_1$ 基因位于染色体 6Pterql5,基因组序列约 20 kb。$BPAg_2$ 相对分子质量为 180 kD,是一个跨膜蛋白,具有典型胶原纤维结构。$BPAg_2$ 基因位于染色体 10q14.3,基因组序列约 21 kb。

（二）临床表现

好发于老年人,发病缓慢,病程较长,口腔损害较少。据报道 13%～33% 有口腔黏膜损害。损害程度较类天疱疮轻,疱小且数量少,呈粟粒样,较坚实不易破裂。尼氏征阴性。无周缘扩展现象,糜烂面易愈合。除水疱和糜烂外,常有剥脱性龈炎损害,边缘龈、附着龈呈深红色红斑,表面有薄的白膜剥脱,严重时可并发出血。病程迁延反复发作。皮肤损害开始可有瘙痒,继之红斑发疱,疱大小不等,大疱达 1～2 cm,疱丰满含透明液体,不易破裂,病损可局限或泛发,可发生于身体各部位,胸、腹、四肢较多见。尼氏征阴性。一般无明显全身症状。严重者伴发热、乏力、食欲缺乏等症状。病损愈合后,可遗留色素沉着。

（三）病理表现

口腔损害特点为上皮下疱,无棘层松解。结缔组织中有淋巴细胞、浆细胞、组织细胞和散在多形核白细胞浸润。直接免疫荧光检查,在基膜处有免疫荧光抗体沉积。

（四）诊断与鉴别诊断

1.诊断

本病病程缓慢,口腔黏膜损害较少见且不严重。黏膜水疱较小而不易破裂,疱壁不易揭去,无周缘扩展现象,尼氏征阴性,破溃后较易愈合。皮肤水疱较大而丰满,伴有瘙痒。多发于老年人,但幼儿也可见。病程迁延反复,预后较好。

2.鉴别诊断

(1)天疱疮:见良性黏膜类天疱疮鉴别诊断。

（2）良性黏膜类天疱疮：口腔黏膜发生水疱、充血、糜烂等损害,以牙龈部位最多见,波及边缘龈和附着龈,类似剥脱性龈炎。口腔损害较天疱疮为轻。软腭、悬雍垂、咽腭弓等处黏膜破溃可形成粘连。眼结膜损害较为多见,可形成睑球粘连、睑缘粘连。约 1/3 的患者可有皮肤损害。组织病理为上皮下疱,无棘层松解现象。

（3）大疱性表皮松解症：为先天性遗传性疾病,水疱多发生于皮肤、黏膜等易受摩擦的部位。口腔黏膜、颊、腭、舌等部位,可发生水疱和糜烂,因摩擦创伤而发生。

（4）多形性红斑：口腔和皮肤损害常见水疱或大疱发生,唇部病损较为多见,颊、舌、口底也可见到,但很少累及牙龈。病理检查上皮表层多有变性改变,棘细胞层可见液化、坏死,但无棘层松解。并多呈急性发作,以中青年多见。

（五）治疗

本病对类固醇皮质激素治疗反应较好。开始时多用较大剂量泼尼松以控制病情,30～60 mg/d,多数患者病情能够缓解。亦可采用短时间氢化可的松静脉滴注,剂量为 100～300 mg/d。

有报告用免疫抑制剂、细胞毒药物治疗本病有一定效果。一般多在泼尼松治疗后,待病情缓解,开始合用硫唑嘌呤或单独用硫唑嘌呤,150 mg/d,逐步减至 50 mg/d,直至最后停药。亦有泼尼松与环磷酰胺合用的报道。

（六）中医辨证

中医辨证论治基本与天疱疮相同。

四、副肿瘤天疱疮

副肿瘤天疱疮（PNP）在 1990 年由 Anhalt 首先报道,是一种特殊类型的天疱疮。它与肿瘤伴发,认为是一种独立性疾病。无论在临床上、病理上都有其特殊表现。

（一）病因

目前认为 PNP 属自身免疫性大疱病。在肿瘤发生时,机体的免疫功能出现异常,从而诱发机体的自身免疫反应。目前已证实 PNP 有多种抗原物质,其中之一为桥斑蛋白。

（二）临床表现

1.口腔病损

约 90% 的 PNP 患者有口腔病损,并可为本病的唯一表现。首发的疱性病损较少见,45% 的患者仅表现为口腔广泛糜烂、溃疡,炎性充血,大量渗出物。累及颊、舌、腭、龈等多个部位。疼痛明显,影响进食。此外,PNP 患者口腔可具有多种不同的临床表现,如扁平苔藓样病损、多形红斑样、移植物抗宿主样反应等。顽固性口腔炎为其最常见的临床特征。

2.皮肤损害呈多样性

在四肢的屈侧面和躯干部可出现泛发的紫红色斑丘疹,掌趾大片状紫红斑。此外,在四肢远端可见多形红斑样皮损,在红斑基础上出现水疱或大疱。尼氏征可阳性。伴有不同程度的瘙痒。

3.其他黏膜

眼结膜糜烂、眼周皮肤红斑、外阴部糜烂。此外,患者食管、气管也可糜烂。

4.合并有良性或恶性肿瘤

与 PNP 有关的肿瘤依次为非霍奇金淋巴瘤、慢性淋巴细胞白血病、Castleman 病、胸腺瘤、分化不良的肉瘤、Waldenstrom 巨球蛋白血症、炎性纤维肉瘤、支气管鳞状细胞癌等。如为良性肿瘤,将肿瘤切除后 6～18 个月,黏膜皮肤病损可完全消退;若为恶性肿瘤,皮肤黏膜病损呈进行性加重,预后不良。

(三)病理

组织病理上同时具有天疱疮及扁平苔藓的特点。可见松解棘细胞,表皮内可见坏死性角质形成细胞为本病的组织病理特点之一。真皮浅层(或固有层)有致密的淋巴细胞及组织细胞浸润。

(四)免疫病理

(1)直接免疫荧光示棘细胞间有 IgG 沉积。

(2)间接免疫荧光显示患者血清中存有 IgG 自身抗体。

(3)PNP 患者血清抗体与膀胱上皮结合最强,此外还可与呼吸道、小肠及大肠、甲状腺上皮和肾脏、膀胱及肌肉(平滑肌和横纹肌)等多种上皮结合。以大鼠膀胱为底物行间接免疫荧光检查呈强阳性。

(五)诊断

(1)疼痛性黏膜糜烂和多形性皮损。

(2)组织病理示表皮内棘层松解、角质形成细胞坏死等。

(3)直接免疫荧光检查示 IgG 或补体表皮细胞间沉积或补体沉积于基膜带。

(4)间接免疫荧光检查示皮肤或黏膜上皮细胞间阳性染色,尚可结合于移行上皮。

(5)免疫印迹患者血清能结合 250、230、210 和 190 kD 的表皮抗原。

(6)发现相伴的良性或恶性肿瘤。

免疫病理学检查对于副肿瘤性天疱疮的诊断具有重要意义。PNP 患者血清抗体与膀胱上皮结合最强,此外还可与呼吸道、小肠及大肠、甲状腺上皮和肾脏、膀胱及肌肉(平滑肌和横纹肌)等多种上皮结合。以大鼠膀胱为底物行间接免疫荧光检查可作为 PNP 的过筛试验,且可通过滴度的改变监测病情的变化。对怀疑为 PNP 的患者应做全身体检,如胸片、B 超或全身 CT,以寻找相伴的肿瘤。

(六)治疗

首先应积极治疗原发的肿瘤,或手术切除,或放疗、化疗。皮肤黏膜损害视病情轻重,可给予类固醇皮质激素,一般起始量为 40～60 mg/d。

五、瘢痕类天疱疮

瘢痕类天疱疮又称良性黏膜类天疱疮,是类天疱疮中较常见的一型,以水疱为主要临床表现,口腔、眼结膜等体窍黏膜损害多见。口腔可先于其他部位发生,牙龈为好发部位。严重的眼部损害可影响视力,甚至造成失明。中年或中年以上发病率较高,女性多于男性。

(一)病因

一般认为本病为自身免疫性疾病,用直接免疫荧光法检查患者的组织,在基膜区有带状的 IgG 和/或 C_3 沉积所致的荧光、ISG 常见的亚型 IgG_4。间接免疫荧光法检测患者血清发现有低滴度的自身抗体存在。近年来对瘢痕性类天疱疮抗原的研究显示,其位于基底细胞外半桥粒的下方,致密斑与透明斑的交界处,为一个由二硫键连接的多肽,分子量为 165～200 kD。

(二)临床表现

主要侵犯口腔黏膜及眼结膜。发病缓慢,病情迁延。口腔黏膜多首先受累,并可长期局限于口腔。2/3 患者有眼损害,受侵严重者,可导致瘢痕粘连,甚至致盲。皮肤损害较少见。口腔黏膜主要表现为类似剥脱性龈炎样损害,牙龈为好发部位。局部充血发红水肿,形成 2～6 mm 的大疱或小疱,与寻常天疱疮不同,疱壁较厚,色灰白透明清亮,触之有韧性感,不易破裂。其次是疱破溃后无周缘扩展现象,疱壁不易揭起,尼氏征阴性。疱多在红斑基础上发生,疱破裂后形成与疱大小相同的红色糜烂面。如继发感染则形成溃疡基底有黄色假膜的化脓性炎症。疼痛较轻,多不影响进食。疱破溃后糜烂面愈合需两周左右,愈合后常发生瘢痕粘连。严重的病例可在软腭、扁桃体、悬雍垂、舌腭弓、咽腭弓等处造成黏膜粘连,瘢痕畸形。眼部病变可和口腔黏膜损害一起出现。病变开始时较为隐匿,早期可为单侧或双侧的反复性结膜炎,患者自觉有灼热感、异物感。伴有水疱发生,而无破溃。后结膜发生水肿,在睑、球结膜之间出现纤维粘连。也可在眼睑边缘相互粘连,可导致睑裂狭窄或睑裂消失,甚至睑内翻、倒睫以至角膜受损、角膜翳斑而影响视力。眼部水疱病损可发生糜烂或溃疡,但较少见。随着病情发展,角膜血管受阻,并被不透明肉芽组织和增殖结缔组织遮盖而使视力丧失。泪管阻塞,泪腺分泌减少。其他孔窍如鼻咽部黏膜、食管黏膜及肛门、尿道、阴道等处黏膜也可发生糜烂炎症。皮肤病损较少见,少数患者皮肤可出现红斑水疱,疱壁厚而不易破裂。破裂后呈溃疡面,以后结痂愈合,但愈合时间较长,可遗留瘢痕和色素沉着。

(三)病理

1.组织病理

组织病理为上皮下疱,基底细胞变性,致使上皮全层剥离。结缔组织胶原纤维水肿,有大量淋巴细胞、浆细胞及中性粒细胞浸润。

2.细胞病理

用直接免疫荧光法在基膜区荧光抗体阳性,呈翠绿色的基膜荧光带。

(四)诊断与鉴别诊断

1.诊断依据

口腔黏膜反复发生充血、水疱及上皮剥脱糜烂,牙龈为好发部位。疱壁较厚而不易揭去,尼氏征阴性。损害愈合后,常发生瘢痕粘连。眼可发生睑球粘连,皮肤病损较少见。组织病理检查无棘细胞层松解,有上皮下疱。直接免疫荧光检查,在基膜处可见免疫球蛋白抗体。

2.鉴别诊断

(1)天疱疮:早期常在口腔黏膜出现疱性损害,病损发生广泛。疱破后有红色创面而难愈合,疱壁易揭起,有周缘扩展现象,尼氏征阳性。组织病理检查有棘层细胞松解,有上皮内疱。细胞学涂片检查可见棘层松解细胞,即天疱疮细胞。免疫荧光检查可见抗细胞间抗体阳性,呈渔网状翠绿色的荧光带。

(2)扁平苔藓:有疱性损害或糜烂型扁平苔藓,尤其是发生于牙龈部位的扁平苔藓,与良性黏膜类天疱疮相似。应仔细观察有无扁平苔藓病损的灰白色角化斑纹。必要时应借助组织病理检查。扁平苔藓上皮基底层液化变性,胞核液化,细胞水肿,基膜结构改变。而良性黏膜类天疱疮为上皮下疱,上皮本身完好,基底层通常完整,变性较少。在扁平苔藓有时在固有层可见嗜酸染色小体(胶样小体)。

(3)大疱性类天疱疮:是少见的慢性皮肤黏膜疱性疾病,病程较长。口腔黏膜损害约占 1/3 病例,疱小而少,不易破溃,症状轻,多不影响进食。尼氏征阴性。本病多发生于老人,皮肤出现大小水疱,不易破裂,预后留有色素沉着。常伴有瘙痒症状。预后较好,可自行缓解(表 8-1)。

表 8-1　三种大疱类疾病症状对比

项目	寻常性天疱疮	大疱性类天疱疮	良性黏膜类天疱疮
性别	男性较多见	女性略多于男性	女性较多见、好发
年龄	中老年多发,40岁以上多见	老年多见,60岁以上为多	以老年为多
水疱	较小,疱壁松弛而薄,易破裂	疱较大,丰满,疱壁紧张不易破裂	小疱或大疱,疱壁较厚不易破裂,疱液清亮
好发部位	黏膜多发,可见于任何部位,口腔受损可达100%且严重、常先发于皮肤损害,以头、躯干为多	口腔损害较少见,约占1/3,且较轻。皮肤损害较多见,躯干好发	口腔牙龈好发,似剥脱性龈炎,眼结膜易被累及,黏膜损害易发生瘢痕粘连,约1/3有皮肤损害,发于胸、腋下、四肢屈侧
尼氏征	阳性,有周缘扩展,不易愈合	阴性,多无周缘扩展,易愈合	阴性,无周缘扩展,愈合较慢
组织病理	上皮内疱,有棘层松解	上皮内疱,无棘层松解	上皮内疱,无棘层松解
免疫荧光	抗细胞间抗体阳性,呈渔网状翠绿色荧光带	基膜有免疫荧光带状抗体	基膜抗体阳性,呈翠绿色荧光带
全身状况	可伴有发热、感染,逐渐衰弱	一般较好,可有或无全身不适	良好
预后	不良	较好	好

(五)治疗

本病无特效疗法,主要采取支持疗法,保持口腔、眼等部位清洁,防止继发感染和并发症。对于病情严重患者,全身应用皮质类固醇治疗有时能收到效果。但病损只限于口腔黏膜时,则应避免全身使用皮质激素,因长期大量应用会对全身造成不良影响,并且效果也常不理想。因此常以局部应用为主,如泼尼松龙、曲安奈得、倍他米松、地塞米松等局部注射或外用。局部也可涂养阴生肌散、溃疡散等。同时应用0.12%氯己定溶液、0.1%依沙吖啶溶液含漱,以保持口腔卫生和减少炎症。

(六)中医辨证

中医辨证本病为肝肾阴虚、湿热内蕴。治宜滋补肝肾,清热祛湿,健脾解毒。方药如杞菊地黄汤、五苓散、二妙丸等加减。

(李　欣)

第三节　口腔黏膜感染性疾病

一、伪膜性口炎

伪膜性口炎是由几种球菌引起的口腔黏膜急性炎症。在口腔的病损都是以形成假膜为特点,故又称伪膜性口炎。

(一)病因

为金黄色葡萄球菌、溶血性链球菌、肺炎双球菌、草绿色链球菌等。

（二）诊断要点

（1）口腔黏膜糜烂或溃疡，病损表面形成灰白色假膜，范围大小不等，略高出黏膜表面。

（2）局部疼痛明显，无特异口臭。可伴发热、颌下淋巴结肿大等。

（3）假膜涂片或细菌培养。

（三）治疗

1.全身治疗

（1）抗菌消炎：选用广谱抗菌药物，如四环素、磺胺类药物等，或根据药敏培养结果选用合适的抗菌药物。

（2）B族维生素及维生素C，口服。

2.局部治疗

可选用0.25％金霉素液含漱，0.05％氯己定溶液、银花甘草煎水漱口。局部涂抹珠黄散、冰硼散等药物。疼痛明显者可用1％普鲁卡因溶液饭前含漱。

（四）预防

（1）半流质饮食。

（2）保持口腔卫生。

（3）注意休息。

二、单纯疱疹

本病是由单纯疱疹病毒引起的一种全身性疾病而见口腔病损者。病变发生在口腔黏膜时称疱疹性口炎；发生在唇周皮肤或颊部皮肤者，称唇疱疹或颊疱疹。6岁以下儿童好发。

（一）病因

主要为Ⅰ型单纯疱疹病毒，也有少数为Ⅱ型。通过飞沫和接触传染，全身抵抗力降低时发病。

（二）诊断要点

（1）多见于3岁以下的婴幼儿，有骤然发热史，体温逐渐下降后，口腔病情逐渐加重，拒食流涎，区域淋巴结肿大。

（2）唇周皮肤或口腔黏膜可见散在或成簇的透亮小疱疹。

（3）口腔内侧黏膜均可累及，黏膜呈片状充血、疼痛，其上育成簇的小溃疡，有的互相融合成较大的溃疡，边缘不齐，溃疡面覆有黄白色假膜，愈合不留瘢痕。

（4）成年患者全身反应较轻，并可复发。

（三）鉴别诊断

应与疱疹性咽峡炎、多形性红斑、手足口病等区别。疱疹性咽峡炎是柯萨奇病毒A引起的急性疱疹性炎症，但发作较轻，全身症状多不明显，病损分布限于口腔局部，软腭、悬雍垂、扁桃体等处，丛集成簇小水疱，疱破成溃疡，无牙龈损害，病程为7 d左右。

（四）治疗

1.全身治疗

（1）支持疗法：口服大量多种维生素。病情较重影响进食者，予以输液。

（2）抗病毒治疗：可选用盐酸吗啉胍、板蓝根冲剂之类。

（3）对反复发作者可选用丙种球蛋白3～6 mL，肌内注射，每周2次。

2.局部治疗

(1)含漱:可选用 0.1% 雷夫奴尔液或 3% 过氧化氢漱口。继发感染者可用 0.25% 金霉素溶液含漱。

(2)外涂:唇疱疹可用 0.1% 碘苷或炉甘石洗剂。

(五)预防

(1)半流质饮食。

(2)适当休息。

(3)对患儿应予隔离,避免与其他儿童接触。

三、带状疱疹

本病为病毒感染性疾病。特点是剧烈疼痛,沿神经走向发生水疱、溃疡,呈单侧分布。疱疹单独或成簇地排列并呈带状。中年以上多见,无明显性别差异。

(一)病因

致病病毒为带状疱疹病毒,通过唾液飞沫或皮肤接触而进入人体,侵犯神经末梢,潜伏于脊髓神经的后结节或脑神经髓外节、三叉神经节,当机体抵抗力下降时发病。

(二)诊断要点

(1)发病迅速,病前可有发热、全身不适等前驱症状。

(2)患侧皮肤有烧灼感,神经性疼痛,继而出现小水疱,且疼痛与疱疹沿着三叉神经区域分布,损害多为单侧不超过中线。

(3)口内疱疹较易破裂而成糜烂面;皮肤疱疹破裂较缓,逐渐形成黄色结痂脱落,病程为 2～5 周,愈合不留瘢痕。

(4)可发生历时较久的类似神经痛的后遗症,本病愈后很少复发。

(三)鉴别诊断

应与单纯疱疹、手足口病、疱疹性咽峡炎等区别。

(四)治疗

1.全身治疗

(1)抗病毒:可肌内注射板蓝根注射液,口服吗啉胍等。

(2)止痛:苯妥英钠 300 mg,或卡马西平 600～800 mg,每天分 3 次服用。

(3)注射:肌内注射维生素 B_1 或维生素 B_2,隔天 1 次。

2.局部治疗

病损局部可涂 1% 甲紫,炉甘石溶液可帮助水疱吸收、干燥、脱痂。

(五)预防

(1)保持局部清洁,避免摩擦病损部位。

(2)禁烟、酒,忌食辛辣厚味与发物。

(3)加强锻炼,提高机体免疫功能。

四、口腔念珠菌病

本病是指口腔黏膜广泛的感染呈小点或大片凸起,如凝乳状的假膜。多见于婴幼儿。

(一)病因

(1)婴幼儿患本病主要来自母体的白色念珠菌感染或哺乳器消毒不严所致。

(2)成人患本病多由于体质虚弱或长期大量应用抗生素或免疫抑制剂后使某些微生物与白色念珠菌之间的拮抗失调引起。

(二)诊断要点

(1)多见于婴幼儿,患儿常烦躁不安、低热、拒食,在成年人,自觉症状不明显。

(2)口腔任何部位均可受累,病损为片状白色斑块,周围有散在的白色小点,有如残留的奶块,不易擦去,强行剥离,可见溢血糜烂面。周围黏膜正常或轻度充血。

(3)涂片可查见菌丝或芽孢,培养可查见白色念珠菌。

(三)治疗

1.局部治疗

用 2%～4%碳酸氢钠溶液或 2%硼砂、0.05%氯己定清洗口腔。病损区涂布 1%～2%甲紫,每天 3～4 次。

2.全身治疗

重症者可口服制霉菌素:小儿 5 万～10 万单位;成人 50 万～100 万单位,每天 3 次。

(四)预防

(1)注意口腔清洁卫生。

(2)食具定期消毒。

(3)避免长期大量使用广谱抗生素或免疫抑制剂。

五、口腔结核

(一)病因

由结核分枝杆菌通过黏膜或口周皮肤的创伤而感染。

(二)诊断要点

(1)多有全身结核病史或结核病接触史。

(2)口腔黏膜某部位见有结核性溃疡。溃疡面积较大,损害边缘不整齐,似鼠啮状。溃疡面密布粟粒状的紫红色或桑葚样肉芽肿,上覆少量脓性分泌物。

(3)病损位于鼻唇部皮肤见有寻常狼疮。一般无明显的自觉症状,损害为散在分布的数量不等的绿豆至黄豆大小的结节且不断扩大融合,也可静止或萎缩,破溃后形成溃疡。

(4)进行胸透、血沉、结核菌素试验有助诊断。

(三)治疗

1.抗结核治疗

用异烟肼 0.1 g,口服,每天 3 次;利福平 0.45 g,顿服,疗程为 6 个月以上。

2.局部治疗

0.5%达可罗宁涂布,或链霉素 0.5 g 于局部封闭。

(四)预防

(1)保持口腔清洁卫生,以防继发感染。

(2)及时去除有关的创伤因子。

六、坏疽性口炎

(一)概述

1.病因

螺旋体和梭形杆菌感染,合并产气荚膜杆菌与化脓性细菌的感染。

2.临床表现

单侧颊黏膜上出现紫红色硬结,迅速变黑脱落,遗留边缘微突起的溃疡面,向深扩展,并有大量坏死组织脱离,腐烂脱落导致"穿腮露齿",有特异性腐败恶臭,称为坏疽性口炎或走马疳。

(二)治疗

局部用1.5%～3%过氧化氢冲洗去除坏死组织;全身抗感染要给予足量广谱抗生素,如青霉素、红霉素等,也可使用甲硝唑、替硝唑等;应给予高维生素、高蛋白饮食,加强营养,必要时可补液、输血。

七、手足口病

(一)概述

手足口病是一种儿童传染病,以手、足和口腔黏膜疱疹或破溃成溃疡为主要临床特征。

1.病因

柯萨奇A-16型病毒与肠道病毒71型感染。

2.临床表现

潜伏期为3～4 d,多无前驱期症状,常有1～3 d的持续低热,口腔和咽喉疼痛。发疹多在第二天,呈离心分布,多见于手指、足趾背面及指甲周围。开始为玫瑰红色斑丘疹,1 d后形成小水疱。发生于口内时极易破溃形成溃疡面,上覆灰黄色假膜。

3.诊断与鉴别诊断

根据临床表现可作出诊断(季节、临床表现、年龄),应与单纯性疱疹性口炎、疱疹性咽峡炎相鉴别。

(二)预防和治疗

1.预防

(1)隔离、消毒:及时发现疫情,隔离患者(1周)。注意日常用品、玩具的消毒。

(2)增强机体免疫力:有接触史的婴幼儿及时注射1.5～3 mL的国产丙种球蛋白。

2.治疗

(1)对症治疗:注意休息和护理。口服维生素B_1和维生素C。

(2)抗病毒治疗:利巴韦林,每次200 mg,每天4～6次,口服;或5～10 mg/(kg·d),每天2次,肌内注射,5 d为1个疗程。

(3)中医中药治疗:板蓝根冲剂,每次1包,每天2次,冲服。

(4)局部用药:主要用于口腔溃疡,如各种糊剂和含片。

(李　欣)

第四节　口腔黏膜斑纹类疾病

一、口腔白斑病

(一)病因

不完全明了,可能与吸烟、白色念珠菌感染、缺铁性贫血、维生素 B_{12} 和叶酸缺乏有关。

(二)诊断要点

1.发病特点

(1)口腔黏膜上出现白色角化斑块。

(2)中年以上男性吸烟者易发病。

2.损害特征

(1)斑块状:白或灰白色的较硬的均质斑块,表面粗糙稍隆起。

(2)皱纸状:多见于口底或舌腹,表面高低起伏,似白色皱纹纸,基底柔软,粗糙感明显。

(3)颗粒状:充血的黏膜上有散在分布的乳白色颗粒,高出黏膜面。

(4)疣状:白色斑块或乳白色颗粒上有溃疡或糜烂,触诊微硬,破溃后发生疼痛。

(5)组织学检查:见上皮单纯性或异常增生。

(三)治疗

(1)0.3‰维 A 酸软膏局部涂布。

(2)维生素 A 50 000 U,口服,每天 3 次。维生素 E 10～100 mg,口服,每天 3 次。必要时服用制霉菌素。

(3)手术:重度上皮异常增生,保守治疗 3 个月无好转者,应施行手术切除。

(四)预防

(1)保持口腔清洁卫生。

(2)去除刺激因素,戒烟。

(3)术后定期随访观察。

二、口腔扁平苔藓

本病是一种皮肤黏膜慢性表浅性非感染性炎症疾病,临床多见。可在口腔黏膜或皮肤单独发生,也可同时罹患。

(一)病因

病因尚不明确,可能与精神神经功能失调、内分泌变化、免疫功能异常、局部不良刺激,以及感染、微量元素缺乏等有关。

(二)诊断要点

(1)多见于中年以上的妇女。

(2)口腔黏膜任何部位均可发生,但以颊黏膜多见,亦可见于舌、牙龈、上腭、口底黏膜等处。

(3)病损是由白色小丘疹组成的线纹,并互相交织成线条状、网状、环状、斑块状等,多呈对称性。

(4)周围黏膜正常或见充血、糜烂、水疱等,一般无自觉症状,若有糜烂则灼痛。发生在舌背处,病损多表现为白色斑块状,表面光滑;在牙龈则见附着龈水肿、充血,上皮剥脱。

(5)活检可见扁平苔藓组织病理相。

(三)鉴别诊断

应注意与白斑、盘状红斑狼疮鉴别。

(四)治疗

1.全身治疗

(1)维生素:B 族维生素、维生素 E 等。

(2)免疫调节剂:①左旋咪唑 50 mg,口服,每天 3 次。每周服 3 d,2 个月为 1 个疗程,应用时注意粒细胞及肝功能的检查。②转移因子 2 mL,皮下注射,每天 1 次,20 次 1 个疗程。③磷酸氯喹 0.25～0.50 g,每天 1 次,2～4 周 1 个疗程。

2.局部治疗

(1)清洁口腔:用 0.1%雷夫奴尔、0.05%氯己定含漱。

(2)局部用醋酸地塞米松 2 mg 或 5 mg,或醋酸泼尼松混悬液 25 mg/mL 或 15 mg/mL,加 2%普鲁卡因溶液 1～2 mL 行基底封闭,3～7 d 1 次,有助于溃疡愈合。

(五)预防

(1)注意口腔卫生。

(2)忌烟、酒、辛辣等刺激之物。

(3)去除口内不良刺激。

三、盘状红斑狼疮

本病属非特异性结缔组织疾病,以头面部皮肤、口腔黏膜红斑病损为主,可伴其他症状。

(一)病因

病因不十分清楚,一般认为与感染、过度的日光照射、遗传因素、自身免疫、精神创伤等因素有关。

(二)诊断要点

(1)病程较长,青年女性多见。

(2)病损多见于下唇唇红部。早期为暗红色丘疹或斑块,界限清楚。病情发展,损害扩大,呈桃红色,向唇周皮肤蔓延。唇红部损害最易发生糜烂,常有黑色结痂或灰褐色脓痂覆盖,周围可有色素沉着或脱色。

(3)口腔内侧黏膜损害好发于颊、舌、腭等部位,糜烂基底柔软,边缘为白色围线。

(4)发生在颧部或鼻旁蝶形损害,多为对称性,呈棕黄色或桃红色丘疹与红斑,表面粗糙,上覆角质栓或鳞屑。

(5)活检、直接免疫荧光检查有助诊断。

(三)鉴别诊断

注意与多形性红斑、天疱疮区别。天疱疮者病损限于口腔黏膜,发生较广泛,疱性损害,活检可帮助鉴别。

(四)治疗

1.局部治疗

应用激素软膏外涂,如氟轻松、地塞米松、氢化可的松等软膏。也可于病损基底处注射地塞米松 2 mL 或泼尼松混悬液,每周 1 次。

2.全身治疗

常用抗疟药磷酸氯喹,开始剂量每次 0.125～0.25 g,口服,每天 2 次。1 周后改为每天 1 次,可连服 4～6 周。症状明显好转后,逐渐减至最小维持量,每周 0.25～0.5 g 以控制病情。治疗期间定期复查血常规,白细胞数低于 $4×10^9/L$ 时应予停药。如病损较广泛其他治疗无效时,可考虑使用小剂量皮质激素,如强的松每天 15～20 mg。

(五)预防

(1)应向患者解释本病属良性过程,预后与系统性红斑狼疮不同,以减少其精神负担和心理压力。

(2)注意避免各种诱发因素,避免日光直接照射。

(3)饮食宜清淡。

四、口腔红斑

(一)概述

口腔红斑是指口腔黏膜上出现的鲜红色天鹅绒样改变,是癌前病变。

1.病因

口腔红斑病因不明。

2.临床表现

(1)均质型:病变较软,鲜红色,表面光滑,无颗粒。表层无角化,红色光亮,状似"无皮"。损害平坦或微隆起,边缘清楚,范围常为黄豆或蚕豆大。红斑区内也可包含外观正常的黏膜。

(2)间杂型:红斑的基底上有散在的白色斑点,临床上见到红白相间,类似扁平苔藓。

(3)颗粒型:在天鹅绒样区域内或外周可见散在的点状或斑块状白色角化区(此型也即颗粒型白斑),稍高于黏膜表面,有颗粒样微小的结节,似桑葚状或颗粒肉芽状表面,微小结节为红色或白色。这一型往往是原位癌或早期鳞癌。

3.诊断

组织病理学检查即可确诊。

(二)治疗

一旦确诊,应立即做根治术。

五、口腔黏膜下纤维化

(一)概述

口腔黏膜下纤维化或口腔黏膜下纤维变性是一种慢性进行性疾病。

1.病因

不明,可能与下列因素有关:咀嚼槟榔,食用辣椒,维生素缺乏,免疫力低下。

2.临床表现

有灼痛、疼痛及舌、唇麻木,口干等自觉症状。严重时张口受限,吞咽困难。初为起小水疱→溃疡→形成瘢痕。①软腭苍白或白色斑块,条索状形成,软腭缩短。②两颊黏膜灰白色,形成斑块状。③舌背及舌缘苍白,舌前伸受限,光滑舌。④唇黏膜苍白,扪及纤维条索。

3.诊断
根据生活史及口腔黏膜发白、条索状瘢痕等特征诊断。

(二)治疗

1.维 A 酸
有 13-顺式视黄酸、芳香维 A 酸等药物可使用,以减轻症状。

2.手术
切断纤维条索,创面植皮,适用于严重张口受限者。

3.免疫制剂
雷公藤多苷片 10 mg,每天 3 次,口服。

4.维生素 E
维生素 E 100 mg,每天 2 次,口服。

5.中药
活血化瘀,主药用当归、丹参、红花、川芎、赤芍等。

6.去除致病因素
戒除嚼槟榔习惯,避免辛辣食物。

六、口腔白色角化病

(一)概述

1.病因
黏膜长期受到明显的机械性或化学性刺激。

2.临床表现
灰白色、浅白或乳白色、边界不清的斑块。可发生于口腔黏膜任何部位,以唇、颊、舌多见。病损不高出于黏膜,柔软而无任何症状。烟碱性白色角化病(烟碱性口炎),上腭因吸烟呈灰白色或浅白色损害,其间有腭腺开口而呈小红点状。

3.诊断与鉴别诊断
去除刺激因素后病变消失,病理变化为上皮过度角化或部分不全角化。应与白色水肿、颊白线、灼伤鉴别。

(二)治疗
主要去除局部刺激因素,角化严重者局部可用维 A 酸涂布。

(李　欣)

第五节　口腔黏膜变态反应性疾病

一、多形性红斑

本病为黏膜与皮肤急性渗出性炎症病变。病损以多形性红斑、丘疹、水疱、糜烂、结痂等多种形式出现。多见于青少年。病因复杂,以变态反应为多见,有一定自限性。

(一)病因

一般认为与变态反应因素有关。发病前常有服药史,或食用异性蛋白、接触化妆品等。与季节气候因素、寒冷、灰尘、日光或微生物感染、精神情绪应激反应等亦有关。

(二)诊断要点

(1)口腔黏膜表现为红斑、水疱,破溃后常融合成片状表浅糜烂,形状不规则,疼痛明显。可伴唇部水疱渗出、结痂或脓痂。

(2)皮肤可有散在丘疹、红斑、水疱,对称性分布于颜面、耳郭、四肢与躯干等部位。典型红斑呈虹膜样(在红斑中心发生水疱而状似虹膜)或环状(在红斑边缘部分发生水疱而似环状)。

(3)发病急骤,病程短,可以复发。

(三)鉴别诊断

应注意与药物过敏性口炎、白塞综合征、天疱疮、疱疹性龈口炎等鉴别。

(四)治疗

1.全身治疗

(1)抗组织胺类药物,用苯海拉明、氯苯那敏、阿司咪唑之类,可配合10%葡萄糖酸钙加维生素C静脉注射。

(2)皮质激素:病重者,用泼尼松30 mg,口服,每天1次,经3～5 d减量至5 mg,每天1次。或静脉滴注氢化可的松。

(3)支持治疗:给予多种维生素。必要时给予输液。

2.局部治疗

(1)消炎止痛:用雷弗奴尔、氯己定或多贝氏液及1%～2%普鲁卡因含漱。

(2)皮肤病损可用5%硫黄炉甘石洗剂。

(五)预防

(1)保持口腔卫生。

(2)避免和停止可能引起变态反应的药物及食物。

二、药物性口炎

本病属Ⅳ型变态反应性疾病,病损可单独或同时见于口腔与皮肤。若有口腔病损者,根据病因不同又称接触性口炎或药物性口炎。

(一)病因

由于口腔黏膜反复接触某种物质,如牙托材料、食物、银汞合金、牙膏、唇膏等所致;或使用某些药物,如磺胺类、巴比妥类、抗生素类、镇静剂等发生变态反应所致。

(二)诊断要点

(1)有明显的病因接触史。

(2)接触性口炎潜伏期不超过2 d。口腔黏膜充血水肿,出现水疱,糜烂渗出,上覆假膜,局部灼热疼痛。

(3)药物性口炎潜伏期初次发作稍长,随着反复发作可缩短至数小时或数分钟。口腔黏膜灼热发胀或发痒,充血水肿,渗出糜烂甚至坏死。也可合并全身皮肤损害或局限固定性色素斑即固定性药疹。

(三)治疗

1.局部治疗

(1)消炎含漱剂:氯己定、口泰、雷弗奴尔等溶液含漱。

(2)止痛:0.5%～1%普鲁卡因液,于饭前 10 min 含漱。

2.全身治疗

(1)抗组织胺类药物:口服苯海拉明、氯苯那敏、阿司咪唑之类。

(2)10%葡萄糖酸钙溶液 20 mL 加维生素 C 1 g,静脉注射,每天 1 次。

(3)病情严重者可酌情使用泼尼松、地塞米松等皮质激素。

(4)给予大量维生素 C。

(四)预防

(1)保持口腔卫生,防止继发感染。

(2)及时去除和避免过敏原因。

三、血管神经性水肿

(一)病因

血管神经性水肿属于Ⅰ型变态反应。引起变态反应的物质如食物、药物、寒冷、情绪、感染、外伤等。

(二)诊断要点

(1)好发于口唇周围的疏松组织,上唇多于下唇。

(2)肿胀发展迅速,一般在 10 min 内已明显,水肿区光亮潮红或接近正常色泽。

(3)局部有灼热、瘙痒感。触诊微硬而有弹性,无压痛。

(三)治疗

(1)寻找变应原,并停止接触。

(2)抗组织胺类药物,如苯海拉明、氯苯那敏、阿司咪唑等。必要时使用皮质类固醇。

(3)局部涂用炉甘石洗剂止痒。

四、接触性口炎

(一)概述

过敏性接触性口炎是过敏体质者于局部接触药物后,发生变态反应引起的一种炎症性疾病。

1.病因

迟发型变态反应。

2.临床表现

接触部位轻者黏膜肿胀发红或形成红斑;重者糜烂和溃疡,甚至坏死。在接触区外,也可向邻近组织扩张。

3.诊断

根据病史及发现局部变应原,除去病因后症状很快消失。

(二)治疗

除去变应原,药物治疗见过敏性口炎。

(李　欣)

第六节　口腔黏膜理化性损害

口腔黏膜的理化性损害是指由于机械性、化学性及物理性刺激等明确的原因而引起的口腔黏膜病损。

一、创伤性血疱及溃疡

(一)病因

由于机械性刺激因素对口腔黏膜的损伤可形成创伤性血疱或创伤性溃疡,按刺激时间不同又可分为持久性及非持久性刺激因素。持久性机械刺激如口腔内龋齿破坏后的残冠、残根、尖锐的牙尖、经磨耗后的牙齿锐缘、不良修复体的卡环、义齿的牙托等均是长期存留在口腔内可以引起创伤性损害的因素。非持久性机械刺激如脆、硬食物的刺激,咀嚼不慎时的咬伤、刷牙时用力不当、口腔科医师使用器械操作不当等均可对黏膜造成损伤,而成为非持久性的刺激因素。

(二)临床表现

由于机械性刺激因素的力量大小和受刺激的时间长短不同,机体对刺激的反应亦不完全相同,故形成各有特点的病损。

1.压疮性溃疡

一种由持久性机械刺激引起的口腔黏膜深溃疡。多见于成年人,尤其是老年人。病损多发生在刺激物的邻近或与刺激物接触的部位。早期受刺激处黏膜发红,有轻度的肿胀和疼痛,如及时除去刺激,黏膜可恢复正常,否则形成溃疡,溃疡外形与刺激物形状一致。因为黏膜长期受刺激,故溃疡可波及黏膜下层形成深溃疡。溃疡边缘轻微隆起,中央凹陷。如有继发感染则溃疡表面有淡黄或灰白色假膜。局部淋巴结可触及。

儿童乳牙的慢性根尖炎,当牙槽骨已遭受破坏,再加以恒牙萌出时的压力,有时可使乳牙根尖部由牙槽骨的破坏部位穿破牙龈表面黏膜而暴露在口腔内,形成对黏膜的刺激,引起压疮性溃疡。牙根尖部往往直插入溃疡当中,此种情况以上唇及颊黏膜多见。

因为形成压疮性溃疡的刺激是缓和而长期的,故溃疡表面多为炎性肉芽组织而缺少神经纤维,所以疼痛不很明显,但有继发感染时疼痛可加重。

2.Riga 病或称 Riga-Fede 溃疡

Riga-Fede 溃疡是专指婴儿舌系带由于创伤而产生的增殖性溃疡。多见于舌系带短的婴儿。因为舌系带较短,初萌出的下切牙切缘又较锐,所以当吸吮、咳嗽或伸舌时,舌系带易受下切牙切缘刺激。因长时间的摩擦就可形成溃疡。开始时在舌系带处充血、发红、肿胀,久之,上皮破溃即形成溃疡。由于持续不断的摩擦,溃疡面渐扩大,长久得不到治疗即可转变为增殖性、炎症性、肉芽肿性溃疡。触之较坚韧,因此影响舌的运动,患儿啼哭不安。

3.增殖性病损

增殖性病损多见于老年人。由于义齿的牙托边缘不合适引起的长期而缓和的慢性刺激,使组织产生增殖性炎症病变。常见于腭部及龈颊移行部。黏膜呈坚韧的肉芽肿性增生,有时伴有小面积溃疡。有时仅有炎症性增生而无溃疡面。患者一般无明显的疼痛症状。

4.Bednar 口疮

Bednar 口疮专指婴儿硬腭后部由于创伤引起的擦伤。如婴儿吮吸拇指或吮较硬的人工奶头,或大人给婴儿清洗口腔时力量太大,可造成对上腭的擦伤,形成浅溃疡。病损多为双侧对称分布。婴儿常哭闹不安。

5.自伤性溃疡

自伤性溃疡好发于青少年,性情好动,常用铅笔尖捅刺黏膜。右利手者,溃疡好发于左颊脂垫尖或磨牙后垫处;左利手者,反之。咬唇颊者,溃疡好发于下唇、双颊或口角处。溃疡深在,基底略硬或有肉芽组织,疼痛不明显。

6.黏膜血疱

黏膜血疱常因咀嚼时不慎咬伤或脆硬食物的重力摩擦而引起。咬伤者多见于颊及口角和舌黏膜,形成的血疱较小。而食物摩擦引起者多见于软腭或咽部黏膜,形成的血疱较大,且易破裂。血疱破裂后可形成溃疡,比较疼痛。小血疱不易破。如将疱中血液吸出且无继发感染,1~2 d即可愈合。

(三)病理

创伤性溃疡的组织病理变化为非特异性溃疡。可见上皮破坏,溃疡区凹陷。结缔组织中有多形核白细胞、淋巴细胞及浆细胞浸润。增殖性病损可见慢性炎症肉芽组织增生。

(四)诊断

(1)在病损附近或对颌可发现机械性刺激因素。若为溃疡,则溃疡外形往往同刺激物的形态一致,且在上、下颌静止或运动状态时,溃疡与刺激物的摩擦部位有相对应关系。

(2)如未发现刺激物,可仔细询问患者,往往有受创伤的病史,而无溃疡反复发作史。

(3)除去刺激因素,局部用药后,溃疡在1~2周内即可愈合。如果仍不愈合,溃疡又较深大,或基底有硬结等要考虑做活检,以便进一步明确诊断,除外特殊性病损。

(五)鉴别诊断

需与一些不易愈合的特异性深溃疡相鉴别。

1.复发性坏死性黏膜腺周围炎

(1)口腔内无机械刺激因素,亦无创伤史,但有较长期的口腔溃疡反复发作史。

(2)溃疡深大,但常为多发性,多时为 1 个或 2 个深大溃疡,同时可伴有数个小溃疡。

(3)疼痛明显,溃疡持续数周以上不易愈合。往往在口腔内能见到愈合后遗留的瘢痕。

2.癌性溃疡

癌性溃疡是口腔常见的恶性病变,其以溃疡形式表现的又最多,所以应注意其特征,做到早诊断早治疗。其特点如下。

(1)口腔内虽然有深溃疡但无刺激因素,无创伤史,亦无口腔溃疡反复发作史。

(2)溃疡深大,呈弹坑样,溃疡底有细颗粒状突起,似菜花样,或有人形容像天鹅绒样。溃疡边缘翻卷高起,并发硬。周围组织迅速被浸润,基底有较广泛的硬结。溃疡持久不愈。如无继发感染,疼痛不明显。

(3)病变进展迅速,病程无自限性,没有组织修复现象。

(4)病变初起时淋巴结无明显改变,但很快病变相应部位淋巴结肿大,触之较硬,早期能推动,晚期则和周围组织粘连不能推动。

(5)用甲苯胺蓝染色法做筛选试验为阳性的部位取活检,易见癌的组织病理变化。

（六）治疗

1.除去刺激因素

如拔除残冠、残根，调磨尖锐牙尖、牙缘，修改不合适的义齿等。轻度的创伤只要除去刺激因素，甚至不需药物治疗，几天内即可愈合。

2.局部治疗

局部治疗以预防继发感染、促进溃疡愈合为原则。用 0.1%依沙吖啶溶液含漱。局部用养阴生肌散或收敛性药物如 1%甲紫溶液，或抗菌消炎的药膏均可。

3.继发感染

如局部淋巴结肿大、疼痛等，要根据情况给予抗生素。

4.对 Riga 病的治疗

亦按压疮性溃疡治疗。首先消除刺激，改变吮奶方式，暂时用勺喂奶，以免吸吮时牙齿切缘刺激舌系带。对增生性溃疡有人主张局部用 5%～10%硝酸银溶液烧灼，如溃疡表面有坏死时可考虑使用，以除去表面的坏死组织。用药时应隔离好唾液。用药次数不宜太多，1～2 次即可。溃疡愈合患儿稍大时可结合手术治疗，矫正舌系带过短。

二、化学性灼伤

（一）病因

某些苛性化学物质，如强酸、强碱等，误入口腔；或口腔治疗用药不慎，将酚、硝酸银、三氧化二砷等药物接触了正常口腔黏膜，可使黏膜发生灼伤。

（二）临床表现

化学物质引起损伤的特点是使组织坏死，在病损表面形成一层易碎的白色坏死的薄膜。如试去此坏死层即露出出血的红色糜烂面。病损不深，但非常疼痛。

（三）治疗

首先要用大量清水冲洗病损处，尽量稀释和洗净致伤的化学物质。因病损往往为大面积的浅溃疡或糜烂，故非常疼痛，局部可使用表面麻醉药，如 0.5%达克罗宁液或 1%～2%利多卡因液等含漱止痛。病损处涂抗菌药物或收敛性药物。如无继发感染，1 周左右可痊愈。

三、热损伤

（一）病因

口腔黏膜的热损伤并不多见。偶因饮料、茶水或食物过烫时引起黏膜的烫伤。

（二）临床表现

轻度烫伤仅见黏膜发红，有轻微疼痛或麻木感，并不形成糜烂或溃疡。但热损伤严重时可形成疱疹。疱破溃后变为糜烂或浅溃疡，疼痛明显。

（三）治疗

病损仅发红未糜烂时，一般局部不需用药，数小时内症状可渐缓解。如有疱疹或已糜烂则局部应用抗菌消炎药物。最初 1～2 d 疼痛较重时，局部可用 0.5%达克罗宁液或 1%～2%利多卡因液含漱止痛。如无继发感染，一般在 1 周左右可痊愈。

四、放射线损伤

放射性口炎又称放射性黏膜炎，是因放射线电离辐射引起的口腔黏膜损伤，多为头颈部恶性肿瘤用放射线治疗的患者。根据 X 线照射剂量、患者年龄和健康状况等不同,可发生程度不同的口腔黏膜损伤。一般可分为急性损害和慢性损害。

(一)病因

各种电离辐射(X 线,α、β、γ 射线及电子、核子和质子)作用于人体,细胞核的 DNA 吸收辐射能,导致可逆或不可逆 DNA 合成和细胞分化方面的变化,破坏了细胞正常代谢,引起细胞基因突变,导致细胞组织和器官发生一系列反应和损伤。放射线在杀死癌细胞的同时,也不同程度地损伤了正常组织。放射性口腔炎是头颈部放疗最常见的并发症。

(二)临床表现

放射性口腔损害的程度和过程取决于电离辐射的性质、照射剂量及其面积和总疗程、个体差异等。放射线照射后短时间内的黏膜变化称为"急性损害",照射后 2 年以上出现的症状及变化称为"慢性损害"。

一般在照射后第 2 周,当剂量达到 10 Gy 左右时可出现黏膜反应。急性放射性口炎主要表现为口腔黏膜充血、水肿糜烂、白膜形成、溃疡、疼痛、进食困难,甚至影响到放射治疗的正常进行及治疗效果。口腔黏膜急性放射性损伤依据照射剂量不同可分为 4 级。Ⅰ级,口腔黏膜充血水肿,轻度疼痛;Ⅱ级,口腔黏膜充血水肿,点状溃疡及散在白膜,中度疼痛;Ⅲ级,口腔黏膜充血水肿,片状溃疡及融合白膜,疼痛严重并影响进食;Ⅳ级,口腔黏膜大面积溃疡,剧痛,不能进食。

慢性放射性口炎以唾液腺破坏、口腔干燥为主要症状。口干症状能长时期存在,并伴有烧灼痛。白假丝酵母菌感染是常见的并发症。

(三)病理

急性放射线损害可见组织水肿、毛细血管扩张、黏膜上皮细胞坏死、纤维素渗出等。慢性放射线损害可见上皮连续性破坏、炎细胞浸润、毛细血管扩张、黏膜下小唾液腺萎缩等。

(四)诊断

头颈部肿瘤接受放射治疗的患者接触射线后短期内或较长时间后出现口腔黏膜损伤。

(五)预防

1.保持口腔卫生

应嘱患者使用含氟牙膏,保持口腔卫生,养成餐后刷牙漱口的习惯,使用波浪形软毛牙刷,有效清洁牙齿和牙间隙,保持口腔清洁。

2.多喝水

患者开始放疗的当天起,每天要饮水＞2 500 mL,也可用金银花、麦冬泡水喝,以保持口腔湿润。应多嚼口香糖,多做咀嚼运动,可减轻张口困难。

3.放疗前的口腔检查

放疗前先去口腔科做详细检查,如有口腔溃疡、脓肿、龋齿、牙周炎等,治疗后再行放疗。如有不合适的义齿,应先矫正,尽量避免对口腔黏膜的不良刺激。

4.放疗期间饮食

放疗期间,加强营养,给予高蛋白、高维生素、高热量的饮食,勿食过冷、过热、过硬及油炸食物,忌辛辣刺激性的食物。遵医嘱用淡盐水或多贝尔溶液漱口,预防口腔感染。淡盐水的配制方法是在 500 mL 温开水中加盐 3～4 g(约小半匙)即可;如发生真菌感染,选用 2％～4％碳酸氢钠溶液漱口,并含化制霉菌素。

5.中药漱口液

中药漱口液有清热解毒之功效,作用缓和且口感好,不但可以预防口腔感染,而且对上呼吸道感染也有一定的预防作用。

(六)治疗

以对症治疗为主。

1.急性放射性损害的治疗

可根据口腔内 pH 选择正确的漱口液,给予超声雾化吸入,每天 2 次,可减轻黏膜水肿、稀释分泌物、促进溃疡愈合、减少疼痛。溃疡处可用锡类散或口腔溃疡膜等贴敷。疼痛剧烈可用局麻药 1% 利多卡因饭前含漱,可起到镇痛、消炎、消肿的作用。

2.慢性放射性损害的治疗

有真菌感染者,可用制霉菌素或氟康唑片。但长期使用抗真菌药应注意肝肾功能。口干症状明显者可用人工唾液或促进唾液分泌的药物,如胆碱受体激动剂或采用中药活血生津冲剂等。

3.全身支持治疗

加强营养,给予高蛋白、高维生素、高热量的饮食。不能进食者给予营养支持,必要时可给鼻饲饮食。

（李　欣）

第九章

唇舌疾病

第一节 唇部疾病

皮肤及黏膜共同构成唇,从解剖上看唇红缘是从皮肤到黏膜的过渡,有人称其为半黏膜,因此虽然黏膜皮肤病均可发生于唇,但临床表现有其自身的特点。唇在面部及患者心理中占特殊重要的位置,唇暴露在外,易受外界物理化学刺激而发病。检查时应注意其形态、颜色,有无水肿、皲裂、脱屑、糜烂、色素、质地、结节、压痕和运动情况。

一、慢性唇炎

慢性唇炎为唇病中常见的慢性非特异性炎症性疾病。

(一)病因

有时原因不明,多与各种慢性长期持续刺激有关,如气候干燥、风吹、寒冷,以及机械、化学、温度、药物等因素,或嗜好烟酒、舔唇、咬唇等不良习惯。有人观察由舔唇、咬唇等不良习惯引起的"人工性唇炎",可能与患者心理障碍有关,病情反复发作,在唇部形成干燥、皲裂、渗出、结痂等慢性损害。

(二)临床表现

病情特点为反复发作、时轻时重、寒冷干燥季节易发,唇部干燥、灼热或疼痛。唇肿胀、充血,唇红部脱屑、皲裂,表面渗出结痂。有的糜烂、脓肿或血性痂皮,疼痛明显。这些症状贯穿整个病程。部分患者唇周皮肤亦可受累。慢性反复发作时,肿胀渗出、炎症浸润,可引起持久的淋巴回流障碍,致使唇部长期肿胀,局部淋巴组织可因反复慢性感染而增生。下唇为好发部位,有时局部干、胀、发痒,患者常伸舌舔唇,试图用唾液湿润干唇。发痒时用手揉搓唇,用牙咬唇,唇部出现脱屑时用手撕扯屑皮,使唇破溃裂口、出血渗出,继发感染后唇部充血肿胀明显,甚至影响唇部的活动。

(三)病理

黏膜上皮部分有剥脱缺损及角化不全,上皮内层细胞水肿。固有层有炎症细胞浸润,以淋巴细胞、浆细胞等为主,血管充血。

(四)诊断

本病根据反复发作、时轻时重、寒冷干燥季节易发、唇部干燥脱屑、灼热或胀痒、疼痛等特点不难做出诊断。严重者可有水肿渗出结痂。

（五）治疗

首先应除去一切刺激因素,改变舔唇、咬唇等不良习惯。避免风吹、寒冷等刺激,忌食辛辣食物。对有心理障碍者应进行心理治疗。干燥、脱屑、皲裂损害,可涂以抗炎软膏或激素类软膏,亦可用维生素 A、维生素 B$_6$ 及鱼肝油类软膏,以改善上皮代谢,减少鳞屑干裂症状。有急性渗出肿胀、糜烂结痂等损害时,可用 0.1％ 依沙吖啶溶液湿敷,也可用金霉素液或金霉素甘油涂擦。在炎症较重时,可酌情给予抗生素以控制感染,或局部注射泼尼松龙混悬液等,以消除炎症、促进愈合。

二、腺性唇炎

腺性唇炎比较少见。特征是下唇肿胀,偶为上唇或上下唇同时发病。

（一）病因

病因尚不明了,一般认为有先天遗传及后天性两种可能。后天性可与龈炎、牙周炎、梅毒等口腔病灶或局部因素长期慢性刺激有关,如牙膏、吸烟、辛辣刺激及某些局部药物等。

（二）临床表现

1.单纯型

以唇黏液腺增生为主,临床最常见。唇部肿胀增厚,自觉有紧胀感,唇红缘及唇内黏膜可见散在的针头大小紫色斑点,中心有凹陷的黏液腺导管口,边缘清晰,用手触之,黏膜下有多个粟粒大小硬韧结节,为肿大的唇腺,挤压或轻轻向外牵拉患唇,可见露珠样黏液由导管口流出。由于黏液不断分泌,在唇部常形成胶性薄膜,睡眠时,唇部运动减少,唾液分泌降低,常使上下唇互相粘连。表面可有干燥脱屑,糜烂结痂。

2.化脓型

由单纯型继发感染而来,又称脓肿性腺性唇炎。感染表浅时局部形成浅溃疡、表面结痂、痂下有脓液、疼痛明显。感染较深时,可有脓肿和窦道形成。挤压唇部,有脓性分泌物从导管口排出。病程持久时可形成巨唇。

（三）病理

黏液腺体明显增生,腺管肥厚变大,黏膜深层有异位黏液腺,在黏液腺体及小叶内导管的周围有淋巴样细胞、组织细胞、浆细胞浸润。唾液腺导管扩张,并含有嗜伊红物质。部分有纤维化。在脓肿性腺性唇炎,除上皮结缔组织有较多的炎症细胞浸润,部分有小脓肿形成。

（四）诊断

本病依据临床表现,唇部肿胀、增厚,黏液腺体增大,有黏稠或脓性液体从腺导管口溢出,黏膜表面常有痂膜附着可以诊断。

（五）治疗

目前无满意的治疗方法,首先应去除诱因,治疗口腔病灶,保持口腔卫生。每次口服 10％ 碘化钾 10 mL,每天 2 次。化脓感染时,用抗生素消除感染控制炎症。局部可注射激素或涂氟轻松软膏、金霉素甘油等。因本病多为慢性非特异性炎症,一般抗感染治疗多不理想。另外,去除诱发因素及不良刺激也很必要。

对唇肿明显外翻,疑有癌变可能时,应及时切除作活检,唇肿明显外翻时,可考虑手术成形,亦可考虑放疗。

三、肉芽肿性唇炎

肉芽肿性唇炎特征是单发于上唇或下唇,而以上唇多见,上、下唇也可同时受累。慢性反复性肿胀肥厚,最后形成巨唇或硬结。有认为此病与结节病有关但未能证实。男性较多见,但性别无明显差异。以 20～40 岁发病较多,但也可见于儿童或老年人,一般多在青春期后发病。

(一)病因

病因不明确,有人认为与根尖炎、冠周炎、扁桃体炎有关,可能是对病灶、脂膜炎特发性迟发型变态反应,或对组织变性特别是皮下脂肪变性的一种异物反应。与局部血管运动性障碍及局部淋巴管系统闭塞性炎症有关。有人认为是结核或结节病,因为病理表现相似,但动物接种、细菌培养、结核菌素试验均未能证实。有人认为是硅肉芽肿,推测是由于使用含二氧化硅的牙膏或创伤时沾染含硅的污物,有人用偏光检查肉芽肿性唇炎的组织,发现其中有水晶样微粒,但若要确定矽引起该病还缺少证据。亦有人认为是克罗恩病的局部表现。有人观察病损局部主要是 T 辅助淋巴细胞浸润和 IgM 沉积,推测局部有细胞免疫反应增加伴体液免疫参与,为免疫调节治疗提供依据。有人在患者血清中发现抗伯氏疏螺旋体抗体、BB 抗体,认为与螺旋体感染有关。

(二)临床表现

多在青春期后发生,先从一侧开始,唇肿发展较快,但病程缓慢持久。呈弥散性肿胀,肥厚而有弹性。早期触之柔软无压痛,亦无可凹性水肿,不出现糜烂溃疡。自觉厚胀感,可有轻微发痒。早期皮肤呈淡红色,日久呈暗红色,唇红部可有纵行裂沟,左右对称呈瓦楞状。可有渗出结痂,扪诊可触及颗粒样结节。病情时轻时重,早期多能恢复正常,多次反复发作则难恢复。若持续肿胀,可从一侧扩展至另一侧,发展成不同程度的巨唇。如同时伴有舌裂及面神经麻痹,应考虑为梅-罗综合征。如除口唇肿胀外,在前额、颏部、颊部、硬腭、眼睑或舌黏膜发生肿胀,称为复发性水肿性结节性肉芽肿症。

(三)病理

为非特异性炎症,上皮下肉芽肿,上皮细胞形成的结节及朗格汉斯细胞,间质水肿及血管炎,血管周围上皮细胞、淋巴细胞、浆细胞形成结节样聚集。

(四)诊断

根据临床症状,上唇多见,外翘突起增厚,初起色红,炎症明显,并伴有沟裂,反复肿胀,不能完全恢复正常,色呈暗红,无可凹性水肿,不难诊断。

(五)治疗

无特效疗法,去除可能的诱因,如口腔内及口腔周围各种慢性炎症病灶,治疗龋齿、牙周炎,拔除残根,给予适当的抗生素治疗,如甲硝唑、青霉素、四环素。可酌情应用 X 线浅层照射,类固醇皮质激素口服或局部注射,亦有采用氯喹治疗的报道。亦可采取唇整形术。

四、梅-罗综合征

梅-罗综合征又称唇肿-面瘫-舌裂三联征、肉芽肿性唇炎综合征等。本征最早因由瑞士医师 Melkersson 与德国医师 Rosenthal 所报告而命名。有些学者认为,肉芽肿性唇炎是梅-罗综合征不全型;也有学者认为,梅-罗综合征可能是结节病的变异型。这三者具有共同的发病因素及性质,组织病理学表现相似。

梅-罗综合征病因不明,青春期以后发病较多,男性略多于女性。唇肿、面瘫、舌裂病损多不同时出现,可相隔较长时间。唇部呈弥漫性肿胀,单侧或双侧,呈棕红色,触之有弹性,无凹陷,也无触压痛。可有沟裂但无溃烂结痂,唇周皮肤正常。颊、腭、牙龈也可发生肿胀。舌表面有深沟裂纹,使舌呈皱褶状。面神经麻痹多在青春期前后突然发生,属于外周性麻痹,与周围性面神经炎所致麻痹难以区别。麻痹可为部分或全部,也可为双侧,开始可为间歇性,以后则呈永久性。面瘫与唇肿可不在同侧。还可出现嗅神经、听神经、舌咽神经和舌下神经麻痹的症状,以及嗅觉异常、头痛头晕等。

组织病理表现上皮增厚,结缔组织明显水肿,胶原纤维紊乱断裂,血管周围有淋巴细胞浸润,在肌层可见孤立性肉芽肿。

三大症状俱全诊断为完全型,有两项症状诊断为不完全型,但唇肿为多数具备的症状。

可口服皮质激素,或泼尼松龙混悬液加普鲁卡因局部注射。也有应用 X 线照射或物理治疗取得疗效者。

五、光化性唇炎

光化性唇炎是因过多接受日光照射而引起的唇黏膜损害,又称日光性唇炎。

(一)病因

本病为对紫外线过敏所致。正常人经受一定强度日光照射吸收紫外线后,皮肤暴露部位可变黑产生晒斑,颈、颧、鼻及下唇都可发生。少数人对紫外线具有特殊敏感性而发生本病。夏季多发,下唇多见。

卟啉对紫外线具有高度敏感性,植物中含的叶绿素为卟啉衍生物,故食用一些蔬菜、生药等,可影响卟啉代谢,增强对日光敏感性而致病。肝脏疾病也可引起卟啉代谢障碍,使对日光敏感性增加。

有人认为,日光照射的最初时,细胞中的 DNA、RNA 与蛋白质合成及有丝分裂均被抑制,24 h 后逐渐恢复。细胞功能加速进行,有丝分裂明显增加,长期反复的照射可不断促进 DNA 合成和分裂,造成棘层肥厚以致癌变。

(二)临床表现

以下唇红部黏膜损害多见。按其发作程度分为急性和慢性两种类型。

1.急性型

突然发作,整个唇红部水肿充血明显,灼热刺痛。有散在或成簇的小水疱,疱破溃形成表浅糜烂面,渗出结痂,并易于破裂出血,使加剧疼痛。损害重而深者,预后留有瘢痕。轻而表浅者,预后可留有色素沉着。

2.慢性型

反复持久日光照射,唇部反复持续损害,症状逐渐加重。表现为干燥脱屑,充血肿胀,皲裂,血管扩张。唇红部不断出现灰白色秕糠状鳞屑,较少瘙痒和结痂。久而久之,口周皮肤可脱色,或有灰白色角化条纹和肿胀。

(三)病理

急性者表现为细胞内及上皮细胞间水肿和水疱形成,慢性者表现有不全角化、棘层增厚、基底细胞空泡变性,突出表现是胶原纤维嗜碱性变。在地衣红染色下,呈弹性纤维状结构。有人发现偶有异型核和异常有丝分裂区域存在,这部分最终导致浸润鳞癌。

（四）诊断

依据临床表现,结合病史可以诊断。除唇部肿胀水疱、糜烂结痂损害外,结合皮损及日光照射史可明确诊断。慢性则表现为黏膜增厚脱落,口周粗糙等特点。

（五）治疗

有人认为,由于光化性唇炎可能转变成鳞癌,因此,要尽快制订治疗方案。

（1）物理性遮光:避免日光直接照射,采取避光遮阳措施,如戴帽遮光和戴口罩等。

（2）化学性遮光:涂避光软膏,如5%奎宁软膏、50%二氧化钛软膏或20%水杨酸软膏等。立即停止食用诱发本病的蔬菜和药物。

（3）渗出水肿明显者应用1%依沙吖啶溶液湿敷,去除痂膜,涂以激素类软膏及抗生素软膏。口服氯喹,氯喹能吸收280～350 nm紫外线,稳定溶酶体膜,与体内外卟啉结合迅速排出体外,减轻光敏作用。避免长期直接的紫外线照射。其次是涂液状、胶状、防水、防光物品对唇部起到保护作用。含有对氨基苯甲酸及其脂类物作用较好。5%奎宁软膏、50%二氧化钛软膏、20%水杨酸软膏。

（4）立即停用可能使卟啉代谢障碍的食物、药物,服用氯喹。

（5）渗出结痂时用0.1%依沙吖啶溶液湿敷去痂,涂激素软膏或抗生素软膏。

（6）光化性唇炎的治疗重点之一是防止鳞癌的发生。氟尿嘧啶通过抑制胸腺嘧啶合成酶,在DNA合成方面起到抗代谢作用,用于有白色角化处。亦可用冷冻、CO_2激光治疗。

六、口角炎

口角炎是上、下唇联合处口角区发生的各种炎症的总称。可单侧或双侧对称性发生,病损多由口角黏膜皮肤连接处向外扩散发生。如无明显充血水肿炎症,称为口角症。

（一）病因

口角炎发病因素较为复杂,如营养不良、维生素缺乏、感染,尤其是白假丝酵母菌感染、创伤、变态反应,主要是接触药物、化学物质,以及牙齿磨耗或缺牙过多,而造成颌间垂直距离过短、口角流涎等,均可成为发病因素。其致病因素不同,临床表现和治疗也有差别。

（二）临床表现

上下唇联合处潮红充血、干燥脱屑、皲裂糜烂、渗出结痂,张口裂开,可有出血,可伴继发感染,引起灼热疼痛。一般1～3周愈合,损害重者可留有灰色瘢痕。

1.营养不良或维生素缺乏性口角炎

两侧口角皮肤黏膜区呈对称性非特异性炎症。有湿白糜烂、平行横纹皲裂,糜烂面覆以灰黄色或黄褐色黏痂。多无明显自发性疼痛。维生素B_2缺乏者还同时伴有唇炎、舌炎等症状。

2.颌间垂直距离过短性口角炎

由于牙齿重度磨耗、牙齿大部分缺失或义齿修复不良等,造成颌间垂直距离过短,两侧口角凹陷下垂,常有唾液溢出,刺激局部组织发生炎症。局部浸软和潮红、干燥脱屑、充血渗出,可有横纹或向外下裂口和糜烂,伴有灼痛,在进食时更为明显。

3.细菌、真菌感染性口角炎

这种感染性口角炎主要为链球菌、葡萄球菌和白假丝酵母菌感染,在两侧口角区出现红色炎症,上皮发白状如被浸软化,局部皮肤黏膜变厚,伴有细小横行或放射状裂纹,覆以薄的结痂,疼痛不重,可长期不愈。

4.反应性口角炎

可由于变态性或毒性反应而发生的口角炎。局部炎症明显,充血水肿、糜烂渗出均较为突出,发病迅速,疼痛明显。

(三)诊断

依据临床病损特点,结合口腔和全身情况,以及病史过程,有无接触变应原、有无造成营养不良的客观条件或全身有营养不良的表现、是否曾长期服用抗生素或免疫抑制剂、是否有多牙缺失。亦可进行细菌、真菌涂片镜检或培养,或采用除外法试探性治疗以明确诊断。

(四)治疗

主要针对发病原因进行治疗。去除局部刺激因素和对症处理。如给予多种维生素,尤其是维生素 B_2;修改修复体,矫正过短垂直距离,恢复正常颌间高度。

口角局部用 0.1%依沙吖啶溶液湿敷,小檗碱软膏外涂;亦可外用抗生素软膏。在渗出皲裂结痂时,可于湿敷后涂以甲紫。

七、血管神经性水肿

血管神经性水肿亦称巨型荨麻疹或 Quincke 水肿,是变态反应的一种,属Ⅰ型变态反应局部反应型。特点是突然发作、局限性水肿,消退也较迅速。

(一)病因

引起发作的因素,如食物、肠道寄生虫、药物、寒冷刺激、感染、外伤、情绪波动等,都是致病诱发因素。某些抗原或半抗原物质第一次进入机体后作用于浆细胞,产生 IgE(反应素),这些抗体附着于黏膜下方微血管壁附近肥大细胞表面。当相同抗原第二次进入机体时,则立即与附着在肥大细胞表面的 IgE 相结合并发生反应,引起肥大细胞脱颗粒,释放出组胺、慢反应物质(SRS-A)、激肽等,使血管扩张通透性增加,引起水肿等相应症状。

(二)临床表现

多发于面部疏松组织,唇部好发,尤以上唇多见,表现为肥厚翘突,可波及鼻翼和颧部,反复发作则可形成巨唇。可发生于下唇,或上下唇同时受累。可发生于眼睑、耳垂、阴囊、舌、咽等组织疏松部位,手足也可发生。舌部肿胀如巨舌,影响饮食说话及吞咽活动。局部表现广泛弹性水肿,光亮如蜡,扪之有韧性,无凹陷性水肿。边界不清,皮肤颜色正常或微红,有灼热微痒或无不适。全身多无明显症状,偶有头晕乏力。肿胀常突然发生亦可缓慢发作,持续数小时或半天以上,逐渐消退。一般消退较快,不留痕迹,但也可持续较长时间。慢性者往往在同一部位反复发作,持续更长时间,并难以恢复正常状态。

(三)病理

血管及淋巴管扩张,充血渗出,形成局限性水肿,伴有炎性细胞浸润,病理改变可波及皮下组织。

(四)诊断

发病突然,好发于面部疏松组织,水肿而有弹性,色泽正常或微红,无压痛。根据病史及临床症状不难诊断。

(五)治疗

寻找变应原,避免接触,但有相当数量的患者难以找到变应原。可用肾上腺素、激素、抗组胺等药物治疗。

咽喉发生水肿而窒息者,则需进行气管插管或气管切开手术,以保证呼吸道通畅。

(李　欣)

第二节　舌部疾病

舌是构成口腔的重要器官之一,也是口腔黏膜病最易发生的部位,它有着随意活动的肌群。舌的血管神经丰富,故能十分灵敏地反映机体的很多变化,并有感觉、触觉、温度觉及特殊的味觉。

一、地图舌

地图舌是一种非感染性炎症性疾病,损害具有不定性和游走性,舌乳头在不同部位出现萎缩和恢复,故又称游走性舌炎。

(一)病因

尚不清楚,部分患者有遗传倾向,有认为与遗传因素有关。因儿童患病较多,由于患儿神经系统尚不健全稳定;或发作与情绪波动有关。因此,有人认为本病的发生与精神、神经因素有关。另外,也有人认为发病与体质因素、寄生虫、月经周期、面部炎症刺激等有一定联系。

(二)临床表现

病变主要发生于舌背部,也可发生于舌尖和舌侧缘。病损特征为丝状乳头萎缩,留下圆或椭圆形红色光滑凹陷剥脱区,周围有丝状乳头增厚黄白色的边缘,相互衔接呈弧形边缘,丝状乳头角化并伸长。正常与病变区形成轮廓鲜明的地图形状,故称地图舌。损害形状大小不一,可单独或多个存在,可相互融合遍及整个舌背。一般多无明显的自觉症状,多为偶然发现,少数患者可有轻度烧灼及痒感。损害可突然出现,可持续多日或几周而无改变,也可一昼夜即发生变化,不断改变其位置和形状,因而常呈现恢复消失和新生萎缩的交替状态,所以又称游走性舌炎。本病有自限性,有间隔缓解期,舌黏膜表面能完全恢复正常。临床50%以上病例合并裂纹舌。

(三)病理

为非特异性炎症,萎缩区上皮变性,乳头消失,基底细胞层无改变,结缔组织有淋巴细胞、浆细胞及组织细胞浸润,损害边缘呈过度角化及角化不全,有上皮细胞碎屑及坏死物质。

(四)诊断

依据病损特征,轮廓形态及位置不断改变,不难做出诊断。有时与舌扁平苔藓不好区分,可借助病理检查确诊。

(五)治疗

无特效治疗方法,一般不需治疗,向患者进行解释和定期观察即可。主要是消除不良刺激因素,去除口腔病灶,注意饮食及消化功能,保持口腔卫生。可用弱碱性溶液含漱,如2%碳酸氢钠液、2%硼酸钠液含漱。有炎症感染疼痛者,可用金霉素溶液含漱,局部涂金霉素甘油或其他抗生素软膏。还可给予B族维生素药物如烟酰胺等。合并念珠菌感染,口含制霉菌素或其混悬液外涂。必要时口服氟康唑。

二、沟纹舌

沟纹舌又称阴囊舌、裂纹舌或皱褶舌。

（一）病因

目前尚无一致肯定的意见。过去多认为是先天性舌发育异常所致。舌上纵肌发育异常，舌黏膜随舌肌发育的裂隙出现沟纹。不少患者有家族发育倾向，所以认为与遗传因素有关。但通过对患者细胞遗传学分析，未发现患者染色体数目、结构方面有特异性改变和染色体畸变率异常增高现象。也有人认为可能是遗传因素和环境因素共同作用所致。现也不排除后天因素，如地理环境、饮食营养等因素影响。因本病可见地区性发作，常为后天发现，也有人认为病毒感染、迟发性变态反应、自主神经功能紊乱等，可能为其致病因素。

（二）临床表现

特征为舌背表面出现不同形态的裂隙，裂纹大小、数目、形态及深度不一。有时需舌伸出向下卷曲或用牙轻咬才能看得清晰。舌背中央呈前后向深纵形脉纹裂隙，两旁分叉若干但较浅，对称排列，支脉裂隙伸向两旁舌缘，有如叶脉状。脑纹舌沟纹则迂回舌背如大脑沟回。舌裂隙内上皮完整，乳头大部存在，多无明显不适，如上皮受到损伤破坏，经微生物感染，则发生炎症，可有敏感症状。沟纹舌的舌体较肥大，可形成巨舌。本病病程发展缓慢，发病可随年龄增长而增加，在性别上无明显差异。

（三）病理

沟纹可深达黏膜下层或肌层，沟纹表面上皮增生角化，上皮钉突增长，形状不规则。炎症时可见淋巴细胞、浆细胞及毛细血管扩张和组织水肿。扫描电镜检查可见丝状乳头、菌状乳头明显改变，乳头呈半球状或矮柱状，形成机制可能是由于上皮细胞内折成裂隙，裂隙逐渐加深增宽和延长。

（四）治疗

应向患者解释，消除恐惧癌症的疑虑。平时应保持口腔卫生，以避免裂沟内存在食物残屑和细菌并滋生感染。有继发感染可涂以甲紫或抗生素软膏，也可外用养阴生肌散。有报道采取广泛切除裂沟病灶恢复外形，在舌背前 2/3，从边缘向中央呈 W 形切口。

三、正中菱形舌

正中菱形舌炎为一种先天性发育异常。

（一）病因

正中菱形舌是舌部发育不全的遗迹，为胚胎奇结节留存。正常时舌在发育中邻近的侧突生长超过奇结节，使之陷入舌体内不露出，而两侧突在中线连接起来。假如两侧突联合不全时，则奇结节在舌盲孔前露出舌面，而形成正中菱形舌炎样改变。也有认为系良性炎症反应的结果。

（二）临床表现

1.光滑型

临床以光滑型为多，在舌背人字沟前方，形成界限清楚色泽深红的椭圆形病损，其前后径大于左右径，大小约为 2 cm×1.5 cm，质软、表面光滑。病损区乳头缺失、无硬结，不影响舌的功能，多无自觉症状。成年男性较多见。

2.结节型

表现在菱形病损表面,出现大小不等,由粟粒到绿豆大小的暗红色或浅灰白色突起结节或乳头,一般为数个紧密排列,触之稍有坚韧感,基底无硬结,无功能障碍和明显症状。对结节型正中菱形舌炎应予追踪,如基底出现硬结或其他症状,应及时做活检。有人认为结节型有癌前损害倾向。

沟纹舌、地图舌、正中菱形舌患者,常诉有舌痛症状,应注意与频繁吐舌伸舌、对镜反复自检观察,造成舌肌筋膜劳损而引起舌钝痛、灼痛区别。如精神紧张、疑虑加重,则症状更趋明显。

(三)病理

光滑型病损表面乳头消失,上皮萎缩,细胞形态无改变,固有层有少量炎症细胞浸润。结节型上皮有不同程度增生和不全角化,棘层增殖,上皮钉突伸长。有的上皮有异常增生,或伴有白假丝酵母菌感染。

(四)治疗

无症状者一般不需治疗。局部应保持清洁。若合并感染,局部可涂抗生素软膏或硼酸软膏、养阴生肌散等。如合并白假丝酵母菌感染,可涂克霉唑软膏,口含制霉菌素。如病损基底变硬,应做活检明确诊断。也可试用电凝烧灼或液氮冷冻。对患者应予以解释病情,并嘱避免伸舌吐舌及自检,避免精神过度紧张。有人认为对结节型要追踪观察,因此型有发生癌变的可能。

四、毛舌

毛舌是舌背人字沟前方丝状乳头密集区域,丝状乳头过度伸长形成丝毛状改变,呈黑色或黑褐色称黑毛舌,如为白色称为白毛舌。

(一)病因

一般认为与口腔局部环境改变有关,如口腔卫生不良、过度吸烟、长期应用抗生素或某些含漱剂等,影响角蛋白酶的功能而延缓丝状乳头角化上皮细胞的脱落,上皮增生成毛状。唾液 pH 降低偏酸也有利于真菌生长繁殖。最常见的是黑根霉菌,由黑根霉菌孢子产生黑色素,将丝状乳头染成黑色,使舌背呈黑色绒毛状。吸烟过多或食用含有色素的食物,可加重色素沉着。有人认为与化学因素刺激有关,如长期使用发氧剂可诱发本病。如牙膏、含漱剂等内含过氧化氢、过硼酸钠、高锰酸钾等药物,因刺激舌而发生微小损伤,使口内硫化氢与血液结合,产生硫化物形成沉积着色。

此外,某些全身疾病,如发热、慢性炎症、放线菌病、贫血、糖尿病、放射治疗等,都会导致黑毛舌的发生。

(二)临床表现

在舌背中部和后部,可见丝状乳头伸长呈丛毛状,颜色呈黑或黑褐色,越接近中心颜色越深。用探针可拨开伸长的乳头,有如麦浪倒伏,如乳头过度增生伸长,可刺激软腭或腭垂,引起恶心不适。病损由后向前逐渐向中央发展,汇合于中线,多呈三角形,可波及全舌,靠近边缘则丛毛物减少。毛长由数毫米到 1 cm 以上,表面可有食物残渣停留而显污秽。多无自觉症状,也可伴有口臭、口干和口苦等。若只有黑色积滞而无长的丛毛,则称黑舌。少数患者毛舌呈黄、绿、白等色丛毛,但以黑色毛舌最多。

(三)病理

舌丝状乳头角质细胞明显伸长,乳头之间有细菌和真菌团块及剥脱角质和其他残渣,上皮钉突显著伸长,固有层有淋巴细胞和浆细胞浸润,为非特异性炎症。

（四）诊断

根据临床表现,舌背丝状乳头呈毛状伸长,不难诊断。

（五）治疗

应找出诱发因素,采取相应措施,避免与之接触。停止吸烟与进食可疑食物或药物,加强口腔卫生,毛舌可逐渐恢复正常。亦可用5％水杨酸乙醇溶液涂布局部以溶解角质。还可用1％鬼臼树脂(足叶树脂)丙酮乙醇溶液涂擦后冲洗。或涂以4％尿素溶液后漱口刷牙。如为真菌感染,可用制霉菌素含化或混悬液外涂。

五、舌乳头炎

舌背有4种乳头,即丝状、菌状、轮廓、叶状乳头。当乳头受到刺激可发生炎症,并产生不同程度的疼痛和不适。

（一）病因

引起舌乳头产生炎症的以全身因素较为多见,如营养不良、维生素缺乏、内分泌失调、月经周期影响、贫血、血液疾病及真菌感染、滥用抗生素等。局部因素如锐利牙尖边缘、不良修复体、不良习惯及其他外界刺激因素。

（二）临床表现

舌乳头炎为一组疾病,发病部位和致病因素各有不同,因之其临床表现也有差别。

1.光滑舌

光滑舌为慢性舌乳头萎缩性炎症,多系全身疾病的口腔表现。可见于贫血(缺铁性贫血、恶性贫血)、B族维生素缺乏、营养吸收障碍、绝经期、妊娠期,以及真菌感染、大量使用抗生素等。丝状乳头萎缩、上皮变薄,舌背呈火红色、有浅沟裂隙。菌状乳头可无萎缩,并可显得突出,晚期菌状乳头也可萎缩而成光滑舌。可伴有口干、麻木、灼痛、遇刺激食物可激惹疼痛。

2.菌状乳头炎

菌状乳头分布于舌前及舌尖部,因有痛觉感受器,故对疼痛较敏感。发炎时表现为红肿光亮、上皮薄而呈深红充血状,与贫血、维生素缺乏有关。局部刺激因素如牙石、不良修复体、锐利的牙缘,以及辛辣食物、烟酒、牙膏等刺激均可引起本病。

3.叶状乳头炎

叶状乳头位于舌两侧缘后部,在舌根部较明显,呈上下垂直排列的皱褶,因接近咽部,富于淋巴样组织,因此,咽部炎症可波及此处。局部刺激亦可激惹和加重炎症。发炎时叶状乳头明显充血肿大,伴有轻度疼痛。若炎症长期不退、局部破溃长期不愈,则应取活检,明确诊断。

4.轮廓乳头炎

轮廓乳头较少发炎肿大,多无明显不适。因有味觉功能,在其受损发炎时,可有味觉障碍。部分患者常因偶然发现而误认为肿物而来就诊,应予检查除外后给予解释以消除顾虑。

（三）治疗

主要针对其发病原因进行对症治疗,给予维生素。炎症明显时,给予抗生素。要去除各种局部刺激因素,保持口腔清洁。

六、舌痛症

舌灼痛引起的原因很多,有全身因素和局部因素,表现症状和轻重程度不一。

(一)病因

舌痛原因是多方面的,可由系统病引起,如贫血、糖尿病、肝病、硬皮病、营养不良、维生素缺乏、慢性乙醇中毒、肿瘤等;局部性因素如牙齿锐利边缘、不良修复体、长期伸吐舌自检、微生物感染及牙膏、药物等刺激因素;神经、精神因素如三叉神经舌支及舌咽神经痛引起的舌痛;还有主诉舌痛,而无客观检查指标的,如Costen综合征舌痛,围绝经期妇女常见的舌灼痛等。

(二)临床表现

全身系统性疾病引起的舌痛,除有全身症状外,局部可见某些表征,如舌干质红少津、舌乳头萎缩,上皮变薄、充血发红,或上皮浅层剥脱等。局部因素引起的,多见于舌某些部位表现充血水肿、糜烂溃疡等炎症。神经性因素引起的则可有阵发性短暂的剧烈疼痛,说话、进食等动作可激发疼痛,病史较长,可用局部麻醉法确定诊断。由颞下颌关节功能紊乱和咀嚼功能障碍引起的舌痛,从临床检查、X线片、肌电图等可确诊。精神因素舌痛,以更年期妇女多见,但舌部多无任何异常可见。有灼痛、钝痛或刺痛,短暂或持续性。发作时间、部位可固定也可不固定,多不影响进食和睡眠。舌部无触痛和味觉异常,舌体运动自如,局部无刺激因素。全身可有兴奋性增高或情绪抑郁、失眠忧虑及恐癌心理。严重者可有奇特感觉异常、游走性舌痛,常固执认为有严重躯体疾病,影响正常生活。

(三)治疗

主要针对不同病因,进行相应处理。去除局部刺激因素,停用可能致敏药物、牙膏、含漱剂及刺激性食物。精神因素性舌痛,应进行心理治疗,消除悲观恐癌心理,适当应用调整神经功能和镇静药物,如谷维素,维生素 B_1、维生素 B_6 等,以及维生素 B_{12}、烟酰胺、罗通定等。亦可用 0.5%～1%普鲁卡因或加维生素 B_{12}局部或舌神经封闭。

（李　欣）

第十章

口腔颌面部炎症

第一节　颌骨骨髓炎

一、病因

（一）牙源性感染

牙源性感染临床上最多见，约占这类骨髓炎的 90％，常见在机体抵抗力下降和细菌毒力强时由急性根尖周炎、牙周炎、智齿冠周炎等牙源性感染直接扩散引起。

（二）损伤性感染

因口腔颌面部皮肤和黏膜的损伤，与口内相通的开放性颌骨粉碎性骨折或火器伤伴异物存留均有利于细菌侵入颌骨内，引起颌骨损伤性颌骨骨髓炎。

（三）血源性感染

该类感染多见于儿童，感染经血扩散至颌骨发生的骨髓炎，一般有颌面部或全身其他部位的化脓性病变或败血症史，但有时也可无明显全身病灶史。

二、临床表现

临床上可见四种类型的颌骨骨髓炎症状：急性化脓性、由急性转为慢性、起始即为慢性、非化脓性。下颌骨急性骨髓炎早期通常有下列 4 个特点：①深部剧烈疼痛；②间歇性高热；③颏神经分布区感觉异常或麻木；④有明显病因。

在开始阶段，牙齿不松动，肿胀也不明显，皮肤无瘘管形成，是真正的骨髓内的骨髓炎。积极的抗生素治疗在此阶段可防止炎症扩散至骨膜。化验检查仅有白细胞轻度增多，X 线检查基本为正常。由于此时很难取得标本培养及做药敏试验，可根据经验选择抗生素。

发病后 10～14 d，患区牙齿开始松动，叩痛，脓自龈沟向外排出或形成黏膜、皮肤瘘管排出。口腔常有臭味。颊部可有蜂窝组织炎或有脓肿形成，颏神经分布区感觉异常。不一定有开口困难，但区域淋巴结有肿大及压痛，患者多有脱水现象。急性期如治疗效果欠佳，则转为慢性。临床可见瘘形成、软组织硬结、压痛。若起始即为慢性，则发病隐匿，仅有轻微疼痛，下颌稍肿大，渐有死骨形成，常无瘘管。

三、诊断

详细询问发病经过及治疗情况,注意与牙齿的关系,查明病原牙。有无积脓波动感,可疑时可作穿刺证实。脓液作细菌培养和抗生素敏感度测定。有无瘘管,用探针等器械探查有无死骨及死骨分离。X 线摄片,慢性期查明骨质破坏情况,有无死骨形成。

四、治疗

(一)急性颌骨骨髓炎的治疗

在炎症初期,应采取积极有效的治疗,控制感染的发展。若延误治疗,则常形成广泛的死骨,造成颌骨骨质缺损。治疗原则与一般急性炎症相同,但急性化脓性颌骨骨髓炎一般来势迅猛,病情重,并常有引起血行感染的可能。因此,在治疗过程中应首先注意全身支持及药物治疗,同时应配合必要的外科手术治疗。

1.药物治疗

颌骨骨髓炎的急性期,尤其是中央性颌骨骨髓炎,应根据临床反应,细菌培养及药物敏感试验的结果,给予足量、有效的抗生素,以控制炎症的发展,同时注意全身必要的支持疗法。在急性炎症初期,物理疗法可有一定效果。

2.外科疗法

目的是达到引流排脓及去除病灶。急性中央性颌骨骨髓炎,一旦判定骨髓腔内有化脓性病灶时,应及早拔除病灶牙及相邻的松动牙,使脓液从拔牙窝内排出,既可以防止脓液向骨髓腔内扩散、加重病情,又能通过减压缓解剧烈的疼痛。若经拔牙未能达到引流目的,症状也不减轻时,则应考虑凿去部分骨外板,以达到敞开髓腔充分排脓,迅速解除疼痛的效果。如果颌骨内炎症自行穿破骨板,形成骨膜下脓肿或颌周间隙蜂窝组织炎时,单纯拔牙引流已无效,此时可根据脓肿的部位从低位切开引流。

(二)慢性颌骨骨髓炎的治疗

颌骨骨髓炎进入慢性期有死骨形成时,必须手术去除死骨病灶后方能痊愈。慢性中央性颌骨骨髓炎,常常病变范围广泛并形成较大死骨块,可能一侧颌骨或全下颌骨均变成死骨。病灶清除应以摘除死骨为主,若死骨完全分离,则手术较易进行。慢性边缘性颌骨骨髓炎,受累区骨质变软,仅有散在的浅表性死骨形成,故常用刮除方法去除。但感染侵入松质骨时,骨外板可呈腔洞状损害,有的呈单独病灶,有的呈数个病灶相互连通,病灶腔内充满着大量炎性肉芽组织,此时手术应以刮除病理性肉芽组织为主。

(刘伟华)

第二节　智齿冠周炎

一、病因

阻生智齿及智齿在萌出过程中,牙冠可部分或全部被龈瓣覆盖,龈瓣与牙冠之间形成较深的盲袋,食物及细菌极易嵌塞于盲袋内;加上冠部牙龈常因咀嚼食物而损伤,形成溃疡。当全身抵抗力下降、局部细菌毒性增强时可引起冠周炎的急性发作。

二、临床表现

(一)慢性冠周炎

慢性冠周炎因症状轻微,患者就诊数不多。盲袋中虽有食物残渣积存及细菌滋生,但引流通畅,若无全身因素、咬伤等影响,常不出现急性发作。在急性发作时,症状即与急性冠周炎相同。慢性者如反复发作,症状可逐渐加重,故应早期拔除阻生牙,以防止发生严重炎症及扩散。

(二)急性局限型冠周炎

阻生牙牙冠上覆盖的龈瓣红肿、压痛。挤压龈瓣时,常有食物残渣或脓性物溢出。龈瓣表面常可见到咬痕。反复发作者,龈瓣可有增生。

(三)急性扩展型冠周炎

局部症状同上,但更严重、明显。有颊部肿胀、开口困难及咽下疼痛。Winter 认为,由于龈瓣中含有颊肌及咽上缩肌纤维,可导致开口困难及吞咽疼痛。Kay 认为开口困难的可能原因:①因局部疼痛而不愿张口。②由于炎症致使咀嚼肌组织张力增大,上颌牙尖在咬合时直接刺激磨牙后区的颞肌腱,引起反射性痉挛而致。③由于炎症时组织水肿的机械阻力使张口受限。耿温琦认为,如果炎症向磨牙后区扩散,可侵犯颞肌腱或翼内肌前缘,引起开口困难。

阻生的下颌第三磨牙多位于升支的前内侧,在升支前下缘与牙之间形成一骨性颊沟,其前下方即为外斜嵴,有颊肌附着。炎症常可沿此向前下方扩散,形成前颊部肿胀(以第一、第二磨牙为中心)。扩散型冠周炎多有明显的全身症状,包括全身不适、畏寒、发热、头痛、食欲减退、便秘,还可有白细胞及体温升高。颌下及颈上淋巴结肿大、压痛。

(四)扩散途径及并发症

炎症可直接蔓延或经由淋巴道扩散。由于炎症中心位于几个间隙的交界处,可引起多个间隙感染。一般先向磨牙后区扩散,再从该处向各间隙扩散。最易向嚼肌下间隙、翼颌间隙、颌下间隙扩散;其次是向咽旁间隙、颊间隙、颞间隙、舌下间隙扩散。严重者可沿血循环引起全身他处的化脓性感染,甚至发生败血症等。磨牙后区的炎症(骨膜炎、骨膜下脓肿)可从嚼肌前缘与颊肌后缘之间的薄弱处,向前方扩散,引起颊间隙感染。嚼肌下间隙的感染可发生于沿淋巴道扩散或直接蔓延。嚼肌内侧面无筋膜覆盖,感染与嚼肌直接接触,引起严重肌痉挛,发生深度张口困难。嚼肌下间隙感染如未及时治疗或成为慢性,可引起下颌升支的边缘性骨炎。炎症向升支内侧扩散,可引起翼颌间隙感染,亦产生严重的开口困难,但程度不及嚼肌下感染引起者。炎症向内侧扩散,可引起咽旁间隙感染或扁桃体周围感染。炎症如向下扩散,可形成颌下间隙或舌下间隙感染。炎症如沿舌侧向后扩散,可形成咽峡前间隙感染。

三、诊断

多发生于青年人,尤其以 18~30 岁多见。有全身诱发因素或反复发作史,重者有发热、周身不适、血中白细胞计数增多。第三磨牙萌出不全,冠周软组织红、肿痛,盲袋溢脓或分泌物,具有不同程度的张口受限或吞咽困难,面颊部肿胀、患侧颌下淋巴结肿痛。慢性者可有龈瘘或面颊瘘,X 线检查见下颌骨外侧骨膜增厚,有牙周骨质的炎性阴影。下颌智齿冠周炎合并面颊瘘或下颌第一磨牙颊侧瘘时,易误诊为下颌第一磨牙的炎症。此外,不可将下颌第二磨牙远中颈部龋引起的牙髓炎误诊为冠周炎。

四、治疗

对于慢性冠周炎,应及时拔除阻生牙,不可姑息迁延。因反复多次发作,多形成急性扩展型而带来更多痛苦。对于急性冠周炎,应根据患者的身体情况、炎症情况、牙位情况、医师的经验,进行适当治疗。

(一)保守疗法

1.盲袋冲洗、涂药

可用2％的过氧化氢或温热生理盐水,并最好用一弯针头(可将尖部磨去,使之圆钝)深入至盲袋底部,彻底冲洗盲袋。仅在盲袋浅部冲洗则作用甚小。冲洗后用碘甘油或50％的三氯醋酸外涂,后二者有烧灼性,效果更好。涂药时用探针或弯镊导入盲袋底部。

2.温热液含漱

温热液含漱能改善局部血循环,缓解肌肉痉挛,促使炎症消散,使患者感到舒适。用盐水或普通水均可,温度应稍高,每1～2 h含漱1次,每次含4～5 min。含漱时头应稍向后仰并偏向患侧,使液体作用于患区。但在急性炎症扩散期时,不宜用热含漱。

3.抗生素

根据细菌学研究,细菌以绿色链球菌(甲型溶血性链球菌)为主,此菌对青霉素高度敏感,但使用24 h后即可能产生抗药性。故使用青霉素时,初次剂量应较大。由于厌氧菌在感染中亦起重要作用,故在严重感染时,应考虑使用克林霉素。亦可考虑青霉素类药物与硝基咪唑类药物(甲硝唑或替硝唑)同时应用。

4.中药、针刺治疗

可根据辨证施治原则用药。亦可用成药如牛黄解毒丸之类。面颊部有炎性浸润但未形成脓肿时,可外敷如意金黄散,有安抚、止痛、消炎作用。针刺合谷、下关、颊车等穴位有助于止痛、消炎和开口。

5.支持疗法

因常有上呼吸道感染、疲劳、失眠、精神抑郁等诱因,故应重视全身支持疗法,如适当休息、注意饮食、增加营养等。应注意口腔卫生。应视情况给予镇痛剂、镇静剂等。

(二)盲袋切开

若阻生牙牙冠已大部露出,则不需切开盲袋,只做彻底冲洗上药即可,因此种盲袋,多有通畅引流,保守疗法即可治愈冠周炎症。

若盲袋引流不畅,则必须切开盲袋。在牙冠露出不多或完全未露出、盲袋紧裹牙冠、疼痛严重或有跳痛者,盲袋多引流不畅,切开盲袋再彻底冲洗上药,能迅速消炎止痛并有利于防止炎症扩散。

切开盲袋时应充分麻醉。可将麻药缓慢注入磨牙后三角区深部及颊舌侧黏膜下。用尖刀片(11号刀片)从近中颊侧起,刀刃向上、向后,将盲袋挑开。同时应将盲袋底部的残余牙囊组织切开,使盲袋彻底松弛、减压。但勿剥离冠周的黏骨膜,以免引起颊部肿胀。然后用前法彻底冲洗盲袋后上药。

(三)拔牙

如临床及X线检查,发现为下颌第三磨牙阻生,不能正常萌出,应及早拔除阻生牙,可预防冠周炎发生。如已发生冠周炎,何时拔除阻生牙,意见不一,特别是在急性期时。不少学者主张应待急性期消退后再拔牙,认为急性期拔牙有引起炎症扩散的可能。

近年来,主张在急性期拔牙者颇多,认为此法可迅速消炎、止痛,如适应证选择得当,拔牙可顺利进行,效果良好,不会使炎症扩散。如冠周炎为急性局限型,根据临床及 X 线检查判断,阻生牙可用简单方法顺利拔除时,应为拔牙的适应证。如为急性扩散型冠周炎,或判断拔除困难(需翻瓣、去骨等),或患者全身情况差,或医者本身的经验不足,则应待急性期后拔牙。

急性期拔牙时,如患者开口困难,可采用高位翼下颌阻滞麻醉,同时在磨牙后稍上方用局麻药行颞肌肌腱处封闭,并在翼内肌前缘处封闭,可增加开口度。拔牙时如有断根,可不必取出,留待急性期过后再取除。很小的断根可不必挖取。总之,创伤越小越好。急性期拔牙时,应在术前、后应用抗生素,术后严密观察。

(四)龈瓣切除

若牙位正常,与对颌牙可形成正常𬌗关系,𬌗面仅为龈瓣覆盖,则可行龈瓣切除。龈瓣切除后,应暴露牙的远中面。但阻生牙因萌出间隙不足,很难露出冠部的远中面,故龈瓣切除术的适应证很少。最好用圈形电灼器切除,此法简便,易操作,出血少,且同时封闭了血管及淋巴管,有利于防止炎症扩散。用刀切除时,宜用小圆刀片,尽量切除远中及颊舌侧,将牙冠全部暴露。远中部可缝合1～2针。

(五)拔除上颌第三磨牙

如下颌阻生牙龈瓣对颌牙有创伤(多可见到牙咬痕),同时上颌第三磨牙也无保留价值(或有错位,或已下垂等),应在治疗冠周炎时同时拔除。但如上颌第三磨牙有保留价值,可调𬌗,使之与下颌阻生牙覆盖之龈瓣脱离接触。

(刘伟华)

第三节　口腔颌面部间隙感染

口腔颌面部间隙感染是口腔、颌骨周围、颜面及颈上部肌肉,筋膜、皮下组织中的弥散性急性化脓性炎症,也称为蜂窝组织炎。若感染局限则称为脓肿。其中有眶下、颊、嚼肌、翼颌、咽旁、颞下、颞、颌下、口底等间隙感染。临床表现主要为发热、食欲缺乏、局部红、肿、热、痛及张口受限或吞咽困难、白细胞数增高,可引起脑、肺部等并发症。本病成年人发病率较高,主要为急性炎症表现,感染主要来自牙源性,少数为腺源性或血源性。口底蜂窝组织炎是口腔颌面部最严重的感染,未及时接受治疗可发生败血症、中毒性休克或窒息等严重并发症,因此,早期诊断、早期治疗是关键。

一、眶下间隙感染

(一)病因

眶下间隙位于眼眶下方上颌骨前壁与面部表情肌之间。其上界为眶下缘,下界为上颌骨牙槽突,内界为鼻侧缘,外界为颧界。间隙中有从眶下也穿出之眶下神经、血管及眶下淋巴结。此外尚有走行于肌间的内眦动脉、面前静脉及其与眼静脉、眶下静脉、面深静脉的交通支。眶下间隙感染多来自颌尖牙及第一双尖牙或上颌切牙的根尖化脓性炎症或牙槽脓肿。此外，上颌骨前壁骨髓炎、眶下区皮肤、鼻背及上唇的感染（如疖、痈）也可通过直接播散、静脉交通或淋巴引流致该间隙感染。

（二）临床表现

该间隙蜂窝组织炎主要表现为眶下区，以尖牙窝为中心的红肿，可伴眼睑肿胀，睑裂变窄。眶下神经受累常伴有疼痛。从口腔前庭侧检查可见相当于尖牙及第一双尖牙前庭沟肿胀变平，从前庭沟向尖牙窝方向抽吸，可抽得脓液。有时可在眶下区直接扪及波动。向侧方可向颊间隙播散，引起颊部肿胀，向上播散可引起眶周蜂窝组织炎，如引发内眦静脉、眶静脉血栓性静脉炎时，可造成海绵窦血栓性静脉炎。

（三）诊断

有剧烈疼痛，患侧眶下面部肿胀，鼻唇沟消失。下眼睑及上唇水肿。病牙松动，有叩痛。尖牙及前磨牙前庭沟肿胀，脓肿形成时有波动感。

（四）治疗

脓肿形成后应及时作切开引流，一般在尖牙、第一双尖牙相对应的前庭沟底肿胀中心做与上牙槽突平行的切口，深度应切破尖牙窝骨膜。用盐水冲洗，必要时放置橡皮引流条。橡皮引流条应与尖牙或第一双尖牙栓结固定，以免落入尖牙窝底部。如脓肿主要位于皮下且局限时，也可在下睑下方眶下缘沿皮纹作切口。但一般原则是尽可能采用口内切开引流的方式。急性炎症减轻后应及时治疗病灶牙。

二、颊间隙感染

（一）病因

颊间隙有广义狭义之分。广义的颊间隙系指位于颊部皮肤与颊黏膜之间的间隙。其上界为颧骨下缘；下界为下颌骨下缘；前界从颧骨下缘，经口角至下颌骨下缘的连线；后界浅面相当于嚼肌前缘；深面为颊肌及翼下颌韧带等结构。间隙内除含蜂窝组织、脂肪组织（颊脂垫）外，尚有面神经、颊长神经、颌外动脉、面前静脉通过，以及颊淋巴结、颌上淋巴结等位于其中。狭义的颊间隙系指嚼肌与颊肌之间存在的一个狭小筋膜间隙，颊脂垫正位于其中，此间隙亦称为咬颊间隙。颊间隙借血管、脂肪结缔组织与颞下间隙、颞间隙、嚼肌间隙、翼颌间隙、眶下间隙相通。颊间隙感染可来源于上下颌后牙的根尖感染或牙周感染，尤其是下颌第三磨牙冠周炎可直接波及此间隙，也可从邻近间隙播散而来，其次为颊及上颌淋巴结引起的腺源性感染，颊部皮肤黏膜的创伤、局部炎症也可引起该间隙感染。

（二）临床表现

面部前部肿胀、疼痛，如肿胀中心区接近皮肤或黏膜侧，可引起相应区域皮肤或黏膜的明显肿胀，引起张口受限。脓肿可扪及波动感。该间隙感染易向眶下间隙、颞下间隙、翼颌间隙及嚼肌间隙扩散，也可波及颌下间隙。

（三）诊断

有急性化脓性智齿冠周炎或上下颌磨牙急性根尖周炎史。当脓肿发生在颊黏膜与颊肌之间时，下颌或上颌磨牙区前庭沟红肿，前庭沟变浅呈隆起状，触之剧痛，有波动感，穿刺易抽出脓液，面颊皮肤红肿相对较轻。脓肿发生在皮肤与颊肌之间，特别是颊指垫全面受到炎症累及时，面颊皮肤红肿严重、皮肤肿胀发亮，炎性水肿扩散到颊间隙解剖周界以外，但是红肿压痛中心仍颊肌位置。局部穿刺可抽出脓液。患者发热及白细胞计数增高。

(四)治疗

脓肿接近口腔黏膜时,宜在咬合线下方前庭沟上方作平行于咬合线的切口。如脓肿接近皮肤,较局限时可直接从脓肿下方沿皮纹切开,较广泛时应从颌下 1.5 cm 处做平行于下颌骨下缘的切口,将止血钳从颌骨下缘外侧伸入颊部脓腔。引流条放置时宜加固定,以免落入脓腔中。

三、颞间隙感染

(一)病因

颞间隙位于颧弓上方的颞区。借脂肪结缔组织与颞下间隙、翼下颌间隙、嚼肌间隙和颊间隙相通。主要为牙源性感染,由上颌后磨牙根尖周感染引起。其次可由嚼肌间隙、翼下颌间隙、颞下间隙、颊间隙感染扩散而来直接播散。尚可继发于化脓性中耳炎、颞骨乳突炎,还可由颞部皮肤感染直接引起。该间隙感染可通过板障血管、直接破坏颞骨或通过颞下间隙的颅底诸孔、翼腭窝侵及颅内。患者出现硬脑膜激惹、颅内压升高的症状,如呕吐、昏迷、惊厥。

(二)临床表现

颞间隙临床表现取决于是单纯颞间隙感染还是伴有相邻多间隙感染,因此肿胀范围可仅局限于颞部或同时有腮腺嚼肌区、颊部、眶部、颧部等区广泛肿胀。病变区表现有凹陷性水肿,压痛、咀嚼痛和不同程度的张口受限。颞浅间隙脓肿可触到波动感,颞深间隙则需借助穿刺抽出脓液方能明确。由于颞筋膜坚韧厚实,颞肌强大,疼痛十分剧烈,可伴头痛,张口严重受限。深部脓肿难以自行穿破,脓液长期积存于颞骨表面,可引起骨髓炎。颞骨鱼鳞部骨壁薄,内外骨板间板障少,感染可直接从骨缝或通过进入脑膜的血管蔓延,导管脑膜炎、脑脓肿等并发症。感染可向颞下间隙、翼颌间隙、颊间隙、嚼肌间隙等扩散,伴多间隙感染时,则有相应间隙的症状和体征,并有严重的全身症状。

(三)诊断

有上颌第三磨牙冠周炎、根尖周炎史,上牙槽后神经阻滞麻醉、卵圆孔麻醉、颞下—三叉—交感神经封闭史。颞部或同时有腮腺嚼肌区有凹陷性水肿,压痛、咀嚼痛和不同程度的张口受限,疼痛十分剧烈。

(四)治疗

脓肿形成时,应根据脓肿大小及范围确定切口。颞浅间隙的脓肿可在颞肌表面做放射状切口,切口方向与颞肌纤维方向一致。勿在切开引流过程中横断颞肌,以免引起出血、感染播散。颞深间隙脓肿时,可沿颞肌附着线做弧形切口,从骨膜上翻开肌瓣彻底引流脓腔。颞间隙伴颞下间隙、翼颌间隙感染时可另在升支喙突内侧,上颌前庭沟后作切口,或经颌下做切口,使引流管一端经口内(或颌下)引出,另一端经口外引出建立贯通引流,加快创口愈合。颞间隙感染经久不愈者,应考虑是否发生颞骨骨髓炎,可通过 X 线照片或经伤口探查证实,如有骨质破坏吸收的影像或是骨膜粗糙不平,尽早做颞骨刮治术。

四、颞下间隙感染

(一)病因

颞下间隙位于颞骨下方。前界为上颌结节及上颌颧突后面;后界为茎突及茎突诸肌;内界为蝶骨翼突外板的外侧面;外界为下颌支上份及颧弓;上界为蝶内大翼的颞下面和颞下嵴;下界是翼外肌下缘平面,并与翼下颌间隙分界。该间隙中的脂肪组织、颌内动静脉、翼静脉丛、三叉神经上下颌支的分支分别与颞、翼下颌、咽旁、颊、翼腭等间隙相通;还可借眶下裂、卵圆孔和棘孔分别与眶内、颅内相通。上颌后磨牙根尖周感染,特别是上颌第三磨牙冠周炎可直接引起颞下间隙的感染。也可从相邻的颞间隙、翼颌间隙、嚼肌下间隙染及颊间隙感染引起。深部注射麻醉药液如上牙槽后神经麻醉,圆孔、卵圆孔阻滞麻醉,颞下封闭,如消毒不严密有可能造成该间隙感染。

（二）临床表现

首发症状是面深部疼痛及张口受限,张口型向患侧偏斜。额骨颧突后方,颧弓上方肿胀压痛,口内检查在颧牙槽嵴后方的前庭沟部分可扪及肿胀膨隆,可从此或乙状切迹垂直穿刺抽出脓液。由于本间隙与颞间隙、翼下颌间隙并无解剖结构分隔,往往同时伴有颞间隙及翼下颌间隙感染的症状和体征。颞下间隙感染时,除直接波及颞间隙及翼颌间隙,内上可波及眼眶及翼腭窝,通过颅底孔道、翼静脉丛与颅内血管交通,引起颅内感染。向外可波及嚼肌下间隙,向前下可波及颊间隙引起感染。

（三）诊断

有上颌第三磨牙冠周炎、根尖周炎史,上牙槽后神经阻滞麻醉、卵圆孔麻醉、颞下－三叉－交感神经封闭史也不可忽视。颞下间隙感染早期症状常不明显;脓肿形成后也不易查出波动感。为早诊断,应用穿刺和超声检查帮助诊断。

（四）治疗

应积极应用大剂量抗生素治疗。若症状缓解不明显,经口内(上颌结节外侧)或口外(颧弓与乙状切迹之间)途径穿刺有脓时,应及时切开引流。切开引流途径可由口内或口外进行。口内在上颌结节外侧口前庭黏膜转折处切开,以血管钳沿下颌升支喙突内侧向后上分离至脓腔。口外切开多用沿下颌角下作弧形切口,切断颈阔肌后,通过下颌升支后缘与翼内骨之间进入脓腔。

五、嚼肌间隙感染

（一）病因

嚼肌间隙位于嚼肌与下颌升支外侧骨壁之间。由于嚼肌在下颌支及其角部附着宽广紧密,故潜在性嚼肌间隙存在于下颌升支上段的外侧部位。借脂肪结缔组织与颊、颞下、翼下颌、颞间隙相连。嚼肌间隙为最常见的颌面部间隙感染之一。主要来自下颌智齿冠周炎,下颌磨牙的根尖周炎、牙槽脓肿,也可因相邻间隙,如颞下间隙感染的扩散,偶有化脓性腮腺炎波及引起。

（二）临床表现

以下颌支及下颌角为中心的嚼肌区肿胀、变硬、压痛伴明显张口受限。由于嚼肌肥厚坚实,脓肿难以自行破溃,也不宜触到波动感。若炎症在1周以上,压痛点局限或有凹陷性水肿,经穿刺有脓液时,应积极行切开引流,否则容易形成下颌支的边缘性颌骨骨髓炎。

（三）诊断

有急性化脓性下颌智齿冠周炎史。以嚼肌为中心的急性炎性红肿、跳痛、压痛,红肿范围上方超过颧弓,下方达颌下,前到颊部,后至颌后区。深压迫有凹陷性水肿,不易扪到波动感,有严重开口受限。用粗针从红肿中心穿刺,当针尖达骨面时回抽并缓慢退针即可抽到少许黏稠脓液。患者高烧,白细胞总数增高,中性白细胞比例增大。

（四）治疗

嚼肌间隙蜂窝组织炎时除全身应用抗生素外,局部可和物理疗法或外敷中药;一旦脓肿形成应及时引流。嚼肌间隙脓肿切开引流的途径,虽可从口内翼下颌皱襞稍外侧切开,分离进入脓腔引流,但因引流口常在脓腔之前上份,体位引流不畅,炎症不易控制,发生边缘性骨髓炎的机会也相应增加。因此,临床常用口外途径切开引流。口外切口从下颌支后缘绕过下颌角,距下颌下缘2 cm处切开,切口长为3~5 cm,逐层切开皮下组织,颈阔肌及嚼肌在下颌角区的部分附着,用骨膜剥离器,由骨面推起嚼肌进入脓腔,引出脓液,冲洗脓腔后填入盐水纱条引流。次日交换敷料时抽去纱条,换橡皮管或橡皮条引流。如有边缘性骨髓炎形成,在脓液减少后应早期施行死骨刮除术,术中除重点清除骨面死骨外,不应忽略嚼肌下骨膜面附着之死骨小碎块及坏死组织,以利创口早期愈合。嚼肌间隙感染缓解或被控制后,应及早对引起感染的病灶牙进行治疗或拔除。

六、翼颌间隙感染

(一)病因

翼颌间隙感染又称翼下颌间隙,位于翼内肌与下颌支之间,其前界为颊肌及下颌骨冠突;后界为下颌支后缘与腮腺;内侧界为翼肌及其筋膜;外侧界为下颌支的内板及颞肌内面;上界为翼外肌;下界为下颌支与翼内肌相贴近的夹缝。间隙内有舌神经、下牙槽神经、下牙槽动、静脉穿行,下牙槽神经阻滞术即将局麻药物注入此间隙内。翼颌间隙感染主要是由牙源性感染引起的,如下颌第三磨牙冠周炎、上下颌磨牙根尖周感染等。也可由注射麻醉药液或其他间隙感染如颞下间隙、颊间隙、咽旁间隙、嚼肌间隙等感染的直接播散。

(二)临床表现

翼颌间隙感染时,突出症状是面深部疼痛及张口受限。可在升支后缘、下颌角下内侧、升支前缘与翼下颌韧带之间扪及组织肿胀,压痛。医源性原因引起者起病慢,症状轻微而不典型,牙源性感染引起或其他毗邻间隙感染播散引起者,则起病急骤。翼下颌间隙感染非常容易向嚼肌间隙、颊间隙、颞下及颞间隙扩散。向其他间隙扩散时,局部及全身都会出现更为严重的炎症反应与毒性反应。可从间隙内抽出脓液,或超声波查见脓液平面。

(三)诊断

有急性下颌智齿冠周炎史或急性扁桃体炎史,或有邻近的翼颌间隙、颊间隙、颌下间隙、舌下间隙感染史。面深部疼痛及张口受限,局部及全身都会出现更为严重的炎症反应与毒性反应,可从间隙内抽出脓液,或超声波查见脓液平面。

(四)治疗

可经口内途径或口外途径建立引流。口内途径是从翼下颌韧带外侧0.5 cm处作纵行切开,在升支前缘内侧分离直达脓腔,或从下颌角下缘下1.5 cm处做平行于下颌角下缘的切口,在保护面神经下颌缘支的条件下,用大弯止血钳从翼内肌下颌骨后缘间分离进入脓腔。感染病史超过2周时,应注意探查升支内侧骨板有无破坏,如有边缘性骨髓炎形成时宜及时处理。

七、舌下间隙感染

(一)病因

舌下间隙位于舌和口底黏膜之下,下颌舌骨肌及舌骨舌肌之上。前界及两侧为下颌体的内侧面;后部止于舌根。由颏舌肌及颏舌骨肌又可将舌下间隙分为左右两部,二者在舌下肉阜深面相连通。舌下间隙后上与咽旁间隙、翼下颌间隙相通,后下通入颌下间隙。舌下间隙感染可能是牙源性感染引起,如下颌切牙根尖周感染可首先引起舌下肉阜间隙炎症,尖牙、前磨牙及第一磨牙根尖周感染可引起颌舌沟间隙炎症,牙源性感染尚可通过淋巴及静脉交通途径引起该间隙的炎症。创伤、异物刺入、颌下腺导管化脓性炎症,舌下腺感染及同侧颌下间隙感染的播散也是可能的感染途径。一侧舌下间隙感染时主要向对侧舌下间隙及同侧颌下间隙播散。

(二)临床表现

舌下肉阜区及颌舌沟部位软组织肿胀、疼痛,黏膜表面可能覆盖纤维渗出膜,患侧舌体肿胀、僵硬、抬高,影响语言及吞咽。同侧颌下区也可能伴有肿胀。波及翼内肌时可出现张口受限。颌舌沟穿刺可抽得脓液。应注意与舌根脓肿鉴别。后者多由局部损伤因素引起舌体或舌根肌肉内感染,引起舌体或舌根肿胀,舌体运动受限,吞咽及呼吸困难。向舌根深部穿刺可抽出脓液。

(三)诊断

根据临床表现和舌下肿胀的部位感染的原因诊断。应与舌根部脓肿鉴别,舌根部脓肿较少见,常因刺伤舌黏膜或舌根部扁桃体的化脓性炎症继发;患者自觉症状有吞咽疼痛和进食困难,随着炎症加重可有声音嘶哑,甚至压迫会厌,出现上呼吸道梗阻症状。全身及局部症状均比舌下间隙感染重。

(四)治疗

应在舌下皱襞外侧作与下颌牙槽突平行的纵切口,略向下分离即可达脓腔,如放置引流条时,其末端应与下牙固定。患者应进流食,勤用盐水及漱口液含漱。诊断为舌根部脓肿时,可从口外舌骨上方做水平切口,应用钝头止血钳从中线向舌根方向钝分离,直到脓腔引流。如有窒息危险时可先行气管切开,再作脓肿引流手术。

八、咽旁间隙感染

(一)病因

咽旁间隙位于咽腔侧方的咽上缩肌与翼内肌和腮腺深叶之间。前为翼下颌韧带及颌下腺上缘;后为椎前筋膜。间隙呈倒立锥体形,底在上为颅底的颞骨和蝶骨,尖向下止于舌骨。由茎突及附着其上诸肌将该间隙分为前、后两部,前部称咽旁前间隙,后部为咽旁后间隙。前间隙小,其中有咽升动脉、静脉及淋巴、蜂窝组织。后间隙大,有出入颅底的颈内动、静脉,第9～12对脑神经及颈深上淋巴结等。咽旁间隙与翼颌、颞下、舌下、颌下及咽后诸间隙相通;血管神经束上通颅内,下连纵隔,可成为感染蔓延的途径。多为牙源性,特别是下颌智齿冠周炎,以及腭扁桃体炎和相邻间隙感染的扩散。偶继发于腮腺炎、耳源性炎症和颈深上淋巴结炎。

(二)临床表现

表现为咽侧壁咽腭弓、舌腭弓乃至软腭肿胀、变红,扁桃体及悬雍垂偏向中线对侧,在翼颌韧带内侧翼内肌与咽上缩肌之间或下颌角后外方上、内、前方翼内肌内侧穿刺可抽得脓液。可伴张口受限、吞咽疼痛。重者可伴颈上份和颌后区肿胀、呼吸困难、声嘶。咽旁间隙感染时可波及翼颌、颞下、舌下及颌下间隙,向上可引起颅内感染,向下可波及纵隔。波及颈动脉可引起出血死亡。

(三)诊断

有急性下颌智齿冠周炎史,或急性扁桃体炎史,或有邻近的翼颌间隙、颊间隙、颌下间隙、舌下间隙感染史。多见于儿童及青少年。除严重全身感染中毒体征外,局部常表现有如下三大特征。①咽征:口腔内一侧咽部红肿、触痛,肿胀范围包括翼下颌韧带区、软腭、悬雍垂移向健侧,患者吞咽疼痛,进食困难。从咽侧红肿最突出部位穿刺可抽出脓液。②颈征:患侧下颌角稍下方的舌骨大角平面肿胀、压痛。③开口受限:由于炎症刺激该间隙外侧界的翼内肌发生痉挛,从而表现为一定程度的开口受限。

(四)治疗

脓肿较局限时,可从口内切开引流。可在翼颌韧带内侧作纵向切口,分开咽肌进入脓腔,切口达黏膜深层即可,止血钳分离脓腔时不能过深,以免伤及深部的大血管。要在有负压抽吸及气管切开抢救设备条件下进行手术,以免脓液突然流出阻塞气管。张口受限或肿胀广泛时,可从口外切开引流,在下颌角下方 1.5 cm 平行于下颌骨下缘切口。因脓肿位置紧邻气道,在治疗过程中应严密观察呼吸情况,有窒息症状时应及时进行气管切开。

九、颌下间隙感染

(一)病因

颌下间隙位于颌下三角内,间隙中包含有颌下腺,颌下淋巴结,并有颌外动脉、面前静脉、舌神经、舌下神经通过。该间隙向上经下颌舌骨肌后缘与舌下间隙相续;向后内毗邻翼下颌间隙、咽旁间隙;向前通颏下间隙;向下借疏松结缔组织与颈动脉三角和颈前间隙相连。因此,颌下间隙感染可蔓延成口底多间隙感染。多见于下颌智齿冠周炎,下颌后牙尖周炎、牙槽脓肿等牙源性炎症的扩散。其次为颌下淋巴结炎的扩散。化脓性颌下腺炎有时亦可继发颌下间隙感染。

(二)临床表现

临床主要表现为以颌下区为中心的红肿、疼痛,严重者可波及面部及颈部皮肤红肿,患者可能伴有吞咽疼痛及张口困难。脓液形成时易扪及波动感。颌下间隙感染可向舌下间隙、颏下间隙、咽旁间隙及颈动脉三角区扩散。要注意与颌下腺化脓性炎症区别。颌下腺化脓性炎症常有进食后颌下区肿胀历史,双合诊颌下腺及其导管系统肿胀、压痛,挤压颌下腺及导管可见脓液从颌下腺导管口流出。多有相对长期的病史,反复急性发作。而颌下间隙蜂窝组织炎起病急骤,颌下弥漫性肿胀,病情在数天内快速进展。

(三)诊断

常见于成人有下颌磨牙化脓性根尖周炎、下颌智齿冠周炎史,婴幼儿、儿童多能询问出上呼吸道感染继发颌下淋巴结炎病史。颌下三角区炎性红肿、压痛,病初表现为炎性浸润,有压痛;进入化脓期有跳痛、波动感,皮肤潮红;穿刺易抽出脓液。患者有不同程度体温升高、白细胞增多等全身表现。急性化脓性颌下腺炎,常在慢性颌下腺炎的基础上急性发作,表现有颌下三角区红肿压痛及体温升高、白细胞数增加的急性炎症体征,但多不形成颌下脓肿,并有患侧舌下肉阜区、颌下腺导管口红肿,压迫颌下有脓性分泌物自导管口流出。拍摄 X 线口底咬片多能发现颌下腺导管结石。

(四)治疗

颌下间隙形成脓肿时范围较广,脓腔较大,但若为淋巴结炎引起的蜂窝组织炎,脓肿可局限于一个或数个淋巴结内,则切开引流时必须分开形成脓肿的淋巴结包膜始能达到引流的目的。颌下间隙切开引流的切口部位、长度,应参照脓肿部位、皮肤变薄的区域决定。一般是在下颌骨体部下缘以下 2 cm 处做与下颌下缘平行之切口;切开皮肤、颈阔肌后,血管钳钝性分离进入脓腔。如是淋巴结内脓肿应分开淋巴结包膜,同时注意多个淋巴结脓肿的可能,术中应仔细检查,予以分别引流。

十、颏下间隙感染

(一)病因

颏下间隙位于舌骨上区,为颏下三角内的单一间隙。间隙内有少量脂肪组织及淋巴结,此间隙供下颌舌骨肌、颏舌骨肌与舌下间隙相隔。两侧与颌下间隙相连,感染易相互扩散。颏下间隙的感染多来自淋巴结炎症。下唇、舌尖、口底、舌下肉阜、下颌前牙及牙周组织的淋巴回流可直接汇于颏下淋巴结,故以上区域的各种炎症、口腔黏膜溃疡、口腔炎等均可引起颏下淋巴结炎,然后继发颏下间隙蜂窝组织炎。

(二)临床表现

由于颏下间隙感染多为淋巴结扩散引起,故一般病情进展缓慢,早期仅局限于淋巴结的肿大,临床症状不明显。当淋巴结炎症扩散至淋巴结外后,才引起间隙蜂窝组织炎,此时肿胀范围扩展至整个颏下三角区,皮肤充血、疼痛。脓肿形成后局部皮肤紫红,按压有凹陷性水肿及波动感染。感染向后波及颌下间隙时,可表现出相应的症状。

(三)诊断

主要根据淋巴结扩散引起的颏下三角区皮肤充血、疼痛。脓肿形成后局部皮肤紫红,按压有凹陷性水肿及波动感染可诊断。

(四)治疗

宜从颏下 1 cm 处作平行于下颌骨下缘的切口,分开皮下组织即达脓腔。

十一、口底蜂窝组织炎

(一)病因

下颌骨下方、舌及舌骨之间有多条肌,其行走又互相交错,在肌与肌之间,肌与颌骨之间充满着疏松结缔组织及淋巴结,因此,口底各间隙之间存在着相互关联关系,一旦由于牙源性及其他原因而发生蜂窝组织炎时,十分容易向各间隙蔓延而引起广泛的蜂窝组织炎。口底多间隙感染一般指双侧颌下、舌下及颏下间隙同时受累。其感染可能是金色葡萄球菌为主引起的化脓性口底蜂窝组织炎;也可能是厌氧菌或腐败坏死性细菌为主引起的腐败坏死性口底蜂窝组织炎,后者又称为卢德维咽峡炎,临床上全身及局部反应均甚严重。口底多间隙感染可来自下颌牙的根尖周炎、牙周脓肿、骨膜下脓肿、冠周炎、颌骨骨髓炎,以及颌下腺炎、淋巴结炎、急性扁桃体炎、口底软组织和颌骨的损伤等。

引起化脓性口底蜂窝组织炎的病原菌,主要是葡萄球菌、链球菌;腐败坏死性口底蜂窝组织炎的病原菌,主要是厌氧性、腐败坏死性细菌。口底多间隙感染的病原菌常常为混合性菌群,除葡萄球菌、链球菌外,还可见产气荚膜杆菌、厌氧链球菌、败血梭形芽孢杆菌、水肿梭形芽孢杆菌、产气梭形芽孢杆菌,以及溶解梭形芽孢杆菌等。

(二)临床表现

化脓性病原菌引起的口底蜂窝组织炎,病变初期肿胀多在一侧颌下间隙或舌下间隙。因此,局部特征与颌下间隙或舌下间隙蜂窝组织炎相似。如炎症继续发展扩散至颌周整个口底间隙时,则双侧颌下、舌下及颏部均有弥漫性肿胀。

腐败坏死性病原菌引起的口底蜂窝组织炎,软组织的副性水肿非常广泛,水肿的范围可上及面颊部,下至颈部锁骨水平;严重的甚至达胸上部。颌周有自发性剧痛,灼热感,皮肤表面略粗糙而红肿坚硬。肿胀区皮肤呈紫红色,压痛,明显凹陷性水肿,无弹性。随着病变发展,深层肌等组织发生坏死、溶解,有液体而出现流动感。皮下因有气体产生,可扪及捻发音。切开后有大量咖啡色、稀薄、恶臭、混有气泡的液体,并可见肌组织呈棕黑色,结缔组织为灰白色,但无明显出血。病情发展过程中,口底黏膜出现水肿,舌体被挤压抬高。由于舌体僵硬、运动受限,常使患者语言不清、吞咽困难,而不能正常进食。若肿胀向舌根发展,则出现呼吸困难,以致患者不能平卧;严重者烦躁不安,呼吸短促,口唇青紫、发绀,甚至出现"三凹征",此时有发生窒息的危险。个别患者的感染可向纵隔扩散,表现出纵隔炎或纵隔脓肿的相应症状。

全身症状常很严重,多伴有发热、寒战,体温可达 39 ℃～40 ℃。但在腐败坏死在蜂窝组织炎时,由于全身机体中毒症状严重,体温反可不升。患者呼吸短浅,脉搏频弱,甚至血压下降,出现休克。

(三)诊断

根据双侧颌下、舌下及颏部均有弥漫性肿胀,颌周有自发性剧痛,皮肤表面红肿坚硬,肿胀区皮肤呈紫红色,压痛,明显凹陷性水肿,无弹性,皮下因有气体产生,可扪及捻发音。患者吞咽困难,而不能正常进食。若肿胀向舌根发展,则出现呼吸困难,甚至出现"三凹征",此时有发生窒息的危险。全身机体中毒症状严重,体温反可不升。患者呼吸短浅,脉搏频弱,甚至血压下降,出现休克可诊断。

(四)治疗

口底蜂窝组织炎不论是化脓性病原菌引起的感染,还是腐败坏死性病原菌引起的感染,局部及全身症状均很严重。其主要危险是呼吸道的阻塞及全身中毒。在治疗上,除经静脉大量应用广谱抗菌药物,控制炎症的发展外,还应着重进行全身支持疗法,如输液、输血,必要时给以吸氧、维持水电解质平衡等治疗;并应及时行切开减压及引流术。

切开引流时,一般根据肿胀范围或脓肿形成的部位,从口外进行切开。选择皮肤发红、有波动感的部位进行切开较为容易。如局部肿胀呈弥漫性或有副性水肿,而且脓肿在深层组织内很难确定脓肿形成的部位时,也可先进行穿刺,确定脓肿部位后,再行切开。如肿胀已波及整个颌周,或已有呼吸困难现象时,应作广泛性切开。其切口可在双侧颌下,颌下做与下颌骨相平行的"衣领"形或倒"T"形切口。术中除应将口底广泛切开外,还应充分分离口底肌,使口底各个间隙的脓液能得到充分引流。如为腐败坏死性病原菌引起的口底蜂窝组织炎,肿胀一旦波及颈部及胸前区,皮下又触到捻发音时,应按皮纹行多处切开,达到敞开创口,改变厌氧环境和充分引流的目的。然后用 3% 的过氧化氢液或 1∶5 000 高锰酸钾溶液反复冲洗,每天 4～6 次,创口内置橡皮管引流。

(刘伟华)

第四节 颌面部疖痈

颌面部疖痈是一种常见病,它是皮肤毛囊及皮脂腺周围组织的一种急性化脓性感染。发生在一个毛囊及所属皮脂腺者称疖;相邻多个毛囊及皮脂腺累及者称痈。由于颜面部局部组织松软,血运丰富,静脉缺少瓣膜且与海绵窦相通。如感染处理不当,易扩散逆流入颅内,引起海绵窦血栓性静脉炎、脑膜炎、脑脓肿等并发症。尤其是发生在颌面部的"危险三角区"内更应注意。

一、病因

绝大多数的病原菌为金黄色葡萄球菌,少数为白色葡萄球菌。在通常情况下,人体表面皮肤及毛囊皮脂腺有细菌污染但不致病。当皮肤不洁,抵抗力降低,尤其是某些代谢障碍的疾病,如糖尿病患者,当细菌侵入很易引起感染。

二、临床表现

疖是毛囊及其附件的化脓性炎症,病变局限在皮肤的浅层组织。初期为圆锥形毛囊性炎性皮疹,基底有明显炎性浸润,形成皮肤红、肿、痛的硬结,自觉灼痛和触痛,数天后硬结顶部出现黄白色脓点,周围为红色硬性肿块,患者自觉局部发痒、灼烧感及跳痛,以后发展为坏死性脓栓,脓栓脱去后排出血性脓液,炎症渐渐消退,创口自行愈合。轻微者一般无明显全身症状,重者可出现发热,全身不适及区域性淋巴结肿大。如果处理不当,如随意搔抓或挤压排脓及不适当切开等外科操作,都可促进炎症的扩散,甚至引起败血症。有些菌株在皮肤疖肿消退后还可诱发肾炎。发生于鼻翼两旁和上唇者,因此处为血管及淋巴管丰富的危险三角区,如果搔抓、挤捏或加压,感染可骤然恶化,红肿热痛范围扩大,伴发蜂窝组织炎或演变成痈,因危险三角区的静脉直接与颅内海绵窦相通,细菌可沿血行进入海绵窦形成含菌血栓,并发海绵窦血栓性静脉炎,进而引起颅内感染、败血症或脓毒血症,常可危及生命。疖通常为单个或数个,若病菌在皮肤扩散或经血行转移,便可陆续发生多数疖肿,如果反复出现,经久不愈者,则称为疖病。

痈是多个相邻的毛囊及其所属的皮脂腺或汗腺的急性化脓性感染,由多个疖融合而成,其病变波及皮肤深层毛囊间组织时,可顺筋膜浅面扩散波及皮下脂肪层,造成较大范围的炎性浸润或组织坏死。

痈多发生于成年人,男性多于女性,好发于上唇部(唇痈)、项部(对口疮)及背部(搭背)。感染的范围和组织坏死的深度均较疖为重。当多数毛囊、皮脂腺、汗腺及其周围组织发生急性炎症与坏死时,可形成迅速扩大的紫红色炎性浸润。感染可波及皮下筋膜层及肌组织。初期肿胀的唇部皮肤与黏膜上出现多数的黄白色脓点,破溃后呈蜂窝状,溢出脓血样分泌物,脓头周围组织可出现坏死,坏死组织溶解排出后可形成多数蜂窝状洞腔,严重者中央部坏死、溶解、塌陷,似"火山口"状,内含有脓液或大量坏死组织。痈向周围和深层组织发展,可形成广泛的浸润性水肿。

唇痈除了剧烈的疼痛外,可引起区域淋巴结的肿大和触痛,全身症状明显,如发热,畏寒,头痛及食欲减退,白细胞计数增高,核左移等。唇痈不仅局部症状比疖重,而且容易引起颅内海绵状血栓性静脉炎、败血症、脓毒血症及中毒性休克等,危险性很大。

三、诊断

有全身及局部呈现急性炎症症状,体温升高、白细胞计数升高、多核白细胞数增多、左移。单发性毛囊炎为"疖",多发性为"痈"。注意疖肿的部位是否位于"危险三角区",有无挤压、搔抓等有关病史,有无头痛、头晕、眼球突出等海绵窦血栓性静脉炎等征象败血症表现。

四、治疗

（一）局部治疗

尽量保持局部安静，减少表情运动，尽量少说话，进流食等，以减少肌肉运动时对疖肿的挤压刺激，严禁挤压、搔抓、挑刺，忌用热敷、石炭酸或硝酸银烧灼，以防感染扩散。

1.毛囊炎的局部治疗

止痒杀菌，局部保持清洁干燥。可涂 2%～2.5% 的碘酊，一日数次。毛囊内脓肿成熟后，毛发可自然脱出，少量脓血分泌物溢出或吸收便可痊愈。

2.疖的局部治疗

杀菌消炎，早期促进吸收。早期可外涂 2%～2.5% 的碘酊，20%～30% 的鱼石脂软膏或纯鱼石脂外敷，也可用 2% 的鱼石脂酊涂布。也可外敷中药，如二味地黄散、玉露散等。如炎症不能自行消退，一般可自行穿孔溢脓。如表面脓栓不能自行脱落，可用镊子轻轻夹除，然后脓液流出，涂碘酊即可。

3.痈的治疗

促使病变局限，防止扩散。用药物控制急性炎症的同时，局部宜用 4% 的高渗盐水或含抗菌药物的盐水行局部湿敷，以促使痈早期局限、软化及穿破，对已破溃者有良好的提脓效果，在溃破处可加用少量化腐丹，以促进坏死组织溶解，脓栓液化脱出。对脓栓浓稠，一时难以吸取者，可试用镊子轻轻钳出，但对坏死组织未分离彻底者，不可勉强牵拉，以防感染扩散。此时应继续湿敷至脓液消失，直到创面平复为止。过早停止湿敷，可因阻塞脓道造成肿胀再次加剧。面部疖痈严禁早期使用热敷和按一般原则进行切开引流，以防止感染扩散，引起严重并发症。对已形成明显的皮下脓肿而又久不破溃者，可考虑在脓肿表面中心皮肤变薄或变软的区域，作保守性切开，引出脓液，但严禁分离脓腔。

（二）全身治疗

一般单纯的毛囊炎和疖无并发症时，全身症状较轻，可口服磺胺和青霉素等抗菌药物，患者应适当休息和加强营养。

面部疖合并蜂窝组织炎或面痈应常规全身给予足量的抗菌药物，防止炎症的进一步扩散。有条件者最好从脓头处取脓液进行细菌培养及药物敏感试验，疑有败血症及脓毒血症者应进行血培养。但无论是脓液培养还是血培养，可能因为患者已用过抗菌药物，或因为取材时间和培养技术的影响，培养结果可能为假阴性，药物敏感试验也可能出现偏差。为提高培养结果的阳性率和药物敏感试验的准确性应连续 3～5 d 抽血培养，根据结果用药。如果一时难以确定，可先试用对金黄色葡萄球菌敏感的药物，如青霉素、头孢菌素及红霉素等，待细菌培养和药物敏感试验有确定结果时，再作必要的调整。尽管细菌药物敏感试验结果是抗菌药物选择的重要依据，但由于受体内、体外环境因素的影响，体外药物敏感试验的结果不能完全反映致病细菌对药物的敏感程度。

另一个给药的重要依据是在用药后症状的好转程度，如症状有明显好转，说明用药方案正确，如症状没有好转，或进一步恶化，应及时调整用药方案。此外，在病情的发展过程中，可能出现耐药菌株或新的耐药菌株的参与，所以也应根据药物敏感试验的结果和观察脓液性质及时调整用药方案。败血症和脓毒血症常给予 2～3 种抗菌药物联合应用，局部和全身症状完全消失后，再维持用药 5～7 d，以防病情的复发。唇痈伴有败血症和脓毒血症时，可能出现中毒性休克，或出现海绵窦血栓性静脉炎和脑脓肿等严重并发症，应针对具体情况予以积极的全身治疗。

（刘伟华）

第五节　面颈部淋巴结炎

一、病因

以继发于牙源性及口腔感染最为多见,也可以来源于面部皮肤的损伤、疖、痈等。小儿大多数由上呼吸道感染及扁桃体炎引起。由化脓性细菌引起的称为化脓性淋巴结炎。由结核分枝杆菌引起的为结核性淋巴结炎。

二、临床表现

(一)急性化脓性淋巴结炎

早期病症轻者仅有淋巴结的肿大、变硬和压痛,有时患者有自觉疼痛的症状,淋巴结的界限清楚,与周围组织无粘连,移动度尚可。当炎症波及淋巴结包膜外时,结周出现蜂窝组织炎,则肿胀弥散,周界不清,表面皮肤发红。全身反应轻微或有低热,体温一般在 38 ℃ 以下,此期常为患者所忽视而不能及时治疗,如能够及时治疗可以治愈或向慢性淋巴结炎转归。如未有效地控制,可迅速发展成为化脓性,局部疼痛加重,淋巴结化脓溶解。脓肿破溃后,侵及周围软组织,形成广泛的肿胀,皮肤红肿,淋巴结与周围组织粘连,不能移动。脓肿形成后,皮肤表面出现明显压痛点,表面皮肤软化,有凹陷性水肿,可扪及波动感。全身反应加重,高热,寒战,头痛,全身无力,食欲减退,小儿出现烦躁症状,白细胞数急剧上升,达$(20\sim30)\times10^9/L$,重者出现核左移。如不及时治疗可并发颌周间隙蜂窝组织炎、静脉炎、败血症,甚至出现中毒性休克。临床上小儿的症状较成人更加严重,反应更加剧烈。

(二)慢性淋巴结炎

慢性淋巴结炎主要表现为慢性增殖性炎症,也可以是急性化脓性炎症经有效控制后的转归过程。淋巴结肿大、变硬,大小不等,与周围组织无粘连,活动度良好,有轻度压痛,无明显全身症状。慢性淋巴结炎可持续很长时间,甚至有些病例在治愈后,因淋巴结内纤维结缔组织增生,在肿大的淋巴结消退到一定程度后,仍有一定硬度,但无任何其他症状。此外,慢性淋巴结炎在遇到新的致病因子的侵袭或机体抵抗力突然下降时,可突然急性发作。

三、诊断

根据病史、临床表现可诊断。急性化脓性淋巴结炎与结核性淋巴结炎形成脓肿后可借抽吸脓液进行鉴别诊断;冷脓肿的脓液稀薄污浊,暗灰色似米汤,夹杂有干酪样坏死物;而化脓性淋巴结炎,抽吸物多呈黄色黏稠脓液。急性化脓性颌下淋巴结炎应与化脓性颌下腺炎相鉴别,后者可因损伤、导管异物或结石阻塞而继发感染。双手触诊检查时颌下腺较颌下淋巴结位置深而固定,导管口乳头有红肿炎症,并可挤出脓液。

四、治疗

(一)局部治疗

急性化脓性淋巴结炎在全身用药的同时,早期可采用局部热敷、超短波、氦氖激光、中药外敷等疗法,以促进炎症的吸收,防止炎症扩散。如有脓肿形成且脓汁较少,或吸收痊愈,或向慢性淋巴结炎转化。若脓汁较多,或已形成颌周蜂窝组织炎时,肿大的淋巴结中心已变软,有波动感,或经局部穿刺抽出脓汁者,应及时切开引流,排出脓液。有的婴幼儿颈部皮下脂肪较厚,对脓肿较小且较为局限者,也可采用穿刺抽脓并注入抗生素的方法治疗。慢性淋巴结炎一般不需要治疗,但淋巴结增大明显经久不能缩小,或有疼痛不适也可采取外科手术方法将肿大淋巴结摘除。急性化脓性淋巴结炎和慢性淋巴结炎都应尽早查明并积极予以治疗原发病灶,如牙槽脓肿、牙周炎、智齿冠周炎、扁桃体炎、疖和痈等。

(二)全身治疗

急性化脓性淋巴结炎,早期常有全身症状,尤其在婴幼儿,常有高热及中毒症状,应给予全身支持疗法及维持水、电解质平衡,患者要安静休息,根据常见病原菌选择抗生素。

（刘伟华）

第十一章

口腔颌面部损伤

第一节 口腔颌面部损伤的特点

口腔颌面部因其解剖位置及周围比邻结构的特殊性,以及其自身结构的特点和独特的生理功能,使其在损伤过程中对外力的反应、损伤类型及其并发症,伤口的处理和愈合,以及后遗症及其处理上,都有其特殊性。

一、解剖部位的特殊性

(一)口腔紧邻呼吸道的起始部

鼻腔作为呼吸道的起始段,由于鼻道窄小,在外伤后容易肿胀阻塞,口腔和鼻腔紧邻,口腔作为呼吸的备用通道则显得尤为重要。同时,口腔颌面部的许多器官在维持上呼吸道管腔的通畅上,发挥着重要作用。

舌根部紧邻会厌,处于呼吸要道咽喉的前方,舌根部可因口腔外伤后自身肿胀而后移,也可因口底肿胀或血肿而被推后,还可因下颌骨骨折后骨折片后移,特别是下颌颏部粉碎性骨折后,舌肌失去了在颏部的附丽,整个舌体后退。上述情况均导致咽喉部通道缩小,是口腔颌面部损伤后上呼吸道梗阻最常见的原因。

面中份骨沿颅底骨折后,受重力作用和翼内肌的牵引向后下移位,也可造成咽腔狭窄。上颌骨内壁构成鼻道外壁,上颌骨骨折后移位也会波及鼻腔黏膜,黏膜肿胀后鼻道变窄。上述几种情况均因损伤后造成软组织自身肿胀,体积的变化挤压了上呼吸道,也因骨折使骨骼失去其支架作用,使周围附丽软组织移位,呼吸道缩窄。

另外,口腔内的牙齿,在外伤中极易折断,牙折片落入口腔;口腔也作为血液的聚集地而在口腔内形成血凝块,石块,泥土也易进入口腔。这些牙折片、血凝块、异物等可能落入咽喉部,直接阻塞呼吸道,造成完全性呼吸道梗阻,伤员常因窒息死亡。对口腔内这些块状异物要引起高度重视,在现场急救无任何器械的情况下,用手取出这些异物,是最简便有效的办法。

(二)与颅脑关系密切

颌面部紧邻颅骨和大脑,颌面部受到的暴力沿面中份直接传到颅底和大脑,面中份骨折常伴颅底骨折和脑组织损伤,脑脊液鼻漏和耳漏。在处理浅表的颌面部损伤时要严密观察颅脑损伤的情况,特别是颅内血肿、脑水肿及脑干损伤,一旦发现,应及时处理。

二、解剖结构的特殊性

（一）面骨结构的复杂性

颌面部的上颌骨、下颌骨、颧骨及鼻骨，解剖形状均很不规则，多呈一定的曲度并和周围结构形成不规则的多面连接。这种连接有助于分散应力，具有缓冲外力和保护邻近组织少受损伤的优点。面中份骨支架的横形结构，构成了面部的支撑柱，是面中份骨骼骨皮质增厚的部分。一部分构成垂直支撑柱，包括眶内缘、眶外缘、颧牙槽嵴；眶上缘、眶下缘、颧弓则构成面部的水平支柱。这些弓形支柱可缓冲、对抗一定强度的暴力而避免面骨骨折。

强大的暴力造成的面骨支撑柱骨折，则易出现面形改变，同时，这种不规则的骨架一旦骨折移位后，要从多个邻接面达到解剖学的准确复位，仅采用传统的手法或牵引复位，要重建面部外形，几乎是不可能的。

邻面部骨折复位，既要求功能性复位，又要力争达到精确的解剖复位。也就是复位后上、下牙之间有正常的咬合关系，具有良好的咀嚼功能，上、下颌骨有协调的空间位置关系；又要求面部没有明显的不对称或局部塌陷畸形。对面部支撑柱必须进行精确的解剖复位，重建面部骨骼的完整性，才能避免伤后的面部畸形。随着开放复位、微型夹板内固定技术的日趋成熟和广泛应用，面部骨折能否达到形态和功能良好的恢复，已成为衡量口腔颌面部骨折治疗效果的基本标准。

（二）血供丰富

颌面部血供丰富，颌骨的血供方式不同于四肢长骨的离心性血供。颌骨血供以向心性血供为主，除了骨髓腔内的上、下牙槽动脉离心性向骨髓腔、骨皮质供血外，附丽于骨面上的粘骨膜和肌肉组织内有密集的微小血管网经骨皮质上的密集的微小骨孔，向心性供应骨皮质和髓质营养，并与骨髓腔血管相交通。在中央血供完全阻断的情况下，附着的粘骨膜和肌肉的血管穿支足以保证骨块的营养，而不会出现骨块的坏死。故在颌面部骨折的清创术中，凡是有粘骨膜附丽的游离骨块均不宜去除，应细致复位，绝大多数可存活获得正常骨愈合。

三、口腔颌面部功能的特殊性

（一）特有的咀嚼功能

咀嚼功能是口腔最独特的功能。颌骨骨折错位后，位于骨折段上的牙齿也随之错位，患者不能咀嚼食物，影响进食和伤后营养，是患者最急于解决的问题，也是颌面部骨折错位治疗中要解决的主要问题。

骨折复位是否到位，主要是看有无完善的咬合关系，能否行使正常的咀嚼功能作为标准。

（二）呼吸功能

在颌面部损伤的初期，极易因口咽部软组织肿胀、骨折片移位以及牙、骨碎片、血块、石块等异物误入呼吸道，造成急性上呼吸道阻塞，呼吸困难，甚至死亡。

单纯的口腔颌面部损伤，一般不会导致伤者死亡，但很有可能因呼吸功能障碍窒息而亡。故损伤后保持呼吸道通畅，维持正常的呼吸功能，在急诊抢救时应放在首位。

（三）容貌的美观功能

颌面部处于突出、显著的位置，颌面部损伤后颜面部软组织瘢痕的大小、形状及走行方向，直接影响面容。应力争在一期清创缝合中，将创口准确对位，特别是唇部红、白唇交界线等，明显影响容貌的部位,更应精细操作。

对锯齿状的皮肤创口应予以修剪,以便创缘对合,但切勿修剪过多,造成组织缺损。

采用细针、细线,用 3-0 或 5-0 的整形缝合线,力争使伤口愈合后瘢痕较小。

(李　欣)

第二节　上颌骨骨折

颜面部以口角、眼角连线分为三等份,其中面中 1/3 为口角连线以上,眼角连线以下的颜面部。而面中份骨折所指的部位,范围略有扩展,常包括眼角水平面稍上方的眶内壁、筛骨和眶外壁等整个眶部。

面中份骨骼的解剖结构和形态复杂。骨块多扁平不规则,骨块间相互交错、嵌接,且与口腔、鼻腔、眼眶、上颌窦、筛窦等多个窦腔相邻接。面中份骨折多为直接暴力所致,常累及多个骨块和多个解剖部位。骨折线多不规则,且多伴有邻近窦腔骨壁破坏,给骨块的复位和固定造成了很大的困难,骨折后常常有不同程度的错位愈合,是颌面部骨折治疗中的一大难点。

传统的治疗方法多采用较为保守的方法,进行颅颌牵引复位和颌间牵引复位、固定。比较注重咬合关系的恢复,忽视了面骨的解剖形态的复位,未能恢复面中份骨骼结构的完整性和较精确的位置,常常给患者遗留一些形态和功能方面的后遗症,如:面部不对称畸形、复视等,常需进行二期手术,给患者造成了很大的痛苦。

近年来,随着对颌面部解剖结构和功能的重新认识,骨折移位造成的面部畸形问题受到了更多的重视。随着骨折治疗中新的手术术式、新材料的开发应用,特别是冠状切口的应用,可以较好地显露眶周、筛窦、颧弓、颧骨骨折块,再辅以上颌前庭沟切口,基本上能暴露面中份的所有结构,为面中份多发性骨折的复位、固定,提供了良好的手术视野,为直视下进行骨折块的精细拼对,创造了良好的条件,使解剖复位成为可能。金属微型夹板坚固内固定技术的应用,使复位后骨块的稳定性明显优于非坚固内固定,很少发生骨折块的再移位,保证了面部各骨块在正确的解剖位置上的愈合,大大减少了伤后的颌面部畸形和复视等后遗症。

随着内固定材料的研制开发和内固定装置的制作工艺水平的提高,以及内固定系统的不断改进和完善,坚强内固定在颌面部骨折治疗中应用越来越广泛,使传统的骨折治疗方法发生了根本的转变。切开复位,微型夹板坚强内固定,使面骨的框架得以精确的重建,在恢复面部外表上较传统的方法有着无可比拟的优越性。

一、面中部骨骼的解剖生理特点

面中部骨骼由上颌骨、颧骨、鼻骨、筛骨、泪骨、蝶骨、腭骨、腭骨、犁骨等诸骨构成。形态及边界均不规则,相互嵌合,大量的骨缝成为抵抗外力的薄弱环节,为面中份骨折的好发部位。

面中部的骨性支架主要由上颌骨、颧骨和鼻骨组成。上颌骨居中,左右各一,是构成面中 1/3 骨架的核心;颧骨、颧弓是面部较为突出的部位,在形成和维持面部外形轮廓上起着重要作用;鼻骨塌陷也会引起容貌的明显改变。上颌骨眶突与颧骨眶突以眶下管为界,大约各占眶底的 1/2,颧骨眶突除构成眶底外 1/2,还构成眶外侧壁下 1/2。如果上颌骨和颧骨骨折后移位,可能造成眶内眼球的移位而出现不同程度的复视。

面中份骨骼在结构上相当薄弱。在上颌骨内还含有上颌窦,骨块大都菲薄,最薄部位可透光,约 1 mm,见于上颌窦壁和眶底以及眶内外侧壁,是面中份骨骼的薄弱部位和骨折好发部位。

面中份骨骼在结构上的稳定性主要依赖骨皮质的局部增厚,构成拱形支柱式结构,或称之为"支撑柱",包括垂直向和水平向支柱。垂直向支撑柱由鼻额柱、颧颌柱(起自眶外缘,向下止于颧上颌隆凸、颧牙槽嵴)、翼颌柱构成,在面中部的前内部、侧部和后内部,将面中部与颅底相连,以维持纵向结构的稳定。水平向支柱则由眶上缘、眶下缘、颧弓组成。这些呈弓形的支柱结构可以抵抗一定的外力而避免骨折。这些支柱以及面中份诸多的窦腔和骨缝在面中份遭受轻度暴力时,可使外力得以分散消失,对外力有一定的缓冲作用,对面部以及相邻的颅脑等重要结构起到了保护作用。但当遭遇较大暴力时,各骨缝和窦腔成为薄弱区,常造成面中份多发性骨折。支撑柱骨折后,上颌骨、颧骨失去了支撑,可能出现垂直向和前后向的移位。导致面部轮廓改变、面形对称性改变、面中份增宽等。面中份骨折的治疗关键,是对这些支柱结构的恢复和重建,尽可能进行准确的解剖复位。由于大部分面中份骨骼菲薄,面中份骨折复位后微型夹板的内固定必须固定在这些支柱部位,方能有足够的固位力,保证和维持骨块的稳定性。

二、面中份骨折的特点

(一)常见多发性骨折

面中部骨骼众多,各骨块之间相互交错,嵌接点多,如位于面中份中心位置的上颌骨,有一体四突,其中额突、颧突、腭突,分别与额骨、颧骨、鼻骨、梨骨、筛骨、泪骨、蝶骨和腭骨相连。颧骨也有四个突起,其上颌突、眶突、额突、颞突分别与上颌骨、蝶骨大翼、额骨和颞骨颧突相接。当面中部受到较大暴力时,暴力沿这些突起传递到邻近骨骼,引起相连诸骨同时骨折。

(二)常伴颅脑损伤

面中部骨骼与颅骨及颅脑紧邻,外力易传导到相邻的颅底,引起颅底骨折,脑膜破裂,出现脑脊液鼻漏和脑脊液耳漏,甚至更严重的脑组织损伤。严重的颅脑损伤可引起伤者意识障碍,呼吸中枢和心血管中枢损伤后可出现呼吸、循环功能障碍,生命体征不平稳。不能耐受伤后治疗中必须的麻醉和手术操作,是面中部骨折后迟迟不能复位和固定的最主要原因。

近年来,随着颅脑外科的迅速发展,颌面外科医师对颅脑伤知识的进一步了解,麻醉技术和监护手段的不断更新,伴发颅内损伤的面中部骨折伤员,伤后早期行骨折复位固定的禁忌逐渐开放。有的学者认为:如果颅内压维持在 3.3 kPa(25 mmHg)以内,颅脑伤员仍能耐受较长时间的麻醉并不增加并发症。合并较严重颅脑伤的患者,面中份骨折的治疗常可以和开颅探查同时进行,这样既可以赢得治疗时机又可避免患者再次手术的痛苦和风险。

(三)对骨折线及骨块移位程度的评判较困难

由于面中份骨骼结构复杂,形态不规则,腔窦多,且有颅底、颈椎等重叠,X 线片各结构重叠多,使传统的 X 线摄片对面中部骨折的诊断,特别是在骨折线走行方向、骨折片的移位情况的诊断上,受到了很大的限制。要明确诊断还必须结合临床检查和具备相当的临床经验。近年来,三维CT 的出现,为骨折诊断提供了有效的手段。三维 CT 是将所摄平面,经计算机处理,可将任意部位形成三维立体图像。避免了各骨骼结构之间的重叠,也能清晰显示各结构、骨折片之间的空间位置关系。三维 CT 不但对骨折类型的判定,而且对骨三维结构的改变,以及骨缺损部位和量的评估均极有帮助。在有三维 CT 的医院,面中份骨折的诊断应首选三维 CT。清晰的立体图像不但能使诊断准确性大大提高,而且,它对制订手术方案及疗效评价均极有帮助,是传统的颌面部骨折诊断的一个飞跃。

(四)血运丰富,骨折愈合较快

面中份诸骨血供丰富,组织愈合快。一般情况下 3 周左右即形成纤维愈合。如不及早复位,很快会发生错位愈合,容易延误最佳治疗时机。因此,对于面中份骨折,在全身状况许可的情况下,应尽早地予以精确的复位和固定。对全身状况不稳定,伴有颅脑损伤或其他严重合并伤的患者,应尽可能抓紧时间,创造条件,使全身状况早日改善,尽可能在伤后 1～2 周使伤员过渡到稳定期,能耐受麻醉和手术操作,在纤维愈合前进行骨折的复位和固定。

三、上颌骨骨折的类型

法国学者 Le Fort 根据上颌骨骨骼结构与邻近骨的联合及其对生物力学的反应,认为上颌骨存在的几条薄弱线,是上颌骨遭受外力后容易骨折的部位。根据这几条常见的骨折线,将骨折线分为Ⅰ、Ⅱ、Ⅲ型骨折,是目前上颌骨骨折最常采用的分类法。

(一)Le Fort Ⅰ 型骨折

又称上颌骨低位骨折或水平骨折。骨折沿上颌骨下薄弱线,在梨状孔平面,水平向后,沿上颌牙槽突与上颌窦交界处,在牙根的上方,延伸至上颌翼突,造成牙槽突、腭骨、上颌结节以下的整块骨折。骨折块仅借助口腔、鼻腔及上颌窦的粘骨膜与周围骨相连,摇动上颌牙,整个牙弓及骨折块随之移动。

(二)Le Fort Ⅱ 型骨折

又称上颌骨中位骨折或椎形骨折。骨折沿上颌骨中薄弱线,从鼻额缝横过鼻梁、泪管、眶底至颧颌缝,沿颧颌缝斜向下外,达颧牙槽嵴,再沿上颌骨侧壁折向后,到达翼腭窝。

(三)Le Fort Ⅲ 型骨折

又称上颌骨高位骨折。骨折沿上薄弱线,从鼻额缝,水平向后,沿眶内侧壁、额骨与筛骨之间的骨缝,眶外壁的颧额缝,向内后沿眶下裂达翼腭窝顶部、翼突根部。造成面中 1/3 与颅底完全分离(又称颅面分离)。分离的骨块包括内上方的鼻骨,外上方的颧骨与上颌骨连成一整体,仅靠软组织悬吊与颅底相连,面中份骨骼有很大的活动度。

上述骨折线和骨折类型是上颌骨遭受外力后较常见的几种典型骨折。它们可以是单侧上颌骨骨折,也可能是双侧同时骨折,两侧的骨折线可能不完全对称,在走行上略有差别,甚至可能是两侧分别为不同类型的骨折,或同时伴有几种类型的骨折。

总之,上颌骨的骨折类型比较复杂,不同大小、方向的暴力,作用于不同的部位,都会出现不同类型的骨折。事实上,除了上述的三种典型骨折外,上颌骨骨折常与相邻骨骼同时受累,形成面中份甚至面下 1/3 在内的多发性复合骨折,粉碎性骨折也很常见。有人建议对这种常见的复合性骨折进行分类和命名。在 Le Fort 分型的基础上,根据伴随的其他骨折进行亚型的命名。即使如此,仍然不能概括所有的骨折类型。应根据实际的伤情,具体分析。

四、临床表现特点

上颌骨骨折除了有一般损伤的特点外,还可能因骨折段移位出现咬合紊乱、面中份塌陷、面中份变长。周围骨骼和软组织损伤,出现口、鼻腔出血,脑脊液漏、眶周淤血、复视、嗅觉障碍、眶下神经麻木等。

(一)骨折段移位、面中份凹陷畸形和长面畸形

上颌骨上附丽的肌肉少,骨折后骨段的移位受附丽肌牵拉的作用较弱,主要受创伤时暴力的大小、方向以及骨折线走向重力的影响。

由于上颌骨骨折时遭受的暴力多来自面前方和侧向,向后、向内击打所致,上颌骨骨折沿作用力的方向向后、内移位,造成面中份凹陷畸形;同时,骨折段在自身重力的作用下下垂,使面中1/3变长,造成长面畸形;附着于上颌骨后方,翼内、外板的翼内肌、翼外肌的牵拉也使上颌骨骨折段向下、向后移位,加重了面部畸形和咬合紊乱。若上颌骨仅为裂纹骨折,则不发生移位。由于上颌骨附丽肌肉大多力量薄弱,在骨折早期容易手法复位,应抓紧时机,进行复位和固定。

(二)咬合关系错乱

上颌牙随上颌骨折段的向下、向后移位,而导致患侧后牙早接触,前牙开𬌗。如果上颌骨受前方外力打击而向后移位,则会出现前牙反𬌗。

(三)眶周淤血

上颌骨 Le Fort Ⅱ、Ⅲ 型骨折常伴眶壁骨折。眶部组织疏松,血供丰富,外伤后组织内易出血,淤积于眶周区域而呈靛青色或紫红色,好似眼镜框,故形象称此体征为"眼镜征",是上颌骨中、高位骨折后较早出现的、也较常见的体征,并可伴随一系列症状,如眼睑及结膜下出血,眼球突起或内陷、复视等。眶周眼镜征提示眶壁可能有骨折,在进行诊断和治疗时应引起注意,切勿漏诊,耽误治疗时机。

(四)脑脊液鼻漏、耳漏

上颌骨严重骨折时,常波及相邻的颅底,引起颅底骨折和硬脑膜破裂,脑脊液外漏。当颅前凹骨折,骨折线经过筛窦、额窦,可伴硬脑膜撕裂,出现脑脊液鼻漏。表现为鼻腔内持续有清淡的血水流出;当颅中凹骨折合并耳岩部损伤时,脑脊液常经外耳道流出。如检查中发现外耳道湿润,应警惕脑脊液耳漏。

(五)眶下神经麻木

见于 Le Fort Ⅱ 型骨折。骨折线经过眶下管,骨折片压迫经过眶内管的神经干,也见于上颌窦前壁骨折,骨折片压迫眶下神经,出现眶下区皮肤感觉消失。骨折片复位后,感觉多能自行恢复。

五、上颌骨骨折的诊断

上颌骨骨折后的检查与诊断方法与其他颌面部骨折有许多相同之处。首先,应问明受伤史,特别是暴力作用的部位和方向。其次,应作详细的临床检查:口腔内的咬合关系,骨折段动度、移位情况以及眼、鼻、耳的相关情况,作出初步诊断。再结合 X 线片、CT 片进行骨折线走行、骨折段移位的判断,一般可以明确诊断。但因面中份骨骼众多,上颌骨骨折时多伴其他骨骼损伤,故对多发性复合性骨折,漏诊某一部位的骨折,也较常见。应加以注意。

六、上颌骨骨折的治疗

上颌骨骨折的治疗,与其他颌面部骨折的治疗原则基本相同。应行早期的复位固定,越早越好。但上颌骨骨折大都伴有不同程度的颅脑损伤,伤情较重。在伤后早期,生命体征尚未稳定时,要有全局观念,局部处理应服从全局的稳定。在优先保证生命体征稳定的前提下,在伤员能

耐受麻醉和手术时,尽早处理上颌骨骨折。

(一)维持生命体征的平稳

对任何一处的局部创伤的早期处理,均要有全局观念。首先检查和处理全身重要器官的损伤,保障伤员的生命安全。

单纯的颌面部损伤,不会引起伤员的死亡。但只注重颌面部损伤的处理,忽略了全身性合并伤的抢救,特别是颅脑、胸、腹部、脊柱、大血管等器官的损伤,继发呼吸、循环衰竭而死亡的教训时有发生,应引以为戒。上颌骨严重骨折,大多伴发颅脑损伤,对颅脑损伤伤情的判断和及时处理,应作为上颌骨骨折治疗的常规和重要内容之一。

意识障碍是颅脑损伤程度最重要的指标。一般的颌面部损伤中,大多数昏迷时间短暂,仅为轻型颅脑损伤;昏迷超过 1 h 者,多为中、重型颅脑损伤。

单纯性上颌骨折引起呼吸困难者较少见,程度也轻;但如果是双侧上颌骨 Le Fort Ⅲ型骨折造成颅面分离,上颌骨向下后移位,软腭随之下移,压迫舌根会厌,则可能出现较明显的上呼吸道梗阻;如有上、下颌骨联合骨折,则呼吸道梗阻更易出现,应在整个抢救过程中警惕窒息的发生,随时保持呼吸道通畅。

单纯的颌面部骨折,引起创伤性休克少见。但如果失血较多,有效血容量不足,可引起失血性休克。脑干受伤,心血管中枢功能不稳定也可能出现血循环衰竭。

在上述几项指标均处于稳定状态后,方可进行局部处理。

(二)复位和固定

复位和固定,是上颌骨骨折治疗中的重要内容和疗效好坏的关键。

1.复位的时机

在全身状况良好,生命体征基本稳定,伤员能耐受麻醉和手术的前提下,越早越好。伴软组织开裂的开放性骨折,可在清创缝合术中同时行骨折块的复位和内固定,可减少手术创伤。

2.复位标准

形态和功能并重。既要恢复上颌牙与下颌牙之间的正常咬合关系,又要尽量做到解剖复位。在垂直向、前后向和水平向三维空间上恢复面中 1/3 的正常构架,恢复和重建面部外形。

3.复位方法

可分为手法复位、牵引复位和切开复位三大类。传统的方法是牵引复位,而切开复位以其准确的复位、良好的固定,应用越来越广。方法的选用依骨折的具体情况而定。优选的方法应达到简单,有效,稳定,安全,创伤最小。每种方法都各有其优缺点和适应证。

(1)手法复位:用手的力量,使骨折段恢复到正常位置。由于上颌骨附丽的肌肉力量薄弱,单纯的上颌骨骨折多数用手即可复位。尤其在骨折初期,骨折尚未发生纤维愈合时。手法复位方法简便、快捷,对软、硬组织损伤小,在局麻下甚至不用麻醉即可完成。缺点是手法复位力量有限,骨折时间较久,已有纤维连接者,常不易手法复位。对多发性骨折、粉碎性骨折,则不易使多数骨块同时复位,对此手法复位效果差。

(2)牵引复位:多用于手法不能完全复位者,或复位时机延误,骨折已呈部分纤维愈合,不能手法复位者。面中份骨骼血供丰富,骨愈合快,在两周左右已纤维愈合,可利用橡皮筋强大而持续的牵引力,使骨折段复位。根据牵引时的支撑位置可分以下几类。

颅颌牵引:先在头部制作石膏帽,并将牵引支撑杆固定在石膏帽上,金属支撑杆在面部前方的位置依牵引方向而定。在骨折的上颌牙上行单颌牙弓夹板固定,用弹性橡皮筋将上牙弓夹板与支撑杆连接,将移向内、后的上颌骨复位。

颌间牵引:在上、下颌牙列上固定带挂钩的牙弓夹板,将橡皮圈分别套在上、下颌弓杠的挂钩上。橡皮圈的方向依复位方向而定,使上颌骨复位到正常的咬合位置上。该法适用于部分或单侧上颌骨骨折。移位后的上下牙呈反𬌗者,由于上颌牙与下牙之间有一定的超𬌗关系,颌间牵引需与颅颌牵引配合,方能使上颌牙复位到正常超𬌗位置;颅颌牵引使上颌骨大致复位后,精确的复位调整也需要配合颌间牵引,使上颌牙精确复位到正常的咬合关系位,二者常配合使用。

(三)非开放复位后的固定

手法复位和牵引复位后,均需进行骨折段固定。常用的固定方法为上颌牙单颌固定或上、下颌之间的颌间固定。

1.单颌牙弓夹板固定

仅适用无明显移位或手法易复位的单侧上颌骨或牙槽突骨折。在复位后,将骨折块上的牙与上颌其他部位牙用牙弓夹板连接成一整体,以限制骨块活动。

2.颌间固定

在上、下颌牙弓上分别放置牙弓夹板,在上颌骨折处断开夹板,利用下颌骨作支持点,对位牵拉,达到上颌骨的复位固定。

以上两种固定均需借助上、下颌骨上的牙作固位体,必须有较整齐而且牢固的牙列方能获得稳定的固位。如果患者为儿童,且处于乳牙期或乳恒牙交替期,乳牙牙冠短而圆,不易放置牙弓弓杠,换牙期的乳牙松动,不能获得稳定的固位;老年人牙列部分缺失者,余留牙数目少,弓杠放置不牢,牵拉力由少数牙承担,容易导致余牙牙周受损而松动;上颌外伤多系直接暴力,常伴牙齿损伤,牙折断、松动,甚至脱落,部分牙列缺失也较多见。牙周病患者多数牙松动,也不能承受颌间牵引。牙弓夹板固定,需要牙齿具有较好的条件。

颌间牵引固定还有一个最大的缺点就是伤者不能张口,不能进半流质或普食;不能进行正常的语言交流。在长达4周以上的固定期间,社会交际和日常生活均将受到很大的影响。

另外牙弓夹板固定后,口腔清洁困难,食物容易堆积在弓杠周围的间隙内,大多数患者常出现不同程度的牙龈炎症。

3.颅颌固定

利用头颅部固定上颌骨。先在头部制作石膏帽,并在制作石膏帽时预置牵引、固位用的金属支架。在上颌骨复位后,再用直径为0.5 mm左右的不锈钢丝连接支架与上颌牙弓夹板进行固定。钢丝的方向要能对抗上颌骨折段移位的倾向。有时,钢丝需穿过面颊部进行固定。

石膏帽的制作:用一弹性线套套于头部面上1/3处,并在额部及枕部骨隆突处加垫薄棉垫,将石膏绷带(成品或临时制作,在普通纱布绷带上均匀撒布薄层石膏后,松松卷起即可)置于水中。浸透后即水平缠绕头部。下缘平眉弓、耳根部及枕骨粗隆稍下方(如果在枕部骨突下方太多,则倒凹大,石膏帽凝固后很难从头部取下),上缘露出头顶。绷带缠绕5层左右,预置金属支架。支架的位置可根据牵引方向而定。支架基部应制作固位形,如矩形等,并有一定的曲度,使之与头部外形一致。继续缠绕石膏绷带,并在支架基部局部加厚加固,以防牵引时支架松动。在石膏凝固之前,将弹性线套的上、下部分翻转至石膏帽上,再缠绕一层石膏绷带,以固定线套,迅速修整上、下缘,使之圆润平滑。过低的下缘应适当调整,以免压迫眼球及耳郭。缠绕绷带时,注意不要过松或过紧,石膏帽的直径在凝固过程中,有一定程度收缩。太紧常致难以忍受的头痛,太松则固位差。将石膏绷带以自然状态展开、缠绕即可。石膏帽制作完毕后让其留在头部,凝固成形后方可取下，否则容易变形。24 h后再加力牵引，固定。

4.金属丝组织内悬吊固定

用0.5 mm直径的不锈钢丝将活动的上颌骨折段固定在上方的骨骼上。骨骼部位必须有足够的强度，通常选择面中份骨质增厚的支撑柱，作为钻孔、拴结的部位。如梨状孔边缘、眶下缘、眶外缘、额骨、颧突等部位。需在接近梨状孔的口腔前庭沟尖牙凹处或睑缘下皮肤皱褶处或眶外缘皮肤作一个1.5～2.0 cm的小切口，暴露骨面并钻孔。不锈钢丝穿入骨孔后，再穿过面颊深部组织，最后与上颌牙弓夹板拴结，使下方的骨折段固定在上方骨骼上。该法仅适用于单一骨折线的上颌骨骨折，且能通过手法复位完全复位者。该固定方式固位力和稳定性有限。

5.克氏针骨内固定

适用于上颌骨骨折后无明显移位或易于复位者。将克氏针经皮肤钻入正常骨骼和已复位的骨折段，使二者通过克氏骨针串联成一个整体。有时，为防止骨折段的旋转或移位，可插入两根钢针。钢针插入经过的部位，必须有厚实的骨质，以保证固定的稳固性。钻入骨针时，要很熟悉骨骼的结构和解剖位置，以保证插入位置的准确性。特别是面中份骨骼大都薄而不规则，准确插入有相当的难度。对此，克氏针法现已少用。

（四）开放复位、内固定

手法复位和牵引复位比较适用于上颌骨单纯性骨折。对一分为二的上颌骨下份骨折段，可以用手或弓杠夹板复位。但上颌骨骨折，有相当多的是多骨折线的多发性骨折，或粉碎性骨折。累及面中1/3的多个骨骼，如颧骨、颧弓、眶周及鼻骨、筛骨，这些受累骨骼远离口腔，错位后不能通过移动上颌牙齿来移动错位的骨折段。必须切开软组织，暴露骨骼，使骨折段直接显露，并在直视下对骨折片一块一块地拼对，并立即进行微夹板固定，使之达到精确的解剖学复位，重塑面部原有外形，使面中1/3的骨折做到形态和功能的完全恢复。开放复位、微型夹板内固定技术的广泛应用，使面中份多发性骨折和粉碎性骨折的治疗效果，得到了长足的进步，使面中份多发性复合骨折的治疗取得了突破性进展。切开复位、微型夹板内固定治疗，是面中份复合骨折和粉碎性骨折的首选治疗方案。

手术进路：冠状切口加眼睑下切口或上颌前庭沟切口，骨膜下隧道贯通法。如果是面中1/3上份的骨折复位固定，如眶内、外缘、颧弓骨折，可单纯采用冠状切口；如果是面中份中、下份的骨折，如：上颌骨Le FortⅡ、Ⅲ型骨折合并颧骨鼻骨骨折。可辅以眼睑下切口或口内前庭沟切口，将各切口分离达骨膜下，再由骨膜下将各切口贯通，从而获得广泛的暴露。如果是面中份开放性创口，可直接经创口进路，如果暴露不足，可辅助睑下切口或口内上颌前庭沟切口，而单纯的口内上颌前庭沟切口，即可完成上颌骨Le FortⅠ型骨折，半侧牙槽突骨折，上颌正中分离骨折和部分Le FortⅡ型骨折的复位和固定。总之，手术进路的确定应以暴露好、创伤小、操作方便、术后瘢痕隐蔽、不影响美观为原则。

固定部位：微型夹板应根据骨折的范围及外形选择与之相适应的夹板。螺钉常选用5～9 mm长度的短钉，应固定在面骨增厚的部位，而且要进行多点固定，以达到三维固定，方能获得良好的稳定性。微型夹板常置于面部支撑柱部位，如眶内、外、下缘，颧牙槽嵴、颧弓以及鼻底前嵴下，梨状孔两侧。

（李　欣）

第三节　下颌骨骨折

一、下颌骨骨折的常见部位

下颌骨位于面下 1/3,位置突出,易于受伤,是颌面部损伤最常见的骨损伤。下颌骨各部位骨折发生的概率因各家学者的统计资料不同,有些差别。按华西医科大学口腔颌面外科 310 例颌面部骨折的分析,下颌骨折占 60%。该科对最近 10 年收治的 413 例下颌骨骨折部位的分析,颏部(29%),体部(23%),髁突(21%),角部(17%),牙槽突(5%),升支(3%),喙突(2%)。据第四军医大学口腔颌面外科 348 例下颌骨骨折的分析,好发部位依次是:颏部(41%),下颌体部(37%),髁突颈部(16%),下颌升部最少,而口腔颌面外科学高校教材中提供的资料为:下颌骨骨折以髁突颈骨折多见占 36%,其次是下颌体部(21%)、下颌角区(20%)、颏部(14%),下颌升支和牙槽突骨折较少见,各占 3%,偶尔可见喙突骨折(2%)。

虽然各家的资料显示的比例不尽相同,但有一点是共同的,下颌骨骨折常为多发性骨折,特别是下颌颏部和下颌体部受到暴力打击时,常伴发对侧或双侧髁突颈骨折。该处骨折多系外力经下颌骨传导后间接损伤,伤处隐蔽,容易漏诊。

二、下颌骨骨折的特点

(1)下颌骨呈马蹄形,有一弯曲的水平部(下颌体部)和两侧的垂直部(升支部)两骨段之间的角度大,当下颌骨体部外侧受到打击,容易造成下颌体与下颌角同时骨折。

(2)马蹄形的下颌骨,也使其受力后容易产生过度的屈曲而折断。

(3)下颌髁突颈是下颌骨最薄弱的部位。髁状突位于颅底关节窝内,再加上髁突颈以上包裹于关节囊内,使髁突相对固定。当下颌骨颏部正中受到向后上方的外力打击,升支向后上方移位,而髁突因颅底阻挡位置相对恒定,造成髁突与升支之间的非同步移位而致髁颈折断。当下颌颏孔区或升支部遭受侧向暴力后,升支将沿侧向力方向水平移位而髁突受关节窝阻挡,不能随之移动而折断。

(4)下颌骨是颌面部唯一能活动的骨骼,当遭受外力后,容易沿外力方向移位,而髁突受关节窝限制移位小,一个较小的打击力也容易间接造成一侧甚至双侧髁突颈的骨折。髁突颈骨折是下颌骨骨折最常见的部位之一。

(5)髁突颈骨折多因间接暴力所致。有时,下颌骨遭受直接暴力打击的部位并未造成骨折,却因力的传导造成髁突骨折。

(6)下颌骨骨折时直接损伤与间接损伤并存,呈多发性骨折,容易漏诊。

(7)下颌骨正常位置的维持依赖于升颌肌群和降颌肌群的肌力平衡,而这种平衡,又依赖于下颌骨的完整性。一个完整的下颌骨,就像一根杠杆,升、降肌群作用于杠杆的不同部位而达到一个动态的平衡,使下颌骨能行使正常的开、闭口及侧方运动等功能。一旦杠杆折断,力的平衡破坏,骨折片移位将不可避免。

升颌肌群包括咬肌、翼内肌、颞肌,附着于下颌升支,收缩时使下颌骨上移。降颌肌群主要是:颏舌骨肌、下颌舌骨肌、二腹肌前腹,附丽于下颌体部,收缩时下降下颌。

(8)下颌骨体上的牙,在骨折后绝大多数均随骨折段移位而致程度不同的咬合紊乱,大多数错𬌗将严重影响伤者的咀嚼效率。部分伤者因后牙早接触,前牙开𬌗而不能闭口,因此语言、吞咽均受影响。

三、下颌骨骨折的常见症状及体征

下颌骨骨折除有一般外伤骨折所具有的软组织肿胀,创口疼痛、出血,骨折段移位和功能障碍外,由于其解剖生理的特点,临床表现也有其特殊性。

(一)咬合错乱

咬合错乱是颌骨骨折最常见、最明显的症状,是判断有无骨折及骨折移位的重要依据,也是颌骨骨折治疗的主要内容之一。

咬合错乱是下颌骨骨折后,下颌体错位的结果。各部位骨折段的移位不同,随之引起的咬合错乱也不同。

(二)骨折段移位

下颌骨处于一种悬空状态,颌骨的位置受颌骨肌群的牵拉,处于一种动态平衡。骨折后,下颌骨的完整性遭受破坏,肌力平衡打破,必然导致下颌骨骨折段的移位。

如上所述,下颌骨骨折段的移位受以下几个因素的影响。①最主要是受肌肉收缩牵拉移位。骨折部位不同,附着的肌肉不同,移位的方向也不同。②骨折线的倾斜方向有时可阻挡骨段移位。③骨折段上牙的存在尤其是对颌牙有咬合者,可减少𬌗向移位。总之,各部位骨段移位有其规律性、相似性,同时又受其他诸因素的影响而有所不同。应结合临床检查和特殊检查,具体问题具体分析。

1.正中颏部骨折

此区有两个薄弱点。①正中联合是两侧下颌骨体在正中线上的结合部。②尖牙区因尖牙根长,致使该区骨质相对薄弱,容易在上述两个部位呈线性骨折。颏部是下颌骨的最前部,也是最突出部,极易受到撞击发生粉碎性骨折。

颏部骨折常见有以下几种。①单发的正中联合部线性骨折,由于骨折线两侧的肌肉牵引力对等,方向相反,常无明显移位。②颏部双线骨折,正中骨折段受颏舌肌的牵引向后下移位,舌随之后缩,但正中骨折段多呈梯形,舌侧窄,唇侧宽,后退受到一定限制。③颏部粉碎性骨折,舌后坠明显。加之粉碎性骨折创伤大,可能存在的口底血肿会加重舌及口底组织后缩,而且,两侧骨折段受下颌舌骨肌牵拉向中线移位,牙弓变窄,口底组织挤向后方,故此型骨折极易引起上呼吸道梗阻,呼吸困难,甚至窒息。

2.颏孔区骨折颏孔多位于根尖下方

一般把之间的下颌骨体称为颏孔区。颏孔区骨折的移位情况,可代表尖牙区、前磨牙区和磨牙区下颌体骨折的移位情况。该部位骨折移位,除受肌肉牵拉外还与骨折线的倾斜度有关。下颌体部骨折线,多数是由下颌下缘斜向上、前,由舌侧骨皮质斜向前外。

短骨折段由升颌肌群的牵拉向上移位,并受附着于内斜线后份的下颌舌骨肌牵拉向内移位,并在升颌肌群等诸肌的合力下,发生轻度内旋;长骨折段则主要受降颌肌群的牵拉向下、后移位,健侧下颌舌骨肌还牵拉骨折段略偏向患侧,造成患侧后牙早接触。前牙开𬌗。水平向也有错𬌗、有明显的咬合错乱。但如果骨折线从舌侧斜向前外侧,则水平向移位不明显;骨折线由上后斜向下前,则垂直向移位不明显。双侧下颌体骨折,移位情况同双侧颏部骨折,多有明显舌后坠和呼吸困难。

3.下颌角部骨折

单纯的下颌角部骨折,骨折线多由角部斜向前上,如果骨折线在咬肌和翼内肌附着区内,则多不发生移位;当骨折线在咬肌前缘,则有明显移位。短骨折段受升颌肌群牵拉向上前,长骨折段被降颌肌群拉向下后,向前的升支与下颌体部分重叠,压迫下牙槽神经血管束,伤者多有下唇麻木的症状。

4.髁突骨折

以髁突颈部骨折多见。折断的髁突被翼外肌拉向前内,位于颞下区较深的部位;下颌升支受升颌肌群的牵拉向上,出现典型的咬合紊乱;单侧髁突颈骨折时,患侧后牙早接触,前牙及健侧后牙开𬌗;双侧髁突颈骨折时,则为:双侧后牙早接触,前牙开𬌗。由于髁颈骨折常伴下颌骨体部的骨折,移位情况则视具体伤情而定。

5.多发性骨折

下颌骨多发性骨折比较多见。

骨折片的移位和咬合关系的改变,因骨折段的多少、部位不同而有较大的差别。对其移位判断,一般情况下是:有肌肉附丽的骨折段随肌肉牵引方向移位;无肌肉附丽的骨折段,则沿暴力方向移位。当然,还要考虑骨折线方向,骨折段上牙的情况。真实的移位情况,靠临床检查和三维CT等特殊检查,综合分析。

6.喙突骨折

喙突骨折后,一般不发生移位,但因颞肌肌腱挫伤,可导致颞肌痉挛,出现张口受限。如果喙突折断,因颞肌牵拉向上移位至颞凹,移位至颞肌筋膜间隙内,骨折片在数周后,可由纤维结缔组织包裹,不会妨碍功能,可不处理。如果骨折片大,且明显侧方移位,可影响张口功能。经口内下颌升支前缘切开,取出骨折片,或将骨折片复位,骨内固定。

(三)下颌骨活动异常

下颌运动是整体运动,骨折后,则出现分段活动,即所谓的假关节活动。断端两侧的下颌骨、牙弓动度不一致,发生相对运动。

(四)张口受限

多因下颌运动时骨折断端摩擦而剧痛,咀嚼肌运动失调和反射性痉挛、颞颌关节创伤等,使下颌活动受限,不能张口,影响语言、进食和吞咽。

(五)呼吸困难

见于下颌体粉碎性骨折和双侧下颌体骨折,舌体、口底后坠出现呼吸困难。

(六)下唇麻木

下颌骨内有下牙槽神经,骨折断端的移位、摩擦或重叠,均可能压迫、损伤神经,出现患侧下唇麻木。

四、咬合错乱及对策

上、下颌牙在三维空间上的位置关系,是口颌系统在长期的咀嚼过程中形成和不断完善的结果。上、下颌骨固有的位置关系是正确的咬合关系的解剖学基础。下颌骨升颌肌群和降颌肌群在下颌骨静止状态和运动过程中受神经-肌肉系统的调节,协调作用,并在长期的功能活动中,将协调的肌张力记忆下来,使下颌骨处于正常的颌位,则是正确咬合关系的生物学基础。如果颌骨骨折出现移位,附着于颌骨上的牙齿必将随之移位,上、下颌牙的尖、窝对应关系将会出现颊舌水平向、前后向和垂直向的相对位移,出现早接触、开𬌗、反𬌗、锁𬌗和其他尖、窝位置关系紊乱,以及𬌗干扰和创伤𬌗,将严重影响咀嚼等一系列功能,创伤𬌗还会进行性加重牙周创伤,所以必须在骨折后采取措施,恢复正常咬合。

咬合错乱,是口腔颌面部骨折和牙脱位后最常见的症状,也是损伤治疗的主要内容,同时,也是伤后疗效的重要指标。口腔颌骨损伤后,如果出现单个牙的𬌗紊乱,多为牙脱位致单纯性的牙位改变;如果是相邻多个牙的𬌗紊乱,摇动一个牙,相邻牙同步运动,则可能是牙槽突骨折;如果一侧牙或全口牙咬合错乱,牙弓连续性中断,说明颌骨骨折并有错位。可以说,多数牙的咬合紊乱一定是颌骨骨折后错位的结果。

不同部位的骨折,因错位方向和程度不同,可出现不同的咬合紊乱。

不同程度的咬合紊乱,应采取不同的方法来纠正。损伤后立即出现的𬌗紊乱,多因牙、骨段的错位所致,牙、骨段的准确复位可以起到立竿见影的效果。颌间牵引复位和颌间固定可以保证伤后恢复良好的咬合关系。如果因为治疗上的偏差或治疗时机的延误,造成颌骨的错位愈合,轻度错位形成的轻度错𬌗,可通过调𬌗纠正错𬌗;如果再严重一点,则必须通过正畸方法,才能纠正错𬌗;如果下颌磨牙颊尖与上颌磨牙舌尖呈尖尖相对,甚至无咬合,则必须重新切断骨折处或行正颌外科手术,重建上、下颌骨的正常位置关系,方能重建正常的咬合关系。有时,需根据具体伤情,综合采用上述多种方法,方能获得完善的咬合。

调𬌗是矫正轻度咬合紊乱的主要手段,简便、易行,不增加患者的痛苦,易被患者接受。

(王丽芳)

第四节　牙及牙槽骨损伤

牙及牙槽骨损伤较常见,可以单独发生,也可以和颌面其他损伤同时发生。前牙及上颌牙槽骨,因位置较突出,容易受到损伤。

一、牙挫伤

(一)临床表现与诊断

牙挫伤主要是直接或间接的外力作用使牙周膜和牙髓受损伤。由于伤后可发生创伤性牙周膜炎,特别是接近根尖孔处,血管常发生破裂、出血,致使患牙有明显叩痛和不同程度的松动。自觉牙伸长,对咬合压力和冷热刺激都很敏感等。若同时有牙龈撕裂伤,则可有出血及局部肿胀。损害轻者,尤其是青少年患者,损伤多可自行恢复,若损伤较重,甚至根尖孔处主要血管撕裂,则引起牙髓坏死,在临床上表现为牙冠逐渐变色,牙髓活力由迟钝渐渐变为无活力反应。偶然也可以出现牙髓炎症状。此种坏死的牙髓有时除牙冠变色外,可以终生不出现症状,也无危害。但也可以发生继发性感染,并引起根尖周围组织的急性或慢性炎症。

(二)治疗

牙挫伤的治疗比较简单,轻者可不做特殊处理。损伤较重者应使患牙得到休息,在1～2周内避免承受压力,可调磨对殆牙,使其与患牙不接触,也不要用患牙咀嚼食物。如果牙松动较明显,可作简单结扎固定。创伤牙齿定期观察,每月复查1次。半年后若无自觉症状,牙冠不变色,牙髓活力正常,可不必处理;如牙冠变色,牙髓活力不正常时,应考虑做根管治疗。

二、牙脱位

较重的暴力撞击可使牙齿发生部分脱位和完全脱位。

(一)临床表现与诊断

牙在牙槽窝内的位置有明显改变或甚至脱出。牙部分脱位,一般有松动、移位和疼痛,而且常常妨碍咬合;向深部嵌入者,则牙冠暴露部分变短,位置低于咬合平面。完全脱位者牙已脱离牙槽窝,或仅有软组织粘连。牙脱位时,局部牙龈可有撕裂伤与红肿,并可伴有牙槽突骨折。

(二)治疗

牙脱位的治疗,以尽量保存牙为原则。如部分脱位,不论是移位、半脱位或嵌入深部,都应使牙恢复到正常位置,然后固定2～3周;如牙已完全脱落,而时间不长,可将脱位的牙进行处理后再植。脱位固定的牙要定期复查,当牙冠变色或牙髓活力迟钝时,应做根管治疗。

牙脱位固定的常用方法有以下几种。

1.牙弓夹板固定法

先将脱位的牙复位,再将牙弓夹板弯成与局部牙弓一致的弧度,与每个牙相紧贴。夹板的长短,根据要固定的范围而定。原则上牙弓结扎的正常的固位牙数应大于脱位牙的两倍,注意应先结扎健康牙,后结扎脱位牙。所有结扎丝的头,在扭紧后剪短,并推压在牙间隙处,以免刺激口腔黏膜。

2.金属丝结扎法

用一根长结扎丝围绕损伤牙及其两侧2～3个健康牙的唇(颊)舌侧,作一总的环绕结扎;再用短的结扎丝在每个牙间作补充垂直向结扎,使长结扎丝圈收紧,对单个牙的固定用"8"字结扎法。

三、牙折

牙折常由于外力直接撞击而产生;也可因间接的上、下牙相撞所造成。平时由于跌伤致使上前牙、特别是上中切牙的折断为最多见。

(一)临床表现与诊断

按解剖部位,牙折可分为冠折、根折和冠根联合折3类。冠折又分为穿通牙髓与未穿通牙髓两种。冠根联合折也有斜折和纵折两类。冠折如穿通牙髓,则刺激症状明显;未穿通牙髓者,可有轻微的感觉过敏,或全无感觉异常。根折的主要特点是牙松动和触、压痛,折断线愈接近牙颈部,则松动度愈大;如折断线接近根尖区,也可无明显的松动。冠根联合折断,可见部分牙冠有折裂、活动,但与根部相连,在冠部可察见裂隙,并有明显咬合痛或触压痛。测牙髓活力、摄牙X线片等有助于对牙折的诊断。

(二)治疗

根据牙折的不同类型,采用不同的治疗方法。切缘折断少许只暴露牙本质者,可将锐利边缘磨去,然后脱敏治疗。切缘折断较多,但未露牙髓时,也可用上法保护断面。观察数月后如无症状,即可用套冠或光固化树脂修复缺损部分。牙冠折断已露牙髓,或在牙颈部折断但未到牙龈下时,应行根管治疗,然后用桩冠修复缺损部分。根折可用牙弓夹板或金属丝结扎固定,或用根管钉插入固定。冠根联合纵折,如有条件可行根管治疗后用套冠恢复其功能,否则可拔除。

四、乳牙损伤

乳牙损伤的处理有一定的特殊性,因保存正常的乳牙列,对今后恒牙萌出,颌面部发育及成长都很重要。因此,应当尽量设法保留受损伤的乳牙。

(一)临床表现与诊断

乳牙损伤的部位,多见于乳前牙,特别是上颌乳前牙。其损伤类型亦可分冠折、根折、嵌入、半脱位及脱位等,但以嵌入及半脱位为最多见。

(二)治疗

冠折、根折的处理与恒牙大体相同。儿童乳前牙因损伤而半脱位,若无感染,又距恒牙萌出尚有一定时间,可在局麻下用手法复位,然后用金属丝结扎固定。如有感染,则常需拔除。对向唇侧或腭侧半脱位或脱位的乳前牙,可应用牙弓夹板固定,并应调𬌗,使其暂时脱离咬合关系。

乳前牙因损伤牙冠嵌入牙槽内 1/3～2/3 者,可应用抗炎药物,预防感染,等待其再萌出;如牙冠完全嵌入,又无感染,复位后固定 6～8 周;如牙周组织破坏,并有感染者,则应拔除。损伤后经保存疗法处理的乳牙,应严密观察 3～6 个月,如发现牙髓坏死,应施行根管治疗,但一般只限于前牙;对嵌入的乳牙,应观察对恒牙的萌出有无影响。凡乳牙损伤需要拔除者,4 岁以上儿童,为了防止邻牙向近中移动致恒牙萌出错位,应该做牙列间隙保持器,以保证未来的恒牙列排列整齐,获得正常的咬合关系。

五、牙槽突骨折

牙槽突骨折常因外力直接作用于局部的牙槽突而引起。多见于上前牙,可以单独发生,也可以伴有上、下颌骨或其他部位骨折和软组织损伤。

(一)临床表现与诊断

牙槽突骨折常伴有唇组织和牙龈的肿胀及撕裂伤。骨折片有明显的移动度,摇动单个牙,可见邻近数牙随之活动。出现这一症状,即可证实该部位牙槽突已折断。骨折片移位,取决于外力作用的方向,多半是向后向内移位,从而引起咬合错乱。较少发生嵌入性骨折。牙槽突骨折多伴有牙损伤,如牙折或脱位。在检查时,要注意牙槽突骨折线平面的部位,以便能够及时地诊断出是否存在牙根和上颌窦壁的骨折。为此,可拍摄颌骨正位或侧位 X 线片以助诊断。

(二)治疗

牙槽突骨折的治疗,首先应将移位的牙槽骨恢复到正常的解剖位置,然后根据不同情况,选择适当的固定方法。一般牙槽突骨折,在复位后常选用金属丝牙弓夹板结扎、固定 2～3 周,如不能立即复位者,也可做牵引复位固定。

(王丽芳)

第五节　颧骨及颧弓骨折

颧骨和颧弓是面侧部较为突出的部位,易受撞击而发生骨折。颧骨因与上颌骨相连,常与上颌骨同时发生骨折。颧弓是颧骨颞突和颞骨颧突相连接的部分,较窄细,较颧骨更易发生骨折。

一、临床表现

(一)面部塌陷畸形

当颧骨、颧弓发生骨折时,由于外力的作用,骨折片向内后方移位,由于伤时伴有面部软组织肿胀,可能暂时掩盖由于骨折片移位造成的颧面部塌陷,然而当面部肿胀消退后,局部会出现塌陷畸形。

(二)张口受限

颧骨、颧弓骨折片向内后方移位,压迫嚼肌和颞肌,妨碍喙突运动,会造成张口疼痛及张口受限。

(三)复视

颧骨构成眶腔的外侧壁和眶下缘的大部分,当颧骨骨折片发生移位时,会造成眼球移位、外展肌充血和局部水肿,从而使眼球移动受限而发生复视。复视也是诊断颧骨骨折的一项重要的临床指征。

(四)神经症状

颧骨骨折会引发眶下神经损伤,造成支配区域的感觉麻木;也可能损伤面神经的颧支,造成患侧眼睑闭合不全。

二、治疗

颧骨骨折后如出现明显面部畸形、复视、张口受限及神经压迫症状者,应做手术复位;如无上述症状发生,骨折片无明显移位者,可采取保守治疗。

(一)口内上颌前庭沟切开复位法

适用于颧弓骨折不伴有旋转移位者。自上颌磨牙区前庭沟作切口,直达骨面,沿下颌骨喙突外侧向上分离,经颞肌肌腱、颞肌达颧骨和颧弓深面,用骨膜分离器将骨折片向外上前方向提翘,将骨折片复位(图 11-1)。

(二)单齿钩切开复位法

适用于颧弓骨折不伴有旋转移位者。在颧骨颧弓骨折处下方皮肤作切口,直达颧弓表面,探明骨折片位置后,将单齿钩探入骨折片深部,向上方提拉颧骨颧弓骨折片使其复位。

(三)上颌窦填塞法

适用于粉碎性颧骨骨折及上颌骨骨折。在上颌口内前庭沟作切口,在上颌骨尖牙窝处开窗,显露上颌窦,用骨膜分离器将骨折片复位后,以碘仿纱条填塞上颌窦,在下鼻道开口将纱条引出,严密关闭口腔内切口。2周后逐渐撤出纱条。

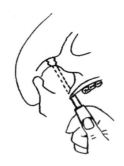

图 11-1　口内上颌前庭沟切开复位法

（四）巾钳牵拉法

适用于单纯颧弓骨折。不作切口，用大号巾钳夹住骨折处皮肤、皮下直至骨折深面，向外牵拉颧弓复位，复位后应避免再次挤压。

（五）头皮冠状瓣切开复位法

适用于有旋转移位的颧骨骨折。手术切口及进路同上颌骨骨折，手术充分显露骨折断端，手术应在颧弓、颧额缝和眶下缘达到 3 点固定，一般使用小钛板或微型钛板进行固定。

（王丽芳）

第六节　全面部骨折

全面部骨折主要指面中 1/3 与面下 1/3 骨骼同时发生的骨折。多由于严重的交通事故、高空坠落和严重的暴力损伤造成。由于面骨维持着面部轮廓，一旦发生多骨骨折，面形则遭到严重破坏，且经常累及颅底和颅脑、胸腹脏器和四肢。

一、临床表现

（一）多伴有全身重要脏器伤

首诊时患者常有明显的颅脑损伤症状，如昏迷、颅内血肿以及脑脊液漏等；腹腔脏器如肝脾损伤导致的腹腔出血、休克等；颈椎、四肢和骨盆的骨折。

（二）面部严重扭曲变形

由于骨性支架破坏，面部出现塌陷、拉长和不对称等畸形；可有眼球内陷，运动障碍，眦距不等，鼻背塌陷等改变，严重时常有软组织的哆开或撕裂伤。

（三）咬合关系紊乱

全面部骨折最明显的改变是咬合错乱，患者常呈开𬌗、反𬌗、跨𬌗等状态，伴有张口受限等症状。

（四）功能障碍

患者常伴有复视甚至失明，眶下区、唇部的感觉障碍等。

二、诊断

全面部骨折在首诊时必须早期对伤情做出正确判断,应首先处理胸、腹、脑、四肢伤以及威胁生命的紧急情况,优先处理颅脑伤和重要脏器伤。昏迷的伤员要注意保持呼吸道通畅,严禁作颌间结扎固定,严密观察瞳孔、血压、脉搏和呼吸等生命体征的变化。及时处理出血,纠正休克,解除呼吸道梗阻。

全面部骨折的诊断通过详细的检查与辅助检查不难做出,但由于涉及诸多骨骼骨折,普通平片和 CT 常常容易漏诊,因此常选用更先进的三维 CT 重建,其优点是提供的信息更详细,骨折部位、数量、移位方向一目了然,结合平片可全面了解骨折的全貌。

三、治疗

此类骨折的专科手术应在伤员全身情况稳定、无手术禁忌证后进行。

(一)手术时机

应争取尽早行骨折复位固定,手术可在伤后 2~3 周进行。可一次手术或分期手术。如伤员伤情稳定,经过充分准备,可与神经外科、骨科联合手术,处理相关骨折。需要指出的是,由于伤情涉及多个专业,所以处理这类伤员时,既要分轻重缓急,又要相互协作,避免延误治疗,给后期手术带来困难。

(二)手术原则

恢复伤员正常的咬合关系;尽量恢复面部的高度、宽度、突度、弧度和对称性;恢复骨的连续性和面部诸骨的连接,重建骨缺损。

(三)骨折复位的顺序

全面部骨折后,常使骨折的复位失去了参照基础,因此复位的顺序和步骤显得非常重要,术前要有成熟的考虑,多采用自下而上或自上而下、由外向内复位的原则,具体要考虑上、下颌骨骨折段的数量、移位的程度、牙存在与否等因素决定。对于有牙颌伤员,复位首先考虑的问题是咬合关系的恢复,先做容易复位、容易恢复牙弓形态的部位,找到参照基础后,再以其他部位的咬合对已复位的咬合关系。

如上颌骨无矢状骨折,牙列完整,而下颌骨骨折错位严重,牙丢失多,可先复位上颌骨,然后用下颌对上颌,恢复正确的咬合关系,最后复位颧骨颧弓和鼻眶骨折。下颌骨因为骨质较厚,强度大,发生粉碎性骨折的黏结较上颌骨少,容易达到较精确的复位与固定,形态恢复较容易,所以也可以先行下颌骨复位后再行上颌骨复位,当上、下颌骨的咬合关系重建后,以颌间固定维持咬合关系,接下来复位颧骨颧弓骨折,恢复面中部的高度、宽度及侧面突度的对称性,最后复位鼻-眶-筛骨折、眶底骨折和内眦韧带(图 11-2)。程序性复位固定在全面部骨折是很好的方法。但对无牙颌伤员则不适用,此时,可根据情况利用原来的义齿参照进行复位,或尽量进行比较接猞近关系的骨折复位。

(四)手术入路

严重的全面部骨折的手术切口应综合设计,如面部有软组织开放创口,可利用创口作骨折的复位内固定。闭合性骨折时,一般上面部和中面部骨折采用全冠状切口,可加用睑缘下切口,下颌骨根据骨折部位选择口外局部切口或口内切口。这样几乎可暴露全面部骨折线,进行复位与固定。全面部骨折常需要植骨,冠状切口可就近切取半层颅骨作为植骨材料,用以修复眶底、上颌骨缺损,可免除另开手术区的缺点。

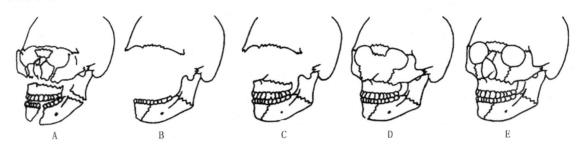

图 11-2 自下而上的全面部骨折复位

A.全面部骨折;B.复位下颌骨骨折;C.复位上颌骨骨折,复位咬合关系;D.复位颧骨颧弓骨折;E.复位鼻眶筛骨折

（李　欣）

第十二章

儿童口腔疾病

第一节 儿童口腔疾病的常用治疗技术

一、乳牙复合树脂充填修复术

(一)适应证

(1)多用于Ⅲ类、Ⅳ类、Ⅴ类洞形的修复。

(2)缺损面较多、涉及切端的乳前牙可结合透明树脂冠套进行树脂修复外形。

(3)随着复合树脂材料的发展,亦可做乳磨牙Ⅰ类、Ⅱ类洞的充填修复。

(二)禁忌证

(1)乳磨牙多个牙面的广泛性龋坏。

(2)乳磨牙殆面的广泛龋且牙冠高度明显降低。

(三)操作程序及方法

窝洞充填修复法如下。

(1)中龋和深龋去腐、备洞时均需要进行局部麻醉。

(2)采用橡皮障等隔湿措施。

(3)去除龋蚀组织,尽可能保留正常牙体组织。

(4)洞缘釉质可制备成斜面,增大树脂的粘接面和减少洞缘的微渗漏和变色。

(5)近髓处选用氢氧化钙制剂护髓,酌情选用玻璃离子水门汀垫底。

(6)酸蚀剂酸蚀拟与树脂粘接的釉质,冲洗、吹干后涂布粘接剂。

(7)需要时可用成形片协助充填材料成形。乳磨牙多用金属成形片,乳前牙可用透明聚酯薄膜成形片。

(8)窝洞内充入复合树脂,有条件者可用注射法或超声充填法沿洞壁注入,可有效地避免充填体内产生气泡。

(9)尽可能使充入的材料与窝洞所需修复体外形一致,在固化前用探针或雕刻刀初步修整,以免材料过多存留,增加磨改的麻烦。树脂固化后应检查并调整咬合,打磨抛光,邻面可用细砂纸条磨光。

(四)注意事项

(1)操作过程中应严密隔湿。

（2）应了解所选用的树脂、酸蚀剂、粘接剂的性能,仔细阅读说明书,按要求操作。

（3）护髓及垫底不用氧化锌、丁香油等酚类材料,以免影响复合树脂的聚合。

（4）在自然光下比色,选用合适色度的复合树脂材料进行窝洞充填。

二、乳牙玻璃离子充填修复术

因玻璃离子材料生物相容性好、对牙髓的刺激性小,在临床修复中的粘接为化学性粘接,能释氟、降低继发龋的发生,应用于乳牙充填修复日益增多。

（一）适应证

适用于乳前牙Ⅰ类、Ⅲ类和Ⅴ类洞形,乳磨牙颊、舌面的Ⅰ类和Ⅴ类洞形。随着新型玻璃离子水门汀材料的出现,也可以应用于所有乳牙的洞形。

（二）操作程序及方法

（1）牙体预备:乳牙中龋和深龋去腐、备洞时均需要进行局部麻醉,采用橡皮障等隔湿措施,去除龋蚀组织,尽可能保留正常牙体组织,不必强求固位洞形而过多去除可保留的牙体组织。

（2）清洗窝洞、隔湿:除洞底近髓处需用氢氧化钙制剂护髓外,一般可不垫底。

（3）窝洞处理:一般可用处理剂处理窝洞洞壁及洞底,用水充分清洗干净。

（4）充填材料:将调拌好的充填材料从窝洞的一侧送入窝洞,以排除空气,防止气泡形成。选用适当的充填器械充填窝洞。需要时可用成形片协助充填材料成形。

（5）在固化的早期,修复体应避免与水接触,通常可将凡士林类的防护漆涂布于玻璃离子修复体表面以隔绝水分。

（6）修整外形及调𬌗。

（三）注意事项

（1）玻璃离子材料修复乳牙Ⅱ类洞后常采用金属预成冠恢复牙体外形及良好的邻面接触。

（2）玻璃离子材料在口腔环境中能释放氟,具有一定的防龋能力,因此这种充填材料常用于高龋风险患儿的窝洞充填。

三、乳牙银汞合金充填修复术

（一）适应证

1.乳前牙

舌面龋,Ⅰ类窝洞。

2.乳磨牙

（1）颊面窝沟龋,Ⅰ类窝洞。

（2）颊面颈部龋,Ⅴ类窝洞。

（3）舌（腭）面裂沟龋,Ⅰ类窝洞。

（4）舌（腭）面颈部龋,Ⅴ类窝洞。

（5）𬌗-颊面龋,𬌗-舌（腭）面龋,Ⅰ类复合窝洞。

（6）𬌗-邻面龋,Ⅱ类复合窝洞。

（二）禁忌证

1.乳前牙

唇面或唇-邻面龋,此修复法有碍美观。

2.乳磨牙

龋坏范围大,洞形固位差,洞壁薄,抗力形弱的窝洞。

(三)操作程序及方法

1.局部麻醉

中等深度以上的龋洞去腐、备洞时应行局部麻醉。

2.隔湿

推荐采用橡皮障隔湿措施。无橡皮障隔湿条件时,可采用棉卷、吸唾器等简易隔湿方法,但必须达到隔湿效果。

3.去除龋蚀组织及制备洞形

用裂钻掌握深度去除洞缘无基釉,用挖匙或球钻慢速去除龋蚀组织,选用裂钻、倒锥钻等修整制备洞形。

(1)Ⅰ类窝洞:𬌗面相隔的窝洞,若嵴完整,可分别制备成各自的洞形。若嵴已受损,应连成单个的洞形。颊面或舌面窝沟龋局限时,制备成圆形或椭圆形的洞形;颊面或舌面的龋蚀已波及𬌗面窝沟时,应形成颊-𬌗或舌-𬌗的Ⅰ类复合洞形。

若𬌗面窝沟洞壁过薄,应制备成Ⅱ类洞复合洞或Ⅰ类洞复合洞修复。

制备的洞形不能过浅,否则易折裂。

洞形的所有线角应圆钝,底部平坦,但深的洞形不一定强调底平,以免露髓。局部深凹处可选用氢氧化钙或玻璃离子水门汀垫底垫平。

乳前牙Ⅰ类窝洞的固位倒凹应做在近中和远中部分。

(2)Ⅱ类复合窝洞:邻面龋位于接触点以下,若邻牙缺失或相邻牙的邻面也有龋,可制备成单面洞。其龈壁的釉质与轴壁应成直角,牙本质部分可稍斜向根方以增加固位。

当龋洞较接近𬌗面,龈缘和接触点亦近𬌗面,可制备成无台阶型Ⅱ类复合洞。制备有台阶型的Ⅱ类复合洞应注意:①颊壁、舌壁与牙体邻面表面相交处以90°为理想角度,若该角度过大或过小,牙体局部组织或充填体局部易发生折裂。②因乳磨牙牙颈部釉柱多为水平向,故龈壁可制备成水平状。③𬌗面鸠尾峡宽度为颊舌牙尖间距离的1/3左右,不宜过宽或过窄,以免影响固位或易发生折裂。④台阶的𬌗髓壁与轴髓壁交界处不宜尖锐,应修作钝状,以免充填体受压力而发生折裂。

(3)Ⅴ类窝洞:制备洞形时,在龈壁及𬌗壁可稍作倒凹,近中壁及远中壁沿釉柱排列方向稍向外倾斜。髓壁应做成与髓腔凸度相一致的形状,以免穿髓。

4.垫底

(1)浅的窝洞不必垫底。

(2)达牙本质深层的窝洞需垫底,近髓者还应考虑护髓。

(3)护髓一般采用氢氧化钙制剂。

(4)垫底材料可选用玻璃离子水门汀或聚羧酸黏固剂。

5.充填

(1)充填时应反复多次将银汞合金材料充入窝洞内,并以充填器予以压紧,使之在窝洞内形成均匀致密的充填体,并去除含汞量多的稀薄表层。

(2)充填复合洞形时应使用成形片和木楔,使充填体紧密并避免形成悬突。

(3)充填完成后应检查充填体是否恢复了患牙和邻牙的接触点,检查咬合关系是否合适。

6.磨光充填修复

24 h 后进行磨光可提高充填体的耐磨性,增强其化学稳定性,有利于预防继发龋的发生。磨光可用细砂石、橡皮轮等低速转动完成。

(四)注意事项

(1)注意避免操作过程中汞对环境的污染,尽量采用胶囊型银汞合金充填材料。

(2)充填过程中应严密隔湿。

四、儿童嵌体修复术

根据制作材料的不同,嵌体可分为合金嵌体、复合树脂嵌体和瓷嵌体。

(一)适应证

(1)适用于乳磨牙及年轻恒牙。

(2)乳磨牙及年轻恒牙Ⅰ类、Ⅱ类洞的复面洞。

(3)乳磨牙及年轻恒牙缺损较多的多面洞。

(4)牙尖有缺损、咬合面广泛缺损、牙冠高度有降低的患牙。

(5)经牙髓病治疗后牙体缺损广、深的患牙。

(二)禁忌证

(1)乳前牙不做嵌体修复术。

(2)萌出不久,髓腔宽大、髓角高的乳磨牙。

(三)操作程序及方法

(1)需要时做局部麻醉。

(2)去除软化牙本质。

(3)制备洞形做预防性扩展:①洞形呈底平壁直,若部分过深近髓处,可用垫底处理成底平壁直,以免穿髓。Ⅰ类洞形的深度乳牙应达约 1.5 mm、恒牙 2 mm,𬌗面与颊舌面之洞缘稍作成斜面。复合Ⅱ类洞,龈壁的洞缘不制成斜面。②线角制备成圆钝形。③各轴壁间相互呈平行状,可稍外展,2°～5°角。④洞形无倒凹。

(4)取模和灌注工作模:用印模膏、硅橡胶印模材料联合取模,或用藻酸盐印模材料、琼脂印模材料联合取模,用硬石膏灌注工作模。

(5)窝洞用氧化锌丁香油黏固剂或牙胶暂封,后者用于失活牙髓牙。

(6)嵌体的制作。①合金嵌体的制作:在工作模上用铸造蜡制成嵌体的熔模(蜡型),需与洞形密合,有良好的咬合、邻接的关系和解剖形态。在蜡型上安插铸道,固定在坩埚成形座上。用中低熔合金铸造包埋材料包埋、去蜡,用合金材料铸造。所获嵌体铸件在工作模上试𬌗,满意后抛光,黏固于窝洞内。②复合树脂嵌体的制作:在工作模上涂布分离剂,分层填塞经比色选用的树脂,分层在光热聚合器内固化。层与层之间涂粘接剂。按解剖形态、咬合关系、邻牙间接触关系雕刻嵌体表面形态。嵌体固化后打磨抛光。经隔湿、75％乙醇溶液消毒、吹干后用粘接剂黏固。再次检查咬合关系,必要时做调整。③瓷嵌体的制作:根据不同陶瓷材料选用不同制作工艺,由技工室完成。经隔湿、75％乙醇溶液消毒、吹干,瓷嵌体用 4％氢氟酸酸蚀,树脂粘接剂黏固。再次检查咬合关系,必要时做调整。

(四)注意事项

(1)一个嵌体洞形无论多么复杂,所有轴壁均只能有一个就位道,意味着轴壁之间应不小于

90°角,即不能在任一壁上有倒凹,否则嵌体将无法就位。

(2)嵌体修复术所去除的牙体组织相对较多,且嵌体需一定的厚度,牙体制备应注意避免穿髓。

(3)联合印模材料取模可增强工作模的精确度。

(4)乳牙不建议采用高硬度材料嵌体。

五、儿童预成冠修复术

儿童冠修复主要采用金属预成冠、前牙透明冠等。

(一)适应证

(1)适用于乳磨牙及年轻恒牙牙冠缺损范围大,用其他方法难以修复其牙冠形态,恢复与邻牙接触和难以使修复体具有良好的固位和抗力者。

(2)乳恒牙釉质、牙本质发育异常的修复。

(3)牙齿畸形需要修复者。

(4)牙髓治疗后的乳牙和年轻恒牙原则上建议冠修复。

(5)机体龋活跃性强易发生继发龋者。

(6)各类矫治器和间隙保持器的固位体。

(7)各种固定间隙保持器中作为固位体。

(二)禁忌证

(1)牙体组织残留量过少,冠固位困难的患牙。

(2)对冠材料过敏者。

(三)操作程序及方法

1.金属预成冠

(1)需要时做局部麻醉。

(2)牙体制备:首先清洁牙面,去除龋蚀组织。随之切削近远中面,使之呈现平行状,或使牙体呈很轻微的圆锥状。颊舌面削磨特别隆起部,减少颈部倒凹。邻面与颊舌面相交的线角亦应圆钝。𬌗面应均匀磨除 1 mm,与轴面的线角应圆顿。牙颈部不能有肩台。患牙牙冠短时,牙体制备可移行达龈下 0.5 mm 处。

(3)预成冠的选择:用蜡片在患牙处做咬合记录,测量蜡片上患牙印迹的近远中径距离,以此选择大小合适的金属预成冠备用。预成冠的大小有两种表示法,一是以预成冠近远中径的大小定号码;另一种是在预成冠舌面印有此冠周径的大小,以毫米计数。若用后者的预成冠,则需测量患牙比隆起部稍缩窄的近颈部周长。测量常欠精确,故临床操作时需反复试比,才能最终选定。

(4)修整金属成品冠。①直接法:用所选的金属成品冠直接参照口腔内所制备的患牙牙冠修剪、调整外形,反复试合适后打磨、抛光。黏固前必须调试,仔细检查𬌗面有无过高、牙颈部是否密合、预成冠的轴对修复牙及其在牙列中是否协调并观察其与邻牙的关系等。②间接法:用印模材料和石膏获取已制备好的患牙工作模,在模型的患牙颈缘处修整达龈下 0.5 mm。将所选成品冠按工作模患牙修剪冠缘长度直至合适。用各类冠专用修整钳调整面的凹凸、颊舌邻面的隆起和紧缩颈缘等。在模型上试合适后,试戴于患牙。试戴合适,冠缘及表面打磨、抛光。

(5)黏固:隔湿,用75%乙醇棉球消毒患牙和金属成品冠,吹干。可选用磷酸锌黏固剂、玻璃离子黏固剂、复合树脂等将冠黏固于患牙。

2.前牙透明冠

(1)需要时做局部麻醉。

(2)去除龋坏组织,乳前牙唇、舌、邻面没有龋坏的部分也要整体磨除 0.3～0.5 mm,以供光固化树脂覆盖。

(3)根据牙齿形态、大小选择合适的前牙透明冠。

(4)为防止填充光固化树脂时出现气泡,试戴满意后在透明冠切端处用探针开 1 个排气孔,将光固化树脂材料置入前牙透明冠内约 2/3。

(5)干燥牙面后,涂布酸蚀剂 1 min,水枪冲洗吹干,表面涂薄层粘接剂,光照 20 s,再将已置入光固化树脂的透明冠戴于患牙,达到理想位置后除去多余树脂,光固化灯对准唇、舌、切端各光照 20 s。

(6)小心除去透明冠:透明冠质薄,用探针从牙颈部向冠方一挑就会有 1 个小缺口,顺着缺口向冠方即可除去透明冠;或用高速细金刚砂车针在颈缘处小心开 1 个小口,顺着开口向冠方也可除去透明冠。

(7)调整外形,抛光。

(四)注意事项

(1)操作非熟练者可选用间接法。

(2)试冠时防止误吞误吸。

六、乳牙根管治疗术

乳牙根管治疗术是通过根管预备和药物消毒去除感染物质对根尖周组织的不良刺激,并用可吸收的充填材料充填根管,防止发生根尖周病或促进根尖周病愈合。

(一)适应证

(1)牙髓炎症涉及根髓,不宜行牙髓切断术的患牙。

(2)牙髓坏死或根尖周炎而应保留的乳牙。

(二)禁忌证

(1)牙冠破坏严重,或髓室底穿孔,已无法再修复的乳牙。

(2)根尖及根分叉区骨质破坏范围广,炎症已累及继承恒牙牙胚,或广泛性根内、外吸收超过根长的 1/3。

(3)下方有含牙囊肿或滤泡囊肿。

(三)操作程序及方法

1.术前拍摄 X 线片

了解根尖周病变和牙根吸收情况。

2.局部麻醉或牙髓失活

采用局部麻醉的方法进行疼痛的控制。若麻醉效果不佳,或某种原因无法对患牙实施局部麻醉时,可用失活法使牙髓失活。

3.隔湿

橡皮障隔离患牙,并用吸唾器排除唾液污染。

4.髓腔的开通

去除龋蚀组织,制备洞形,开髓,揭去髓室顶,去冠髓,寻找根管口。

5.根管预备

去除髓室和根管内感染或坏死的牙髓组织及其分解产物,使用根管器械扩挫根管,用1%～2%次氯酸钠溶液或3%过氧化氢溶液＋生理盐水冲洗根管。

6.根管消毒

根管干燥后,将氢氧化钙制剂置于根管内,或将蘸有甲醛甲酚的小棉球置入髓室内,以暂封材料封闭窝洞。

7.根管充填

经1～2周若无症状,去除原封药,冲洗、吸干,在有效的隔湿条件下,将根管充填材料导入根管内或注入根管内,黏固粉垫底,常规充填。若炎症未能控制或瘘管仍有渗液也可换封药物,待症状消退后再行根管充填。

根管治疗后,建议行冠修复。

(四)注意事项

(1)根管预备时,勿将根管器械超出根尖孔,以免将感染物质推出根尖孔或损伤恒牙胚。

(2)乳牙的根管充填材料应采用可吸收的、不影响乳恒牙交替的糊剂充填。

(3)乳牙根管治疗后需定期随访观察。

七、年轻恒牙根尖诱导成形术

根尖诱导成形术是指牙根未完全形成之前发生牙髓严重病变或根尖周炎症的年轻恒牙,在控制感染的基础上,用药物及手术方法保存根尖部的牙髓或使根尖周组织沉积硬组织,促使牙根继续发育和根尖形成的治疗方法。

(一)适应证

(1)牙髓炎症已波及根髓,而不能保留或不能全部保留根髓的年轻恒牙。

(2)牙髓坏死或并发根尖周炎症的年轻恒牙。

(二)禁忌证

牙根发育不足1/2,牙齿松动明显,根尖周有广泛骨质破坏者。

(三)操作程序及方法

1.术前拍摄 X 线片

了解根尖周病变和牙根发育情况,帮助确定牙根工作长度。

2.局部麻醉和隔湿

采用局部麻醉的方法进行疼痛的控制,橡皮障隔离患牙,并用吸唾器排除唾液污染。

3.常规备洞开髓

制洞开髓的位置和大小应尽可能使器械直线方向进入根管。

4.根管预备

对有急性症状的患牙,应先做应急处理。根管预备主要是通过化学方法去除根管内感染物质,避免过度机械预备切削牙本质,多用1%～2%次氯酸钠溶液或3%过氧化氢溶液＋生理盐水反复冲洗根管与髓腔。特别注意避免损伤根尖部牙乳头或上皮根鞘。

5.根管消毒

用消毒力强、刺激性小的药物封于根管内,如氢氧化钙制剂、碘仿糊剂或抗生素糊剂等。根管消毒时间一般为2周至1个月,至无渗出或无症状为止。

6.药物诱导

去除暂封物及原封药,再次进行根管冲洗。干燥根管,在有效的隔湿条件下,将能诱导根尖闭合的药物导入根管内。目前最常用的诱导药物是氢氧化钙及其制剂,然后用封闭性良好的材料充填患牙。

7.定期检查

一般每3~6个月复查1次。除了常规临床检查外,还应进行X线检查。观察根尖周情况和根尖形成状态,并根据根尖形成情况,更换根管内药物,直至根尖形成或根端闭合。

当X线片显示根尖形成或有钙化组织沉积,而且根管内探查根尖钙化屏障形成完全时,可行永久性根管充填,并用封闭性好的材料修复患牙。根管充填后可继续随访观察。

(四)注意事项

(1)彻底清除根管内感染物质,这是消除根尖周炎症和根尖形成的重要因素,故应仔细去除根管内炎症或感染坏死的牙髓组织。

(2)应按照X线片测量的工作长度,用根管锉紧贴根管壁将已坏死的牙髓碎片清除,冲洗时注意不要加压,避免将感染物质推出根尖或根管器械损伤牙乳头和根尖周组织。

(3)应避免使用刺激性根管消毒药物,如甲醛甲酚等。

(4)通常在X线片显示根尖周病变愈合,牙根增长、根尖孔封闭,或根管内探查时根尖端有钙化物沉积的阻力时可做根管充填。

(5)根尖诱导形成术的疗程和效果不仅取决于根尖周病变的程度,而且取决于发生牙髓病变时牙根发育的状况及患儿的机体状况,因而疗程和疗效可不一样。诱导之后并不是每例都能形成正常的牙根形态,有的仅是喇叭口的缩小或根尖端钙化物的封闭,其最终的牙根长度并非一致。

(6)消除残留牙髓和根尖周的炎症,并通过药物诱导作用,保护根尖部的生活牙髓和牙乳头,恢复上皮根鞘的正常功能,是促使牙根继续发育和根端闭合的必要条件。

八、金属丝-树脂联合固定或树脂夹板固定法

(一)适应证

(1)前牙外伤后牙齿松动,需要固定且邻牙可以提供有效支抗者。

(2)患儿可以配合完成治疗者。

(二)禁忌证

(1)外伤严重没有保留价值的牙齿。

(2)邻牙缺失难以提供有效支抗者。

(三)操作程序和方法

(1)如果有牙齿移位时,应在局部麻醉下对外伤牙进行必要的复位,对龈沟溢血者先行止血,清洁牙面。

(2)使用0.4~0.6 mm的钢丝或直径为0.2 mm或0.25 mm正畸结扎丝,对折4~6股拧成1股,按照牙弓形态制成弓丝,弓丝的位置应放置在牙冠中1/3。

（3）考虑到支抗问题，弓丝的长度应包括需固定牙齿两侧各1～2个健康牙齿。

（4）采用全酸蚀技术＋光固化复合树脂将唇弓粘接到牙面上，抛光。

（5）对于树脂夹板固定，把光固化复合树脂制成与牙弓形态一致的树脂条，原则和放置位置同上，并采用全酸蚀技术将树脂条粘接到牙面上，抛光。

（四）注意事项

（1）无论是金属丝-树脂联合固定或树脂夹板都应离开牙龈一定距离，需固定牙萌出不全时，固定夹板可适当向切端方向放置。

（2）树脂夹板状固定时勿使树脂条进入牙间隙压迫龈乳头。

（3）牙齿复位后应检查正中𬌗有否早接触，对于正中𬌗存在明显早接触者需使用全牙列𬌗垫。

（4）为便于拆除，所使用的树脂颜色应与牙齿颜色有所区别，树脂表面应平滑，不刺激相对应的黏膜且便于清洁。

九、钢丝-正畸托槽固定法

（一）适应证

（1）前牙外伤松动，邻牙或有缺失，或与相邻牙排列不齐，难以用钢丝-树脂夹板固定者。

（2）混合牙列期，外伤牙的近邻牙不能足够支抗作用。

（二）禁忌证

（1）邻牙及所做的固定基牙处于替换期松动明显。

（2）固定基牙龋损失，无法黏固托槽。

（三）操作程序及方法

（1）如果有牙齿移位时，应在局部麻醉下对外伤牙进行必要的复位，对龈沟溢血者先行止血，清洁牙面。

（2）根据需固定牙在牙列中的位置和基牙情况，设计在托槽＋弓丝固位装置，保证有足够的支抗力固定患牙，在需固定牙和基牙的唇面确定安置托槽位置。

（3）隔湿固定区，对拟安置托槽牙的唇面酸蚀、水洗、吹干，将黏固剂涂于牙面，用复合树脂先粘于托槽基底。将托槽置于需粘接的牙面，稍加压并除去溢出托槽周围的多余树脂。

（4）在树脂完全固化后（固化时间参照树脂的使用说明书）选用直径0.45 mm的钢丝按照牙弓形态弯制弓丝，将把弓丝嵌入各牙面托槽的槽沟内，钢丝两端在固定区两端的托槽绕弯固定。

（5）使用0.2 mm正畸结扎细钢丝将钢丝固定在托槽内免其脱落。

（6）牙齿复位后应检查正中𬌗有否早接触，对于正中𬌗存在明显早接触者需使用全牙列𬌗垫。

（四）注意事项

（1）弓丝弯制需符合牙弓形态，压入托槽后不能对牙齿产生额外的力量。

（2）注意隔湿，以免影响托槽的黏固。

（3）钢丝入槽前，托槽黏固必须完全固化，以免托槽移位和脱落。

（4）嘱患儿注意口腔清洁卫生。

十、带环-唇弓固定法

(一)适应证

外伤牙邻牙缺失或因龋牙体缺损范围大,致邻近无可利用基牙者,只能选用第二乳磨牙或第一恒磨牙为固定基牙者。

(二)禁忌证

(1)拟选固定基牙因龋或萌出不全致牙冠难做固位。

(2)拟选基牙临近替换,松动明显。

(三)操作程序及方法

(1)如果有牙齿移位时,应在局部麻醉下对外伤牙进行必要的复位,对极其松动的牙齿可采用悬吊缝合暂时固定,对龈沟溢血者先行止血,清洁牙面。

(2)在拟作为基牙的双侧第二乳磨牙或第一恒磨牙试带环,备用。

(3)取外伤牙所在牙列的印模,并灌制石膏模型。

(4)将带环戴到石膏模型的基牙上,间接法用 0.9～1.0 mm 扁钢丝弯制唇弓,并将唇弓与带环焊接为一体,抛光。

(5)将制作好的带环+唇弓戴入口腔,调整合适后用玻璃离子水门汀将带环+唇弓固定在基牙上。

(6)使用全酸蚀+光固化复合树脂将所需固定牙粘在唇弓上,抛光。

(四)注意事项

(1)制取印模时动作要轻柔,为避免把松动外伤牙和印模一起取下造成全脱出,在印模基本固化后及时取下印模。如果印模固位好,可用冲洗器沿印模边缘注入清水,减少负压,便于取下印模。

(2)唇弓所用扁钢丝直径为 0.9～1.0 mm,否则在前牙区容易变形;唇弓在前牙区与切牙冠中 1/3 处接触,与牙面均有接触,需固定牙萌出不全时,唇弓可适当向切端方向放置。

(3)牙齿复位后应检查正中𬌗有否早接触,对于正中𬌗存在明显早接触者可在磨牙𬌗面使用玻璃离子水门汀抬高咬合或使用全牙列𬌗垫。

(4)为便于拆除,所使用的树脂颜色应与牙齿颜色有所区别,树脂表面应平滑,不刺激相对应的黏膜且便于清洁。

(5)由于外伤固定时间一般不长,为便于拆除,基牙带环可略大 1 号。

十一、年轻恒牙再植术

(一)适应证

恒牙全脱出,外伤牙离体时间短于 60 min。在生理介质中保存者可适当放宽时间。

(二)禁忌证

(1)牙槽窝粉碎性骨折伴有骨壁缺损或缺失。

(2)牙列严重拥挤,再植牙无法排入牙列且已有正畸治疗计划者。

(三)操作程序及方法

(1)离体牙处理:用手或上前牙钳夹住牙冠,用生理盐水冲洗牙根表面的污染物,如果污物附着在根面上不易冲洗掉,可用蘸有生理盐水的小棉球,小心轻柔地将污物蘸掉,注意不要损伤牙周膜。把清洗干净的牙齿放在生理盐水,最好是 Hanks 平衡盐溶液(HBSS)中待用。

(2)局部麻醉下,用镊子小心清理牙槽窝内的血凝块,但不要搔刮牙槽窝,以免损伤牙槽窝内残存的牙周膜。并用生理盐水冲洗牙槽窝。如果存在牙槽窝骨折并移位,可轻柔手法复位。

(3)将脱出牙齿放回牙槽窝,检查复位情况。

(4)金属丝-树脂联合弹性固定 10～14 d。原则上固定单元为每侧 1～2 个健康邻牙对应 1 个再植牙。健康邻牙为乳牙时,应增加基牙数目。

(5)对严重牙龈撕裂者应采取缝合,并加牙周塞治剂保护牙龈,防止因口腔清洁不好导致的牙龈炎症。给予氯己定漱口液含漱 1 周,3 次/天,嘱维护好口腔卫生。

(6)常规全身使用抗生素 1 周。四环素是首选药物,但 12 岁以下儿童应避免使用,可选用阿莫西林、苯氧甲基青霉素代替。

(7)牙齿被土壤等严重污染时,应注射破伤风抗毒素。

(四)注意事项

(1)再植复位时手持离体牙冠部,用最小的力把患牙放回牙槽窝,主要防止对牙髓和牙周膜造成进一步损伤。如果遇到阻力,应将牙齿放回生理盐水中,检查牙槽窝是否有骨折。如果发现折断骨片阻碍牙齿复位,可用插入平头器械(如直牙挺)复位骨片并修整牙槽窝形态,然后再植入患牙。

(2)牙齿复位后应检查正中𬌗有否早接触,对于正中𬌗存在明显早接触者需使用全牙列𬌗垫。

(3)急诊条件下,可使用釉质粘接材料暂时固定。如外伤牙的邻牙还未萌出,或松动甚至脱落,也可在局麻下用缝线从腭侧穿龈经过患牙切缘与唇侧牙龈缝合固定,之后转到门诊寻求其他方法固定。

(4)总体来说再植牙成功率较低,治疗前要向患儿和家长充分告知。对于牙离体时间超过 60 min 且未在生理介质中保存,但患儿和家长强烈要求再植治疗时,可考虑延迟再植。由于延迟再植只能短期保留牙齿,不属常规治疗,本处不再赘述。

十二、远中导板间隙保持器

(一)适应证

第二乳磨牙早失,而第一恒磨牙尚未萌出或正在萌出。相邻的第一乳磨牙健在,可做基牙,戴入金属预成冠,冠的远中端焊接弯曲导板,插入牙槽窝内,远中导板贴合于未萌出的第一恒磨牙近中面。

(二)操作程序及方法

1.基牙预备

以第一乳磨牙为基牙做牙体制备,选择合适的金属预成冠并试戴。

2.X 线测量

在 X 线片上标定远中导板的长度及高度,其远中部分应深入到第一恒磨牙近中面的外形高点下约 1 mm 处。

3.制作模型

将金属预成冠戴在第一乳磨牙上取模,灌制石膏模型。将 X 线片上测量的长度和高度标记在模型上,削除这部分石膏,制作必要间隙。

4.远中导板制作

用宽约为 3.8 mm、厚为 1.3 mm 的钴铬合金预成腭杆作为材料,向远中伸展,弯曲成合适的角度,插入模型上制备的间隙中。远中导板的高度,以不接触对颌牙为宜,在石膏模型上和金属预成冠的远中端进行焊接、调磨、抛光。

5.试戴粘接

拔除第二乳磨牙,止血后将已消毒的保持器戴于第一乳磨牙牙冠上,X线检查其与第一恒磨牙及第二前磨牙牙胚的位置关系是否合适,必要时可再做调整,用粘接剂黏固。

十三、全冠丝圈式间隙保持器

(一)适应证

(1)单侧第一乳磨牙早期丧失。

(2)第一恒磨牙萌出后,单侧第二乳磨牙早期丧失。拆除远中导板间隙保持器后,也要换上此装置。

(3)双侧第一或第二乳磨牙早期丧失,用其他间隙保持器较困难者。

(4)尤其适用于基牙大面积龋或进行牙髓治疗后。

(二)操作程序及方法

(1)基牙预备,预成冠试戴,取模,灌制石膏模型。

(2)外形线的设计:在石膏模型上设计丝圈位置,丝圈不与牙龈接触,离牙槽嵴 1~2 mm,不妨碍牙槽嵴宽度的发育。丝圈的颊舌径要比后继恒牙的冠部颊舌径稍宽,丝圈与缺失牙的邻牙有良好的接触,即与乳尖牙远中面最突点或此点稍下方,或与第一恒磨牙的近中外形高点相接触,以保持缺隙的距离。

(3)丝圈的制作:用直径为 0.9 mm 的不锈钢合金丝,从与乳尖牙或第一恒磨牙接触部开始弯曲,制作丝圈,在金属预成冠颊舌角部焊接,调磨抛光。

(4)试戴保持器,检查丝圈与牙及黏膜的接触情况,合适后用黏固剂粘于牙上。

十四、带环丝圈式间隙保持器

(一)适应证

与本节"全冠丝圈式间隙保持器"的适应证相同。

(二)操作程序及方法

将丝圈焊接于带环上,用黏固剂黏固,其操作程序及方法与本节全冠丝圈式间隙保持器基本相同。

十五、舌弓式间隙保持器

(一)适应证

(1)主要适用于下颌多个乳磨牙的早期丧失。

(2)两侧第二乳磨牙或第一恒磨牙健在,可做基牙。

(3)第二乳磨牙的拔除虽在替牙期,但后继恒牙仍被较厚的骨质覆盖,需对其间隙进行管理者。

(4)两侧多个乳磨牙早失,使用可摘式间隙保持器不合作者。

（二）操作程序及方法

（1）制备基牙带环，取模，灌制石膏模型。

（2）在石膏模型上设计外形线：将舌弓的前方设定在下颌切牙的舌侧，前端贴近下前牙颈部并远离黏膜1～1.5 mm，并在间隙部的近中设计阻挡丝。

（3）用直径为0.9 mm的金属丝弯制成舌弓，与带环焊接，调磨抛光。

（4）试戴合适后，用黏固剂黏固保持器。

十六、腭弓（Nance弓）间隙保持器

（一）适应证

与本节舌弓式间隙保持器的适应证相同，但用于上颌乳磨牙的早期丧失，其前方不应与下颌前牙的切缘相接触。

（二）操作程序及方法

（1）基本制作方法与本节"舌弓式间隙保持器"基本相同。

（2）腭侧弧线的前方经过上腭皱襞的黏膜表面。将此处的部分金属丝用树脂包埋，制作树脂腭盖板，利用其压在腭盖顶部，以防止上颌磨牙的近中移动，利于固位。

十七、可摘式间隙保持器

（一）适应证

（1）单侧或双侧多数乳磨牙早期丧失。

（2）乳前牙早期丧失。

（二）操作程序及方法

（1）取模，做𬌗关系记录，按要求上𬌗架。

（2）外形线的设计：唇颊侧不用基托或尽可能小，以免影响生长发育。基托的外形线应随着年龄的增加做相应的改变：4岁之前，基托外形线应位于牙槽嵴顶到前庭沟距离的1/2以内；4～5岁，基托外形线应位于牙槽嵴顶到前庭沟距离的1/3以内；5～6岁，基托外形线应位于牙槽嵴顶到前庭沟距离的1/4以内。若基托的远中有牙存在时，基托的舌侧远中端应延伸至远中邻牙的中央部，利用倒凹增加基托的固位。与恒切牙接触的基托组织面，应设计离开切牙舌面1～2 mm，避免基托阻挡恒切牙的正常萌出。

（3）固位装置：原则上不用固位卡环，尤其应避免在乳尖牙上使用卡环固位，因为它可影响乳尖牙间宽度的发育。在上颌第二乳磨牙或第一恒磨牙可放箭头卡或单臂卡环，在下颌采用单臂卡环。若基托的远中末端有牙存在，一般不需要卡环；若基托的远中末端或单侧性磨牙缺失，可设计唇弓、箭头卡环等固位装置，不用𬌗支托，以免妨碍牙槽骨高度的发育。

十八、上、下颌唇挡矫治器

（一）适应证

适用于吮咬不良习惯，如吮指、吮咬唇、咬物等。

（二）操作程序及方法

1.上颌唇挡矫治器

在上颌活动矫治器的唇弓上前方焊接3～4根较长的不锈钢丝，终端直达下颌前牙的唇侧，

用自凝树脂包埋终端制成挡板。注意不能压迫软组织。

2.下颌唇挡矫治器

按要求用直径 1.0 mm 的不锈钢丝弯制唇挡,可套上合适的预成树脂管,也可在下颌前牙的唇侧龈方,用自凝树脂包埋唇挡。注意唇挡必须降至前庭沟底,应远离下颌牙齿唇面和牙龈 2～3 mm,对咬合无干扰。唇挡推移下唇离开下颌切牙,使上颌切牙无法咬到下唇。

十九、活动舌刺矫治器

(一)适应证

适用于吮指不良习惯,异常吞咽习惯和吐舌习惯。

(二)操作程序及方法

在上颌活动矫治器设计箭头卡环固位,在其腭侧前牙区基托,埋入 4～6 根直径为 1～1.2 mm 的不锈钢丝,钢丝末端磨圆钝并伸向舌侧,接近口底,钢丝与上前牙的腭侧相距 5～7 mm。以不影响舌的活动,不压迫口腔黏膜为宜。舌前伸时,碰到舌刺,即会退回。

二十、固定舌刺矫治器

(一)适应证

适用于吐舌和吮指等不良习惯以及异常吞咽。

(二)操作程序及方法

用直径 0.7 mm 钢丝弯制成 U 形舌刺,刺长 6～7 mm,末端磨尖但要光滑。可以焊到金属带环上,也可用黏固材料在牙面酸蚀后直接黏固到上颌或下颌切牙舌面。为便于黏固,可将 2 个 U 形舌刺重叠一半焊在一起,然后两端各焊一金属底网。

二十一、固定腭网矫治器

(一)适应证

适用于吐舌、吮指等不良习惯,以及异常吞咽。

(二)操作程序及方法

在上颌乳磨牙上制作带环,其舌侧焊接舌弓,舌弓前端焊上网状钢丝,可阻止舌与牙接触,同时指导患儿在吞咽时进行正常的舌功能运动。

二十二、前庭盾

(一)适应证

适用于口呼吸习惯、咬唇习惯。

(二)操作程序及方法

(1)前庭盾接近总义齿印模的伸展范围取模,获得切对切的蜡殆关系,上殆架。

(2)用铅笔在模型的黏膜转折部画出前庭盾边缘伸展的范围,应伸展至前庭沟底,以取得良好的封闭和支持作用。前庭盾前板与前突的上切牙接触,侧板和后牙颊面相隔 2～3 mm,以减轻颊肌的张力,侧板后缘延伸至最后一颗磨牙的远中邻面。

(3)在标记范围覆盖 2～3 mm 厚的基托蜡,将蜡表面修整圆钝、光滑,并使两侧对称。在蜡形外表面用自凝树脂将弯制好的钢丝固定,然后浇注一薄层自凝树脂,加厚到 2～2.5 mm,形成前庭盾。

（4）在前庭盾的前牙区增加1个或2个牵引环等附件后,可用作唇颊肌训练,有助于改善唇的功能,增强其张力,使其能自然闭合。常用于矫治口呼吸习惯。

（5）开窗前庭盾先按常规方法制作前庭盾,然后在其前牙区开窗,窗的远中至尖牙远中面,上下缘至龈缘部,形成长方形窗。为增加其强度,可在树脂托内埋入钢丝。开窗前庭盾表面要高度抛光,在开始1～2周,要逐步延长戴用时间,并注意调磨压痛点,适应以后全天戴用。常用于矫治咬唇习惯。

二十三、埋伏牙牵引术

（一）适应证
各种原因导致的恒牙埋伏阻生。

（二）禁忌证
（1）患儿有血液病、内分泌等系统性疾病不宜手术者。

（2）埋伏牙的牙根发育畸形,牙根极度弯曲者。

（3）埋伏牙冠根形态发育不良。

（4）埋伏牙在牙列中的间隙已完全丧失或大部分丧失,不易通过正畸方法恢复者。

（三）操作程序及方法
（1）根据患牙不同位置,通过影像学检查如根尖片、全口牙位曲面体层X线片（全景片）、CBCT等,确定埋伏牙位置。

（2）局部麻醉。

（3）常规口外、口内清洁消毒,铺手术孔巾。

（4）手术切口从牙槽嵴开始,延伸至埋伏牙相邻两牙的近远中轴角处,在埋伏牙侧作一梯形或角形切口,沿骨膜下翻开黏骨膜瓣,用高速手机或骨凿去除埋伏牙表面覆盖的部分牙槽骨及导萌道上的致密骨组织,暴露埋伏牙牙冠形成一萌出通道。

（5）暴露埋伏牙牙冠的面积要与正畸附件粘接面相适应,充分止血隔湿,粘接正畸牵引附件。用0.3 mm不锈钢丝结扎于牵引附件上作为牵引丝,从牙槽嵴顶的切口或从所需牵引方向的黏骨膜瓣中穿出。牵引丝末端弯成小拉钩。

（6）清理创口,缝合,纱布或棉球压迫止血。

（7）术后1周拆线,即可进行牵引导萌。

（8）以邻牙、其他附件或种植钉等为支抗,用橡皮链或弹力线进行牵引,力量要轻,0.5～1.0 N力值,每月加力1次,直至埋伏阻生牙牵引到位与对颌牙建立良好的咬合关系。

（四）注意事项
（1）术中根据创口情况,若出血过多难以止血,可在窗口填塞碘仿纱条,防止创面感染和创面粘连,术后2～3 d复诊,粘接正畸托槽、舌侧扣或牵引钩。

（2）手术切口根据X线片选在骨阻力及创伤小的一侧,术中尽可能保留黏骨膜瓣。

（3）粘接正畸附件过程中,注意充分止血,良好隔湿,保证正畸附件粘接牢固。

（4）萌出间隙不足是埋伏牙非常多见的原因,首先必须扩展间隙,为埋伏牙提供足够的萌出空间。

（5）阻生牙的萌出阻力较多,对支抗的要求较高,治疗中应加强支抗,使用较粗的不锈钢丝作为主弓丝稳定牙弓。

(6)牵引的速度不宜过快,以待牙周骨组织的改建及纤维束的重新排列,从而获得稳定的疗效,牵引力过大,将可能导致埋伏牙牙髓坏死及正畸附件松动、脱落,导致二次手术,增加患儿痛苦。

(7)治疗过程中应不定期地拍摄 X 线片检查埋伏牙移动的情况,尽量使阻生牙通过牙槽嵴顶萌出,否则将造成附着龈丧失,牙龈退缩,外形不良。

二十四、乳牙拔除术

(一)适应证

1.不能保留的患牙

(1)牙冠破坏严重,已无法再修复的乳牙,或已成残冠、残根者。

(2)生理性替换的露髓牙,牙根吸收 1/3 以上,根管感染不宜做根管治疗者。

(3)乳牙根尖周炎,根尖及根分叉区骨质破坏范围广,尤其炎症已涉及后继恒牙牙胚,乳牙牙根因感染而吸收,或乳牙根尖露于龈外,甚至使局部黏膜发生创伤性溃疡者。

(4)乳牙外伤致牙根近颈 1/3 区折断,挫入性移位影响恒牙发育,或外伤牙处于骨折线上不能治愈的乳牙。

(5)有病灶感染迹象而不能彻底治愈的乳牙,因特殊治疗需要应拔除的乳牙,如放疗区域的患牙。

2.因咬合诱导需拔除的乳牙

(1)后继恒牙即将萌出或已萌出。

(2)影响恒牙列正常形成的乳牙,如低位乳牙或为减数顺序拔牙需拔除者。

3.其他

其他额外牙及不能保留的新生牙。

(二)禁忌证

1.全身状况

(1)血液病如白血病、血友病、贫血、血小板减少症等血液病活动期。

(2)糖尿病、甲状腺功能亢进等内分泌疾病者。

(3)患严重心脏、肝肾疾病、甲状腺功能亢进、糖尿病等疾病,内科医师评价后,建议暂缓拔牙者。

(4)急性感染、发热者。

2.局部因素

(1)患牙根尖周组织和牙槽骨急性炎症明显,应先用药物控制。

(2)患儿伴急性广泛性龈炎或严重口腔黏膜疾病,应控制症状待消炎后再行拔牙术。

(三)操作程序及方法

1.术前准备

(1)了解患儿健康状况,向家长说明拔除患牙的理由。

(2)以亲切的态度接待患儿,尽可能消除其紧张感。

(3)手术器械的准备,按手术要求选择经严格消毒的器械。

(4)对疑有或有药物过敏的患儿做药物过敏试验。

（5）清洁、消毒口腔。口腔卫生较差者术前应刷牙,清洁口腔。

（6）术前再次检查、核对患牙,以免误拔。

（7）选用适合患牙牙颈部的牙钳。乳牙拔除术常可省略牙挺的使用,拔除残根时则主要使牙挺或根尖挺。

（8）如有必要,应拍摄 X 线片,帮助了解牙根情况,可使手术顺利。

2.局部麻醉

注射局部浸润麻醉和传导阻滞麻醉药物的要求与成人大致相同,但应注意儿童的解剖特点。常用的麻醉药物是 1%～2%利多卡因、4%阿替卡因和 2%甲哌卡因。注射进针点用 1%的碘酊或 0.5%碘伏棉球做黏膜消毒,需要时可加涂表面麻醉药物。

3.拔除手法

（1）患牙周围牙龈用 1%的碘酊或 0.5%碘伏棉球拭涂消毒,分离牙龈。

（2）上、下颌乳前牙拔除应慢慢转动,脱位后自牙槽窝内拉出。

（3）上、下颌乳磨牙拔除时,牙钳尽力插入钳住颈根部,做颊舌向缓慢摆动,脱位后向牙槽窝外拉出。

4.拔除后处理

乳牙拔除后一般不搔刮,若有牙的残片和肉芽组织,则应去除。乳牙过深的根尖小残片,为免伤及恒牙牙胚时,可不强求取出,待其日后排出或视情况拔除。

5.缩小创口

术者对创口稍压其颊舌侧,使之缩小。

6.止血

消毒纱布或棉球覆盖创口,嘱患儿对𬌗咬紧,30 min 后去除。

（四）注意事项

（1）把握好适应证与禁忌证:患儿伴有全身系统疾病时,应及时请有关专科会诊,治疗后再考虑拔牙。

（2）对拔下的乳牙应仔细检查,观察牙根有无折断,与牙根生理性吸收区别。

（3）拔牙时用力缓慢:乳前牙常因生理性吸收使牙根唇舌向呈薄片状,若唇舌向摆动易致折断。

（4）术后遵医嘱,勿触摸创口,勿不停吸吮创口及吐口水,以免拔牙后出血。勿咬或用手指触碰局部麻醉作用尚未消失的软组织,以免人为致创伤。

（5）术中注意防止拔除的乳牙误入呼吸道、消化道。

二十五、额外牙及其埋伏额外牙的拔除

额外牙（即多生牙）及其埋伏额外牙,多见于儿童的上颌前牙区。

（一）适应证

（1）萌出中或已萌出的额外牙,影响美观。

（2）埋伏额外牙影响周围邻牙正常萌出和排列者。

（3）埋伏额外牙致唇、腭侧明显骨形隆起,影响美观或不适。

（4）埋伏额外牙压迫正常邻牙牙根,可能导致后者异常吸收者。

（5）引起牙源性囊肿如含牙囊肿等病理性变化的埋伏额外牙。

（6）在鼻腔或上颌窦内萌出并出现相应部位症状的额外牙。

（7）7 岁以上的埋伏额外牙患儿。

（二）禁忌证

（1）系统性疾病不宜手术者。

（2）年龄过于幼小不能耐受手术的埋伏额外牙患儿。

（3）对牙列、邻牙无不良影响的深部埋伏额外牙。

（三）操作程序及方法

1.正常牙弓位置上已萌出的额外牙

其拔除方法、程序同一般拔牙术；唇颊侧萌出的额外牙，近远中向使用直钳加轻的旋转力；腭侧错位的额外牙，多使用牙挺，协助拔除。

2.埋伏额外牙

（1）术前准备。①术前需仔细做临床和 X 线检查，进行必要的术前评估。X 线检查确定埋伏牙的数目和位置对确定手术路径和方法至关重要，临床上 CBCT 检查应作为常规手段对额外牙进行精确定位。②与患儿充分沟通，取得患儿的积极配合也是手术关键；否则应考虑全麻下手术。

（2）麻醉：一般选用局部浸润麻醉，对埋伏较深的额外牙可采用眶下神经阻滞麻醉和鼻腭神经阻滞麻醉。

（3）常规口外、口内清洁消毒，铺手术孔巾。

（4）切开：位于邻牙唇侧或邻牙牙根间的额外牙，多选用牙槽突唇侧弧形切口或唇侧龈缘梯形切口；位于邻牙腭侧的，常选用腭侧龈缘切口；对于埋伏很深，位于邻牙根尖上方且偏腭侧的额外牙，唇侧进路可能较腭侧进路更易操作。

（5）剥离龈瓣，暴露部分牙体露出埋伏牙，或覆于埋伏牙的骨板，用高速牙钻或超声骨刀去除所覆骨板，暴露牙冠的最宽处，用牙挺挺出。

（6）刮除周围囊性组织，生理盐水冲洗，复位龈瓣，缝合伤口。

（四）注意事项

（1）埋伏牙术前定位应准确。

（2）注意术前、术中消毒及无菌操作。

（3）作切口时避免损伤局部的主要神经、血管并注意保护邻牙牙根及恒牙胚。

（4）手术中应注意避免损伤生长发育中的恒牙胚。

二十六、牙龈开窗助萌术

（一）适应证

（1）与同名牙相比迟萌明显。

（2）需助萌的牙已达牙槽嵴顶部，切端在牙龈黏膜下，可被扪及，但因局部软组织致密，萌出困难者。

（二）禁忌证

患儿有血液病等系统性疾病不宜手术者。

（三）操作程序及方法

（1）局部清洁消毒。

(2)局部浸润麻醉。

(3)沿着迟萌牙的切端,由一侧切角至另一侧切角作唇腭侧两弧形切口,去除两切口间的梭形龈瓣,用探针分离切端周围龈组织,完全暴露出牙的切端。

(4)局部涂1%碘酊,纱布或棉球压迫止血。

(四)注意事项

(1)迟萌牙离牙槽嵴顶甚远或在骨内,而迟萌期过长,则应考虑做开窗去骨或牵引术助萌。

(2)去除切端梭形龈瓣,以牙的切端暴露完善为宜,过小或过窄都会使萌出受阻。

二十七、预防性树脂充填术

(一)适应证

窝沟较深,有局限窝沟龋伴有深窝沟。

(二)禁忌证

广泛窝沟龋,已无正常窝沟。

(三)操作程序及方法

(1)小球钻或微创球钻仅去除龋损组织,不做预防性扩展。

(2)清洁牙面、冲洗、吹干、隔湿。

(3)酸蚀剂酸蚀去除龋蚀后的组织面及附近牙面,冲洗、吹干。

(4)复合树脂充填窝洞,余窝沟用窝沟封闭剂进行窝沟封闭。

(5)调𬌗,抛光。

(四)注意事项

(1)操作中注意严密隔湿。

(2)充填时应注意材料不宜过多过厚,以免咬合过高且易脱落。

二十八、菌斑染色剂的应用

(一)适应证

(1)为儿童及其家长口腔宣教时应用。

(2)检查儿童的口腔卫生情况。

(3)辅助指导刷牙和提高刷牙效果。

(二)禁忌证

(1)年龄过于幼小,尚无使用必要。

(2)乳牙列形成期,部分乳牙尚未萌出;或乳牙萌出中,牙冠尚未完全萌出。

(三)操作程序及方法

(1)让受检儿童清水漱口,吐出口腔内残存的食物残渣等。

(2)让受检儿童自己拿着镜子或让家长同时观察受检儿童牙面,向家长解释肉眼直视难以确认的菌斑附着情况。

(3)按所选用菌斑染色液或菌斑染色片的使用方法给牙面所附着菌斑染色。液剂可用棉球或棉棒蘸取后涂布于牙面;片剂则让受检儿童充分咀嚼混于唾液中,咀嚼时间可在40 s左右,使牙面所附菌斑充分染色。

(4)用染色剂染色后,清水漱口。

(5)让受检儿童从镜子中观察,家长直视观察牙面的染色菌斑情况,并进行口腔卫生教育。

(6)结合正确刷牙方法的指导,针对特别需要注意的牙面,提高刷牙效果。

(7)菌斑染色剂的应用:可参考以下进程实施:第1周每天1次在刷牙前染色;第2周每2 d 1次于刷牙前染色;第3周每天1次于刷牙后染色;第4周每2 d 1次于刷牙后染色;以后可每周1次于刷牙后染色,鉴定刷牙效果和口腔卫生状态,持续一定时期。

(8)根据所附着的菌斑评估儿童口腔卫生,常用的参考方法如下。①口腔卫生指数:将全口牙分为上、下颌的左、右、前牙组,共6组。记录牙面为4个区,即第二恒磨牙(或第一恒磨牙)的唇(颊)面和舌(腭)面。计分标准为:0为无菌斑附着;1为菌斑附着占牙面1/3以内;2为菌斑附着占牙面1/3~2/3;3为菌斑附着占牙面>2/3。指数计算为计分总分除以受检牙组数。②简化口腔卫生指数:记分标准同口腔卫生指数,但受检牙为16、11、26、36、31、46共6颗牙,具体为11、31牙的唇面,16、26牙的颊面与36、46牙的舌面。指数计算为记分总和除以受检牙数。若第一恒磨牙缺失,以第二恒磨牙检计;若中切牙缺失,以对侧中切牙检计。

(四)注意事项

(1)操作和使用过程中勿污染使用者和受检者的衣服。

(2)指导刷牙训练时,尤其让家长和孩子注意清洁菌斑附着严重的牙面。

二十九、龋蚀显示剂的应用

(一)适应证

(1)在口腔医学实验室教学和临床教学中可帮助学生辨别是否存在未去净的腐质,最大程度上保留健康牙体组织。

(2)在临床工作中,可指导年轻医师在龋病治疗时辨别是否存在未去净的腐质,最大程度上保留健康牙体组织。

(二)禁忌证

(1)临床中年龄过于幼小,不能配合治疗,需尽量缩短口腔内操作时间的幼儿。

(2)对龋蚀显示剂成分过敏的儿童。

(三)操作程序及方法

(1)尽量采用橡皮障隔湿,无橡皮障隔湿条件的可采用棉卷或棉球置于患牙颊舌侧,避免口腔软组织被染色。

(2)去除龋坏组织,按所选用龋蚀显示剂的使用方法在检测区域滴入龋蚀显示剂1~2滴,静置5~10 s,冲洗干燥窝洞。

(3)呈现的红色区域为尚未去净的龋坏组织,慢速牙钻去净红色龋坏组织。重复上述操作,至窝洞内无染色,说明龋蚀组织已去净。

(四)注意事项

(1)操作和使用过程中勿污染使用者和受检者的衣服。

(2)在使用前需询问患儿的药物过敏史。

(李　惠)

第二节 牙齿的萌出、替换和萌出异常

一、乳牙的重要作用

乳牙在儿童期担负着咀嚼功能,对儿童口腔颌面部及全身的生长发育、发音以及儿童的心理发展起着重要的作用。乳牙的存在为继承恒牙的萌出预留位置,对恒牙的萌出具有一定诱导作用。如果乳牙过早丧失,则常常出现邻牙移位,导致继承恒牙因间隙不足而萌出位置不正或阻生,形成错𬌗畸形。

二、乳牙和恒牙的萌出和替换

乳牙的牙胚在胚胎第 6 周时开始发生,恒牙中的第一恒磨牙在胚胎 4 个月时开始发生。牙胚经过发育和钙化,当牙根开始发育时,牙齿在颌骨内出现向口腔方向的移动。正常情况下,牙根发育到根长的 2/3 时,牙冠即在口腔中萌出。随着牙根继续发育,牙齿也不断萌出,直至与对𬌗牙接触,但此时牙根的发育尚未完全。

牙齿的萌出遵从一定的规律,按一定的时间、一定的顺序,左右同名牙对称性萌出。萌出顺序比萌出时间更有意义,萌出顺序紊乱可导致牙列不齐。

牙齿萌出时间也标志着儿童发育成熟的程度,所以牙龄也是评估生长发育的重要指标。由于牙齿萌出比牙齿钙化更易受到其他因素的影响,如乳牙早失可能造成继承恒牙的早萌或迟萌,因此,一般认为以牙齿钙化时间作为成熟指标更为准确。在临床应用时,钙化时间和萌出时间可以相互参考补充。

(一)乳牙萌出的平均年龄及顺序

临床应注意的是牙齿萌出的时间和顺序存在一定的个体差异。婴儿多在 6~8 个月萌出第一颗乳牙,到两岁半至三岁时 20 颗乳牙全部萌出。婴儿出牙时可有流涎、喜咬硬物或将手放入口内,哺乳时咬奶头等现象。个别反应严重的会出现发热、拒食或哭闹的现象。

(二)恒牙萌出时间

恒牙萌出时间,通常女性比男性略早,下颌同名牙早于上颌。第一恒磨牙在多数儿童于 6 岁左右萌出,故又称"六龄牙"。第二恒磨牙多数于 12 岁萌出,也称"十二龄牙"。

(三)牙齿萌出和牙根发育

牙齿萌出过程中,萌出的潜力与牙根形成的长度有关,当牙根发育接近完成时,牙齿萌出潜力明显减小。牙根发育完成后,牙齿仍有继续萌出的倾向,但萌出机制与牙根未发育完成时不同。牙根发育过程中,根部牙本质不断形成,牙根增长导致牙齿萌出,而牙根发育完成后,牙齿继续萌出现象是当牙齿由于咀嚼产生磨耗后的一种生理性代偿现象,主要依靠根尖部牙骨质增生以补偿牙齿损耗的高度。不论乳牙或恒牙,初萌时牙冠和牙根都尚未发育成熟,牙冠部髓腔宽大,牙根的根管壁薄,根管径粗大,根尖孔开放呈喇叭口状。临床上称未发育完成的牙为"年轻乳牙"和"年轻恒牙"。正常情况下,当牙根发育达 2/3 时开始临床萌出。乳牙根在萌出后一至一年半发育完成,恒牙根则在萌出后三至五年完成。

(四)乳牙根吸收

在乳、恒牙交替阶段出现的乳牙根吸收是一种生理过程。牙根的吸收类似骨组织的吸收,为破骨细胞活动的结果。从乳牙根开始吸收到乳牙脱落,牙根的吸收并非为持续性,而是间断性进行的,活动期和静止期交替出现。临床上表现为时而松动,时而稳固。牙根吸收早期速度较慢,接近脱落时吸收速度加快。在吸收间歇期,被吸收牙根的表面又可以出现新的牙骨质沉积,牙根周围也有新的牙槽骨形成。如果这种修复活动过分活跃,就有可能使牙根和牙槽骨出现结合,这种现象称为"牙固连"。临床表现为固连牙的𬌗面低于邻牙,因此,有人又称其为"乳牙下沉"。该现象会导致局部牙槽骨发育障碍,乳牙长期不脱落并妨碍恒牙萌出,还可能造成对𬌗牙过长,继发错𬌗畸形。

乳牙根从发育完成到开始吸收这个阶段称为"乳牙根的稳定期"。在此阶段进行根管治疗,安全性相对较高。在牙根吸收期,应注意掌握牙根吸收的程度,避免机械刺激和药物对根尖周组织的损伤。

乳牙根吸收的部位受其继承恒牙位置的影响。乳前牙从根尖的舌侧开始吸收,乳磨牙根最先开始吸收的部位是根分歧处。恒牙胚向𬌗面及唇侧不断移动,乳牙根逐渐吸收,直至乳牙脱落,恒牙萌出。适当的咀嚼刺激会促进乳牙根的吸收。如果乳牙根吸收不充分,则可能出现继替恒牙萌出时乳牙尚未脱落的情况,称为"乳牙滞留"。滞留乳牙往往会妨碍继替恒牙萌出到正常位置,并且影响牙列的清洁和自洁,因而应当及时拔除。有时由于牙根中部吸收较快,在拔除滞留乳牙时可能会出现牙根断裂。牙根残片可以继续被吸收,或被排出牙槽窝。因此,不要求必须掏出。

三、萌出异常

牙齿萌出障碍在乳牙列和恒牙列都可能出现。牙齿萌出时间在不同个体之间存在差异,但如果超出平均萌出时间的正常值范围很多,则为异常。

(一)牙齿早萌

1.乳牙早萌

婴儿出生时就已萌出的牙称为"诞生牙",在出生后约一个月以内萌出的牙称为"新生牙"。乳牙早萌一般出现在下颌中切牙(85%),偶有上颌切牙或磨牙,还有少数是额外牙。乳牙早萌的原因尚未明确,可能与某些局部和全身因素有关,如牙胚的位置距口腔黏膜太近。诞生牙的发生有家族性倾向,在一些综合征的患儿也发现有诞生牙或新生牙,这提示遗传因素的作用。早萌牙因为牙根发育不成熟,往往非常松动。

治疗:极度松动的牙可能会脱落而导致婴儿误吸,应该予以拔除。有时不甚松动,婴儿吮奶时由于早萌的下切牙对舌系带及周围组织的摩擦而导致褥疮性溃疡(又称 Riga's 病)。应指导家长改用汤匙喂乳,局部可用消炎、止痛、促愈合的药物。

2.恒牙早萌

恒牙早萌多见于前磨牙,下颌多于上颌。由于乳牙根尖病变将其继承恒牙胚周围的牙槽骨破坏,恒牙因阻力减小,过早地暴露于口腔中。早萌牙的牙根发育不足,常并发釉质发育不全和钙化不全,临床上表现为釉质表面出现缺损和色斑,称为"特奈氏牙"。在少数病例中,由于乳牙的根尖炎症波及恒牙的根周围组织,临床可见早萌的牙极度松动,牙根不能继续发育,以至早失。

治疗:能否及时控制乳牙根尖周感染,与继承恒牙早萌后牙根能否继续发育直接相关。因此,要及时治疗有根尖周病变的乳牙。如病变严重,已波及恒牙胚,则需及时拔除。釉质发育不全的早萌牙易继发龋坏,可进行涂氟预防并修复釉质缺损。医师需指导患儿进行有效的菌斑控制,防止咀嚼时硬物对比较松动的早萌牙造成创伤。

(二)乳牙迟萌

通常在出生后1年始萌出第一颗乳牙者,尚属正常萌出范围。如果1周岁后仍未萌牙,则应查找原因。首先应拍X线片排除是否为"先天无牙畸形",其次考虑有无全身性疾病,如佝偻病、甲状腺功能低下和极度营养缺乏等。

治疗:如为全身性因素影响,应对症治疗,以促使牙齿萌出。如为先天性无牙畸形,在患儿4、5岁时,可做义齿以恢复咀嚼功能,有利于营养的摄取和口腔颌面部的发育。

(三)恒牙萌出困难

由局部因素所导致的牙齿萌出困难通常出现于上颌中切牙。乳中切牙早失后,因咀嚼致龈黏膜角化肥厚,变得坚韧,使恒牙萌出困难。临床可见黏膜下牙冠突起,局部牙龈硬韧、发白。额外牙、牙瘤或囊肿也会导致牙齿萌出困难,临床表现为牙齿不萌或错位萌出,局部骨质膨隆。通过X线片即可确诊。偶尔可见由全身性疾病所导致的牙齿萌出困难,如颅骨-锁骨发育不全综合征和GAPO综合征。颅骨-锁骨发育不全综合征为常染色体显性遗传疾病,有颅骨横径过大、囟门骨化延迟,锁骨发育不全等症状。口腔表现乳牙萌出正常,但恒牙列除第一恒磨牙和其他个别牙外,其他牙不能正常萌出。有研究表明这与骨吸收障碍有关。另外,常有额外牙出现。

治疗:因牙龈增厚而难以萌出的牙,可切除部分牙龈致切缘暴露,使牙齿得以萌出。因额外牙、牙瘤及囊肿而萌出受阻的牙,应拔除额外牙,摘除牙瘤或刮除囊肿,使正常牙齿顺利萌出。

(四)牙齿异位萌出

凡恒牙未在牙列正常位置萌出时,称为"异位萌出"(ectopia)。多发生在上颌第一恒磨牙和上颌尖牙,其次为下颌侧切牙和下颌第一恒磨牙。异位萌出的恒牙往往造成相邻乳牙被压迫吸收。第一恒磨牙异位萌出的原因主要有:第二乳磨牙和第一恒磨牙牙冠的体积较大,上颌结节的发育不足及第一恒磨牙的萌出方向异常。第一恒磨牙异位萌出的诊断主要通过X线片,第一恒磨牙的牙轴向近中倾斜,其近中边缘嵴受阻于第二乳磨牙的远中颈部,导致后者出现不同程度的吸收。约2/3的异位萌出的第一恒磨牙可自行矫正,萌出至正常位置,只造成第二乳磨牙的轻微破坏,称为可逆性异位萌出。其余1/3无法自行萌出,甚至会导致第二乳磨牙早失。

治疗方法如下所示。

(1)分牙法:适用于第二乳磨牙稳固的病例。可在第一恒磨牙和第二乳磨牙间放置分牙簧,或用直径为0.5~0.7 mm的铜丝穿过间隙结扎加力,使第一恒磨牙受到远中向的力,萌出到正常位置。

(2)截冠法:适用于第二乳磨牙稳固,但分牙法不能奏效的病例。将根管治疗后的第二乳磨牙的冠部远中部分截除,使第一恒磨牙萌出。

(3)当第二乳磨牙根吸收严重时则拔除之,待第一恒磨牙萌出后再酌情扩展或保持间隙。

(李　惠)

第三节 乳牙和年轻恒牙的牙髓及根尖周病

在儿童乳牙列和混合牙列期进行乳牙牙髓治疗的目的是：消除牙髓及根尖周病变，使乳牙处于非病理状态；维持牙弓长度和牙齿间隙；通过良好的治疗为儿童提供舒适的口腔状态和正常咀嚼功能；预防发音异常和口腔不良习惯。

年轻恒牙是指正在生长发育中的恒牙，其根尖孔尚未完全形成。故保存牙髓活力使之完成正常生长发育是年轻恒牙的牙髓及根尖病治疗的首要目的。

一、乳牙和年轻恒牙的生理解剖特点

(一)乳牙硬组织特点

乳牙硬组织薄，髓腔与牙体表面距离近，相对牙体组织来说，乳牙的髓腔大、髓角高，以近中颊角尤为明显，龋损易达牙髓。乳牙硬组织薄且钙化度低，尤其是在牙颈部，牙本质小管粗大、渗透性强、牙髓易受外界细菌侵犯，故临床上慢性闭锁性牙髓炎多见。髓底副根管和副孔多，使得乳牙牙髓感染后易通过髓底副根管和副孔侵犯根分歧，导致根周组织慢性炎症的同时牙髓可为活髓。

(二)乳牙牙髓组织特点

乳牙的牙髓细胞丰富，胶原纤维较少且细，根尖部胶原纤维较其他部位多。乳牙牙髓中部的血管粗细相混，边缘部血管细，恒牙牙髓中部的血管粗，边缘部血管细。乳牙牙髓亦有增龄性变化，即随年龄增长，牙髓细胞数量减少，而纤维组织成分增加。对乳牙牙髓中淋巴管的有无尚存争议，至今尚无有力证据证明其存在。

乳牙牙髓的神经纤维呈未成熟状，分布比恒牙稀疏，牙髓边缘神经丛少，腊施柯神经丛的神经纤维也少，从神经丛进入成牙本质细胞层的神经细胞突很少，进入前期牙本质的神经纤维更少，达钙化牙本质的神经纤维尤不明显，这是乳牙感觉不敏感的原因之一。乳牙冠中部牙髓中组成神经纤维束的神经纤维多为无髓鞘纤维，即使有髓鞘纤维，髓鞘也不如恒牙发达。

(三)乳牙牙根及根周围组织的特点

乳前牙为单根牙，牙根唇舌向是扁平状，自根的中部开始向唇侧弯曲。乳磨牙根分叉接近髓底，各根间的分叉大，根尖向内弯曲呈抱球状，有利于容纳继承恒牙胚。乳磨牙的根和根管数目有较大的变异性，准确地判断牙根和根管的数目是乳牙根管治疗的基础。上颌第一、第二乳磨牙为3个3根管型，其分布为近、远中颊根和腭根，内各有一个根管。下颌第二乳磨牙多为近、远中分布的2个扁根，有时远中根分叉呈3根管型；下颌第二乳磨牙多为4根管型，近、远中各分为颊舌2根管；有时远中为1个粗大的单根管，呈3根管型。下颌第一乳磨牙多为近、远中分布的2个扁根；根管数目变异最大，多见为3根管型，近中为1个粗大的根管和远中分为颊舌2根管；有时亦可见4根管型，即近、远中各分为颊舌2根管型；近远中各有一个根管的2根管型比较少见。

乳牙根周膜宽，纤维组织疏松，牙周膜纤维不成束，故乳牙根周组织的炎症易从牙周膜扩散，龈沟袋排脓引流。乳牙牙槽骨骨质疏松，代谢活跃，对治疗反应良好。乳牙根的下方有继承恒牙胚存在。

（四）乳牙牙根的生理性吸收

乳牙牙根存在生理性根吸收,以便完成乳、恒牙顺利替换的生理过程。乳牙萌出后一至一年半牙根完全形成(乳切牙一年左右,乳尖牙和乳磨牙一年半左右),乳牙脱落前 3～4 年牙根开始吸收(乳切牙 3 年左右,乳尖牙和乳磨牙 4 年左右)。在乳牙牙根完全形成之后到牙根开始吸收之前的期间内乳牙根处于相对稳定,此期间叫乳牙根的稳定期。

在乳牙根吸收的初期时牙髓尚维持正常结构;根吸收掉 1/4 时,冠髓无变化,根髓尚属正常,但吸收处纤维组织增加,成牙本质细胞排列混乱,细胞扁平化;根吸收掉 1/2 时,冠髓尚属正常,根髓吸收处牙髓细胞减少,纤维细胞增加,成牙本质细胞变性、消失,且髓腔内壁牙本质有吸收窝;根吸收掉 3/4 时,正常的牙髓细胞减少,成牙本质细胞广泛萎缩消失,纤维细胞增加,毛细血管增加,神经纤维渐渐消失,并伴有内吸收;乳牙脱落时,残存牙髓失去正常组织形态,无正常牙髓细胞,牙髓组织肉芽性变,牙冠部牙本质发生内吸收。了解乳牙牙髓的组织变化特点,有利于掌握乳牙的牙髓病诊治原则。

（五）年轻恒牙的生理解剖特点

年轻恒牙是指根尖孔尚未完全形成的正在生长发育中的恒牙。年轻恒牙萌出时釉质已发育完成,釉柱、釉柱鞘及柱间质等形态特征与一般的恒牙并无不同,但萌出的年轻恒牙表面釉质矿化度低、易脱矿,一旦发生龋齿,进展迅速。年轻恒牙相对而言,髓腔大且髓角高,根尖孔呈开放的大喇叭口状,根管壁牙本质层薄,且越向根尖部根管壁越薄。因为年轻恒牙牙本质的厚度较成熟恒牙要薄得多,所以临床上进行备洞或其他切削牙体组织的操作时,必须考虑到可能造成的对牙髓组织的影响,应避免意外露髓和其他医源性因素所导致的牙髓感染。

年轻恒牙的髓腔大且牙髓组织较多,牙髓组织中血管多、血运丰富,这样既能使牙髓内的炎症产物能被很快运送出去,又使牙髓具有较强的修复能力。另外,年轻恒牙根尖部呈大喇叭口状,牙髓组织在根尖部呈乳头状与下方牙周组织移行,根尖部存在丰富的局部血液微循环系统,所以年轻恒牙牙髓对炎症有较强的防御能力,这为年轻恒牙尽量保存活髓提供了生理基础。年轻恒牙在萌出后 3～5 年牙根才能发育完成,在此之前,保存活髓,尤其是保存活的牙乳头是使牙根继续发育的关键。

二、乳牙牙髓及根尖病的特点

（一）乳牙的牙髓状态判断

正确地判断牙髓状态对诊断乳牙牙髓及根尖周病是极其重要的,并直接影响治疗方案的选择及预后。但由于儿童身心发育及乳牙生理特点所限,现在临床上还没有十分可靠的手段来判断乳牙的牙髓状态,特别是在没有露髓的情况下,需结合患儿的症状及全面的临床检查,进行综合分析。

1.疼痛史

乳牙的牙髓感染早期症状不明显,这是由于乳牙牙髓的神经系统结构不完善,对各种感觉反应不敏感,加上儿童自知能力和语言表达能力较差,故有无疼痛史不能作为诊断乳牙牙髓感染的绝对标准。一旦出现自发痛,说明牙髓有广泛的炎症,甚至牙髓坏死,无自发痛史不能肯定牙髓无感染存在,这需要医师结合其他的临床检查结果进行综合分析。

2.露髓和出血

乳牙非龋源性露髓(如牙外伤、治疗中意外穿髓等)时,露髓孔的大小与牙髓感染的范围呈正比关系,龋源性露髓孔的大小与牙髓感染的范围无确定关系。真正的龋源性露髓总伴有牙髓感染的存在,针尖大的露髓孔,牙髓感染的范围可能为针尖大小,也可能是广泛的炎症,甚至是牙髓坏死。一般露髓处出血的量和颜色,对判断牙髓的感染程度有参考价值。如露髓处有较多暗红色出血且不易止血时,常说明牙髓感染较重;反之,牙髓感染较轻且局限。该方法在冠髓切断术中判断牙髓状态时,很有参考价值。

3.乳牙牙髓测验

一般的牙髓电测量仪对乳牙不适用,因为乳牙的根尖孔较大,又常因为生理性吸收而呈开放状态,不能形成根尖的高电阻回路。常用的牙髓温度测量,因受儿童感知和语言表达能力的限制,常不能得到可靠的结果。

4.叩诊和牙齿动度

牙齿叩痛和过大动度常说明牙根周围组织处于充血、炎症状态,在没有其他非龋因素存在时,说明牙髓存在感染,且牙髓感染已通过根分歧或根尖孔扩散到牙根周围组织,故叩诊和牙齿动度检查对牙髓状态的判断是很有意义的。临床操作中应注意,由于儿童在就诊时常处于紧张状态,且感知和语言表达能力有限,有时不能提供可靠的表述,需检查者细心观察儿童的行为和表情,对儿童的反馈进行甄别判断。检查时动作要轻柔,怀疑该牙有叩痛时更要注意,不要引起患儿的剧烈疼痛,避免造成患儿对牙科治疗的恐惧,为以后的治疗创造条件。

5.牙龈肿胀和瘘管

牙龈出现肿胀和瘘管是诊断牙根周围组织存在炎症的可靠指标。此时,牙髓可以是有感染的活髓,也可以是死髓。乳牙牙槽骨疏松,血运丰富,骨皮质薄,牙根周围组织感染可迅速扩展达骨膜下,但骨膜下持续时间较长,不易局限化,处理不及时可导致间隙感染。乳牙慢性根周组织感染出现的脓肿和瘘管与牙根形态和走向有关。

6.X线检查

拍摄乳牙的X线牙片和咬合翼片不仅可以发现邻面龋,还可以观察龋洞与髓腔的关系和有无修复性牙本质形成,也检查髓腔内有无根管钙化或内吸收出现、根周组织中有无病变及与其下方恒牙胚的关系、有无牙根吸收及吸收程度。X线片上发现根内吸收时,常已造成髓腔与牙周组织相通,在根管治疗时非常困难。乳牙牙髓感染扩散到根周围组织时,首先侵犯的部位常在根分歧部,其次是根尖周组织。在观察乳牙根周围组织病变时,应特别注意其与恒牙胚的关系。一旦病变波及恒牙胚,是乳牙拔牙的指征。在观察乳牙牙根吸收时应注意,牙髓存在感染时,炎症细胞可刺激破牙本质细胞和破骨细胞活跃,造成根吸收,且乳牙牙体组织钙化度低、易被吸收,特别是在乳牙的根不稳定期。这种病理性根吸收加生理性根吸收的速度很快,远大于单纯的病理性吸收或生理性吸收,临床治疗困难,常常导致拔牙。故在乳牙处于根不稳定期并怀疑牙髓存在感染拟作根管治疗时,一定要有术前X线片帮助判断牙根情况。

(二)乳牙牙髓及根尖病的特点

1.早期症状不明显

有无疼痛史不能作为诊断乳牙牙髓感染的绝对标准。一旦出现自发痛,说明牙髓有广泛的炎症,甚至牙髓坏死。

2.乳牙牙髓炎多为慢性过程

即使是出现急性症状也常是慢性炎症急性发作。

3.龋源性露髓常伴有牙髓炎的存在

针尖大的露髓孔,牙髓炎的范围可能为针尖大小,也可能是广泛的炎症,甚至牙髓坏死,一般露髓处有较多出血时,牙髓有广泛的炎症。

4.乳牙慢性牙髓炎常伴有根尖周感染

这种感染多发生在根分歧部,乳牙存在根尖周感染时可为活髓,故鉴别乳牙牙髓炎和根尖周炎主要通过X线片。

5.乳牙根尖周感染扩展迅速

由于乳牙牙槽骨疏松,血运丰富,骨皮质薄,感染很快扩至骨膜下,不易局限,若未及时治疗可引起间隙感染,出现全身症状。

6.乳牙牙髓和根尖周感染易导致牙根吸收

炎症细胞可刺激破牙本质细胞和破骨细胞活跃,造成根吸收,且乳牙牙体组织钙化度低,易被吸收。严重的牙根吸收可导致乳牙早失。

三、乳牙的牙髓治疗

(一)直接盖髓术

由于乳牙龋源性露髓均伴有牙髓的感染,故直接盖髓术一般不用于乳牙深龋露髓的治疗。该方法常用于机械性露髓,如外伤冠折造成的露髓和临床治疗中的意外穿髓,且露髓孔小于1 mm的新鲜露髓处的治疗。常用的盖髓剂为氢氧化钙制剂。

(二)乳牙牙髓切断术

乳牙深龋侵犯牙髓的早期,感染仅限于冠髓,尚未达到根髓时,可去除已被感染的冠髓,保留未感染根髓,达到治疗的目的,此方法被称为牙髓切断术。由于临床上乳牙的牙髓状态不易判断,实际临床过程中乳牙冠髓炎的准确诊断就成为牙髓切断术成功的关键。目前常用的方法是临床检查、X线片检查和打开髓腔后直视下观察牙髓状况等手段相结合综合判断。临床上判断冠髓炎的参考指标有:患牙无自发痛史;临床检查无松动、叩痛;牙龈无红肿和瘘管;深龋去净腐质露髓或去净腐质极近髓;X线片无异常。用上述指标初步判断为冠髓感染后,还应在打开髓腔后,通过直视下观察牙髓的出血量和颜色、冠髓是否成形和去除冠髓后能否止血等情况,再次判断牙髓状态。

有下列指征时可视为冠髓切断术的禁忌证:牙髓感染不仅限于冠髓,已侵犯根髓,形成慢性弥漫性炎症,甚至侵犯牙根周围组织。乳牙牙髓切断术的发展经历了一个漫长的过程,现较成熟的方法有:FC牙髓切断术、戊二醛牙髓切断术和氢氧化钙牙髓切断术。

1.乳牙FC牙髓切断术和戊二醛牙髓切断术

乳牙FC牙髓切断术和戊二醛牙髓切断术的原理是:去除感染的冠髓后,用FC或戊二醛处理牙髓断面,使剩余的牙髓固定并达到无害化保留的目的。常用的药物为1∶5稀释的Buckely配方FC,或2%戊二醛。

成功的FC牙髓切断术后的主要组织学变化为:术后三天内与FC接触的牙髓被固定、嗜酸性变,进而纤维化,三天后剩余牙髓逐渐全部纤维化。乳牙FC牙髓切断术的预后及存在问题是FC处理后牙髓表面的凝固性坏死,有时是可逆的,其残留的根髓处于半失活状态,并伴有慢性炎症,可发生肉芽组织性变,造成根内吸收,FC对牙髓的作用有非自限性,可渗透到根周围组织中,引起根外吸收和瘘管。牙根内外吸收是FC牙髓切断术失败的主要原因。另外,在20世纪

70—80年代,关于FC的毒理实验报告相继发表,使人们对FC的全身毒性、致敏性及致癌性有所警惕。2004年6月,国际癌症研究会发出了甲醛甲酚蒸汽是对于人类具有致癌性的警告并指出:"总结来自多方的大量的系统研究表明,甲醛甲酚与鼻咽癌有确定的相关性,并且可能与上呼吸道其他部位的肿瘤有关,例如鼻黏膜和鼻窦。"戊二醛是为替代FC而使用的一种牙髓处理剂,应用于牙髓切断术的浓度为2%～5%。它与FC相比毒性低、无免疫方面的不良反应;渗透作用有自限性,其分子不渗透出根尖孔;经处理的牙髓其凝固性坏死过程是不可逆的,且立即固定生效;同FC一样有较高的临床成功率。

2.FC、戊二醛牙髓切断术操作要点

应对患牙施行良好的局部麻醉,用橡皮障或棉卷等方法严格隔湿、防止污染。尽量去除腐质后,喷水高速涡轮手机和球钻下用"揭盖法"揭去髓顶,操作中注意冷却降温,尽量减少对牙髓的刺激。用无菌慢速手机大球钻或尖锐的挖匙去除冠髓,直视下观察牙髓状况。如果去净冠髓后出血量大,且不易止血,说明牙髓感染不仅限于冠髓,根髓已受感染,不再是牙髓切断术的适应证,应改为根管治疗术。在去净冠髓后用生理盐水充分冲洗,去除所有牙本质碎屑和牙髓残片等碎屑,创面充分止血。用无菌小棉球蘸1∶5 FC或2%戊二醛药液放在根管口牙髓断面处行药浴1 min,药浴时切忌棉球过饱和,以免损伤深部的牙髓和通过髓底的副孔和副管损伤根分期组织。用氧化锌丁香油水门汀作为盖髓剂置于根管口处行盖髓处理,切忌向牙髓方向加压。为预防微漏对牙髓组织的二次感染,应对该牙严密垫底充填,金属预成冠是首选的修复方法。

3.乳牙氢氧化钙牙髓切断术

乳牙氢氧化钙牙髓切断术是真正意义上的活髓切断术。氢氧化钙牙髓切断术后的组织学变化是:与氢氧化钙接触的牙髓组织出现表面坏死层,其下方是一层局限的炎症浸润带,再下方是正常牙髓,从牙髓深层未分化细胞分化出成牙本质细胞排列在正常牙髓的表面,可形成牙本质桥。尽管氢氧化钙牙髓切断术在年轻恒牙牙髓治疗中已被公认为是一种成熟的方法,在乳牙中的应用还在研究中。用纯氢氧化钙作乳牙牙髓切断失败的主要原因是:纯氢氧化钙过强的碱性导致牙髓组织弥漫性炎症,造成根内外吸收及根周组织病变。速硬氢氧化钙制剂和碘仿复合氢氧化钙为盖髓剂,可改变其强碱性,降低了其对牙髓的毒性,增加了抗炎作用,取得了良好的临床效果。

4.牙髓切断术的术后观察和评估

牙髓切断术后需进行临床追踪观察2～4年以确定是否成功。因乳牙牙髓感染时可没有明显的主诉症状,在追踪观察中,必须通过临床检查和X线片检查对疗效进行全面评估。临床成功指标:患牙无不适主诉、牙齿无叩痛、无异常动度、牙龈无红肿和瘘管,X线成功指标:无病理性牙根内外吸收、根分歧和根尖无病变、恒牙胚继续发育,如果用氢氧化钙为盖髓剂,可见牙本质桥形成(非必备指标)。

(三)乳牙根管治疗术

根管治疗术是保留牙齿的最后治疗手段,一般来说,根管治疗术不能保留的牙齿意味着该牙将不得不被拔除,所以掌握根管治疗的禁忌证尤为重要。根管治疗的禁忌证:牙根吸收1/3以上、根尖周广泛病变或波及恒牙胚的病变、髓室底较大穿孔、根尖牙源性囊肿或肉芽肿。目前国内外常用的乳牙根管充填材料有氧化锌丁香油糊剂、氢氧化钙制剂、碘仿糊剂制剂(如KRI糊剂)等。

1.乳牙根管治疗的临床操作要点

(1)术前X线片:乳牙根管治疗前一定要拍摄X线牙片帮助判断牙根的情况。在X线片上,不仅要观察牙根周围组织是否存在病变以及病变的范围,还应观察有无牙根内外吸收和根管钙化的存在,以及牙根的解剖形态,这些都是影响乳牙根管治疗成功与否的重要因素。

(2)牙髓失活和摘除:提倡采用局部麻醉的方法,在无痛状态下摘除牙髓,也可用化学失活的方法,将牙髓失活后达到无痛状态再摘除。常用的化学失活剂有多聚甲醛制剂。成品牙髓化学失活剂多采用的是Aeslick失活剂配方(1.0 g多聚甲醛、0.06 g利多卡因、0.01 g胭脂红、1.3 g聚乙二醇和0.5 g丙烯乙二醇)。国内也常用金属砷制剂作为失活剂,由于金属砷是对人体有害的重金属,应用时要慎重,避免引起砷剂对牙龈组织的化学性烧伤,特别是在有根吸收存在时,砷剂易从开放的根尖孔进入到牙根周围组织引起化学性烧伤,故乳牙根吸收大于三分之一时,禁用金属砷失活制剂。另外,也应注意防止砷剂脱落入口,使患儿误吞后引起慢性中毒。

(3)根管预备:乳牙根管预备的目的是彻底去除根管内残留的牙髓碎片和根管壁被污染的表层牙本质等感染物质,并通畅细窄的根管,使随后的根管充填更加便利。由于乳牙的根尖孔较大,且常呈开放状,加之牙根呈抱球状,所以,在乳磨牙根管预备时不强调"根管整形",不必拉直根管。干燥情况下预备根管易造成根管锉的折断,根管预备时应保持根管内湿润。为安全起见,在乳磨牙根管预备时慎用机用旋转扩根器。

在根管预备中应结合药物洗涤根管,清除根管内残留的牙髓组织和碎屑,常用的根管冲洗药物有2%～5%氯亚明、2%～5.25%次氯酸钠、5%～10%EDTA、1.5%～3%过氧化氢溶液和生理盐水等。在药物冲洗治疗过程中,应注意保护儿童的口腔黏膜。由于这些根管冲洗药物不同程度上都有些异味,易引起孩子的不快和恶心,使用橡皮障可很好地解决这个问题。没有橡皮障时,可采用强力排唾器和棉卷等隔湿方法,以避免大量根管冲洗药物流入患儿口腔。

乳牙根尖孔狭窄部常不明显,特别是在根吸收的情况下,临床上不易确定准确的根管工作长度。由于工作原理的限制,一般的电子根管长度测量仪常不适用于乳牙。为避免对乳牙下方恒牙胚的损伤,常用的做法是初步确定根管工作长度为短于X线片根尖处2 mm,并结合临床实际情况加以校正。

在乳牙牙根尚未形成前和根吸收三分之一以上的情况下,根管消毒时应慎用FC和戊二醛等引出蛋白凝固坏死的药物,因其可能造成根周组织的损害,严重时可能引起恒牙胚的损伤。在牙根吸收多于三分之一时,应选用樟脑酚(CP)、碘仿和氢氧化钙药尖等药性温和的药物进行髓腔和根管消毒。儿童使用根管消毒药物时应注意保护周围软组织,因为孩子的牙龈黏膜组织非常娇嫩,比成人更容易被化学药品烧伤。

(4)根管充填:乳牙根管充填常用的方法有加压注射充填法和螺旋输送器充填法。加压注射充填法是用特殊的根管内注射器伸入根管内距根尖2 mm左右处,把根管充填药物加压注入根管的同时逐渐后退直至根管口,使药物充满根管。Vitapex是常用的碘仿-氢氧化钙加压注射充填药物。螺旋输送器充填法可把临床上所用的任意一种糊剂性根管充填药物送入根管,其方法是把蘸有根充糊剂的螺旋输送器针送入根管至距根尖2 mm处,开启输送器并轻轻上下提拉数次,使糊剂充满根管。此方法对根管预备要求较高,在根管特别弯曲和根管狭小时不宜使用,用螺旋输送器充填乳牙时要求输送针有很好的柔韧性,否则可能造成螺旋形输送器针折断于根管内。

(5)牙体修复:乳牙相对而言髓腔大牙体组织薄,根管治疗后容易造成牙体组织劈裂,且乳牙易发生继发龋,故乳牙磨牙根管治疗后,牙体组织修复的首选方法是不锈钢预成冠。

2.术后复查

乳牙根管治疗对恒牙胚的任何影响都应该引起儿童牙医的高度重视。乳牙根管治疗后需定期复查,间隔期一般为3~6个月。临床检查中治疗牙应无疼痛、咬合不适、异常动度和牙龈红肿及瘘管等症状。在X线片复查时,根周组织无病变出现,或原有根周组织病变消失或缩小;包绕恒牙胚周围的骨硬板完整;与术前X线片相比较,恒牙胚继续发育;发育程度应与对侧同名牙相仿。在复查中如发现牙齿有异常动度和瘘管等症状,提示根周组织存在病变,X线片上如原有根周组织病变扩大,恒牙胚周围的骨硬板不完整,则提示需拔除病灶牙,以免影响恒牙胚的发育。乳磨牙拔除后,应根据齿龄发育阶段和咬合情况,决定是否需用间隙保持器来保持牙弓长度。

四、年轻恒牙的牙髓状态判断

(一)疼痛史

当患牙出现激惹性疼痛时,常说明牙髓处于充血状态,一旦出现自发痛,说明牙髓有广泛的炎症,甚至牙髓坏死。除龋坏以外,前磨牙畸形中央尖的折断是导致牙髓感染引发疼痛的常见病因,检查中要注意确认有无折断的畸形中央尖。

(二)叩诊和牙齿动度

牙齿的叩痛和过大动度常说明牙根周围组织处于充血、炎症状态,在没有其他非龋因素存在时,说明牙髓存在感染,且牙髓感染已通过根尖孔扩散到牙根周围组织,故叩诊和牙齿动度检查对牙髓状态的判断是很有意义的。由于年轻恒牙的生理动度偏大,且个体差异较大,在牙齿动度检查时,应注意与健康的对照牙相比较再下结论。

(三)露髓和出血

龋源性露髓在露髓孔周围是较硬的牙本质时,露髓孔的大小与牙髓感染的范围呈正比关系,当露髓孔周围是软化牙本质时,说明腐质尚未去净,此时真正的露髓范围还不能确定,应进一步去腐直至周围是较硬的牙本质时,才能较为准确地判断露髓的范围。一般露髓处牙髓出血的量和颜色,对判断牙髓的感染程度有参考价值。如露髓处有较多暗红色出血且不易止血时,常说明牙髓感染较重;反之,牙髓感染较轻且局限。

(四)牙髓测验

一般的牙髓电测量仪对年轻恒牙不适用,因为年轻恒牙的根尖孔尚未形成,呈开放状态,不能形成根尖部的高电阻回路。临床上常用牙髓温度测量法,特别是热牙胶法,对年轻恒牙的牙髓状态进行判断,常能取得较为可靠的结果。正确的热牙胶测方法是:用棉卷隔湿并干燥牙面后,从对照牙到可疑患牙进行测试,测试部位一般选在牙齿的颊面无龋部,注意避免烫伤牙龈和口腔黏膜组织。

(五)X线片检查

在年轻恒牙治疗前拍摄X线牙片,应观察龋洞与髓腔的关系、有无修复性牙本质层形成。与乳牙一样,如果在龋洞的下方有修复性牙本质层出现,说明牙髓存在良好的修复防御能力,相对于外界细菌侵入的速度来说,牙髓的防御能力较强,牙髓可能处于相对健康的状态。此外,还应观察是否有根管钙化或内吸收。一般来说,年轻恒牙发生根内吸收的机会远低于乳牙。应观察牙根发育情况,根尖周组织有否病变,病变范围,病变对年轻恒牙牙乳头的侵害程度。年轻恒牙牙根发育程度对牙髓治疗方法的选择有很大影响。对发育程度低的开放根尖孔的年轻恒牙,由于血运丰富,可建立一些侧支循环对牙髓组织的修复性反应有利,待牙根逐渐发育完成,根尖孔狭窄形成,牙髓的血运将变差,逐渐失去了建立侧支循环的能力。所以,越是年轻的恒牙对活髓治疗的反应比发育成熟的恒牙反应越好。若年轻恒牙存在长期慢性轻度感染时,可出现根尖区牙槽骨骨白线增宽,密度增加的现象,这是机体的一种修复性反应。年轻恒牙的 X 线片上在根尖部有边界清晰局限性的透影区(牙乳头),这是牙根形成过程中的正常影像,需与根尖部的病变进行鉴别。

五、年轻恒牙的牙髓治疗

年轻恒牙牙髓治疗的原则是:尽量多的保存活髓,尤其是保存活的根尖牙乳头使牙根继续发育完成。

(一)间接牙髓治疗术或称二次去腐法

在年轻恒牙深的龋洞治疗时,如果临床判断牙髓仅存在极轻微的可逆性的炎症,而完全去净腐质会导致露髓时,可采用间接牙髓治疗术,或称二次去腐法来保存活髓。具体来说是在初次治疗时,去腐中有意识地保留洞底接近牙髓的部分软化牙本质,并进行促进修复性牙本质形成及软化牙本质再矿化的治疗,经过一定时间出现了修复性牙本质层及软化牙本质的再矿化后,再将剩下的软化牙本质去除,并完成最终修复。这种方法避免了因去腐露髓所造成的对牙髓的直接损伤,因而可以保存牙髓的活力并促进牙齿的正常生长发育。

1.适应证

深的龋洞近髓但无牙髓炎症状,如果一次完全去净腐会导致年轻恒牙露髓。间接牙髓治疗的成功关键在于对患牙牙髓状态的准确判断,排除不可逆性牙髓感染的情况。应拍摄术前 X 线片来观察龋洞与髓腔的解剖关系、牙根发育状态和是否有根尖病变。一般来说,在发育上越是"年轻"的牙齿、血管含量越丰富、牙髓组织代谢越旺盛、抗感染能力越强、自我修复能力越强,对治疗的反应越好。

2.禁忌证

闭锁性牙髓炎、牙髓坏死等牙髓感染。

3.操作要点

临床操作应在麻醉无痛状态下进行,尽可能地去除腐质,特别是湿软的细菌侵入层。注意保护髓角,对即将露髓处可留少许软化牙本质,避免穿髓。可选用大号球钻去腐。操作中注意冷却,同时避免用高压气枪强力吹干窝洞,因为高压气枪强力吹干时可引起牙本质小管内压力改变,造成虹吸现象,把成牙本质细胞突吸入牙本质小管,引起细胞变形,损伤牙髓。间接牙髓治疗常用的制剂为速硬氢氧化钙制剂。间接盖髓后应用速硬氧化锌丁香油水门汀、聚羧酸水门汀、玻璃离子水门汀等严密封闭窝洞,可用玻璃离子水门汀、复合体、光固化复合树脂或银汞合金等作暂时性修复以避免因微渗漏造成的牙髓继发感染。

间接牙髓治疗后患儿应无自发性痛,如术前有冷热刺激痛者,症状应逐渐减轻至消失,且牙髓应保持正常活力。一般来说,术后 3 个月左右在 X 线片上可观察到修复性牙本质层的出现,术后 6 个月左右,X 线片上常可观察到连续的有一定厚度的修复性牙本质层,此时可打开窝洞行二次去腐。当暂时性修复体和间接盖髓剂被去除后,可见原残留软化牙本质的颜色变浅,质地变干变硬,所去腐质常呈粉末状。待去净腐质后,应再次间接盖髓和严密垫底,方可完成永久性充填。在选择垫底材料时应注意避免使氧化锌丁香油水门汀与复合树脂类材料相接触,因为丁香油酚对树脂的聚合反应有抑制作用,会降低树脂的强度。在修复大面积牙体缺损时应注意,因为年轻恒牙牙龈位置不稳定,所以早期修复时确定修复体的牙龈线位置是比较困难的,需定期复查酌情处理。

(二)直接盖髓术

1.适应证

意外露髓时露髓孔小于 1 mm,外伤露髓在 4~5 h,露髓孔小于 1 mm,且露髓孔表面无严重污染。

2.禁忌证

湿软的细菌侵入层腐质未去净而露髓、外伤后露髓时间过长或露髓孔有严重污染、有自发痛史等各种牙髓炎症状态。

3.盖髓剂

主要为氢氧化钙制剂,如 Dycal、Life、Alkaliner 等。

4.操作要点

与间接牙髓治疗一样在术前对患牙牙髓状态应有准确的判断。拍摄术前 X 线片。严格的隔湿、消毒、防污染,最好用橡皮障隔湿。注意有时刚萌出的牙临床冠短,没有倒凹,橡皮障安装困难,可采用强力吸唾器和棉卷隔湿。操作中注意冷却,露髓孔只能用棉球轻轻地擦干,避免用高压气枪强力吹干,尽量减少对牙髓的刺激。盖髓剂应置于露髓孔处,切忌向牙髓方向加压。盖髓后应该用有足够强度的速硬材料垫底后严密充填,避免牙髓继发感染。

5.术后复查

直接盖髓术后牙髓应保持正常的活力。年轻恒牙的牙髓活力判定不能简单依靠单项指标,如牙髓电测无反应时,不能说明牙髓坏死,因为一般的牙髓电测仪不适用于年轻恒牙,正常的年轻恒牙中以亦有相当比例的牙髓对其无反应。应通过综合指标判断(患者主诉、临床检查、X 线片等)。

一般来说,术后 3 个月左右在 X 线片上可观察到覆盖露髓孔处有牙本质桥出现。牙本质桥的形成常被当作直接盖髓术成功的一个标志,但在临床上有个别病例在牙本质桥形成后经 2~3 年或更长的时间后,当牙根发育完成后,牙齿不再"年轻"时,出现急慢性牙髓感染或根尖周组织感染的症状,甚至出现弥漫性根管钙化＋根尖病变的情况。

(三)年轻恒牙牙髓切断术

牙髓感染为仅限于冠髓而根髓尚未受到侵犯的冠髓炎状态时,可用牙髓切断术的方法,去除感染的冠髓,保留未感染的根髓,使年轻恒牙的牙根能够继续发育。如牙外伤露髓孔大于1 mm,或时间长于 5 h,短于 24 h,龋源性露髓孔较大,但出血颜色鲜红且无自发痛史,X 线片观察患牙无根周组织病变者。各种牙髓的弥漫性感染为本治疗的禁忌证。

年轻恒牙牙髓切断术前在对患牙牙髓状态有准确的判断的同时,应摄术前 X 线片,特别注意观察牙根发育状态,为以后的术后观察提供参照。临床操作应在无痛状态下进行,严格的隔湿、消毒、防污染,最好用橡皮障隔湿。首先应尽量去除露髓孔以外部分的腐质,减少对牙髓的术中污染。高速涡轮手机和球钻下用"揭盖法"揭去髓顶,操作中注意冷却降温,尽量减少对牙髓的刺激。用无菌慢速手机大球钻或尖锐的挖匙去除冠髓,直视下观察牙髓状况,如冠髓是否成形、出血的量及颜色等,帮助再次确诊牙髓的炎症范围。去净冠髓后用生理盐水充分冲洗,去除所有牙本质碎屑和牙髓残片等碎屑,创面充分止血,必要时可使用局部止血剂。用盖髓剂覆盖牙髓断面,切忌将盖髓剂加压放入牙髓。常用的盖髓剂有氢氧化钙制剂等。盖髓后要用速硬材料严密垫底充填修复,避免继发牙髓感染。

年轻恒牙牙髓切断术后应对患者进行追踪观察,直至牙根完全形成。治疗后的牙齿,应保持活髓状态,X线片检查牙根继续发育、无根内外吸收、根尖无病变、切髓断面的下方有牙本质桥形成。一般来说,术后3个月左右在X线片上可观察到牙本质桥的形成,牙本质桥的厚度在1年内随时间不断增加,1年后其厚度无明显变化。年轻恒牙冠髓切断术治疗后的牙齿待牙根完全形成后,可视牙体修复等情况的要求改作根管治疗。年轻恒牙冠髓切断术后与直接盖髓术后相同,同样存在着当牙根发育完成后,出现根髓变性和弥漫性根管钙化的危险,所以,多数学者主张,待牙根完全形成后,应该改为根管治疗。

有学者主张对污染轻的因外伤引起的牙髓外露,没必要去除整个冠髓,可施行部分冠髓切除术,即用无菌大球钻去除露髓孔附近的牙髓,用氢氧化钙制剂等盖髓剂覆盖牙髓断面后严密充填牙齿。这样治疗的优点是对牙髓损伤小,将来为改作根管治疗而打通钙化桥时,操作相对容易且安全。

（四）牙根形成术

牙根形成术是牙髓切断术的延伸,当年轻恒牙部分根髓受到感染,根尖牙髓和牙乳头组织基本正常时,用清除感染部分牙髓,保留根尖基本正常的牙髓和牙乳头组织,使牙根继续发育形成的方法称为牙根形成术,有时也被称为部分根髓切断术。主要充填材料为氢氧化钙制剂（如Vitapex等）。临床操作要点与牙髓切断术有很多相似,只是比前者切除牙髓的水平要深些。根尖成形术后的年轻恒牙齿,由于保存了基本健康的牙乳头,与牙根正常发育有密切关系的霍特威上皮根鞘亦基本正常,术后牙根可正常发育,形成基本生理性的牙根尖形态。

（五）根尖诱导成形术或根尖封闭术

当年轻恒牙出现牙髓感染、坏死分解或根尖周病变时,用根管内治疗的方法诱导牙根继续发育,根尖孔缩小或闭所,称为根尖诱导成形术或根尖封闭术。

1.充填材料

以牙根未发育完成牙为治疗对象时,所使用的根管充填材料应具备以下性质:有一定抗菌能力、能促进硬组织形成、有良好的组织相容性。主要为氢氧化钙制剂（如Vitapex等）和碘仿制剂等。

2.操作要点

应拍摄术前X线片,观察根发育状况和根尖病变情况,帮助确定牙根工作长度。由于年轻恒牙牙根尚未发育完成,无明显的根尖狭窄处,常用的根管长度测量仪不适用于年轻恒牙的牙根,不易准确判定根管工作长度,一般以X线片根尖孔上方2～3mm处为标志,并结合手感确定根管工作长度。

去除感染牙髓时,只能在局部麻醉下摘除牙髓,不能用化学失活的方法。按活髓切断术的常规要求进行清洁消毒并用橡皮障隔湿,尽可能地创造一个相对无菌的操作环境,避免对残存活牙髓和根尖周组织的刺激和损伤,避免将牙本质碎片嵌入牙髓中而引起二次感染。年轻恒牙的根管壁薄,不要反复扩大根管,避免造成侧穿,清洁根管主要用洗涤的方法,提倡用超声波法洗涤根管。在用超声波法清洗根管时,为避免根管挫与根管壁接触后损伤管壁牙本质,应选用小号K型根管锉（如15#或20#锉）,使根管锉悬于根管中,并保持根管内有足够量液体降温的条件下,用超声震荡方法可有效去除根管内的腐质、碎屑等感染物。常用的根管冲洗药物有2%～5%氯亚明、2%～5.25%次氯酸钠、5%～10%EDTA、3%过氧化氢溶液和生理盐水等。年轻恒牙根管消毒时应避免用刺激性药物,如 FC、戊二醛等。可选用氢氧化钙药尖、碘仿、樟脑酚(CP)和木溜油等无蛋白凝固性作用的药性温和的根管消毒药物。

根管充填常用的药物为氢氧化钙制剂,如 Vitapex 等,充填时应尽量做到恰填,切忌超填,因为超填可能造成根尖牙乳头的损伤,使牙根停止发育,也可能引起继续形成的牙根发育畸形。根管充填药物后,可选用暂时性充填材料修复牙体组织。

3.术后根管充填

在根尖病变完全愈合,根尖孔形成或根尖封闭后,应取出根管内的药物,用超声波法等方法,对根管进行彻底洗涤之后,行严密的永久性根管充填术。此时,因通过根尖诱导形成的根尖硬组织结构薄弱,且根管壁薄,强度差,操作中应避免粗暴性动作对新形成的根尖硬组织和根管壁结构的损伤。另外,选择根管充填方法时应充分注意到此种恒牙根管粗大、不易严密充填的特点,可采取侧压充填法、三维低热牙胶注射法等根充材料体积收缩性小的方法充填根管。

4.根尖诱导成形术的术中观察和预后

在年轻恒牙根尖诱导治疗过程中,应保持密切追踪观察。首次复查的时间一般是在第一次根管放药后的1～3个月。一般来说,术前牙髓感染越重,首次复查间隔的时间应越短。复查时除作常规临床检查外,应拍摄 X 线片,观察根尖病变的变化、根内充填药物是否被吸收、牙根是否继续发育。首次复查时一般要更换根管内充填的药物。因为在第一次根管放药时,根内可能存留少许活的根髓或根尖牙乳头组织,这些组织常有一定的炎症,而非完全健康的正常状态,当根管充入的药物与这些组织接触时,接触面的药物与组织炎性渗出物和细菌产物发生作用,使药物变性、效价降低。复查时需取出这些根管内的药物,洗涤根管后重新作根管内药物充填。以后每3～6个月拍摄 X 线片复查,根据根尖病变恢复情况和牙根继续发育情况,更换根管内充填的药物。

根尖诱导成形术后牙根发育的情况,很大程度上取决于是否有残留的根髓和根尖牙乳头(或称有郝特威希上皮根鞘的存留),以及这些残存组织的活性,所以当病变波及大部分的根髓时,治疗操作过程中一定不要对根尖周组织造成额外的损伤,尽可能多地保存根尖周组织的活力是治疗成功的关键。

以牙根尚未发育完成的年轻恒牙为治疗对象的牙髓治疗中,尽可能多的保存活髓,以便牙根有可能按正常生理方式或尽可能接近生理状态下继续发育至完成是总的治疗原则。在实际临床治疗过程中,可根据患牙牙髓感染程度的不同,采取间接牙髓治疗、直接盖髓、冠髓切断术、牙根形成术和根尖诱导成形术的方法,在不同水平上尽可能多的保存牙髓和根尖的活组织。由于年轻恒牙处于生长发育的动态过程中,无论采取何种治疗方法,严密的术后追踪观察,是保证最终治疗成功的重要手段。

(李　惠)

第四节　乳牙早失的间隙管理与低龄儿童常见错骀的防治

一、乳牙早失的间隙管理

牙齿在牙弓中保持正确的位置是多方面力量相互作用的结果。如果这些因素失去平衡,就会改变它与相邻牙齿的紧密接触关系并出现牙齿错位。乳牙过早丧失,将影响继承恒牙的正常萌出而造成恒牙排列不齐。恒牙列受影响的程度因儿童丧失乳牙时的年龄、牙列阶段、牙位与丧失牙齿的多少而不同。乳尖牙或乳磨牙早失后,发生恒牙列错殆畸形的机会比无乳牙早失者多3~4倍。同样,对于正在生长发育中的儿童,恒牙的早期丧失,也会引起邻牙移位,导致发生错殆畸形。所以一定要对乳牙进行积极的治疗,去除引起儿童牙齿早失的各种因素。当儿童牙齿早失后,为了防止邻牙向丧失部位倾斜和对殆牙过长,应设计间隙保持器来保持早失牙齿的近远中和垂直的间隙,保证继承恒牙的正常萌出。这种方法也叫间隙管理或被动咬合诱导。

(一)保持间隙应考虑的有关因素

1.儿童的年龄和牙龄

乳牙早失后,牙齿间隙缩窄最快发生在拔牙后的6个月内,如继承恒牙于近期内不能萌出,间隙就会减小,需及时制作间隙保持器。判断继承恒牙萌出的时间对于决定是否做间隙保持器非常重要。通常根据年龄来判断牙齿萌出时间。由于牙齿萌出时间差异很大,牙龄往往与实际年龄不完全相符,牙龄可根据X线片所显示牙冠和牙根矿化与形成的情况推测牙齿发育的程度和可能萌出时间。研究发现,大多数牙齿是在牙根发育3/4时才萌出口腔。用这种方法预测早失牙的继承和恒牙萌出时间较使用牙齿萌出的平均年龄更可靠。需要注意的是,牙齿的早失也会使继承恒牙的萌出时间提前或延后。有学者研究证实了7岁前乳磨牙早失则下方的继承恒牙推迟萌出,7岁后乳磨牙早失则使继承恒牙提前萌出。这种影响随年龄增加而减少。例如,4岁时乳磨牙早失其继承恒牙约推迟一年萌出,萌出时牙根已发育完成,如同一乳磨牙6岁时丧失,则其继承恒牙约推迟6个月萌出,萌出时牙根接近完成。

2.恒牙胚发育情况

通过X线片了解继承恒牙牙胚发育情况,有无扭转、弯曲和错位,能否正常萌出。还要注意观察恒牙表层覆盖的骨质是否完整及其厚度,来预测继承恒牙萌出时间,如骨质已被破坏,即使牙根发育不足,牙齿也可能提前萌出;如覆盖的骨质完好且较厚,则恒牙胚近期内不会萌出。

根据X线片可确定有无继承恒牙胚存在。若恒牙先天缺失(多见于下颌第二前磨牙),则应与正畸医师会诊,综合观察全牙殆情况,决定保持间隙以后义齿修复或使邻牙前移以关闭间隙。

3.牙齿萌出的先后顺序

应观察早失牙的邻牙与正在发育及萌出牙齿之间的关系,判断是否需做间隙保持器和做何种间隙保持器。

第一乳磨牙早失的影响取决于咬合发育的阶段和第一恒磨牙及恒侧切牙萌出情况。若在第一恒磨牙主动萌出时丧失,则其近中倾斜移动力量施加于第二乳磨牙,可使第一前磨牙所需的间隙缩窄;同样,若在侧切牙主动萌出阶段丧失,则可能导致乳尖牙向远中移位,使中线向远中偏移,下前牙向舌侧倾斜,加深覆殆。

第二乳磨牙早失后,第二恒磨牙和第一恒磨牙的发育萌出情况对其影响较大。当第二恒磨牙早于第二前磨牙萌出时,将对第一恒磨牙近中移位起强大的推动作用,第一恒磨牙占据第二前磨牙的位置。如第二乳磨牙丧失在第一恒磨牙萌出之前,有可能使第一恒磨牙萌出之前即向近中移位,从而使第二前磨牙部分阻生或完全阻生。如第二乳磨牙丧失在第一恒磨牙萌出之后,亦经常导致第一恒磨牙向近中移位使第二前磨牙阻生。因此除第二前磨牙先天缺失而有意关闭间隙的病例外,第二乳磨牙早失均应及时做间隙保持器。

4.年轻恒牙早失的间隙处理

恒前牙早失后近期内牙齿就可能移位。因此,由于外伤等原因造成恒前牙早失后需立即处理,尽可能早取印模制作间隙保持器,不能等待创口常规愈合后再取印模,就诊时已有间隙关闭则应开展间隙后再制作保持器。

第一恒磨牙是恒牙中患龋率最高的牙齿,临床上因龋丧失的情况比较常见,第一恒磨牙早失后,不论第二恒磨牙萌出与否均向近中移位。8～10岁的儿童第二恒磨牙近中移位距离较大。年龄大一些的儿童,如第一恒磨牙在第二恒磨牙萌出之后丧失,第二恒磨牙只向近中倾斜,前磨牙则向远中移位,该侧的其他牙,包括侧切牙都明显地向远中移位,前磨牙远中移位时因失去与邻牙的接触关系还同时扭转,导致创伤性骀。所以,第一恒磨牙早失应及时采取措施,否则可导致复杂的错骀畸形。

恒前牙外伤和第一恒磨牙因龋坏造成牙齿大面积缺损后也会引起间隙变化,造成错骀畸形,应及时恢复外形。

(二)间隙保持器应具备的条件

(1)能保持间隙的近远中距离,防止对骀牙过长,使继承恒牙顺利萌出。

(2)不妨碍牙齿萌出及牙槽骨高度的增长。

(3)不妨碍颌骨及牙弓的正常生长发育。

(4)恢复咀嚼及发音功能。

(5)维持正常的下颌运动和咬合关系。

(6)不引起邻牙龋坏或牙周黏膜组织疾病。

(7)不引起患儿口腔不良习惯和心理障碍。

(8)制作简单,容易调整、修理,不易变形。

(9)设计制作保持器应取得患儿及家长的理解和配合。

(三)间隙保持器的类型

(1)半固定式间隙保持器。①远端冠式导萌间隙保持器。②全冠丝圈式间隙保持器。③带环丝圈式间隙保持器。④银汞充填式间隙保持器。

(2)固定式间隙保持器。①舌弓式间隙保持器。②Nance腭弓间隙保持器。

(3)可摘式功能性保持器。

(四)间隙保持器的适应证和制作技术

1.冠式导萌间隙保持器

冠式导萌间隙保持器是代替第二乳磨牙远中根,牙冠的远中面诱导尚未萌出,仍存在于牙槽骨内的第一恒磨牙在正常位置上萌出并保持第二乳磨牙间隙的装置。

适应证:第一恒磨牙萌出之前,第二乳磨牙无法保留或已被拔除的病例,而相邻的第一乳磨牙健在,可作为保持器的基牙。待第一恒磨牙萌出后,应换成其他类型的保持器。

制作技术如下。

(1)基牙的预备,预成冠选择、试戴:对第一乳磨牙进行牙体预备后,选择合适的预成冠试装在第一乳磨牙上,在没有拔去第二乳磨牙之前,取同部位的印模,并取对骀牙的印模,拍X线片。

(2)X线片的测量:在X线片上测量并标定远中导板的近远中长度。导板的水平部伸展于第二乳磨牙远中面的外形高点上,垂直部是从水平部末端到第一恒磨牙近中面的外形高点下约1 mm处。

(3)制作牙模:将测量所得的导板长度和位置记录在模型上,削除这部分石膏并在模型上第一恒磨牙近中制作必要的间隙,为插入导板作准备。

(4)远中导板的制作:应用预成的腭杆(宽约3.8 mm,厚约1.3 mm),弯成合适的角度插入工作模的间隙中,导板水平的高度,以不接触对殆为宜。导板制作完成后,在模型上进行牙冠和导板的焊接、调磨。

(5)装戴:来院复诊时,拔除第二乳磨牙,压迫止血后,将已消毒的导萌器试戴。X线摄影,确认插入后的导萌器与第一恒磨牙及第二前磨牙牙胚的位置关系。有不合适的地方可以进行调整。在确认位置关系正常的情况下,用黏合剂黏固装戴于第一乳磨牙牙冠上。

2.全冠丝圈式间隙保持器

为了保持由于乳牙早失造成的缺失部位的间隙,在预成冠上焊接环状金属丝的装置。

适应证:①单侧第一乳磨牙早期丧失。②第一恒磨牙萌出后,第二乳磨牙单侧早期丧失的病例。拆除导萌器后,也要换上此装置。③双侧乳磨牙早失,用其他间隙保持器装置困难的病例。

制作技术。①基牙的预备:预成冠试戴,合适的状态下取印模。②外形线的设计:在工作模型上设计丝圈位置,丝圈的颊舌径要比继承恒牙的冠部颊舌径稍宽。丝圈与尖牙接触的位置要在远中面最突起点或此点稍下方。与第一恒磨牙接触点应在近中外形高点。③丝圈的制作:用直径为0.9 mm的镍铬合金线,从与乳尖牙或第一恒磨牙接触部开始弯曲,与金属冠的焊接部位在颊舌角部,焊接后研磨抛光。④全冠丝圈式间隙保持器装戴:先试戴丝圈式间隙保持器,检查丝圈与牙及黏膜的接触情况后,用黏合剂粘于牙上。

3.带环丝圈式间隙保持器

将丝圈固定于带环上。基牙健全,离替牙时间短的情况下应用。

其制作方法和装戴法同全冠式丝圈式间隙保持器一样。

4.银汞充填式间隙保持器

将钢丝的一端埋在银汞充填体里,另一端弯成弧形接触相邻牙齿的邻面。此种保持器操作简便,在临床上可直接完成,但其临床适用范围较窄。在无条件制作其他类型保持器,并且仍使用银汞合金的科室,可选择此型保持器。

适应证:适用于单个乳磨牙早失,间隙前端的牙齿有远中邻面龋,或后端的牙齿有近中邻面龋,龋坏波及牙髓需作根管治疗时。

银汞充填式间隙保持器制作技术如下。

(1)对间隙一端需作牙髓治疗的牙齿完成牙髓治疗。

(2)弯制不锈钢丝,钢丝一端在髓腔中,另一端弯成弧形抵住间隙另一侧的基牙。

(3)用黏固粉将钢丝固定在髓腔中,然后银汞充填。

5.可摘式功能性保持器

可摘式功能性保持器也叫作义齿型间隙保持器。它不仅能保持近远中的间隙,还能保持垂直高度,恢复咀嚼功能,恢复因缺失前牙造成的语音功能障碍,改进和克服口腔的不良习惯。这种保持器装戴需要患者密切合作,并需随颌骨发育而定期更换。

适应证:①不论单侧、双侧,凡乳牙丧失两颗以上者。②双侧性多个乳牙丧失者。③乳前牙丧失者。

制作技术:①采取牙模及殆蜡记录。②设计外形:原则上唇颊侧托尽可能短,而舌腭侧可考虑略大,以免妨碍颌骨发育。基托的远中有牙存在时,其基托的舌侧远中端应延伸至邻牙的中央部。

从而可增加基托的固位稳定性。前方部位的舌侧托应离开舌面1～2 mm,避免前牙移位。③固位较好时,无须放置卡环和固位装置。而当远中无牙,单侧又缺失多个乳磨牙时,可根据情况制作固位装置,注意装置不要影响颌骨和牙齿的生长发育。④装戴时要注意,因本装置的主要目的是保持间隙,故装戴时要确认与邻接牙牙面紧密接触,并向患儿及家长说明正确的装戴方法。

6.舌弓式间隙保持器

将舌弓的两端固定在第二乳磨牙或第一恒磨牙上,以保持牙弓周长和牙齿间隙的保持器。是一种用于下颌的保持器。

适应证:①两侧第二乳磨牙或第一恒磨牙存在的病例。②因乳磨牙早期丧失而近期内侧方牙即可萌出者。③因适时拔除第二乳磨牙,对其间隙进行管理时。④两侧多个牙齿早失,使用活动式间隙保持器患儿不合作时。

制作技术:①在基牙上试戴带环,取印模。②在模型上设计外形线。将舌弓的前方设定在下颌切牙的舌侧。并在间隙部的近中设计支撑卡。③将0.9 mm直径的金属丝弯成舌弓,最后焊接。④用黏结剂黏结到基牙上。

7.Nance腭弓式间隙保持器

Nance腭弓式间隙保持器与舌弓式间隙保持器的用途一致,用于上颌的装置,其前方不应与下颌前牙的切缘相接触。

制作技术:基本制作技术和舌弓式间隙保持器一致。所不同的是舌侧弧线的前方通过上腭皱襞,在此处的金属丝上放树脂,制作树脂腭盖板。也就是说利用腭盖板压在腭盖顶部,从而防止上颌磨牙的近中移动,有利于固位。

(五)戴间隙保持器后的管理

间隙保持器的适用对象是正在生长发育中的儿童,因此,它不同于成人的修复体,定期检查、管理是非常重要的。原则上3～4个月应来院定期检查一次,主要检查以下几个方面。

(1)确认装置是否达到间隙保持的目的。

(2)装置是否引起牙龈、黏膜损伤。

(3)装置是否引起牙齿损伤,检查邻牙及存留牙齿是否有龋坏。

(4)是否对继承恒牙萌出产生影响。

(5)保持器有无变形、破损等。

(6)是否需要对装置进行调整以及有无换成另外装置的必要性。

(7)是否引起咬合关系异常需要调整咬合关系。

(8)患儿是否已习惯保持器,如为可摘式功能性保持器,患儿是否能坚持戴。

(9)患儿是否有不良习惯。

(10)保持器是否影响牙齿生理性移动,是否影响颌骨发育。

(11)患儿口腔卫生状态如何。

(12)根据患儿牙齿、牙弓发育及装置情况决定下次定期检查时间。

二、低龄儿童常见错𬌗的防治

(一)影响咬合发育的有关因素

1.龋齿

(1)对于乳牙和年轻恒牙龋齿,发现后应尽快治疗,恢复其牙冠形态,反之,会影响牙齿的咬合和排列。由于邻面龋破坏了接触点,会使邻牙向近中或向远中移位,造成继承恒牙萌出间隙不足。牙冠大面积破坏或乳牙早失,会使牙齿过长,引起错殆畸形发生。

(2)乳牙因龋早失,特别是儿童 6 岁以前第二乳磨牙早失,将会使邻牙,如第一恒磨牙和第二乳磨牙,向拔牙后遗留的间隙移动,造成继承恒牙萌出间隙不足、牙列不齐或造成第一恒磨牙的殆关系紊乱,应根据其适应证及时保持间隙。

(3)第一恒磨牙因龋早失,由于其为恒牙列建殆的关键,缺失后,常导致恒牙列排列不齐,殆关系紊乱,应及时保持间隙以待将来修复,或使第二恒磨牙近中移位,以代替之。

2.牙齿发育异常

(1)额外牙:上颌正中额外牙常影响恒牙正常萌出,造成上颌前突,正中离开、拥挤和正常的对殆关系(1 对 2)的丧失。已萌出的额外牙应尽早拔除。埋伏的额外牙经确诊已影响正常牙齿萌出时,可选择适当时机拔除,应避免手术创伤过大损伤恒牙。如额外牙不影响咬合和牙齿萌出,也可以不去处理。

(2)牙齿先天缺失:常见于上颌侧切牙和下颌前磨牙,又以下颌第二前磨牙常见,牙齿先天缺失常引起牙间隙增宽和咬合关系异常,影响咀嚼功能。

上颌侧切牙缺失时,或保留间隙待以后义齿修复,或使尖牙近中移位以关闭间隙,并磨改尖牙外形使与对侧牙外形相称;下颌第二前磨牙先天缺失时,如第二乳磨牙完好,可保留至牙根完全吸收后再行义齿修复,或在第一前磨牙接近萌出时将其拔除,以防止第一前磨牙远中移位,而加重咬合关系紊乱;若第二乳磨牙因龋坏已无保留价值时,则应与正畸医师会诊后,及时拔除而采取正畸措施以关闭间隙。

3.牙齿异位萌出

第一恒磨牙异位萌出多见于上颌,由于第一恒磨牙向近中倾斜异位萌出,压迫第二乳磨牙的远中,甚至使其牙根吸收。如早期发现,可用铜丝分离法使第一恒磨牙向远中移位而萌出,或将第二乳磨牙根管治疗后截去远中冠和牙根,使第一恒磨牙得以萌出,萌出后再推至正常位置。上颌尖牙也可出现异位萌出,由于其萌出途径较长,常出现尖牙位于两个前磨牙之间或两个切牙之间,处理原则为拔除乳尖牙,并除去部分牙槽骨板而使恒尖牙易于萌出,然后再矫正其错位。

4.下沉牙(低位乳牙牙齿固连)

多发生于乳牙,下颌较上颌多见,第二乳磨牙又较第一乳磨牙多见。有时恒牙先天缺失,固连牙齿的牙骨质与牙槽骨融合,且牙周膜间隙亦消失,随着邻牙萌出,固连牙低于殆缘。下沉牙常造成乳牙滞留、对殆牙齿过长并影响邻牙生理性移动。如有继承恒牙时,应适时拔除使不致影响恒牙萌出,虽无继承恒牙,但因下沉而妨碍功能时亦应拔除。

5.口腔不良习惯

(1)吮指(拇指或示指):通过对妊娠后期用 B 超观察,可以见到婴儿在母体中有吮指动作,这是吸吮反射的生理性动作。出生后 1～2 岁较常见,3 岁左右基本消失。对口腔的影响和吮指的时间、次数和吮指期间长短有关。3 岁以前停止影响较小,3 岁以上继续吮指会造成吮指不良习惯,应采取相应措施制止。吮指常会引起上前牙前突,形成前牙深覆盖,前牙出现间隙,继而造成吐舌习惯,形成开殆,使儿童的面形、牙弓长度、高度及宽度均有明显变化,也影响发音和前牙切割功能。若至 5～6 岁时仍未改正,应制作矫治器予以改正。

(2)吐舌:吐舌不良习惯大多数由于吮指造成开殆之后,舌体自开殆间隙延伸向外。其他,如人工喂养方法不当、扁桃体肥大、乳恒牙替换时间隙及舌体过大等都可引起吐舌不良习惯。吐舌可造成开𬌗、上下颌前突、牙列间隙过大等不正咬合,如不能自行改正,需制作矫治器矫治吐舌习惯。

(3)咬唇:多由于心理原因引起。咬下唇不良习惯可使上前牙唇向移动,下前牙舌向倾斜,造成上颌前突。咬上唇不良习惯可使上前牙舌侧倾斜,下前牙唇侧倾斜,造成下颌前突。长期咬唇习惯可引起皮肤干燥、脱屑等症状。治疗应针对病因心理疗法,同时制作矫治器改正不良习惯。

(4)口呼吸:患儿基本上不用或很少用鼻正常呼吸,而是长时间用口呼吸。根据病因可分为鼻性口呼吸、牙源性口呼吸和习惯性口呼吸。鼻性口呼吸是由于鼻、咽腔疾病造成鼻呼吸困难。牙源性口呼吸是由于上颌前牙前突造成嘴唇闭锁困难而引起口呼吸。习惯性口呼吸较少见,没有明确原因。治疗首先应去除病因,如去除鼻、咽部影响呼吸道通畅的病变,治疗上颌前突等。然后可制作矫治器矫正不良习惯。

(二)低龄儿童常见错𬌗的早期诊断与治疗

1.反𬌗

造成反𬌗的常见原因有以下几种。

(1)牙源性反𬌗:由于前牙牙轴倾斜等原因引起。

(2)功能性反𬌗:由于喂养不当或前牙早期接触诱导下颌前伸,造成反𬌗。

(3)骨性反𬌗:由于骨性异常,上、下颌骨大小不协调,引起下颌骨过成长,上颌骨劣成长,使牙齿呈反𬌗状态。

(4)后牙反𬌗:常见的原因为上颌乳尖牙萌出时,上颌前牙区宽度不够,下颌乳尖牙妨碍了上牙弓的扩展,使单侧后牙列间对侧偏移 2～4 mm,以建立有功能的反𬌗关系,有时可成为双侧后牙反𬌗。

治疗:若反𬌗原因为牙源性的,经早期治疗,可得到良好的效果。骨性原因引起的反𬌗早期治疗虽然有一定效果,但需要考虑到在颌骨发育活跃期,有再次复发的可能。目前儿童牙科医师和正畸科医师都认为,对于儿童反𬌗早期阻断矫治,会减轻咬合异常程度。在治疗前要通过X线头颅侧位片去分析并询问有无类似家族史。准确的病因学分析后,作出明确的诊断,制订完整的治疗计划及预后的评估。对于特殊病例,在确定治疗计划时,应请正畸科医师会诊,共同商讨。

个别切牙反𬌗,多是牙源性的,在活动式矫治器舌侧基托上放置舌簧,就可以使处在舌侧位的上颌切牙向唇侧移动。功能性反𬌗可采用斜面导板,后牙𬌗垫等矫正。

牙源性引起单个磨牙反𬌗时,可用颌间交叉皮筋改善覆盖关系。多个磨牙反𬌗时,如是牙源性因素引起,应用 Porter W 装置和 Coffin 弹簧扩大器,使牙弓宽度扩展。是牙槽基底部缩窄的骨性因素时,可在活动式矫治器基托上,附加螺旋弹簧,采用分离基托的扩大矫治器,使包括牙槽部的牙弓宽度扩大。

2.开𬌗

常见原因可由吮指、吐舌和异常吞咽等不良习惯引起,个别情况下也可由于骨性不调造成开𬌗。

治疗:针对由不良习惯引起的开𬌗,首先向患儿和家长讲明危害,使患儿克服不良习惯。如无效,可考虑制作去除不良习惯装置,不良习惯得到克服后,一般情况下可恢复前牙正常的咬合关系。

3.中线间隙

切牙替换时期,即小学生低年级儿童时期,常见上颌比乳牙大得多的恒切牙像八字一样呈扇形分开式萌出,而且与洁白的乳牙相比恒切牙略呈黄色,这使许多家长为之担心。这种牙轴的变化多是切牙替换过程中的过渡现象。这种上颌前牙替换期的过渡性牙列不齐叫作丑小鸭时期。随着侧切牙及尖牙的萌出,切牙牙轴会渐渐从倾斜转向直立,但也有一些中切牙正中离开是由疾病引起,应查明病因及时治疗。

原因有以下几种。①上唇系带过大,位置异常。②上颌前牙正中部额外牙。③先天性侧切牙缺失或畸形。④不良习惯、乳牙残根、中切牙或侧切牙位置异常等。

治疗:①去除病因,如系带切除术、拔除额外牙和去除不良习惯等。②制作上颌活动矫治器关闭间隙。注意不要单纯用皮筋关闭中切牙间隙,皮筋会滑向根尖,造成牙齿松动,甚至丧失。

4.牙列拥挤

常见原因为牙量与骨量不协调或由于乳牙早失出现间隙不足。

治疗如下。①乳牙列期:乳牙列拥挤一般不需特殊处理,需定期观察牙列的生长发育情况。②混合牙列期:通过混合牙列间隙分析,预测侧方牙群的萌出余地和牙弓生长发育潜力。可采用扩展间隙或系列拔牙治疗。采取系列拔牙法之前应对骨量、牙量及个体生长潜力有确切的诊断,并制订出具体的治疗计划。

（李　惠）

第十三章

口腔正畸学

第一节 安氏Ⅰ类错殆

安氏Ⅰ类错殆从广义上讲是磨牙为中性关系的所有错殆畸形。一般是指牙列拥挤,牙间隙和双牙弓前突。

一、牙列拥挤

牙列拥挤最为常见,有 60%～70% 的错殆畸形患者中可见到牙列拥挤的存在。牙列拥挤分为单纯拥挤和复杂拥挤。

单纯拥挤表现为牙齿因间隙不足而排列错乱,并因此影响到牙弓形态与咬合关系。单纯拥挤可视为牙性错殆,一般不伴颌骨与牙弓间关系不调,也少有口颌系统功能异常,磨牙关系中性,面形基本正常。复杂拥挤时,除牙量不调造成的拥挤之外,还存在颌骨、牙弓间关系不调,并影响到患者的面形,有时还伴有口颌系统功能异常。复杂拥挤时拥挤本身只是一个症状,并不是错殆的主要方面。本节仅介绍单纯拥挤。

(一)病因

造成牙列拥挤的原因为牙量、骨量不调,牙量(牙齿总宽度)相对大,骨量(齿槽弓总长度)相对小,牙弓长度不足以容纳牙弓上的全数牙齿。牙量、骨量不调,受遗传与环境两方面的影响。

(1)人类演化过程中咀嚼器官表现出退化减弱的趋势。咀嚼器官的减弱以肌肉最快、骨骼次之、牙齿最慢,这种不平衡的退化构成了人类牙齿拥挤的种族演化背景。

(2)牙齿的数目、大小、形态受遗传的控制较强,颌骨的大小、位置、形态在一定程度上也受遗传的影响。过大牙齿、多生牙及一些因颌骨发育不足造成的牙列拥挤与遗传因素有明显的关系。

(3)环境因素中乳恒牙的替换障碍对牙列拥挤的发生起重要的作用。乳牙早失,特别是第二乳磨牙早失,会造成牙弓长度的减小,恒牙萌出时因间隙不足而发生拥挤。乳牙滞留占据牙弓位置,后继恒牙不得不错位萌出而呈现拥挤。一些口腔不良习惯也能造成牙列拥挤,例如长期咬下唇可造成下前牙舌倾、合并拥挤。

(二)临床特点

牙列拥挤多发生在前牙部位,但也见于后牙部位。牙列拥挤表现为唇舌向、近远中向、高低位等各个方向的错位,后牙部位拥挤可造成后牙反殆、锁殆。牙列拥挤破坏了牙弓的正常形态,导致上、下牙列咬合紊乱而影响正常口腔功能;妨碍局部牙齿的清洁,好发龋齿、牙周病;影响正常发育,严重者由于不良的殆关系的长期存在,引起颞下颌关节紊乱综合征。

（三）诊断

1.牙列拥挤的分度

牙列拥挤根据其严重程度分为三度。

（1）轻度拥挤（Ⅰ度拥挤）：牙弓中存在 2～4 mm 的拥挤。

（2）中度拥挤（Ⅱ度拥挤）：牙弓拥挤在 4～8 mm。

（3）重度拥挤（Ⅲ度拥挤）：牙弓拥挤超过 8 mm。

2.牙列拥挤度的确定

牙列拥挤程度的确定依赖模型测量,替牙列使用 Moyers 预测法,恒牙列直接由牙冠宽度与牙弓弧长之差得出。

（四）矫治方法

矫治原则为增大骨量或减小牙量。增大骨量采用扩弓、推磨牙向后、促进颌骨生长发育的方法;减小牙量采用减数或邻面去釉的方法。

1.轻度拥挤

矫治原则为扩大牙弓,增加骨量。若伴有骨或牙弓前突,要考虑减数。

（1）扩弓法：扩弓是增加骨量的方法。Nance 指出扩弓最多可得到 2.6 mm 间隙。视患者所处的生长发育阶段和拥挤类型,有的患者上颌最多可获得 7～8 mm 间隙。①唇向扩弓：适于牙齿轻度拥挤、前方牙轴唇倾度不大、覆殆偏深者。方法：固定矫治器,以垂直加力单位唇向开展前牙;或加"Ω"曲使弓丝前部与前牙唇面离开 1 mm 左右间隙,将弓丝结扎入托槽内;每次加力逐渐打开"Ω"曲,对于上前牙闭锁殆,可采用摇椅形弓丝,上颌加大 Spee 曲线,使内倾的上切牙牙轴直立,同时增加上牙弓长度,解除拥挤。用活动矫治器时在前牙放置双曲舌簧,向唇向扩弓排齐前牙。对单纯的下前牙拥挤者,要考虑上下前牙的覆盖关系,以免扩弓后与上前牙出现干扰,使矫治结果不能保持。②颊向扩弓：前牙轻度拥挤、每侧间隙不足2 mm左右,牙弓突度正常、后牙覆盖异常者,可适度颊向扩弓,排齐拥挤前牙。方法：用固定矫治器,配合使用四角圈簧。也可增加弓丝宽度或以"一"字型镍钛丝做颊向扩弓,扩弓同时排齐前牙,也可在主弓丝以外,加一个 1.0 mm 钢丝弯制的扩弓辅弓。使用活动矫治器时,上颌采用分裂簧或螺旋扩大器颊向扩弓,同时配合前牙舌簧、双曲唇弓加焊指簧排齐前牙。下颌可用 Crozat 矫治器。③全牙弓扩弓：适用于轻度拥挤,拥挤存在于前后牙,且牙弓长度不足者。用固定矫治器治疗：可在磨牙颊面管前放置"Ω"曲,钢丝前部离开前牙唇面约 1 mm,必要时前牙放置多个垂直曲加力单位。以"一"字形镍钛丝结扎全牙弓也可起到扩弓作用。用活动矫治器进行全牙弓扩弓可采用全牙弓舌簧矫治器,或分裂簧配合前牙弓舌簧的矫治器;还可用口外弓前方牵引 4 个上切牙,同时利用反作用力以螺簧推上磨牙远中移动,以加大上牙弓长度。

（2）局部开展法：适用于个别牙间隙不足,单侧磨牙关系异常或中线偏移者。用固定矫治器,在拥挤牙的邻牙之间放置螺旋开大簧,临床常见的单侧侧切牙舌向错位,中线向患侧偏斜,多采用此方法矫治。如右上侧切牙舌向错位,间隙不足,上中线右侧偏移,设计两侧第一磨牙殆环,第二前磨牙粘接托槽,于右上侧切牙处放置螺旋开大簧,随着中切牙与尖牙间隙加大,唇向结扎舌向错位的侧切牙,在排齐侧切牙的同时,使右偏的上中线得到矫正。局部开展所使用的唇弓应相对比较粗,以免局部开展过程中由于钢丝强度不足,导致牙弓变形,必要时,可在牙弓另一侧附加一段舌弓,保持该段牙弓的长度。局部开展可能增加前牙覆𬌗,减小前牙覆𬌗,对于覆𬌗浅的病例要慎重,以免造成前牙开𬌗。

(3)推磨牙向远中:当上颌两侧牙弓间隙各差2～3 mm,磨牙为远中尖对尖关系时,可考虑用推磨牙向远中的方法开拓间隙,矫正后牙关系,同时排齐拥挤的前牙。推磨牙向远中一般选择在上第二恒磨牙未萌且牙根发育在1/2左右时。①推磨牙向远中多采用口外弓附以螺旋弹簧。使用此法需配头帽,以颈枕部为支抗,口外弓通过弹力皮圈固定于头帽,以螺旋弹簧产生对磨牙向远中的推动力。口外弓戴用时间每天必须在12 h以上才能取得满意疗效。②推磨牙向远中的矫治方法会对上颌骨向前方的发育产生一定的限制作用,因此对上颌发育不足,有反𬌗倾向的患者不宜采用。③推上磨牙向远中的口内矫治器中,有代表性者为"摆"式矫治器,其后移磨牙的弹簧曲由β钛丝制成,并用改良的Nance弓或腭托增加支抗,不需要使用口外唇弓。④远中直立下磨牙有多种方法,例如固定矫治器的磨牙后倾曲、螺旋弹簧、下颌唇挡等。这些方法常需配合使用Ⅲ类颌间牵引,用以防止可能出现的下切牙唇倾。

2.中度拥挤

根据所需间隙量、患者年龄、生长发育潜能、颌骨发育情况、有无遗传因素等情况做出具体设计。若患者年龄小、颌骨发育正常、无遗传因素、所差间隙大于Ⅰ度时,可考虑作扩弓处理。若所差间隙已达Ⅱ～Ⅲ度,则应考虑减数治疗;在严格掌握适应征和遵循正确规范的操作程序的前提下,也可以采取邻面去釉的方法。

邻面去釉不同于传统的片切或减径方法。邻面去釉一般是针对第一恒磨牙之前的所有牙齿;邻面去除釉质的厚度仅仅为0.25 mm;此外邻面去釉与减径使用的器械和治疗程序也有区别。牙齿邻面釉质的厚度为0.75～2.5 mm,同时邻面釉质存在正常的生理磨耗,为邻面去釉方法的解剖生理基础。在两个第一恒磨牙之间邻面去釉共可得到5～6 mm的牙弓间隙。

(1)适应证:邻面去釉须严格掌握适应证。①4～8 mm的牙弓间隙不足,特别是低角病例。②牙齿较大,或上、下牙列牙齿大小比例失调。③口腔健康好,少有龋坏。④成年患者。

(2)治疗程序:邻面去釉须遵循正确的程序并规范临床操作。①固定矫治器排齐牙齿,使牙齿之间接触点关系正确。②根据拥挤(或前突)的程度确定去釉的牙数,去釉的顺序从后向前。③使用粗分牙铜丝或开大型螺旋弹簧,使牙齿的接触点分开,便于去釉操作。最先分开的牙齿多为第一恒磨牙和第二前磨牙。④使用涡轮弯机头,用细钻去除邻面0.2～0.3 mm釉质,再做外形修整。同时对两颗牙齿的相邻面去釉。操作时在龈乳头上方颊舌向置0.20的钢丝,保护牙龈和颊、舌组织,去釉面涂氟。⑤在弓丝上移动螺旋弹簧,将近中牙齿向去釉获得的间隙移动。复诊时近中牙齿的近中接触点被分开,重复去釉操作。⑥随着去釉的进行,牙齿逐渐后移,并与支抗牙扎结为一体。整个过程中不用拆除弓丝,当获得足够的间隙后前牙能够排齐。⑦整个治疗时间为6～12个月。

3.重度拥挤

矫治原则主要以减数治疗为主。

(1)减数牙量:减数牙量以所差间隙的多少来决定,减数不仅要考虑解决拥挤问题,还应注意中线对称性,后牙咬合关系,Spee曲线纠正,以及面部侧貌。

(2)减数的牙位。

临床上常以第一前磨牙作为减数的主要对象。原因为:①第一前磨牙位于前后牙段的交界,可以就近为拥挤错位牙齿的矫正提供间隙。②就拔牙后的咬合功能而言,由于咀嚼中心位于第一恒磨牙附近,拔除第一前磨牙对咬合功能影响较小。③拔除第一前磨牙对美观无明显影响。

减数设计时,一般不拔上前牙,尤其是上尖牙。因为:①上尖牙位于口角部位:根长而粗壮,上尖牙根与口唇部的丰满度关系密切。②尖牙龋患和牙周病的发病率均较低,在口腔内存留时间长。③尖牙是修复义齿的重要基牙。所以通常不考虑减数尖牙,尖牙埋伏阻生临床上较为常见,可以开窗暴露埋伏牙后牵引入牙列排齐。但是埋伏牙的牙冠位置和方向有时很难从 X 线片上确定,如需开拓间隙,才可将埋伏牙排入牙列时,应谨慎。若减数时牙弓内存在坏牙,保留时间估计不会很长,则尽可能拔坏牙不拔好牙。

(3)减数后的矫治:减数应在全盘设计完成后进行,减数后不一定立即上矫治器,对某些严重拥挤的病例,拔牙后由于肌肉的作用,拥挤可以自行有所缓解,但应在医师的严格监视之下,以免由于不利的牙齿移动,使拔牙间隙损失。①拔牙病例中,关闭拔牙间隙由间隙两侧的牙齿相向移动完成。弱支抗是指允许后牙段前移达 2/3 关闭间隙;中度支抗是指后牙前移达到拔牙间隙的一半;强支抗是指不超过 1/3 或更小的拔牙间隙由后牙前移来关闭,拔牙间隙主要以前牙的后移占据。一个患者所需支抗的种类取决于其骨骼的生长发育潜能,牙量、骨量不调的程度和可望前牙内收的程度。②轻度支抗可不采取任何控制磨牙前移的措施,使用颌内牵引,甚至以对颌为支抗,通过Ⅱ类或Ⅲ类牵引,使后牙前移。中度和重度支抗则应采取必要措施防止后移前移,包括使用轻力颌内牵引,Ⅱ类或Ⅲ类牵引内收前牙,钢丝上弯制末端后倾曲,磨牙颊面管前放置"Ω"曲、Nanee 及口外支抗。

二、牙间隙

(一)病因

牙间隙产生的机制是牙量相对大于骨量所致。病因有不良习惯、牙周病、先天缺失牙、过小牙,以及遗传因素。

(二)临床特点

由于病因不同,临床表现也有所不同。

(1)因舔牙、咬唇不良习惯所致的牙间隙多表现前牙唇倾,前牙间有散在间隙,前牙深覆𬌗、深覆盖,磨牙关系异常。咬下唇不良习惯可导致后牙远中关系,下切牙舌倾甚至拥挤;咬上唇不良习惯可导致磨牙近中关系。

(2)因牙周病所致者表现为前牙唇倾,前牙有散在牙间隙,有的患者可见到下前牙咬伤上龈。病因为先天缺失牙者,因缺牙部位不同,临床表现也不同。先天缺失牙部位以上侧切牙、下切牙、前磨牙多见。切牙先天缺失导致邻牙移位,可见中线偏移,若上切牙先天缺失,前牙可以出现浅覆盖或对刃𬌗关系。下切牙先天缺失时,常可见局部较大的牙间隙,邻牙移位,𬌗关系紊乱。

(3)遗传因素所致的牙间隙,常见牙体较小或颌骨发育过大。此外由于肢端肥大症等全身疾病所致的颌骨发育过度,也可出现较多散在的牙间隙。

(三)矫治方法

矫治原则为增加牙量或减小骨量。增加牙量是指集中间隙后配合义齿修复。减小骨量是指缩小牙弓,关闭间隙。

临床设计取决于缺隙所在部位、大小与𬌗关系。

1.散在的小牙间隙

设计多以缩小牙弓关闭间隙为主。上前牙散在的小牙间隙,伴有前牙深覆盖,无深覆𬌗,则可内收上前牙、关闭间隙。若同时存在深覆𬌗,应在内收上前牙间隙时注意打开咬合。若前牙轻度深覆盖后牙偏近中关系,则可使上牙弓前后均作移动,既关闭前牙间隙,减少覆盖,又可通过后移调至中性关系。下前牙的小牙间隙,前牙覆盖浅则内收下前牙、前牙覆盖深、后牙为远中关系,则应做Ⅱ类颌间牵引,使下后牙前移,既调整了后牙关系,也关闭了前牙间隙。

内收上前牙,可用活动矫治器的双曲唇弓加力,如存在深覆𬌗,可在活动矫治器舌侧加平面导板压低下前牙。如果需同时矫治不良习惯,可在活动矫治器上附舌刺或唇挡丝。若关闭间隙时需调整后牙关系,可用固定矫治器配合颌间牵引;使上前牙内收,下后牙前调时,可采用Ⅱ类颌间牵引;使前牙内收,上后牙前调时,可采用Ⅲ类颌间牵引。

2.较大牙间隙

多由先天缺失牙或龋坏所致。矫治原则以集中间隙,配合义齿修复为主。

(1)个别较大牙间隙:视缺失部位,邻牙移位情况而定。在上侧切牙先天缺时如可使尖牙近中移位,尽可能完全关闭此间隙,然后修整尖牙外形,如不能完全关闭此间隙,则考虑修复。后牙个别牙缺失后,要注意防止对𬌗牙过长,造成不利的𬌗关系,引起颞颌关节损伤,应及早关闭此间隙或采用修复治疗。修复治疗前可与修复科医师协商,通过正畸方法直立倾斜的牙齿,以避免修复时牙体磨除过多。

(2)多数较大牙间隙:矫治原则以增加牙量为主,即配合义齿修复,增加牙量,多数较大牙间隙临床上常见邻牙的倾斜移位,对𬌗牙过长,前牙深覆𬌗等情况。正畸治疗中由于牙齿缺失较多,很难获得支抗。可采用固定矫治器与活动矫治器相结合的办法。活动矫治器上安放后牙义齿,使前牙深覆𬌗打开,以利于在下前牙上黏着托槽。同时戴有义齿的活动矫治器可加强后牙支抗,防止关闭前牙散在间隙时后牙近中倾斜。待矫治完成以后,尽快安装义齿,既恢复美观和功能,又可保持矫治效果。

三、双牙弓前突

(1)对于双牙弓前突、磨牙为中性关系、覆𬌗覆盖正常的患者,根据切牙牙轴的倾斜度、牙弓前突程度,以及患者的年龄、生长发育情况及其对美观的要求,决定矫治设计。

(2)对于上、下颌骨发育基本正常,由于上下切牙牙轴过度唇倾所致的双牙弓前突,可通过减数的方式进行矫正。

(3)对于颌骨发育过度所致的双牙弓前突患者,只有通过正颌外科手术改善其过突的面部侧貌。

(侯琛琛)

第二节　安氏Ⅱ类错𬌗

安氏Ⅱ类错𬌗是一种常见的错𬌗畸形,在我国青少年恒牙期中约占 23%。

一、病因

造成安氏Ⅱ类错𬌗的原因是上、下颌(牙弓)矢状关系不调,上颌(牙弓)过大或位置靠前、下颌(牙弓)过小或位置靠后。上、下颌骨(牙弓)关系不调受遗传与环境两方面的影响。

(一)遗传因素

研究表明,安氏Ⅱ类错𬌗上、下颌前牙比、后牙比、全牙比均小于安氏Ⅰ类和Ⅲ类,反映Ⅱ类错𬌗上颌牙齿相对于下颌牙齿不呈比例的偏大。另外,上前牙区多生牙、下切牙先天缺失也可致前牙深覆盖。这些因牙齿大小、数目异常所造成的错𬌗受遗传控制。严重的骨骼畸形,如下颌发育过小、上颌发育过大也受遗传因素的影响。

(二)环境因素

1.局部因素

局部因素包括口腔不良习惯和替牙障碍。

(1)一些口腔不良习惯如长期吮拇、咬下唇等可造成上前牙舌倾、拥挤,前牙深覆盖;继发的覆盖下唇习惯可加重畸形的发展。

(2)下乳磨牙早失可导致下牙弓前段变小,前牙覆盖增大;萌牙顺序异常,如上第一恒磨牙早于下第一恒磨牙萌出,或者上第二恒磨牙早于下第二恒磨牙或上尖牙萌出,均有可能造成远中𬌗,而使前牙呈深覆盖。

2.全身因素

鼻咽部疾病例如慢性鼻炎、腺样体肥大等造成上气道狭窄而以口呼吸代之,逐渐形成口呼吸习惯。口呼吸时,头部前伸,下颌连同舌下垂、后退,久之形成的下颌后缩畸形;由于上前牙唇侧和上后牙腭侧失去正常压力,而两侧颊肌被拉长压迫上牙弓,可形成上牙弓狭窄、前突、腭盖高拱。最终表现出前牙深覆盖、磨牙关系远中。

全身疾病,如钙磷代谢障碍、佝偻病等,肌肉及韧𬌗张力弱,引起上牙弓狭窄,上前牙前突和远中𬌗关系。

二、形态特征

安氏Ⅱ类错𬌗常被误认为是一个单纯的错𬌗类型,但事实上它包含了矢状方向、垂直方向、水平方向三维骨骼和牙弓关系的不协调,使Ⅱ类错𬌗表现出许多分型和形态学差异。

(一)矢状关系异常

矢状关系异常分为上颌骨位置异常、上牙弓位置异常、下颌骨位置异常及下牙弓位置异常。

1.上颌骨位置异常

通常用SNA角和鼻唇角的大小来反映上颌骨的位置。McNamara的研究表明,Ⅱ类错𬌗中大多数上颌骨位置正常,而在上颌骨位置异常者中,上颌后缩者明显多于上颌前突者,即在Ⅱ类错𬌗中,上颌前突所占的比例最小,约为13.5%,与国内最近的报道10%接近。

2.上牙弓位置异常

以上切牙唇面为A点所作的FH平面垂线的距离测量,Ⅱ类错𬌗中上牙弓位置正常者占48.6%,30%表现为上牙弓后缩,只有20%表现为上牙弓前突。

3.下颌骨位置异常

下颌骨位置异常最常用的测量为SNB,国外的调查显示Ⅱ类错𬌗中约60%的患者下颌后缩,国内的报道为50%左右。

4.下牙弓位置异常

Ⅱ类错𬌗中约2/3患者下牙弓位置正常,20%的患者表现为下牙弓后缩,仅15%表现为下牙弓前突。

(二)垂直向关系异常

1.垂直高度不足

垂直高度不足常见于下颌向上向前旋转的病例,可掩饰Ⅱ类错𬌗的严重程度,国内近期的报道Ⅱ类错𬌗中垂直高度不足的占27%。

2.垂直高度过大

垂直高度过大常见于下颌向下向后旋转的病例,可加重Ⅱ类面型,国内报道此型Ⅱ类错𬌗占23%。

(三)宽度方向关系异常

大多数Ⅱ类错𬌗在正中𬌗位时,后牙宽度方向关系正常。但 Tollaro 等认为Ⅱ类错𬌗在达到Ⅰ类关系时,上、下牙弓宽度存在3~5 mm 的不协调关系,因此 McNamara 主张对Ⅱ类错𬌗早期采用扩弓治疗。

三、安氏Ⅱ₁类错𬌗的矫治

(一)安氏Ⅱ₁类错𬌗的治疗目标

(1)解除牙拥挤和排列不齐。

(2)减少切牙覆𬌗。

(3)减少切牙覆盖。

(4)矫正后牙Ⅱ类关系。

由于解除牙拥挤和排列不齐在Ⅰ类错𬌗的矫治中已有论述,故下面仅介绍与Ⅱ₁类错𬌗有关的治疗原则。

(二)治疗考虑

虽然Ⅱ类错𬌗矫治的最显著改变是上切牙位置,但是真正治疗成功的关键却是下切牙的矫正位置和尖牙的𬌗关系,因为下唇、舌、下颌功能等与治疗稳定性密切相关的因素都直接与下牙弓的位置相关。

1.下牙弓

必须了解下切牙的位置是否正确,并考虑牙轴倾斜度及其与唇舌的位置关系。许多Ⅱ₁类错𬌗的患者下切牙前后位置并不需要改变,仅仅需要解除拥挤或减小深覆𬌗,而对于由吮拇或唇因素造成的下切牙舌向倾斜则需使其唇向倾斜,因此Ⅱ类错𬌗的矫治设计应全面了解下牙弓的情况,综合考虑以下因素:①下牙弓的位置和形态。②下牙弓拥挤程度。③是否存在牙间隙及其关闭方向。④下切牙倾斜度,需要舌倾还是唇倾。⑤牙弓垂直向的发育情况。

2.上牙弓

安氏Ⅱ₁类的上切牙通常表现为唇向倾斜,上牙弓可表现拥挤或有牙间隙,Ⅱ类关系的磨牙可能仅仅是由其近中舌向扭转造成,即非骨性Ⅱ类关系,检查时应仔细鉴别。

3.上、下颌骨关系

面型、软组织形态检查和头颅侧位片测量,为上、下颌关系的检查提供了重要的依据。

4.生长发育状况

除了牙弓检查、头影测量检查和面部软组织检查外,Ⅱ类错𬌗检查设计中最重要的考虑便是患者的生长型和生长潜力。

（三）治疗方法

1.解除拥挤和排列不齐

根据拥挤程度可选择扩弓、唇向开展、推磨牙向后、邻面去釉和拔牙。具体的适应证和治疗方法见安氏Ⅰ类错𬌗的矫治。

2.减小切牙覆𬌗

对于前牙深覆𬌗的病例,若不先减小覆𬌗则不可能充分减小深覆盖,因此减小深覆𬌗是治疗早期的任务之一。具体方法有以下3种。

(1)上前牙平面导板:适用于低角和平均生长型的Ⅱ类深覆𬌗。作用机制为抑制下前牙的伸长、促进下后牙的萌长,从而减小深覆𬌗、增加下面高。此法对于非生长期患者的疗效可疑。

(2)固定矫治器压低下切牙,升高上下后牙:方丝弓矫治器、Begg矫治器、直丝弓矫治器均使用第二序列弯曲、反Spee曲来矫正深覆𬌗。临床研究表明,一般固定矫治器矫正深覆𬌗的机制为升长后牙、特别是下后牙,和压低前牙、主要是下前牙,但有学者报道上下前牙均没有明显压低,上前牙甚至伸长。

(3)片段弓技术压低上下前牙:片段弓技术的原理是将后牙(包括第二前磨牙、第一磨牙、第二磨牙)用粗方丝连成后牙片段,左右两侧用舌、腭杆连成一整体,形成后牙强支抗单位,压低辅弓采用0.457 2 mm×0.635 mm不锈钢丝,压低辅弓不必入槽沟。为防止切牙在压低时唇倾,可采取后抽辅弓使之产生舌向力或调节压低辅弓的着力点,使压入力接近前牙段的抗力中心。即使采用这样的强支抗,后牙也有可能有轻度的伸长,但切牙的压入量可以为磨牙伸长量的4倍。

3.减小前牙覆盖

减小前牙覆盖关系可通过上、下颌矢状关系的改善和上下前牙位置及角度的变化来实现。

(1)改变上、下颌骨矢状关系:上、下颌骨矢状关系能否改善取决于患者下颌骨的生长型和生长潜力。对明显水平生长型患者,简单的平面导板即可在减小深覆𬌗的同时矫正深覆𬌗;对平均生长型者,功能性矫治器和口外弓矫治器有助于抑制上颌骨向前的发育并刺激下颌骨的正常生长潜力,从而矫正Ⅱ类骨性关系,减小深覆𬌗。

(2)改变上下前牙的位置和角度:对于明显的垂直生长型或非生长期的患者,不能期望通过颌骨关系的改变来减少深覆盖,而只能通过内收上前牙、前倾下前牙的方法来改善前牙覆盖关系,即通过牙齿的移动来掩饰骨性畸形。如果必须内收上前牙,常需拔除上颌第一前磨牙,并使用固定矫治器。

4.矫正后牙Ⅱ类关系

矫正后牙Ⅱ类关系最常用方法是口外弓矫治器、Ⅱ类牵引和功能性矫治器。

(1)口外弓矫治器:临床常用的口外牵引装置有颈牵引、枕牵引、联合牵引、J钩等,这里仅从临床角度介绍其作用效果。

矢状方向的作用:①上颌骨位置,口外牵引矫正Ⅱ类错𬌗的主要作用是限制上颌骨的生长,改变其生长方向,使上牙槽座A点向前向下的正常生长方向改变为向下的生长,从而减小上颌的突度。②上牙弓位置,推磨牙向后是口外弓矫治器的另一个重要功能。研究表明,低位牵引比高位颈牵引更能有效地移动牙齿,但这种牙齿的移动主要表现为上磨牙的远中倾斜,对上颌骨的影响不大。③下颌骨位置,颏部的前后向位置与下颌骨垂直向张开或闭合的程度有关。如果在治疗过程中发生了下颌骨的向下、向后旋转,则颏点的位置会更加靠后,加重Ⅱ类面型。

垂直方向的作用:①下颌平面角和下前面高,大部分学者认为下颌平面角没有变化,而

Baumrind 等却发现下颌平面角甚至会发生减小。②殆平面角,解剖殆平面通常随年龄增大而减小,而口外弓治疗可能使它增大或保持不变。③腭平面角,多数学者认为口外弓会加大腭平面角,也有学者认为此角相对稳定。

水平方向的作用:Chafari 发现口外弓治疗会增加左右磨牙间和尖牙间的宽度。对于不受口外弓直接作用的尖牙间宽度增加的原因,学者们认为可能是由于口外弓矫治器的内弓部分对唇颊肌的屏挡作用所致。

(2)Ⅱ类牵引:可以推上磨牙向后并牵引下磨牙向前,而矫正Ⅱ类关系。一般来说,在Ⅱ类牵引力的作用下,下牙弓的前移量要大于上牙弓的后移量,因此,如果希望远移上磨牙,应在上唇弓上增加滑动杆,使Ⅱ类牵引的力首先作用在上第一磨牙上,而下牙弓以粗方丝弓连成一整体支抗,牵引力约 100 g 即可。在上磨牙远移后,将滑动杆调节至推第二前磨牙,直至关闭上牙弓间隙。磨牙Ⅱ类关系也可借助于拔除 4 个前磨牙后,前移下后牙,内收上前牙的方式来矫正。此时Ⅱ类牵引在矫正磨牙关系的同时,也减小了前牙覆盖,这一方式在 Begg 技术中得到了最好的体现。必须注意的是,Ⅱ类牵引的垂直分力会伸长下磨牙和上前牙,导致殆平面角加大。如果磨牙的伸长超过了下颌升支的垂直向生长,则下颌会产生向下、向后的旋转,从而加重Ⅱ类骨面型。因此,长期使用大的Ⅱ类牵引力不利于Ⅱ类骨面型的改善。

(3)功能性矫治器:用于Ⅱ类错殆矫治的功能性矫治器有 Activator、FR-2、Bionator、双殆垫矫治器(Twin-block)、Herbst 矫治器等。这里重点强调它们对Ⅱ类错殆矫治的共性特点。①加速下颌骨的生长,这种加速可能仅仅表现在功能性矫治器的治疗期间。一旦治疗停止,这种加速作用可能会随之消失。②限制上颌的生长(类似头帽作用)。③后倾上前牙、前倾下前牙及下牙弓(类似Ⅱ类牵引的作用)。④控制前后牙的萌出量,如限制下前牙萌出,引导下后牙向上向前萌长。

功能性矫治器的生长改建作用仅仅适用于生长期的青少年患者,且其治疗作用只是改变了颌骨生长的表达,而不是改变颌骨的生长型。因此,功能性矫治器的治疗应开始于生长高峰之前,并在整个生长期加以维护。

四、安氏Ⅱ₂类错殆的矫治

(一)安氏Ⅱ₂类的面殆特征

磨牙Ⅱ类关系,上切牙舌倾并常伴前牙深覆殆;颌骨矢状关系与安氏Ⅱ₁类似,垂直向关系一般表现为低角。

安氏Ⅱ₂类的切牙位置具有明显的形态学特征。严重Ⅱ类骨骼不调时,上下前牙牙槽垂直向过度发育,上下切缘可能咬伤上颌腭侧与下颌唇侧牙龈。

(二)安氏Ⅱ₂类错殆的矫治目标

(1)解除拥挤和排列不齐。

(2)解除前牙牙龈创伤和矫正切牙倾斜度。

(3)矫正后牙远中关系。

其中解除拥挤和排列不齐的方法见安氏Ⅰ类错殆的矫治。切牙由舌倾矫正至唇倾时,会给牙弓提供一部分间隙。

后牙远中关系的矫正,参见安氏Ⅱ₁类错殆的矫治。值得注意的是,部分安氏Ⅱ₂类患者的下颌在解除前牙锁结关系后,会发生前移位。

(三)切牙关系的矫治

1.减小切牙覆盖

减小切牙覆盖的方法参见安氏Ⅱ₁类错𬌗中的深覆盖矫治。不同的是,唇倾上下切牙通常有助于覆盖的减小。

2.改变切牙轴倾度

通过前牙唇向开展或通过方丝产生根舌向转矩来实现。后者较难实现,但稳定性大于前者。

以上所述为正畸方法能够治疗的Ⅱ类错𬌗,对于成人严重的Ⅱ类骨性错𬌗,只能借助正颌外科的方法才能获得满意的疗效。

(侯琛琛)

第三节　安氏Ⅲ类错𬌗

安氏Ⅲ类错𬌗指磨牙关系近中、前牙反𬌗(或对刃)的Ⅰ类错𬌗。前牙反𬌗、磨牙关系中性者,按 Angle 分类为Ⅰ类错𬌗,但 Salzman 等根据其尖牙为近中关系仍将其归入安氏Ⅲ类错𬌗。磨牙关系不同,前牙反𬌗的严重程度有差别,但治疗原则却相同。

安氏Ⅲ类错𬌗是我国儿童常见的一种错𬌗畸形。据北京医科大学口腔医院资料,乳牙期、替牙期和恒牙期的患病率分别为 8.4%、4.6% 和 5.5%,较白种人者高,而与日本人者接近。安氏Ⅲ类错𬌗对口腔功能、颜面美观和心理健康有较严重的影响,并随患者的增龄而逐渐加重,因此受到口腔科医师的重视。

一、病因

(一)遗传因素

安氏Ⅲ类错𬌗有明显的家族倾向,据有关资料,将近一半的患者一至三代的血缘亲属中有类似错𬌗存在。错𬌗畸形是一种多基因遗传病,受到遗传因素和环境因素两方面的影响。最近的研究证明,安氏Ⅲ类错𬌗,不论是"骨骼性",还是"功能性"都受到遗传和环境的双重影响;患者中家族史阳性者骨骼畸形并不比家族史阴性者更为严重,也没有更多的概率发展成为严重骨性Ⅲ类错𬌗。因此,临床上不能通过简单地询问家族史来区别患者错𬌗的类型,并估计预后,只有仔细地分析亲属、特别是父母的𬌗型、骨型、家族资料才能提供有价值的参考。

一些单基因的遗传综合征,影响到颌骨和牙齿的发育,安氏Ⅲ类错𬌗可以是该综合征的表现之一。这样的遗传综合征主要有唐氏综合征(Down 综合征)、颅骨-锁骨发育不全综合征(Scheuthauer-Marie-Saintion 综合征)、Crouzon 综合征、虹膜-牙齿发育不全综合征(Rieger 综合征)等。

(二)先天性疾病

先天性唇腭裂是安氏Ⅲ类错𬌗的重要病因之一。由于唇腭裂影响骨缝和骨表面的增生,同时手术瘢痕组织对颌骨发育有一定限制,唇腭裂伴有的错𬌗畸形中,最多见的是因上颌骨发育不足造成的前牙反𬌗或全牙弓反𬌗。反𬌗的发生率、出现部位及严重程度与唇腭裂的类型有关,一般来说,骨缺损越多,反𬌗的发生率越高,反𬌗涉及双侧牙的可能性越大。畸形也越严重。

某些先天性疾病也可能是Ⅲ类错殆的病因,如先天性梅毒可引起上颌骨发育不足,先天性巨舌症可造成下颌发育过大,上颌恒牙先天缺失也常伴有前牙反殆。

(三)后天原因

1.全身性疾病

垂体功能亢进产生过量的生长激素,如持续到骨骺融合之后,或者在骨骺融合之后发病,可表现为肢端肥大、下颌前突、前牙或全牙弓反殆。佝偻病由于维生素 D 缺乏,影响钙磷代谢而使骨代谢紊乱,可因下颌骨发育畸形表现出前牙反殆、开殆。

2.呼吸道疾病

慢性腭扁桃体炎、腺样体增生、肿大,为保持呼吸道通畅和减小压迫刺激,舌体常向前伸并推动下颌向前,形成前牙反殆、下颌前突。

3.乳牙与替牙期局部障碍

乳牙龋病及其引起的乳牙与替牙期的局部障碍,是安氏Ⅲ类错殆形成的一个重要后天原因。

(1)乳磨牙邻面龋:邻面龋使牙冠近远中径减小,牙齿的位置发生改变,形成早接触和殆干扰。乳牙期殆关系不稳定,颞下颌关节形态未发育完成、可动范围大,神经肌肉反射也易于改变,任何原因造成的早接触和殆干扰都易诱发下颌关闭路径向前、向前侧方改变,形成Ⅲ类错殆,或者前牙与一侧后牙反殆。

(2)上颌乳切牙早失:因缺少功能刺激,该部位牙槽骨的发育将受影响,恒侧切牙萌出时位置常偏向舌而与对殆牙产生早接触,诱发下颌关闭时向前移位,形成Ⅲ类错殆。

(3)多数乳磨牙早失:因被迫用前牙进行咀嚼,下颌逐渐向前移位,日久形成下颌前突、前牙反殆。

(4)上颌乳切牙滞留:恒切牙常被迫腭侧萌出,与对殆牙形成反殆关系。

(5)乳尖牙磨耗不足:因早接触可形成前牙反殆或前牙与一侧后牙反殆。

4.口腔不良习惯

伸舌、吮指、咬上唇、下颌前伸等习惯和不正确人工喂养,都可造成前牙反殆、下颌前突。

二、分类

(一)按牙型分类

Angle 根据磨牙关系将磨牙关系近中的前牙反殆列为Ⅲ类错殆,将磨牙关系中性的前牙反殆列为Ⅰ类错殆。Lischer 将后者称为Ⅰ类 3 型错殆,而 Salzman 却将两者统称为Ⅲ类错殆。

(二)按骨骼型分类

根据骨骼型,安氏Ⅲ类错殆分为两种类型。

(1)骨骼Ⅰ型:ANB 角≥0°。

(2)骨骼Ⅲ型:ANB 角<0°。

一般情况下牙型和骨型是一致的,但骨型与牙型不一致的病例并不少见。

(三)按致病机制分类

1.牙源性(牙性)

由于牙齿萌出、替换过程中的障碍,上下切牙的位置异常,造成单纯前牙反殆。这种前牙反殆,磨牙关系多为中性,实为安氏Ⅰ类错殆,其颌骨颜面基本正常,矫治容易,预后良好。

2.功能性(肌能性)

根据 Moyers,凡后天获得、神经-肌肉参与、下颌向前移位所形成的安氏Ⅲ类错殆称为功能性Ⅲ类错殆或假性Ⅲ类错殆,其所伴有的下颌前突症状称为功能性或假性下颌前突。咬合干扰和早接触是诱发功能性Ⅲ类错殆的主要原因。此外,由口腔不良习惯、不正确哺乳、腭扁桃体肥大等引起的下颌位置前伸形成的Ⅲ类错殆和下颌前突也属于这种功能性错殆。功能性Ⅲ类错殆,磨牙关系多为轻度近中,一般反覆盖较小,反覆殆较深,下颌骨大小、形态基本正常,但位置前移,显示出轻度的下颌前突和Ⅲ类骨面型。下颌可后退至上下前牙对刃关系,下颌后退或处于姿势位时,侧面形较正中时改善。功能性Ⅲ类错殆的治疗反应较好,预后较佳。

3.骨骼性(骨性)

由于上、下颌骨生长不均衡造成的颌间关系异常,表现为下颌发育过度、上颌发育不足,近中磨牙关系、前牙反殆、Ⅲ类骨面型显著、下颌前突且不能后退。骨性Ⅲ类错殆又称为真性Ⅲ类错殆或真性下颌前突,矫治难度较大,有的需要配合外科手术。功能性Ⅲ类错殆患者常常伴有不同程度的骨骼异常,骨骼性Ⅲ类错殆病例也可表现出一些功能因素。由于这两种因素常常同时存在,临床严格地区别诊断功能性和骨性Ⅲ类错殆并不容易(特别是在替牙期),所谓"功能性"或"骨骼性"Ⅲ类的病例是指患者以某种因素为主要特征。

三、临床特点

(一)殆关系异常

磨牙关系近中,多数情况下反殆涉及 6 个上前牙或 4 个切牙。反殆涉及一侧后牙时,表现下颌偏斜。根据北京医科大学口腔医学院正畸科资料,安氏Ⅲ类错殆病例中(除外唇腭裂),合并双侧后牙反殆者约占 7%。上前牙常有不同程度的拥挤,下前牙较少拥挤、程度也较轻。下牙弓较上牙弓发育得大,特别是在矢状方向上。

(二)骨发育与颅面关系异常

根据北京医科大学口腔医学院研究,恒牙早期安氏Ⅲ类错殆的颌骨颅面异常可归纳如下。

(1)下颌生长过度,不仅下颌综合长度增加,而且下颌体长度也比正常者大。下颌形态发育异常,表现为下颌角开大,颏角减锐。下颌整体位置前移,颌关节、升支、下颌角、颏部都靠前。

(2)上颌向前发育不足,造成上颌长度减小,位置后缩。由于上颌向前发育不足,上颌与颞颌关节的位置相对聚拢,中面部紧缩。

(3)上、下颌间关系异常,Ⅲ类骨面型。

(4)后颅底相对于前颅底向前向下倾斜。颅底位置异常促进了下颌前突。

(5)上中切牙唇向倾斜,下中切牙舌向倾斜,以代偿前牙反殆关系。

(三)面部软组织

安氏Ⅲ类错殆面部软组织厚度发育基本正常,并可见到唇部、颏部软组织厚度改变以代偿相应部位的骨骼畸形。然而,由于参与代偿的部位和代偿量有限,不可能掩盖其颌骨关系的异常,软组织侧貌仍呈明显的Ⅲ类错殆。

(四)口颌系统功能异常

1.咀嚼肌活动不协调

有关研究表明,与正常殆相比,Ⅲ类错殆患者正中位时颞肌后束低电压,正中殆最大咬合时颞肌后束以及咀嚼肌活动均减小;Ⅲ类错殆患者咀嚼活动的不协调还表现在咀嚼期中静止期和放电期的节律变动较大,从而造成了咀嚼节律的紊乱。

2.咀嚼效能减低

根据有关研究结果,安氏Ⅲ类错𬌗患者的咀嚼效率约为正常𬌗者的1/2。此外,食物咽下之前的咀嚼次数和咀嚼时间也比正常𬌗者多。

3.颞下颌关节功能紊乱

安氏Ⅲ类错𬌗者中伴有颞下颌关节功能紊乱综合征者并不多见,一些患者关节X线片上虽表现出髁突前移,但临床症状却不明显。值得注意的是,下颌前突但前牙不反𬌗而呈浅覆盖的患者,由于浅覆盖关系限制了下颌向前发育的强烈趋势,髁突位置被迫后移,容易造成颞下颌关节紊乱综合征。

四、鉴别诊断

(一)骨性Ⅲ类错𬌗的诊断

骨性前牙反𬌗的临床诊断标准如下。

(1)近中磨牙关系,下颌不能后退至前牙对刃。

(2)ANB角<0°,Ⅲ类骨面形(恒牙期);或ANB角<2°(替牙期)。

(3)伴有不同程度的颌骨大小、形态和位置异常。

(二)功能性Ⅲ类错𬌗的诊断

(1)检查下颌关闭道,确定牙位与肌位的不协调,发现可能存在的𬌗干扰或早接触。

(2)嘱患者尽可能后退下颌,看是否可达到或接近上下前牙对刃关系。若能达到切对切咬合,则表示ICP-RCP增大,Ⅲ类错𬌗有明显的功能因素。

(3)年龄较小的患者,因𬌗、关节及神经肌肉发育不成熟,同时理解力较差,常常需用𬌗蜡记录肌位。

(4)X线头影测量,分别拍摄牙尖交错位和姿势位两张X线片,将两张X线片重叠,再测量两张X线片下中切牙切点连线与前颅底平面的交角。根据日本学者神山研究,当牙位与肌位一致时,此角平均76.6°;若下颌关闭过程中有向前的移位,此角将明显减小,这就是功能性Ⅲ类错𬌗。

下颌是否可后退到上下前牙对刃关系对功能性Ⅲ类错𬌗的诊断和预后判断有重要意义。据北京医科大学口腔医院正畸科对一组替牙期病例的研究,功能性Ⅲ类错𬌗对刃𬌗时SNB角比正中时减小平均3.0°,ANB增大平均3.0°,这种变化无疑对治疗十分有利。

(三)骨性Ⅲ类错𬌗的颅面类型

1.矢状类型

根据北京医科大学口腔医院正畸科对300例(不包括唇腭裂)上、下颌矢状关系的研究结果,恒牙期前牙反𬌗有6种类型,其中最常见者为上颌正常下颌前突型(46%)、下颌后缩上颌正常型(21%)、上、下颌均正常型(15%)和上颌后缩下颌前突性(13%),其他两种类型所占比例甚少。这些数字可以反映骨性Ⅲ类错𬌗的矢状基本类型和比例。

2.垂直类型

Ⅲ类错𬌗根据面部垂直关系分为3型。

(1)高角型:下颌平面陡、下颌角大、前牙反覆盖较小、开𬌗或开𬌗倾向。

(2)低角型:下颌平面平、下颌角正常或较小、前牙反覆盖较大、反覆𬌗较深。

(3)适中型:下颌平面角适中,前牙反覆𬌗反覆盖适中。

(四)骨性Ⅲ类错𬌗正畸与外科正畸病例的鉴别

影响鉴别诊断的因素很多。患者方面因素包括:骨骼不调的严重程度、软组织外貌、𬌗与咬合功能、本人的意愿等;医师方面因素包括:能力、医疗技术水平、经验及观念喜好等。这些因素中患者的客观症状和主观意愿应是首先考虑的。

在恒牙早期Ⅲ类错𬌗病例中,需要外科正畸的病例至少占14%。这些病例与可用正畸手段单纯完成的病例相比,近中磨牙关系、下颌过大、颏部前突、中面部矢状发育不足、Ⅲ类骨面型、下切牙代偿性舌倾等特征更为显著,同时伴有面高失调、前牙开𬌗或开𬌗倾向。在决定治疗手段时,ANB角<-4°、L1-MP<82°、SNP角>83°、颏角IDP-MP<69°、联合变量CV<201°是外科治疗的指征。Kerr的研究提出的界限值为ANB角<-4°、L1-MP角<83°。日本学者的研究表明,大约有12%的Ⅲ类错𬌗患者需要外科正畸治疗,非手术治疗适用于下颌没有严重的矢状或垂直异常的病例。对于轻、中度的骨性Ⅲ类病例可采用多曲方丝弓技术,或以种植体作为支抗后移并压低下磨牙;对上颌轻度后缩、下颌位置正常的患者通过牙齿槽代偿可获得明显的改善。对严重的骨性Ⅲ类错𬌗,即使早期使用头帽、颏兜,也只能取得暂时性改善而无法维持到成年,采用外科正畸则可得到良好稳定的结果。

五、颅面生长和预后估计

(一)颅面生长

前牙反𬌗作为一个群体,有些颅面结构的异常在早年就已出现,并在以后的自然生长过程中与正常𬌗保持相似的生长行为。这部分颅面结构异常主要包括后颅底前倾、上颌位置靠后、下颌体长度增大、面部生长靠前,它们对错𬌗的形成起重要作用,但并不随生长发育而加重。另外一些颅面结构异常,有的在生长发育过程中出现稍迟(如下颌角开大),有的出现较早且随生长发育加重(如上颌长度不足、下颌位置前突、Ⅲ类骨面形),对错𬌗的形成和症状的进行性发展都起到重要作用。

根据日本学者的研究,安氏Ⅲ类错𬌗下颌前突在青春期前已经确定并且基本不会再改变;患者下颌和上颌的生长量在青春期前、青春期中、青春期后均与正常𬌗者相似。同时,由于安氏Ⅲ类错𬌗患者的𬌗平面并不像正常𬌗者那样随生长发生向上、向前的逆时针旋转,因而以𬌗平面为参照的上、下颌间关系(Wits值)明显恶化。

安氏Ⅲ类错𬌗颅面生长发育仍是一个研究中的问题。对于一个年龄较小的患者,如何预测其牙𬌗面畸形的发展、最终的严重程度以及可能采取的对策,仍然常靠经验推定。

(二)预后估计

1.根据病史

对安氏Ⅲ类错𬌗的预后估计(表13-1)。

2.根据临床检查

对安氏Ⅲ类错𬌗的预后估计(表13-2)。

3.根据X头影测量

对安氏Ⅲ类错𬌗的预后估计(表13-3)。

表 13-1　根据病史对安氏Ⅲ类错𬌗的预后估计

项目	预后较好	预后较差
年龄	小	大
发病时间	替牙期	乳牙期
乳牙龋坏	有	无
乳牙早失	有	无
乳牙滞留	有	无
家族史	无	有

表 13-2　根据临床检查对安氏Ⅲ类错𬌗的预后估计

项目	预后良好	预后较差
磨牙关系	中性、轻度近中	完全近中
上前牙	舌倾或较直立	唇倾
下前牙	唇倾、有散隙	舌倾
反覆盖	较小	较大
反覆𬌗	较深	开𬌗或开𬌗倾向
牙齿拥挤	以下牙弓为主	上牙弓严重拥挤
后牙反𬌗	无	有
下颌后退	能退至前牙对刃	不能
下颌偏斜	无	有

表 13-3　X 线头影测量对安氏Ⅲ类错𬌗的预后估计

项目	预后较好	预后较差
ANB 角	$\geqslant 0°$	$< 0°$
下颌角	正常	开大
颌骨长度	正常	下颌过大,上颌过小
颌关节位置	正常	靠前
颏部前后径	正常	较小
颏角	正常	较小

六、矫治方法

(一)矫治特点

与其他类型的错𬌗畸形相比,安氏Ⅲ类错𬌗的矫治有 3 个特点。

1.迫切性

由于安氏Ⅲ类错𬌗如不矫治有随生长逐渐加重的趋势,早期矫治尤为重要。早期矫治方法相对简单,且有利于颌面部向正常方向发育。

2.复杂性

有的Ⅲ类错𬌗病例矫治简单,而为数不少的伴有牙列拥挤、牙弓宽度和高度不调以及颜面不对称的病例,矫治难度较大。

3.反复性

安氏Ⅲ类错𬌗特别是骨性Ⅲ类错𬌗病例,矫治后随生长发育有复发的可能,因此不少病例要分阶段治疗,矫治时间比较长。

(二)矫治计划

在制定矫治计划时要根据各方面收集到的资料分析患者的现状,估计治疗的难易程度,预测将来的发展。

不同发育时期的患者治疗目的和处置方法各不相同。

1.乳牙期

乳牙Ⅲ类错𬌗例中,牙性和功能性的病例比较常见,颌骨畸形一般不明显。此期的治疗目的在于:①恢复下颌正常咬合位置,改善骨面型。②解除前牙反𬌗,促进上颌发育、抑制下颌过度发育。

乳牙期改变牙位和移动下颌的可能性都很大,许多简单的活动矫治器都可达到上述两个目的,功能性矫治器也能收到很好的效果。最佳矫治时间为3～5岁,疗程一般为3～5个月。少数骨骼畸形比较明显的病例治疗比较复杂,需要配合使用口外力,疗程也长一些。

一般认为乳牙Ⅲ类错𬌗如不经矫治半数以上将发展为恒牙Ⅲ类错𬌗,且症状会有所加重;乳牙反𬌗矫正后,恒牙反𬌗的可能性减小,即使发生,症状大多较轻。

2.替牙期

此期Ⅲ类错𬌗从整体上看是功能性与骨骼性的混合,因此要区别患者现有错𬌗类型并预估错𬌗的发展趋势。替牙期Ⅲ类错𬌗的治疗复杂而多变,是Ⅲ类错𬌗矫治的关键期。

(1)无论是哪种类型的Ⅲ类错𬌗,首先要通过上、下前牙的移动解除前牙反𬌗关系以利于上、下颌骨的生长趋向正常,防止骨性Ⅲ类错𬌗的发生、发展。前牙反𬌗矫治后要观察替牙过程,防止反𬌗的复发和拥挤的发生。由于Ⅲ类错𬌗的类型不同,矫治过程有所差别,观察期的处理也不尽相同。

对于功能性Ⅲ类错𬌗患者,治疗目的与乳牙期相同。通过调整上、下切牙牙轴使前牙得到正常覆盖,原则上不拔牙。但有时为了舌向移动下前牙以解除反𬌗,需要对下颌乳尖牙减径甚至拔除,应当注意的是过度舌向倾斜的下切牙可能造成下牙弓拥挤。

对于骨性Ⅲ类趋势、下颌生长超过上颌者,可在观察期中使用颏兜抑制下颌过度向前生长。上颌生长明显不足者可采用前方牵引。

(2)拥挤和拥挤趋势的存在与否也是替牙期Ⅲ类错𬌗制定矫治计划时应当考虑的另一个重要因素。替牙期Ⅲ类错𬌗伴有拥挤病例的矫治一般遵从以下原则:①只要拥挤不影响反𬌗的矫正,不要急于减数,特别是上颌减数。临床经验证明,替牙期及某些恒牙早期伴有Ⅰ～Ⅱ度上牙列拥挤的Ⅲ类病例,在反𬌗矫治的同时或稍后,拥挤可能得以解决。②与其他类型的错𬌗相反,Ⅲ类错𬌗病例的拔牙与否不决定于下颌而决定于上颌。如果上颌牙弓明显拥挤,不拔牙不能排齐尽管下牙弓并不拥挤,最终也必须拔除4个前磨牙。

替牙期反𬌗的矫正可能涉及到各种矫治器包括可摘矫治器、功能矫治器、固定矫治器和口外矫治器。

3.恒牙早期

即使起初是功能性Ⅲ类错𬌗,此期或多或少伴有骨畸形。由于恒牙早期颌骨和牙的发育大部分已完成,很难通过改变生长来调整颌骨关系,移动颌骨的可能性也不大,口外力已不常使用,只能采用掩饰性治疗方法,通过牙齿位置的改变建立适当的覆𬌗覆盖关系,为此常常需要减数拔牙,并且采用固定矫治器。

拔牙的选择取决于如下两个因素。

(1)拥挤:如果上牙弓明显拥挤,生长潜力又不大,可以减数4个前磨牙,在矫治反𬌗的同时调整磨牙关系。如果上牙弓不存在拥挤,可以减数下颌两个前磨牙,或者一个下切牙,矫治前牙反𬌗而不考虑磨牙关系调整。在治疗中要防止下前牙的过度舌倾和上前牙的过度唇倾,过度倾斜的切牙对功能、美观和稳定都不利。

(2)牙弓突度:在我国儿童中,"双牙弓前突型"的Ⅲ类错𬌗并不罕见。对这一类患者,即使牙弓中不存在拥挤,也可减数4个前磨牙,在矫治前牙反𬌗的同时,减少牙弓突度、调整磨牙关系,得到较满意的功能和面形。

恒牙早期Ⅲ类错𬌗中有少数患者因骨骼畸形比较严重需要在成年之后手术,若患者年龄较大,可开始术前正畸。

(三)矫治器的选择

安氏Ⅲ类错𬌗的矫治涉及各种类型的矫治器,并包括外科矫正手段。不同类型的Ⅲ类病例适用不同的矫治器。

1.𬌗垫矫治器

(1)上颌𬌗垫矫治器:主要用于乳牙期、替牙期以牙齿因素为主的Ⅲ类错𬌗。患者反覆𬌗较浅、反覆盖较大,上前牙牙轴较直并可有轻度拥挤不齐。伴有双侧后牙反𬌗时可在矫治器上设计分裂簧开展上牙弓。恒牙早期需要减数矫治的Ⅲ类病例也可配合使用上颌𬌗垫矫治器。

(2)下颌𬌗垫矫治器:使用于替牙期和恒牙早期因下前牙唇向错位并有散在间隙,而上前牙轴基本正常的Ⅲ类病例。

2.下前牙塑料联冠式斜面导板矫治器

下前牙塑料联冠式斜面导板矫治器适用于乳牙期以功能因素为主的Ⅲ类病例,患者反覆𬌗较深、反覆盖不大、牙列较整齐、不伴有拥挤。

3.肌激动器

肌激动器又称FKO,主要适用于替牙期以功能因素为主的Ⅲ类病例,也可用于恒牙早期上切牙舌倾、下切牙唇倾的病例,但不适用于骨骼畸形明显或者牙齿拥挤错位者。

4.功能调节器Ⅲ型(FR-3)

功能调节器Ⅲ型用于替牙期和乳牙期,对功能性Ⅲ类错𬌗和伴有轻度上颌发育不足、下颌发育过度的病例有较好的效果。由于该矫治器不直接作用于牙齿,对切牙即将替换或正在替换的患者,其他矫治器很难发挥功能时,FR-3有独特的作用。

5.头帽颏兜

在乳牙期或者替牙期Ⅲ类错𬌗矫治中,头帽颏兜常作为一种矫正手段与其他口内矫治器合并使用,有时也作为治疗间歇中的保持装置单独使用。由于目的不同,头帽颏兜有两种不同类型的设计。

(1)Ⅰ型:用于下颌发育过度倾向的Ⅲ类错𬌗病例起抑制下颌生长的作用。此型头帽颏兜所使用的牵引力较大(500~1 000 g),牵引方向通过髁突,使用时间较长,多在半年以上。

(2)Ⅱ型:用于功能性Ⅲ类错𬌗病例向下向后旋转下颌,使下颌的生长方向变得较为有利。

此型头帽颏兜所使用的牵引力较小（300～500 g），牵引力方向通过髁突下方，使用时间3～6个月。

关于颏兜的作用：大部分的动物实验结果都支持颏兜能抑制下颌骨的生长。然而根据日本学者对颏兜治疗长期稳定性的临床研究结果，颏兜在短期内可抑制下颌的生长，改变下颌的生长方向，并改善患者的骨面型，但在停止使用后，下颌会恢复到从前的生长形态；无论开始使用颏兜的年龄是7岁、9岁或者11岁，生长结束时，治疗组与对照组的骨面型均相似；若要维持已改善的骨面型，必须持续使用颏兜直至生长结束，这在临床上是无法做到的，因为很难得到患者的理解与合作，同时也由于较长时间使用较大引力的颏兜易引起颞下颌关节症状。

6.口外上颌前方牵引器

口外上颌前方牵引器用于替牙期或乳牙期上颌发育不足为主的骨性Ⅲ类错𬌗，恒牙早期病例也可试用。有报道与快速腭中缝开展合并使用疗效更好。治疗的长期稳定性不肯定。

7.固定矫治器

对恒牙早期需要拔除4个前磨牙矫治的Ⅲ类病例，固定矫治器如方丝弓矫治器、直丝弓矫治器可以在建立适当的前牙覆𬌗、覆盖关系的同时，排齐牙列、矫治前牙反𬌗并调整磨牙关系，是一种较好的选择。治疗期中要使用Ⅲ类颌间牵引。由于Ⅲ类牵引有使上磨牙伸长的作用，易使咬合打开，因此对高角病例的使用应慎重。

（四）保持

牙源性前牙反𬌗矫治后不需要保持。骨性Ⅲ类病例虽经矫治，在生长发育完成之前仍有复发的可能。北京医科大学口腔医院正畸科对替牙期Ⅲ类错𬌗矫治后经5～10年的追踪研究发现，有10.7%的患者有明显的复发，表现为多数前牙反𬌗重新出现，下颌前突加重。看来Ⅲ类病例矫治后是否复发主要与患者下颌的生长有关，而与保持与否的关系不大。尽管如此，一般主张对乳牙期和替牙期有骨性Ⅲ类倾向的患者，矫治后要定期复查，观察颌骨生长与𬌗的发育，处理出现的牙弓拥挤，并在进入生长快速期前使用一段时间的头帽颏兜抑制下颌生长，防止反𬌗复发。对于恒牙期病例，口外力对颌骨的作用有限已不再使用，口内常规保持器用于稳定牙弓中已关闭的拔牙间隙。

（侯琛琛）

第四节 开𬌗的矫治

开𬌗是牙-牙槽或颌骨垂直向发育异常。临床上主要指表现为前牙-牙槽或颌骨高度发育不足，后牙-牙槽或颌骨高度发育过度，或两者皆有的前牙开𬌗；前牙开𬌗常伴有长度、宽度不调，神经肌功能异常。临床中表现为在正中𬌗位及下颌功能运动时前牙及部分后牙均无𬌗接触。此类畸形常伴有形态、功能及面容障碍，直接影响患者的心理状态，甚至影响未来的职业选择。因此，及时地预防、诊断及治疗开𬌗具有深远的社会意义。开𬌗在人群中的发病率约为6%，是正畸临床中常见的一类复杂且治疗后易复发的一类畸形。

一、开𬌗的病因

（一）遗传

开𬌗病因为多因素综合作用的结果。目前对遗传导致开𬌗的畸形,学者们尚有争论,尚待进一步研究。但是在临床上,不能忽视遗传因素在开𬌗形成的作用,包括以下几方面。

1.遗传因素

常为多基因遗传。许多学者对开𬌗的遗传学研究发现,有的开𬌗患者有家族性开𬌗趋势,头影测量表明,其颅面结构相似。有的患者在生长发育过程中,上颌骨前部向上旋转,下颌向下后旋转的不利生长型,可能与遗传有关。

2.遗传病

（1）常染色体畸变:如先天愚型,先天性的卵巢发育不全综合征常伴有开𬌗畸形。

（2）基因突变:如锁骨颅骨发育不全症,抗维生素 D 性佝偻病患者常伴开𬌗畸形。

（3）多基因遗传病:如大多数唇腭裂患者的牙槽裂区呈开𬌗畸形。

（二）口腔不良习惯

长期口腔不良习惯造成开𬌗患者约占造成开𬌗总病因 68.7%。其中,吐舌习惯占 43.3%。舌的大小姿势和舌肌功能是形成前牙开𬌗的重要因素,其形成的前牙开𬌗间隙呈梭形,与舌的形态一致。此外,吮拇、吮指习惯占 10.1%,伸舌吞咽、咬唇、咬物、口呼吸等肌功能异常均可造成前牙开𬌗。开𬌗导致口唇闭合障碍,从而形成代偿性舌过大。

（三）末端区磨牙位置异常

常见末端区后牙萌出过度及后牙区牙槽骨垂直间发育过度。多见于下颌第三磨牙前倾或水平阻生,其萌出力推下颌第二磨牙向𬌗方,使其𬌗平面升高而将其余牙支开,若患者同时伴有舌习惯,则可形成广泛性开𬌗。

（四）佝偻病

严重佝偻病患儿由于骨质疏松,在下颌升降肌群的作用下使其下颌骨发育异常,形成仅少数后牙接触的广泛性开𬌗。

（五）颞下颌关节疾病

髁突良性肥大、外伤等所致的关节疾病改变正在生长发育的髁突及下颌骨生长的进程和方向,从而导致开𬌗。

（六）医源性开𬌗

临床中由于对畸形的诊断,矫治计划或矫治力的使用等不当,造成支抗丧失,后牙伸长前倾等造成开𬌗。

（七）内分泌疾病

甲状腺功能不全者常呈张口姿势,舌大而厚并伴伸舌习惯形成𬌗开。垂体疾病,儿童在骨骺未融合之前垂体分泌生长激素过多形成垂体性舌巨大畸形,因而造成开𬌗和牙间隙。在骨骺融和之后发生肢端肥大症。

二、开𬌗的诊断

开𬌗是一笼统的临床现象,此类畸形除开𬌗外,还有其他表现不一的临床特征,为了更好地分析畸形产生的原因和形成机制,制订出合理的矫治计划,进行有效的治疗,必须对开𬌗分类。

前牙殆开有很多种分类法。

（一）按开殆形成的病因和机制分类

1.功能性开殆

由口腔不良习惯如舌习惯、吮指等造成的开殆。主要发生在乳牙列和混合牙列期。

2.牙-牙槽性开殆

牙-牙槽性开殆,在临床上较为常见,多因长期不良习惯产生的压力限制了前牙-牙槽正常生长发育,从而导致前牙开殆。一般面型,骨骼基本正常。

3.骨性开殆

骨性开殆可由于颌骨垂直发育异常,颌骨旋转等因素造成,开殆常导致唇舌肌功能异常以适应骨骼发育的异常,此时口腔不良习惯是这些发育异常的结果而并非病因。骨性开殆可分为如下。

（1）骨性Ⅰ类开殆:患者表现为开殆,颌骨在矢状向为正常的Ⅰ类关系。

（2）骨性Ⅱ类开殆:患者表现为开殆,颌骨在矢状向为Ⅱ类关系。

（3）骨性Ⅲ类开殆:患者表现为开殆,颌骨在矢状向为Ⅲ类关系。

（二）Angle 分类

1.AngleⅠ类开殆

上下颌第一磨牙为中性殆关系,前牙开殆。

2.AngleⅡ类开殆

上下第一磨牙远中殆关系,前牙开殆。

3.AngleⅢ类开殆

上下颌第一磨牙为近中殆关系,前牙开殆。

（三）垂直向开殆分度

正中殆位时,上、下前牙切缘之间在垂直向存在的间隙,分为三度。①Ⅰ度:间隙<3.0 mm,②Ⅱ度:间隙在 3.0～5.0 mm,③Ⅲ度:间隙>5.0 mm。

（四）诊断

开殆的形态改变取决于后下面高的大小并反映在下颌支、下颌角及下颌高度的改变。

1.功能性开殆

主要与口腔不良习惯紧密相关,常见于乳牙列及混合牙列早期。

2.牙-牙槽性开殆

此型开殆系指牙-牙槽垂直关系异常,即前牙萌出不足,前牙槽高度发育不足和/或后牙萌出过度,后牙槽高度发育过度,颌骨发育基本正常,面部无明显畸形。

3.骨性开殆

主要表现为下颌骨发育异常,下颌支短,下颌角大,角前切迹明显,下颌平面角（FH-MP）大,PP、OP、MP 三平面离散度大,Y轴角大,下颌呈顺时针旋转生长型,前上面高/前下面高<0.71,S-Go/-N-Me<62%,面下 1/3 过长,严重者呈长面综合征。上牙弓狭窄,后牙槽高大,可能伴有上下前牙及牙槽高度代偿性增长,常有升颌肌功能活动低下,甚至出现肌功能紊乱。侧貌可显示为正常面型、凹面型或长面型,这是骨骼近远中不调所致。

临床上将牙颌畸形垂直向异常指数（ODI）、前面高比等作为诊断有无前牙开殆及开趋势较好的指标。对国人而言,当 ODI 72.8°时,表现为开殆或具有开殆趋势。ODI 越小,骨性开殆的可能性越大。乳牙开𬌗的特征为:ODI、ANB 角均小,下颌支(Ar-Go)短,其中 ODI 是一敏感的指征有助于诊断开𬌗趋势,以达到早期诊断,早期治疗的目的。临床中评价开𬌗患者的预后对此类患者是选择正畸治疗或正颌外科非常重要。除考虑畸形的严重程度,年龄、生长发育状态和生长潜力,结合医师的水平及患者的要求外,可采用面高指数(ANS-Me/N-Me<0.57,指数愈小,预后越差),下颌平面角(F H-MP 在 16°~18°时,正畸治疗效果很好,在 28°~30°疗效欠佳;在32°~35°效果不肯定,>35°效果差);1-MP 角≥89.5°时常常选择正畸治疗。对年龄较大,生长发育基本停止,下颌角前迹较深,1-MP 角较小,颏部前突的前牙骨性开𬌗病例多采用正颌外科矫治。

三、开𬌗的矫治

前牙开𬌗特别是骨性开𬌗的治疗和保持是最困难的正畸问题之一。因为许多患者不仅有牙-牙槽或颌骨异常,还伴有神经肌肉的异常。一般认为牙-牙槽型开𬌗比骨性开𬌗容易治疗,预后也好。矫治开𬌗的原则是找出病因,并尽可能抑制或消除,根据开𬌗形成的机制,对患者前牙及后牙-牙槽骨进行垂直向调控是成功治疗的关键。同时肌功能训练是非常重要的辅助手段,可达到消除或改善开𬌗,稳定疗效的目的。

(一)功能性及牙性开𬌗的矫治

这类开𬌗主要由不良习惯引起。特别是舌肌功能异常所致的伸舌吞咽、吐舌习惯及肌功能异常所导致开𬌗。首先判明和消除局部因素,7~9 岁 80%的儿童可自行关闭开𬌗,进行肌功能训练,关闭开𬌗间隙。

1.医疗教育

首先对患儿及家属说服教育,说明不良习惯的危害性,请家长、老师监督提醒儿童戒除不良习惯。

2.治疗与开𬌗发生有关的疾病

治疗扁桃体炎、鼻炎、腺样增殖、舌系带异常、巨舌症、关节病等相关的疾病。

3.矫治器破除不良习惯

对舌习惯、舌位置异常、伸舌吞咽等不良习惯的儿童戴用带有舌刺(舌屏、腭网)的矫治器,咬唇习惯的儿童戴用唇挡,年幼患者一般在破除不良习惯后,上下切牙可自行生长萌出关闭开𬌗间隙。

4.肌功能训练

颅面形态受咀嚼肌大小、形态和功能的影响,提下颌肌影响面部的宽度和高度,被拉长的肌肉可辅助矫治开𬌗。因此,开𬌗儿童进行咀嚼肌训练,可导致颌骨形态发生改变,下颌明显自旋。所以肌功能训练是改善口腔周围肌肉异常功能,利用口腔周围的肌力来改善开𬌗,稳定效果十分重要的手段。

(1)口腔周围肌肉功能异常:在做肌功能训练时,必须判明患者在吞咽及姿势位时各肌肉异常状态。例如舌异常的患者,在吞咽时舌向前伸出,在安静时舌位于上下前牙之间。

(2)咀嚼肌异常:伸舌吞咽时舌位于上下前牙之间,所以,在吞咽时不能保证下颌在咬合位,因此,咀嚼肌力逐渐减弱,口不闭合,口轮匝肌肌力常常较弱。

(3)肌肉训练方法:异常的肌功能大多是无意识状态下发生的,并反复持久地存在,要去除很困难,若患者不合作,训练不会获得成功。所以,让患者充分了解训练的目的,认识到目前异常肌肉状态及其危害性,以激发患者产生改变这种异常功能的愿望后,再教患者肌肉处于何种状态才是正常的,而且必须开始正确的训练。①舌训练:教患者学会舌摆在正确的位置并能进行正确运动,例如正确吞咽及在语言、吞咽和休息时使其舌放在正确位置和正常运动并养成习惯。但有的病例,舌已适应了牙齿的位置并行使相应功能。此时,则首先矫治开𬌗后,再进行肌功能训练(如在腭盖处放置口香糖,然后用舌将其压贴压开,并保持舌在此位置进行吞咽的训练方法)以保持疗效。②咀嚼肌训练主要指颞肌、咬肌的强化训练。儿童学咬软糖,每天咬 5 次,每次 1 min。青少年及成人尽可能做紧咬牙,并做大张闭口运动或做正常吞咽动作时紧咬牙,使咀嚼肌伸长、强壮以达到治疗和防止开𬌗复发的目的。③口轮匝肌的训练、肌功能训练。

5.矫治器治疗

单纯采用上述方法已难以矫治已形成的开𬌗畸形,并且这种开𬌗间隙反过来可导致不良习惯的加重。所以,应尽早关闭开𬌗,阻断其开𬌗和不良习惯的恶性循环。在临床治疗中,牙性前牙开𬌗矫治比较容易,多采用固定矫治器治疗(特别是 MEAW 技术),在上下牙列黏着托槽,并上下协调弓丝。①一般上弓丝应作成反纵𬌗曲线,下弓丝作成过度的 Spee 曲线拴入,同时在开𬌗区的弓丝上形成颌间牵引钩。②多曲弓丝,在后牙区形成多水平多曲并加大后倾弯,前牙区采用颌间垂直橡皮圈牵引矫治。③或在 Ni-Ti 方丝或不锈钢方丝上形成"摇椅形"弓丝。加前牙垂直牵引矫治开𬌗,均可达到关闭前牙开𬌗间隙。

当开𬌗关闭后,应用咬合纸检查是否所有的牙都恢复了接触关系并进行调𬌗。固定矫治器一般保持到获得正常吞咽和唇舌功能后才更换为活动保持器。常用 Hawley 式保持器、前牙黏结式牵引唇弓及后牙𬌗垫等保持。

(二)骨性开𬌗的矫治

骨性开𬌗主要由于颌骨垂直向发育异常、颌骨旋转等因素造成,临床中骨性开𬌗常导致唇、舌肌、咀嚼肌功能异常以适应骨骼发育的异常,此时口腔不良习惯是这些发育异常的结果而不是病因。因此,尽早解除开𬌗病因,控制颌骨的异常生长发育和改变其生长方向,关闭开𬌗间隙非常重要。

在青春发育高峰期前改变生长治疗的关键是抑制上颌骨和上后牙的垂直生长,并辅以咀嚼肌训练。常采用的矫形装置包括:后牙𬌗垫颊兜垂直向牵引,𬌗垫式功能性矫治器(图 13-1),腭托式垂直加力矫治器(图 13-2),固定功能性矫治器(图 13-3),种植支抗压入(图 13-4),𬌗垫式功能性矫治器高位牵引,头帽(压后牙,改变𬌗平面)高位牵引,磁斥力𬌗垫式矫治器头颏牵引及固定矫治器高位牵引等(必要时辅以后牙颊侧骨皮质松解术),将后份牙-牙槽骨压入或限制其生长,使下颌前上旋转,以调整颌骨关系,但需保持到生长发育停止。此外,同时尽可能地利用前牙区牙-牙槽骨的代偿性伸长,以关闭开𬌗间隙(方法同牙-牙槽开𬌗,采用颌间牵引)。对生长发育停止的成人患者,轻、中度开𬌗采用增加牙代偿的掩饰骨骼的畸形及 MEAW 技术。严重者采用微植体骨支抗压入磨牙的技术;对由于下颌向下后旋转和/或后牙萌出过度造成的成人严重骨性前牙开𬌗病例,可采用钛螺钉种植体(直径 2.3 mm,长 14 mm)植入上颌双侧颧突和下颌颊侧牙槽骨,3 个月后用链状橡皮链或密螺旋弹簧牵引,上下磨牙压入,下颌向前上旋转,后缩的颏前移,开𬌗关闭,面下 1/3 减少,达到类似正颌外科的疗效,且植入术的创伤很小,疗程短。

对特别严重的骨性开𬌗(如长面综合征、Ⅲ类骨性开𬌗),则应在成人后采用外科－正畸的方法才能完全矫治畸形。

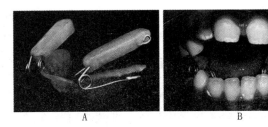

图 13-1　船垫式功能性矫治器

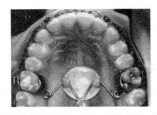

图 13-2　腭托式垂直加力矫治器(利用舌肌上抬)

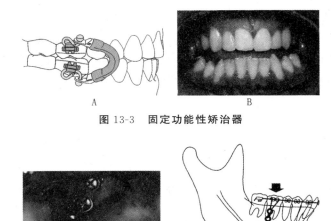

图 13-3　固定功能性矫治器

微钛板

图 13-4　种植支抗压入

(三)拔牙矫治

1.拔除第三磨牙或第二磨牙

拔除第三磨牙或第二磨牙(以第三磨牙替位)适用于面型较好无明显前牙拥挤或前突的病例。后牙前移引起"楔状效应",使咬合接触点前移,有助于前牙开船的关闭。拔除第三磨牙有利于第二磨牙的萌出,有利于第一、第二磨牙向远中竖直;有些病例第三磨牙过度萌出或近中阻生升高,第三磨牙拔除后可降低后牙高度,消除病因。如果第三磨牙未萌,X线片牙冠形态基本正常可拔除第二磨牙以第三磨牙替位。采用 MEAW 技术,通过直立压低磨牙改变异常的船平面达到关闭开的目的。

2.拔除前磨牙

对突面型,有明显前牙拥挤或伴双颌前突的病例拔除前磨牙,前牙内数的"钟摆效应"使上下切缘的距离减少,有助于关闭开𬌗。这一拔牙模式多采用滑动技术在平整和关闭间隙的过程中就可关闭开𬌗,同时也应常规施用前牙垂直牵引(图 13-5)。

3.拔除第一恒磨牙

常用于第一恒磨牙龋坏、釉质发育不良、错位、缺失,而后牙槽过长的病例。应注意治疗中后牙的垂直向控制及注意防止其后牙前移而影响前牙的内收(图 13-6)。

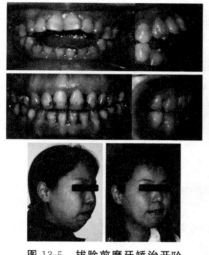

图 13-5　拔除前磨牙矫治开𬌗

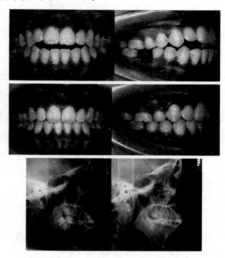

图 13-6　拔除磨牙矫治开𬌗

（侯琛琛）

第五节　牙列拥挤的矫治

牙列拥挤主要是由于牙量、骨量不调,牙量大于骨量,即牙弓长度不足以容纳牙弓中全部牙齿而引起。拥挤不仅出现在Ⅰ类错𬌗畸形中,各类错𬌗畸形中都可出现拥挤,占错𬌗畸形的 $60\%\sim70\%$,表现出牙齿错位、低位、倾斜、扭转、埋伏,阻生或重叠等。而上下牙-牙槽前突则可视为牙列拥挤的一种前牙代偿性排列,本节讨论的重点为矢状向关系为Ⅰ类的牙列拥挤的矫治。

牙列拥挤除牙齿排列不齐,影响功能和美观外,还常常导致龋齿、牙周病及颞下颌关节异常的发生,并影响心理、精神健康。一般而言,临床上可以把牙列拥挤分为单纯拥挤和复杂拥挤两类,以便于在治疗中制订计划和估计预后。单纯拥挤是指由于牙体过大、乳牙早失、后牙前移、替牙障碍等原因造成牙量与骨量不调(牙量过大或牙槽弓量不足)所致的拥挤。单纯拥挤可视为牙性错𬌗,一般不伴有颌骨与牙弓关系不调,面型基本正常,也没有肌肉及咬合功能的异常和障碍。复杂拥挤除由于牙量、骨量不调造成的拥挤外,还存在牙弓及颌骨发育不平衡,有异常的口颌系统功能障碍失调,并影响患者的面型。

一、牙列拥挤的病因

造成牙列拥挤的原因是牙量、骨量不调，牙量(牙齿总宽度)相对大，骨量(牙槽弓总长度)相对小，牙弓长度不足以容纳牙弓中的全数牙齿。牙量、骨量不调主要受遗传和环境因素的影响。

(一)进化因素

人类演化过程中咀嚼器官表现出退化减弱的趋势。咀嚼器官的减弱以肌肉最快，骨骼次之，牙齿最慢，这种不平衡的退化构成了人类牙齿拥挤的种族演化背景。

(二)遗传及先天因素

颌骨的大小、形态和位置及相互关系在很大程度上受遗传因素的影响，这也是家族中有类似牙列拥挤的患者非拔牙矫治后易复发的原因。此外，先天因素在颌骨的生长发育过程中，对其形态的形成也产生十分重要的影响。凡是影响出生前胚胎期发育的因素，例如母体营养、药物、外伤和感染等都会影响后天颌骨、牙及牙槽骨的发育，导致牙列拥挤畸形。牙齿大小、形态异常，通常有遗传背景。过大牙、多生牙常造成牙列拥挤。

(三)环境因素

乳恒牙替换障碍在牙列拥挤的发生中起着很重要的作用。

1.乳牙早失

乳牙因龋齿、外伤等原因过早丧失或拔除，后继恒牙尚未萌出，可造成邻牙移位，导致缺隙缩小，以致恒牙错位萌出或阻生埋伏，形成牙列拥挤。特别是第二乳磨牙早失造成第一恒磨牙前移，将导致牙弓长度减小，恒牙萌出因间隙不足而发生拥挤。

2.乳牙滞留

乳牙因牙髓或牙周组织炎症继发根尖周病变时，引起牙根吸收障碍(牙根部分吸收或完全不吸收，甚至与牙槽骨发生固着性粘连形成乳牙滞留)。乳牙滞留占据牙弓位置，使后继恒牙错位萌出发生拥挤。

3.牙萌出顺序异常

牙齿萌出顺序异常是导致牙列拥挤等错𬌗的常见原因。例如第二恒磨牙比前磨牙或尖牙早萌，第一恒磨牙近中移位，缩短了牙弓长度造成后萌的牙齿因间隙不足而发生拥挤错位。

4.咀嚼功能不足

食物结构也对牙量、骨量不调产生影响。长期食用精细柔软的食物引起咀嚼功能不足，导致牙槽、颌骨发育不足、牙齿磨耗不足而出现拥挤。

5.肌功能异常

口唇颊肌的肌功能异常，如吮唇、弄舌、下唇肌紧张等均可导致牙列拥挤，以及拥挤矫治后的复发。

二、牙列拥挤的诊断

(一)牙列拥挤分度

即牙弓应有弧形长度与牙弓现有弧形长度之差，或必需间隙与可利用间隙之差可分为以下几种。

(1)轻度拥挤(Ⅰ度拥挤)：牙弓中存在 2~4 mm 的拥挤。

(2)中度拥挤(Ⅱ度拥挤)：牙弓拥挤在 4~8 mm。

（3）重度拥挤（Ⅲ度拥挤）：牙弓拥挤超过 8 mm。

（二）单纯性牙列拥挤的诊断

全面的口腔检查，并结合 X 线头影测量，模型分析及颜面美学（特别是面部软组织侧貌，即上下唇与审美平面的关系，鼻唇角的大小）是正确诊断的基础。通过 X 线头影测量，结合模型测量可排除骨性畸形的存在，从而区分单纯拥挤和复杂拥挤并计测出拥挤度。在模型计测中，除牙不调量（拥挤量）的计测外，还应加入 Spee 曲线曲度，切牙唇倾度等因素的评估，即：牙弓内所需间隙＝拥挤度＋整平 Spee 曲线所需间隙＋矫治切牙倾斜度所需间隙等。

一般而言，牙弓整平 1 mm，需要 1 mm 间隙；切牙唇倾 1 mm，则可提供 2 mm 间隙。此外，Bolton 指数的计测可了解上下颌牙量比是否协调，明确牙量不调的部位；Howes 分析可以确定患者的根尖基骨是否能容纳所有牙齿；并以此全面预测其切牙及磨牙重新定位的可能位置及关系，预测牙弓形态改变及支抗设置时可能获得的间隙量。而头影测量结合颜面及肌功能运动分析，则可以判断肌肉及咬合功能是否异常，特别是唇的长短、形态、位置和肌张力是否能容纳牙排齐后的牙弓空间变化量，是否能达到较满意的面容，这对治疗预后是非常重要的。最后，综合分析决定是否用非拔牙或拔牙矫治。在临床中对拥挤的治疗，关键在于确定是否拔牙。

（三）复杂拥挤的诊断

复杂牙列拥挤是指合并有牙弓及颌骨发育不平衡，唇舌功能异常或咬合功能障碍失调的牙列拥挤畸形。

在这类拥挤中，除由于牙量、骨量不调可造成牙列拥挤外，颌骨生长发育异常导致的牙齿代偿移位，更加重了拥挤程度。因此，在诊断中首先应确定治疗骨骼发育异常对拥挤的影响及预测生长可能导致的进一步拥挤。结合模型使用 X 线头测量分析，特别是 Tweed-Merrifield 的间隙总量分析法、Steiner 的臂章分析和综合计测评估表，以及 Ricketts 的治疗目标直观预测（VTO），对这类拥挤的诊断和治疗设计很有帮助。

三、牙列拥挤的矫治

（一）单纯性牙列拥挤的矫治原则

牙列拥挤的病理机制是牙量、骨量（可利用牙弓长度）不调，一般表现为牙量相对较大，而骨量相对较小。因此，牙列拥挤的矫治原则是减少牙量或（及）增加骨量，使牙量与骨量基本达到平衡。

1.减少牙量的方法

（1）减少牙齿的宽度，即邻面去釉。

（2）拔牙。

（3）矫治扭转的后牙可获得一定量的间隙。

2.增加骨量的方法

（1）扩大牙弓宽度。

（2）扩展牙弓长度，如推磨牙远中。

（3）功能性矫治器如唇挡、颊屏等刺激颌骨及牙槽的生长。

（4）外科手术延长或刺激颌骨的生长，如下颌体 L 形延长术、牵张成骨术（DO）等可增加骨量。

在制订矫治计划时应对病例做出全面分析，决定采用减少牙量或增加牙弓长度或两者皆用的矫治方案。一般而言,单纯拥挤的病例,轻度拥挤采用扩大牙弓的方法,重度拥挤采用拔牙矫治,中度拥挤可拔可不拔牙的边缘病例应结合颌面部软硬组织的形态、特征及切牙最终位置的控制和家属的意见,严格掌握适应证,选择合适的方法,也可不拔牙矫治。

(二)不拔牙矫治

对轻度拥挤或一些边缘病例,甚至中度拥挤者,通过扩大牙弓长度和宽度及邻面去釉等以提供间隙解除拥挤,恢复切牙唇倾度和改善面型。但扩弓是有限的,应注意扩弓的稳定性,其横向扩弓量一般最大不超过 3 mm(图 13-7),特别是原发性拥挤(指遗传因素所致)扩弓的预后不如继发性拥挤(环境因素引起的拥挤)的效果好。

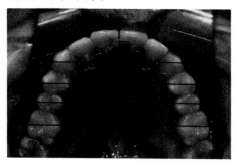

图 13-7　牙弓的扩大量

1.扩大牙弓弧形长度

(1)切牙唇向移动:适于切牙较舌倾,覆𬌗较深,上下颌骨与牙槽骨无前突、唇形平坦的病例。多采用固定矫治器,也可用活动矫治器及唇挡等。

固定矫治器:其方法是在牙齿上黏着托槽,用高弹性的标准弓丝(0.36 mm,0.4 mm,β-钛丝)或设计多曲弓丝,或加 Ω 曲使弓丝前部与切牙唇面部离开 1~2 mm 间隙,将弓丝结扎入托槽内;每次加力逐渐打开 Ω 曲;对内倾性深覆𬌗的病例,可用摇椅形弓丝,上颌加大 Spee 曲线,或多用途弓,将内倾的切牙长轴直立,同时增加了弓牙弓长度,达到矫治拥挤的目的。

活动矫治器:用活动矫治器时,在前牙放置双曲舌簧推切牙唇向移动排齐前牙。切牙切端唇向移动 1 mm,可获得 2 mm 间隙,较直立的下切牙唇间移动超过 2 mm,可导致拥挤的复发。这是因为唇向移动的切牙占据了唇的空间位置,唇肌压力直接作用在下切牙的唇面的结果。临床中,下切牙的拥挤是最常见的错𬌗畸形。据报道,对 15~50 岁(白种人)研究结果表明:下切牙无拥挤及拥挤度在 2 mm 以内者占 50%,中度拥挤(拥挤度在 4 mm 以上)者占 23%,严重拥挤为17%。下切牙的拥挤随年龄增加而增加(有些正常𬌗也发生拥挤)且主要发生在成人早期,第三磨牙的萌出与拥挤增加是否相关尚有争议,有学者认为可能系多因素(包括种族、年龄、性别以及第三磨牙的存在等)所致,但还应进一步研究。下前牙拥挤矫治后容易复发且很普遍,复发原因为多种混合因素作用的结果。尤其是下前牙区,嵴上纤维组织对矫治旋转的复发有重要作用。除口周肌肉作用外,还包括矫治计划、牙齿的生理性移动、牙周组织的健康、咬合、唇张力过大等,建议下前牙拥挤矫治后戴固位器至成年初期以保持治疗效果。

唇挡:传统常用于增强磨牙支抗,保持牙弓长度,矫治不良习惯等。现代正畸临床中对替牙期或恒牙列早期可用唇挡矫治轻到中度牙列拥挤,多用于下颌,也可用于上颌;既可单独作为矫治器使用,也可与固定矫治器联合使用。

唇挡常用直径为 1.14 mm(0.045 英寸)的不锈钢丝制成。两端延伸至第一恒磨牙并于带环

颊面管近中形成停止曲,以便调整唇挡位置,末端插入颊面管。唇挡大致分为有屏唇挡和无屏唇挡。有屏唇挡于两侧尖牙间制作自凝塑胶屏,无屏唇挡则于不锈钢丝上套制的一塑料管,以及多曲唇挡(图 13-8)。多曲唇挡的制作方法为:用直径 1 mm 的不锈钢丝从上下颌两侧尖牙间形成前牙垂直曲和前磨牙区的调节曲,上颌前牙垂直曲高 7～8 mm,宽 4～5 mm 共 4 个或 6 个曲(避开唇系带);下颌前牙区在尖牙区形成高 5～6 mm,宽 3～4 mm 的垂直曲,前牙区可形成连续波浪状;前磨牙区的调节曲高、宽均为 3～4 mm。前牙垂直曲和调节曲的底部应在一个平面上,在紧靠颊面管前形成内收弯作为阻止点。唇挡及其延伸部分将唇颊肌与牙齿隔开,消除了唇颊部异常肌压力,而舌肌直接作用于牙齿和牙槽上,从而对切牙唇向扩展(每年切牙前移 1.4 mm,切牙不齐指数减少 2.2 mm),牙弓宽度的扩展(有屏唇挡磨牙间宽度每年增加 4.2 mm,特别是前磨牙间宽度增加最明显:扩展 3|3 2.5 mm,4|4 4.5 mm,5|5 5.5 mm)。由于唇挡位于口腔前庭,迫使唇肌压力不再直接作用于前牙,而是通过唇挡传至磨牙。唇肌作用在唇挡上的压力为 >300 g,测得唇挡作用在下磨牙的力在休息状态下为 85 g,下唇收缩时的最大力值为 575 g,一般自然状态下 1.68 g 的力即可使牙齿移动,因此,唇挡可产生推磨牙向远中、直立或整体移动(2 mm 左右)。同时唇挡伸至前庭沟牵张黏骨膜,刺激骨膜转折处骨细胞活跃,骨质增生。用唇挡矫治牙列拥挤可获得 4～8 mm 间隙,因此,唇挡是早期解除轻到中度拥挤的一种有效方法,为牙列拥挤的早期非拔牙治疗提供了一条新思路。

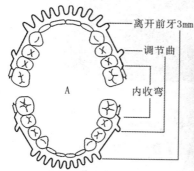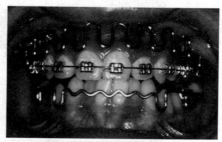

图 13-8 丝弓式唇挡

唇挡的形态、位置以及与唇部接触面积等因素对切牙的作用影响很大。一般唇挡置于切牙的龈 1/3 且离牙面和牙槽 2～3 mm;后牙为 4～5 mm。唇挡应全天戴用,必须提醒患者经常闭唇,以便发挥唇挡之功效,1 个月复诊 1 次,并进行必要的调节。对拥挤的病例建议用有屏或多曲唇挡更为妥当。因为,有屏唇挡与唇部接触面积大,唇挡受力也大,从而对牙的作用越大,疗效更好。

(2)局部开展:对个别牙错位拥挤的病例,可在拥挤牙部位相邻牙齿之间用螺旋推簧进行局部间隙开拓,排齐错位牙,注意增强支抗(图 13-9)。

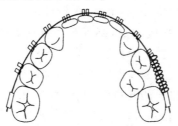

图 13-9 局部开拓间隙

（3）宽度的扩展：牙列拥挤的患者牙弓宽度比无拥挤者狭窄，采用扩大基骨和牙弓宽度的方法可获得一定间隙供拥挤错位的牙排齐并能保持效果的稳定。但是后牙宽度扩大超过 3 mm 效果不稳定，且可能导致牙根穿破牙槽骨侧壁的危险。牙弓宽度的扩大有以下方法：

功能性扩展：对轻度或中度牙列拥挤伴颌弓宽度不足者，可采用功能性扩展。多用功能调节器或下唇挡达到目的。牙弓外面的唇颊肌及其内面的舌体对牙弓-牙槽弓的生长发育及形态，牙齿的位置起着重要的调节和平衡作用。功能调节器（FR-Ⅰ）由于其颊屏消除了颊肌对牙弓的压力并在舌体的作用下牙弓的宽度增加。此外，唇挡、颊屏等对移行皱襞黏膜的牵张也可刺激牙槽骨的生长，建议采用此种方法通常需要从混合牙列中期开始治疗并持续到生长发育高峰期结束。

正畸扩展：扩弓矫治器加力使后牙颊向倾斜移动可导致牙弓宽度的增加。常用于牙弓狭窄的青少年及成人。扩弓治疗每侧可获 1～2 mm 间隙。常用唇侧固定矫治器为：增加弓丝宽度、以一字形镍钛丝或等配合四眼圈簧（quad-helix，QH）（图 13-10）及其改良装置扩弓，同时排齐前牙；也可在主弓丝上配合直径 1.0 mm 不锈钢丝形成的扩大辅弓（如 Malligan 骑师弓）；还可根据患者颌弓、牙弓大小、腭盖高度、需要扩大的部位及牙移动的数目选用不同形状、大小、数目的扩弓簧，放置在舌侧基托一定位置的活动矫治器，舌侧螺旋扩大器及附双曲舌簧扩大矫治器（图 13-11A～D）达到治疗目的。

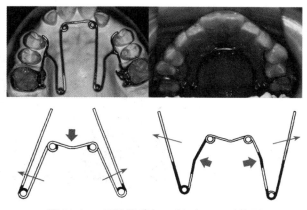

图 13-10　四眼圈簧（quad-helix，QH）扩弓

矫形扩展：上颌骨狭窄，生长发育期儿童（8～15 岁）通过打开腭中缝，使中缝结缔组织被牵张产生新的骨组织，增加基骨和牙弓的宽度，后牙弓宽度最多可达 12 mm（牙骨效应各占 1/2），上牙弓周长增加 4 mm 以上，可保持 70% 左右的效果。患者年龄越小，新骨沉积越明显，效果越稳定。成年患者必要时配合颊侧骨皮质松解术。在生长发育期儿童腭中缝开展时，产生下颌牙直立，牙弓宽度增加的适应性变化；而有些病例应同时正畸扩大下牙弓，才能与上牙弓相适应。在腭开展治疗以后，停止加力，应保持 3～6 个月，让新骨在打开的腭中缝处沉积。去除开展器后更换成活动保持器，开展后复发倾向较明显，部分患者在未拆除扩展器时就会发生骨改变的复发，建议患者戴用保持器 4～6 年。腭中缝扩展分为：①快速腭中缝开展。每天将螺旋开大 0.5～1.0 mm，每天旋转 2 次，每次旋转 1/4 圈，连续 2～3 周，所施加的力最大可达 2 000～3 000 g，使腭中缝快速打开，可获得 10 mm 以上的开展量，其中骨变化 9 mm，牙变化 1 mm。快速腭中缝开展其矫形力的大小和施力速度超过了机体反应速度，学龄前儿童一般不能用重力开展，否则并发鼻变形（呈弓形隆起），影响美观。②慢速腭中缝开展。加力慢、小，每周将螺旋打开 1 mm，

（每周旋转 1～2 次，每次旋转 1/4 圈），产生 1 000～2 000 g 的力，在 2～3 个月内逐渐打开腭中缝。可获及 10 mm 的开展量（骨、牙各 5 mm）。以较慢的速度打开腭中缝，腭中缝组织能较好地适应，近似于生理性反应，且效果两者基本相同，但慢速扩展较快速扩展更稳定。最常采用的方法是 Hyrax 扩弓矫治器（图 13-12）和 Hass 扩弓矫治器（图 13-13）。

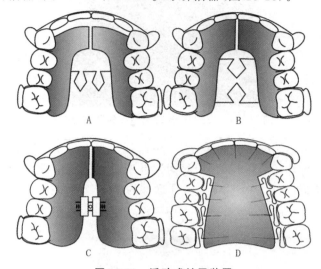

图 13-11　活动式扩弓装置

A、B.双菱形活动扩弓矫治器；C.螺簧式；D.舌簧扩弓矫治器

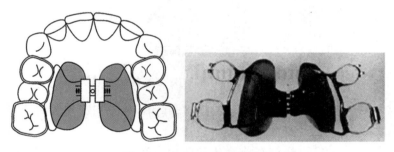

图 13-12　Hyrax 扩弓矫治器

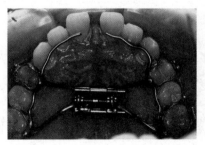

图 13-13　Hass 扩弓矫治器

（4）推磨牙向远中移动。适应证为：①上颌牙列轻、中度拥挤。②第二乳磨牙早失导致第一磨牙近中移动，磨牙呈轻远中关系。③上颌结节发育良好，第二恒磨牙未萌，且牙根已形成 1/2，无第三磨牙或拔除的患者。临床上多通过 X 线片显示第三磨牙形态，当第三磨牙形态位置基本

正常时,拔除第二磨牙,将来以第三磨牙替位。磨牙远中移动常用的方法有以下几种。

Pendulum 矫治器(Pendulum appliance):即钟摆式矫治器,基本设计为 Nance 腭托增加支抗,及插入远移磨牙舌侧的弹簧(图 13-14)。

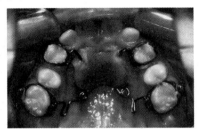

图 13-14　Pendulum 矫治器推磨牙向远中

Jones Jig 矫治器(Jones Jig appliance):Nance 腭托增强支抗,0.75 mm 颊侧活动臂钢丝,其远中附拉钩以及可自由滑动的近中拉钩,中间为镍钛螺旋弹簧。滑动拉钩在向后与第二前磨牙托槽结扎时压缩螺旋弹簧,产生 70～150 g 磨牙远移的推力,每月复诊一次(图 13-15)。

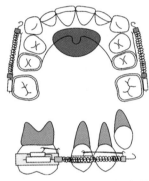

图 13-15　Jones Jig 矫治器

Distal Jet 矫治器:腭托管上安置滑动的固定锁,其内的滑动弓丝插入磨牙舌侧管,压缩弹簧产生磨牙远中整体移动的推力(图 13-16)。

Lupoli 矫治器:加力的螺钉焊接在前磨牙和磨牙带环上,压缩腭侧反折钢丝的螺旋产生推力并锁定。患者自行调节螺钉加力;方法为每天 2 次,每次 1/4 圈。优点:磨牙快速整体移动,能控制牙移动方向,基本无支抗丧失,效果稳定(图 13-17)。

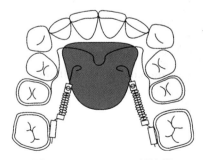

图 13-16　Distal Jet 矫治器

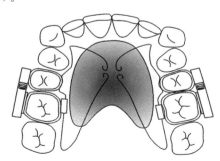

图 13-17　Lupoli 矫治器

磁斥力远移磨牙:用改良 Nance 腭托增加支抗,1.14 mm(0.045 英寸)不锈钢丝形成蛇形曲,曲的近中焊接在第一前磨牙带环唇侧,远中抵住磨牙带环颊面管近中,磁铁被分别用 0.014 英寸结扎丝紧扎固定在磨牙带环牵引钩近中和蛇形曲上,此时磁铁应相互接触产生 225 g 起始推力,形成蛇形曲的目的在于随着牙齿的移动,近中磁铁可在曲上向远中滑动,确保磁力的持续和恒定(图 13-18)。

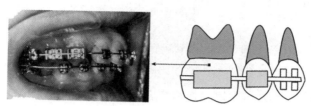

图 13-18　磁力矫治器及磁斥力远移磨牙

Ⅱ类牵引推磨牙向远中:上颌弓丝上的滑动钩,并用约 100 g Ⅱ类颌间牵引推上磨牙向远中移动,但下颌用与锁槽沟大小密合的方丝弓以防止下切牙唇倾并保持牙弓宽度(图 13-19)。

螺旋弹簧推磨牙向远中:下颌磨牙因其解剖位置和下颌骨的结构特点,推磨牙向远中较难,其移动量取决于第二、第三磨牙是否存在。某些病例,可照 X 线片,如果 $\overline{8}$ 形态、位置基本正常或 $\overline{7}$ 不能保留,此时可拔除 $\overline{7}$ 以减少磨牙远移阻力,将来以 $\overline{8}$ 替位 $\overline{7}$。一般采用固定矫治器的磨牙后倾弯,螺旋弹簧(图 13-20),下唇挡等配合Ⅲ类颌间牵引,远移或直立下磨牙,防止下切牙前倾;还可采用 MEAW 技术。

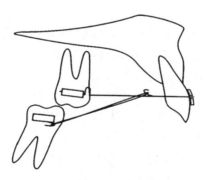

图 13-19　Ⅱ类牵引推磨牙向远中

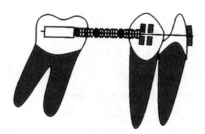

图 13-20　螺旋弹簧推磨牙向远中

活动矫治器:活动矫治器采用分裂簧或螺旋扩大器推磨牙向远中,其反作用力使切牙唇向移动(图 13-21A、B)。

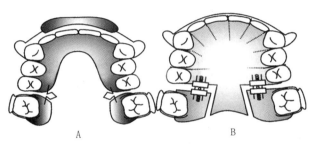

图 13-21　活动矫治器推磨牙向远中

A.分裂簧推磨牙向远中;B.扩大螺旋簧推磨牙向远中

口外弓推磨牙向远中:口外弓附螺旋弹簧配合口外牵引,12～14 h/天,300 g 左右的力推磨牙向远中可获得较多的间隙,但应根据患者的面部垂直向发育调整牵引方向(图 13-22)。

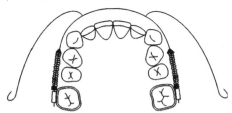

图 13-22　口外弓推磨牙

骨支抗推磨牙向远中:采用骨支抗力系移成人的下颌磨牙向远中,局麻下将微种植体植入下颌支前缘或下颌体(上颌颧牙槽嵴根部、腭部等)种植体与骨发生骨整合效应形成绝对骨支抗单位。如果第三磨牙存在应拔除,为磨牙远移提供间隙,采用固定矫治器平整,排齐牙齿后用硬的 0.018″×0.025″或 0.019″×0.025″不锈钢丝和螺旋弹簧推磨牙向远中,第一前磨牙与种植体紧结扎增强支抗,下颌第一磨牙向远中移动平均约为 3.5 mm,最大可达 7.1 mm。

(5)邻面去釉(IPR):邻面去釉不同于传统的片磨或减径。此法一般是对第一恒磨牙之前的所有牙齿,而不是某一、两个或一组牙齿;邻面去除釉质的厚度仅为 0.25 mm,而不是 1 mm 或更多。此外,两者使用的器械和治疗的程序也有区别。牙齿邻面釉质的厚度为 0.75～1.25 mm,同时邻面釉质存在正常的生理磨耗,这是邻面去釉法的解剖生理基础。在两个第一恒磨牙之间邻面去釉最多可获得 5～6 mm 的牙弓间隙。

适应证:邻面去釉的适应证要严格掌握。主要针对:①轻中度拥挤,不宜拔牙的低角病例。②牙齿较大或上下牙弓牙齿大小比例失调。③口腔健康,少有龋坏。④成年患者。

治疗程序:邻面去釉须遵循正确的程序并规范临床操作。①固定矫治器排齐牙齿,使牙齿之间接触关系正确。②根据拥挤或前突的程度确定去釉的牙数,去釉的顺序从后向前。③使用粗分牙铜丝或开大螺旋弹簧,使牙齿的接触点分开,便于去釉操作;最先分开的牙齿多为第一恒磨牙和第二前磨牙。④使用涡轮弯机头,用细钻去除邻面 0.2～0.3 mm 釉质,再做外形修整,同时对两个牙齿的相邻面去釉;操作时在龈乳头方颊舌向置直径 0.51 mm(0.020 英寸)的钢丝,保护牙龈和颊、舌软组织,去釉面涂氟。⑤在弓丝上移动螺旋弹簧,将近中牙齿向去釉获得的间隙移动。复诊时近中牙齿的近中接触被分开,重复去釉操作(图 13-23)。⑥随着去釉的进行,牙齿逐渐后移,并与支抗牙结扎为一体。整个过程中不用拆除弓丝,当获得足够间隙后前牙能够排齐。⑦整个治疗时间为 6～12 个月。

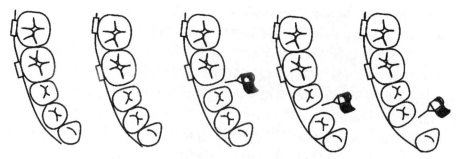

图 13-23　邻面去釉

（6）无托槽隐形矫治器：此种矫治器是 20 世纪开展的一种新的正牙技术，其基本原理是：牙齿移动时经过若干微小阶段才能达到最终位置。在牙移动的每个微小阶段精制一个新的透明塑胶托称排牙器，患者通过戴一系列排牙器，牙齿通过若干个微小移动，则可达到排齐的目的。

排牙器采用计算机辅助技术，通过扫描患者的研究模型，获得三维图像，通过 tooth shaper 软件、treat 等系列软件处理，得到操作程序化的有效治疗方案并提供有效治疗装置，必要时可进行修改得到最终治疗方案。正畸医师可给患者及家属演示治疗过程，进展和最终治疗结果对牙齿的移动进行直观的三维观察，医患之间进行交流，达到教育，激励增强患者信心的目的。一般而言，患者每 14 d 或按医嘱更换一副矫治器，1 个月复诊一次，直到牙齿排齐并进行固位。该方法最适用于轻度拥挤或拥挤的边缘病例通过扩大牙弓排齐拥挤牙。此种矫治器美观、舒适、卫生，深受患者（特别是成人）的欢迎。但是，作为一种新的治疗方法，尚在进一步研究完善中。

（三）拔牙矫治

拔牙问题在诊断设计中是一个十分重要的问题，决定每一个患者是否拔牙，拔多少牙，拔哪些牙，即拔牙设计是否正确，将直接影响矫治效果，而拔牙设计取决于矫治设计的理念。由于早期 X 线头影测量技术尚未引入正畸，对生长发育的认识不足及正畸治疗的对象主要是生长期儿童患者。正畸之父 Angle 主张不拔牙（即保留全口牙齿），以确保矫治后牙齿排列整齐、美观和良好的口腔功能。后来，Tweed 研究证明，矫治时过度扩大牙弓，追求保留全口牙齿，则矫治后导致复发。20 世纪 20 年代 Begg 研究结果表明，原始人由于食物粗糙，牙齿在咬合面及邻面均发生磨耗，与现代人比较，原始成年人的牙列在近远中面磨耗量每侧大致相当一个前磨牙的宽度。而现代人由于食物精细，导致咀嚼功能降低，表现出咀嚼器官不平衡退化，表现出牙量相对大于骨量，所以拔牙矫治逐渐为人们接受，到 20 世纪 70 年代拔牙病例占的百分比很高。20 世纪 80 年代对拔牙病例进行纵向回顾性研究发现，拔牙矫治并不能防止复发，特别是防止下前牙拥挤的复发，以及矫治技术的提高，检查诊断更加先进科学，设计更加严密；对一些有生长潜力的患者，即使有明显拥挤，也常采用不拔牙矫治达到理想的疗效。拔牙矫治还与医师的诊治水平、设计倾向及患者家属的意向有关。尽管如此，拔牙矫治应根据严谨的生理学基础：即咀嚼器官在颌骨、肌肉、牙齿等部位退化的不平衡因素，或口腔不良习惯作用下造成的骨量小于牙量以及不良习惯引起上下牙弓形态、大小或者牙弓与基骨形态、大小失调而造成上前牙前突，并且应严格遵循拔牙的普遍原则及方法。本节就相关问题叙述如下。

1.拔牙目的

牙列拥挤是最常见的错𬌗症状，正畸拔牙的主要目的是为解除拥挤和矫治牙弓前突提供足够的间隙，此外，上下牙弓的近远中关系不调，磨牙关系的调整通常也需要用拔牙的方法提供必要的间隙才可能达到目的。单纯牙列拥挤只涉及牙和牙槽,拔牙的主要目的是解除拥挤,是否拔牙主要根据拥挤的严重程度。一般而言,轻度拥挤采用扩大牙弓的方法;中度拥挤(多数)要拔牙,其中可拔牙可不拔牙的边缘病例结合面部软硬组织形态,选择合适的手段,能不拔牙的尽可能不拔牙,重度拥挤通常采用拔牙矫治。复杂拥挤拔牙的目的除消除牙列拥挤外,还要改善上下牙弓之间近远中关系不调和垂直不调,以掩饰颌骨畸形达到全面矫治牙颌畸形的目的。

2.考虑拔牙的因素

在诊断中通过模型和 X 线头颅侧位片进行全面分析。在决定拔牙方案时应考虑以下因素。

(1)牙齿拥挤度:每 1 mm 的拥挤,需要 1 mm 间隙消除。拥挤度越大,拔牙的可能性越大。

(2)牙弓突度:前突的切牙向舌(腭)侧移动,每内收 1 mm,需要 2 mm 的牙弓间隙。

(3)Spee 曲线的曲度:前牙深覆𬌗常伴有过大的 Spee 曲线,为了矫治前牙深覆𬌗,需使 Spee 曲线变小或整平需要额外间隙。

(4)支抗设计:是拔牙病例必须考虑的首要问题。在矫治时应根据前牙数量、牙列拥挤量及磨牙关系调整等情况,严格控制磨牙前移量,采用强支抗(即后牙前移应控制在拔牙间隙的 1/4 以内),中度支抗(即矫治中允许后牙前移的距离为拔牙间隙的 1/4～1/2,弱支抗至少 1/2)。

(5)牙弓间宽度不调:上下牙弓间牙量不调或 Bolton 指数不调。在决定拔牙矫治时,除了考虑上述牙-牙槽因素外,面部软硬组织结构,特别是上下颌骨的形态,相互关系及其与牙槽间的协调关系等重要因素也需考虑。因为拔牙矫治既影响牙槽结构,也通过牙槽、牙弓变化影响面颌部的形态及其相互关系。这包括垂直不调和前后不调的程度。

垂直不调:垂直发育过度即高角病例拔牙标准可适当放宽,而垂直发育不足即低角病例拔牙应从严。其原因有三点:①下颌平面与下切牙间的补偿关系。多数高角病例颏部显后缩,治疗时切牙宜直立,使鼻-唇-颏关系协调,轻直立的切牙还可代偿骨骼垂直不调,同时建立合适的切牙间形态和功能关系;反之,多数低角病例颏部前突,切牙应进行代偿性唇倾有利于面型和切牙功能。②拔牙间隙关闭的难易。高角病例咀嚼肌不发达,颌骨的骨密度低,咀嚼力弱;支抗磨牙易前移、伸长,关闭拔牙间隙较容易且磨牙的前移有利于高角病例伴有前牙开𬌗倾向患者的矫治。相反低角病例咀嚼肌发达,咀嚼力强,骨致密,支抗磨牙不易前移、伸长。主要由前牙远中移动完成拔牙间隙的关闭,而前牙的过度内收不利于前牙深覆𬌗的矫治。③磨牙位置改变对下颌平面的影响:采用远移磨牙或扩大牙弓的方法排齐牙列时,可造成下颌平面角的开大,这对高角病例的面型和前牙覆𬌗均产生不利影响,但对低角病例有利。

前后不调:面颌部前后不调的程度,对上下颌骨基本正常时常采用对称性拔牙以保持上下颌骨关系的协调。但 Bolton 指数明显不调则可进行非对称性拔牙;当上颌前突或正常,下颌后缩恒牙列早期病例,首先采用功能性矫治器协调上下颌骨关系,然后根据上前牙前突程度,牙列拥挤度及磨牙关系的调整等决定上下颌对称性或非对称拔牙或只拔上颌牙齿;当上颌正常或发育不足(后缩),下颌前突治疗时,可轻度前倾上切牙和舌倾下切牙以代偿Ⅲ类骨骼不调,此时可考虑下颌拔牙,但上颌拔牙要慎重,必要时可拔除第二前磨牙有利于磨牙关系的调整。当上下颌及牙弓均前突可采用上下颌对称性拔除前磨牙以利于内收前牙。此外,拔牙矫治还要考虑上下唇的突度和中线的对称性等。

利用 Kim 拔牙指数即垂直向异常指数(ODI)与前后异常指数(APDI)之和结合上下中切牙间夹角及上下唇的突度的指标决定患者是否拔牙。

$$拔牙指数 = ODI + APDI + \frac{|上下中切牙夹角 - 130|}{5} - (上下唇突度之和)$$

其中(中｜上下)切牙夹角 - 130｜：表示上下中切牙夹角与130之差的绝对值。上唇突度：上唇突点位于审美平面之前为"＋"，之后为"－"；下唇突度：下唇突点位于审美平面之前为"＋"，之后为"－"，单位为 mm。当拔牙指数＞155 时，不拔牙的可能性大(尽可能避免拔牙)；当拔牙指数＜155 时，拔牙的可能性较大。

3.拔牙部位的选择

对确定需要拔牙的患者，重要的是拔牙部位的选择。此选择主要是从牙齿的健康状况，拔牙后是否有利于牙齿的迅速排齐，间隙的关闭和侧貌观唇是否前突及错𬌗的类型等考虑。拔牙愈靠前，更有利于前牙拥挤，前突的矫治；拔牙越靠后、后牙前移越多，有利于后牙拥挤的解除和前牙开𬌗的矫治。一般而言，临床中常采用的拔牙部位首先拔除患牙，然后为第一前磨牙、第二前磨牙、第二磨牙以及第三磨牙等。

(1)拔除 $\frac{4|4}{4|4}$ 或 $\frac{4|4}{}$ ：最适于前牙拥挤或前突，鼻唇角小，唇前突的患者。当拔除第一前磨牙后可提供最大限度的可利用间隙，明显地简化前牙排齐的第一阶段的治疗过程，改善唇部美容效果。同时还能最小量地改变后牙咬合，从而有利于维持后牙弓形的稳定和后牙的正常关系。在矫治设计时，拔牙间隙的利用的预测，估计非常重要，应严格根据患者的牙弓形态，充分考虑选择不同的支抗设计才能达到理想的治疗目标。此外，在关闭拔牙间隙应注意保持牙弓宽度以及尖牙，第二前磨牙的接触和牙根平行，以获得永久稳定的效果。

(2)拔除 $\frac{5|5}{5|5}$ ：对前牙区拥挤或牙弓前突较轻，颜面及唇形较好，不需要改变前牙倾斜度及唇位，但后牙拥挤或磨牙关系需要调整，特别是下颌平面角大的前牙开𬌗或开𬌗趋势的患者。此外，第二前磨牙常在形态表现出畸形及阻生错位等必须首先拔除。但是如果牙列拥挤主要表现在前牙区或分布较广泛时，会给治疗带来很大困难，延长疗程。此时必须十分谨慎地设计支抗以防止磨牙前移，间隙丧失。

(3)拔除 $\frac{4|4}{5|5}$ ：适于上前牙拥挤或前突明显，下切牙轻度拥挤或前倾，磨牙呈远中关系，需要调整磨牙关系的患者。

(4)拔除 $\frac{5|5}{4|4}$ ：适于上前牙区拥挤或前突较轻，不需改变上切牙倾斜度和唇倾度，下颌平面角较大的Ⅲ类患者。

(5)拔除第二恒磨牙：对单纯拥挤的患者很少选择拔除第二恒磨牙。但是，有时为了简化疗程和达到更好的治疗效果也可选择拔除该牙。如上牙唇倾前突，但侧貌正常或上颌及上牙弓前突，但下颌基本正常，或因第二乳磨牙早失，造成第一磨牙近中移位导致磨牙关系异常，而第二磨牙已经建𬌗，或前牙轻度拥挤伴开𬌗以及开𬌗趋势高角病例可以选择拔除该牙矫治开𬌗。但一般而言，由于拔除第二磨牙间隙远离需矫治的拥挤部位，同时，也使第三磨牙的萌出变得复杂，造成在第三磨牙萌出后还需进行再次矫治，因此使疗程延长。但对后牙弓发育差，第三磨牙严重阻生的患者，由于拔除第二磨牙后，有助于第三磨牙的替位萌出，因此可选择拔除二磨牙。但此时第三磨牙形态，位置正常，以便将来替位萌出。如果第三磨牙先天缺失，原则禁忌拔除第二恒磨牙。

(6)拔除下切牙：适于单纯下切牙拥挤，拔1个下切牙可达到迅速排齐和稳定的结果。也适于上下前牙 Bolton 指数不调,例如上颌侧切牙过小,下前牙量过大,拔除 1 个下切牙,有利于建立前牙覆𬌗覆盖关系并保持稳定结果。

(7)其他:在拔牙矫治的病例中,临床上大多采用对称性拔牙,但也可由于一些牙的畸形,严重错位、龋坏、牙周病、咬合障碍等必须首先拔除丧失功能的病牙。此外,在单纯拥挤治疗中除非第一恒磨牙严重龋坏外,通常严禁拔除第一恒磨牙,特别是决不能考虑对称性拔牙而拔除对侧第一恒磨牙,因为从生理功能、疗程和治疗难度、结果都不能这样选择。上颌中切牙严重弯根,骨内横位阻生压迫邻牙根或外伤折断线在龈下 1/3 以上无法保留者可拔除,上中切牙拔除后,可利用拔牙间隙解除拥挤,或以侧切牙近中移位并修复为中切牙外形,同时应以尖牙前移代替侧切牙并改形;对于侧切牙完全腭侧错位,尖牙与中切牙相邻已无间隙,或侧切牙呈锥形、严重错位,且上中线可接受者,可拔除锥形侧切牙,以尖牙近中移动代替侧切牙,可以简化疗程;第三磨牙与下切牙的拥挤有无关系尚存争议,所以第三磨牙的拔除与否,不应它是否引起牙列拥挤而决定,而应以它是否成为"病原牙"为依据。

(四)复杂拥挤的矫治

此时拔牙的目的除解除牙列拥挤外,还要改善上下牙弓之间前后向关系、横向关系和垂直关系不调,以掩饰颌骨畸形,因此正确选择拔牙部位特别重要,除上述单纯拥挤中拔牙考虑外,还必须结合对其他畸形的矫治设计。例如对伴Ⅱ类上颌前突的拥挤病例,当仅在下牙弓存在拥挤时,可拔除上颌第二磨牙和下颌第一前磨牙(但此时必须有形态及位置正常的上颌第三磨牙牙胚存在),这样既有利于推上颌牙列向远中,也有利于下颌拥挤的矫治;而当下颌无拥挤,仅上颌前突伴拥挤时,则考虑只拔除上颌第一前磨牙,可在矫治上颌拥挤的同时,则上切牙代偿后移,以解除上颌前突畸形。在伴有其他牙颌畸形的复杂拥挤中,牙列拥挤的矫治,应在治疗第一阶段进行。与常规正畸步骤一样,随着拥挤的解除,应进一步精确地控制间隙的关闭,平行牙根,转矩牙轴,建立稳定的咬合关系,最后达到全面矫治牙颌畸形的目的。

(侯琛琛)

第六节　牙列间隙的矫治

牙列间隙是指牙与牙之间有空隙为特征的一类错𬌗畸形。由于除先天性多数牙缺失及一些先天综合征外,大多数牙列间隙患者多表现为后牙Ⅰ类磨牙关系,故归入本节讨论。牙列间隙的机制多为牙齿的大小与牙弓及颌骨大小不调,即牙齿的总宽度小于牙弓的总长度,牙排列稀疏、牙间形成间隙,间隙的位置、数目、大小,视形成因素而异。

一、牙列间隙的病因

(一)遗传因素

遗传因素导致的牙间隙,常见于颌骨发育过大或牙体过小畸形,个别牙过小如上侧切牙锥形,形成局部间隙(多数牙过小形成全牙列间隙),个别患者造成骨量明显大于牙量,表现为全牙列间隙。此外,由于肢端肥大症等全身疾病所致的颌骨发育过度,也可形成散在性小间隙。

（二）不良习惯

因舔牙、吮吸拇指、咬唇等所致的牙间隙多表现为前牙唇倾，前牙间散在间隙，前牙深覆殆、深覆盖。

（三）舌体过大和功能异常

舌体过大（如巨舌症）和功能异常，作用于牙弓内侧的舌肌力大于牙弓外侧的口周肌的功能作用力，从而形成牙列间隙。

（四）先天性缺牙

因缺牙部位不同，临床表现也不同。先天性缺牙部位以上颌侧切牙、下切牙、前磨牙多见。切牙先天缺失导致邻牙移位，可见中线偏斜。如果上切牙先天缺失，前牙可出现浅覆盖或对刃殆关系。下切牙先天缺失时，常见局部邻牙移位，出现局部较大间隙，前牙深覆殆、深覆盖。

（五）拔牙后未及时修复

因龋齿、外伤、牙周病等原因拔除后，未及时修复，则出现邻牙移位，倾斜及对殆牙伸长，从而出现间隙及殆紊乱。

（六）牙周组织疾病

因牙周病所致间隙表现为前牙唇倾，前牙散在间隙。此外，唇系带异常、多生牙拔除、恒牙阻生等也可出现间隙。牙列间隙影响美观，是造成食物嵌塞、损伤牙周组织引起牙周病。

二、牙列间隙的诊断

一般而言，临床上可以把牙列间隙分为中切牙间间隙和牙列间隙，以便于在矫治中制订正确矫治计划。

诊断时，首先要注意牙齿的数目，其次是牙齿的大小、形态、先天性缺牙、阻生牙、多生牙，颌骨发育过大，判明造成牙间隙的不良习惯等，计测出牙列间隙的总量对矫治的设计和预后估计是十分重要的。其方法如下。

（一）直接测量法

间隙较大或集中时，可用双脚规或游标卡尺直接测量各间隙的大小，并求其总和。

（二）间接测量法

间隙小或分散，例如 3|3 散在牙间隙，可用软铜丝，从尖牙的远中触点开始，沿尖牙尖及切牙切嵴，至对侧尖牙远中触点止，弯成一弧形，然后拉直此丝，测量其长度，即 3|3 牙弓的长度。再分别测量 3|3 各牙牙冠宽度总量，两者之差即牙间隙总量。

三、牙列间隙的矫治

矫治原则：去除病因，即破除不良习惯，舌体过大导致的间隙，必要时做舌部分切除术。增加牙量或减小骨量：增加牙量是指集中间隙修复，但应遵循美观、咬合接触好的原则；减少骨量是指减小牙弓长度关闭间隙。在临床矫治设计中究竟是采用集中间隙修复或关闭间隙，要根据缺牙数患者的年龄，形成间隙的原因，间隙所在部位与殆关系和患者及家属协商决定。

（一）中切牙间间隙的关闭

临床中，因中切牙间多生牙，唇系带纤维组织粗壮，附丽纤维过多嵌入切牙间而导致中切牙间隙的患者多见。一般在混合牙列进行治疗，但恒牙列早期就诊者也较多。对多生牙所致间隙的治疗原则及方法如后述（见多生牙）而对系带异常所致的中切牙间隙则必须适时结合外科系带矫治术。应当注意,仅通过手术使中切牙间隙自动关闭的观点是错误的。相反,由于手术后瘢痕的形成,将使中切牙间隙关闭更难。

最好的方法,是在系带矫治手术前(或手术后立即进行)排齐牙齿及关闭间隙治疗。常采用中切牙托槽间弹簧关闭法、局部弓丝加橡皮圈牵引滑动关闭法及磁力关闭法(图13-24～图13-25)。一般而言,若中切牙间隙小,在手术前就可以将间隙完全关闭;如果间隙大,而且系带粗壮附着位置低,间隙关闭困难,则应在正畸治疗中(剩小量间隙时)施行手术,术后立即继续进行正畸关闭间隙,这样完全关闭剩余间隙与伤口愈合同时完成,将能使不可避免的手术瘢痕稳定在牙齿的正确位置内,才不会产生关闭障碍和复发。

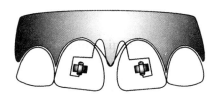

图 13-24　弹簧关闭中切牙间隙

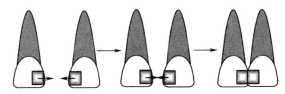

图 13-25　磁力关闭中切牙间隙

应当注意,系带矫治手术的关键是牙间纤维组织的切除,并不需要将系带本身组织大量切除,只需做一简单切口,并深入中切牙间隙区,仔细切除与骨连接的纤维,然后精细地缝合,就完全能达到预定的治疗目的。此外,中切牙间隙关闭后大多有复发趋势,因此建议用嵴上韧带环切术(circumferential supracrestal fibretomy,CSF),或嵴间韧带切断术,以及舌侧丝黏着固定进行长期的保持。

(二)牙列间隙的矫治

1.缩小牙弓关闭间隙

若前牙间隙,牙弓又需要缩短的患者,可内收前牙关闭间隙。若同时存在深覆𬌗,深覆盖应在内收前牙间隙时打开咬合。内收前牙可用活动矫治器的双曲唇弓加力,若存在深覆𬌗,可在活动矫治器舌侧加平面导板,先矫治深覆𬌗,然后再内收前牙关闭间隙。如需要矫治不良习惯,可在活动矫治器上附舌屏,舌刺或唇挡丝。若关闭间隙需要牙齿进行整体移动或需要调整磨牙关系,采用固定矫治器通过间隙关闭曲或牙齿沿弓丝滑动缩小牙弓,关闭间隙并配合颌间牵引矫治后牙关系。

对上下前牙散在间隙需关闭的病例,一般应先关闭下颌间隙后,再关闭上颌间隙,同时应充分估计间隙关闭后的覆𬌗、覆盖关系,必要时压低切牙。此处,还应随时注意保持磨牙的正常关系。当间隙关闭后,保持十分重要,应按保持的要求戴用,调改咬合,才能防止畸形的复发(图13-26)。

2.集中间隙修复或自体牙移植

当牙弓长度正常牙齿总宽度不足(例如先天性缺牙、拔牙后及牙体过小)导致的牙间隙,则应集中间隙采用修复(例如义齿、冠桥、种植)或自体牙移植的方法。在进行矫治设计时,应根据间隙分布、牙体形状、咬合关系等决定修复或自体移植的部位和牙齿移动的方向,应尽可能不影响上牙弓中线,并保持对称关系。在下牙弓可不必考虑中线,主要考虑有利于咬合关系和修复或自体移植。临床上集中间隙多采用固定矫治器,因为多数病例常见邻牙倾斜移位,对𬌗牙伸长,前牙深覆𬌗等问题。此外,邻牙应竖直,移动牙牙根应平行,正畸治疗中对缺失牙较多的病例,很难获得支抗,可采用微种植体支抗法,或者固定矫治器与活动矫治器联合应用的方法,即在活动矫治器上设计后牙义齿,使前牙深覆𬌗打开,以便在下前牙上黏着托槽。同时有义齿的活动矫治器可增加后牙支抗,防止关闭间隙时后牙近中倾斜移动,矫治结束尽快处理间隙。这样既可恢复功能和美观,又可保持矫治效果。

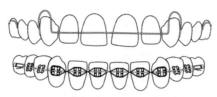

图 13-26　上颌用活动矫治器唇弓和下颌用固定矫治器橡皮圈关闭间隙

（常菊花）

第七节　阻生牙与埋伏牙的矫治

牙齿因为骨、牙或纤维组织阻挡而不能萌出到正常位置称为阻生。轻微阻生时牙齿可能萌出延迟或错位萌出;严重时牙齿可能埋伏于骨内成为埋伏牙。阻生、埋伏牙在正畸临床较为常见,在安氏Ⅰ、Ⅱ、Ⅲ错𬌗中都有发生。阻生、埋伏牙常发生在上颌中切牙,上颌尖牙,下颌第二恒磨牙,下颌第三磨牙。阻生牙的存在,给正畸治疗增加了难度,有时甚至给治疗结果带来缺陷。

一、上颌中切牙

(一)上颌中切牙的发育与萌出
上中切牙牙胚位于乳切牙的腭侧上方。出生前即开始增殖、分化,生后 3～4 个月牙冠开始矿化,4～5 岁时矿化完成,7～8 岁时开始萌出,但变异较大。大约在 10 岁时牙根发育完成。

中国儿童上颌中切牙萌出的时间,男性平均 8.1 岁,女性平均 7.8 岁。

(二)上颌中切牙阻生的患病情况
据北京医科大学口腔医学院正畸科资料,在门诊错𬌗病例中,上颌中切牙阻生者约占2.3%,男性略多于女性。上颌中切牙阻生多发生于单侧,发生双侧者也可见到,还可见到合并侧切牙、尖牙同时阻生者。

(三)病因
1.乳切牙外伤

乳切牙易于受外伤,并因此影响到恒中切牙的正常发育,使中切牙牙根弯曲,发育延迟,而引起埋伏。应当注意的是乳切牙的外伤不易确定,一些原因不明的中切牙阻生很可能属于此。

2.乳牙因龋坏滞留或早失

乳牙因龋坏滞留或早失使恒牙间隙不足而阻生。

3.多生牙

切牙区是多生牙的好发部位。多生牙位于中切牙萌出路径时中切牙萌出将受阻。

(四)上颌中切牙埋伏阻生的处理

(1)X线检查可确定阻生中切牙牙齿的发育,包括牙冠、牙根的形态,有否弯根、短根,发育是否较正常侧中切牙延迟,是否有多生牙存在。阻生中切牙多位于唇侧,但应在X片上确定牙齿的位置、方向、与邻牙关系。

(2)多生牙引起的中切牙阻生,8～9岁时拔除多生牙后,中切牙能自行萌出,但萌出后多有位置不正,需进一步正畸治疗。

(3)10岁以上的患者,若中切牙埋伏阻生,应当先以正畸方法为阻生的中切牙开拓出足够的间隙,并且在弓丝更换至较粗方丝时,再进行开窗术。

(4)开窗多从唇侧进行,若中切牙表浅则可直接粘托槽,若中切牙位置较深,则宜做转移龈瓣开窗。即刻粘托槽之后在托槽上置一结扎丝做成的牵引钩,或置一链状弹力圈,缝合龈组织,使牵引钩(弹力圈)末端露在创口之外以便牵引,这样处理有利于中切牙龈沿形态。注意手术不要暴露过多的牙冠。

(5)弱而持久的矫治力牵引中切牙入牙列。

(6)对于冠根倾斜,唇舌向旋转,严重异常的埋伏阻生中切牙,可以手术暴露阻生牙牙冠的任何一部位,粘托槽并牵引出骨后再重新黏着托槽定位牙冠。

(7)牵引入列的中切牙宜过矫正使其与对殆牙覆殆偏深。有时中切牙唇向,牙冠较长,需要加转矩力使牙根舌向移入骨内。

(8)必要时行牙龈修整术。

(9)形态发育严重异常、严重异位或有可能伤及邻牙的埋伏阻生中切牙,确实无法保留时,可以拔除,并根据正畸的设计,近中移动侧切牙并修复成为中切牙外形;或者保留间隙,以义齿修复。

二、上颌尖牙

(一)尖牙的发育与萌出

上颌恒尖牙牙胚位于乳尖牙腭侧的上方、下颌恒尖牙牙胚位于乳尖牙的舌侧下方。出生后尖牙牙胚即开始增殖、分化,4～5个月时牙冠开始矿化,6～7岁时矿化完成。上颌尖牙11～13岁时开始萌出,13～15岁时牙根完成;下颌尖牙在10～12岁时开始萌出,12～14岁时牙根完成。

我国儿童上颌尖牙萌出的时间,男性平均11.3岁,女性平均10.8岁;下颌尖牙男性平均10.6岁,女性平均10.3岁。

(二)上颌尖牙的萌出异常

1.原因

(1)上颌尖牙萌出路径较长,易于受阻而发生唇向或腭向错位。

(2)上颌尖牙是上前牙中最后萌出的牙齿,由于前拥挤的存在,上尖牙萌出受阻。唇向异位的尖牙中83%的患者有间隙不足。

（3）腭向异位的上颌尖牙遗传因素起主导作用,而与局部因素无关,如乳牙滞留、拥挤等。安氏Ⅱ类患者尖牙阻生较多且有家族倾向。

2.患病率

根据瑞典的一项研究资料,上尖牙阻生错位萌出在自然人群中的患病率为1.5%～2.2%,其中腭向错位占85%,唇向错位占15%;女孩比男孩上尖牙阻生的情况多见。

中国儿童上尖牙唇侧阻生错位的情况较多见,这是否与中国儿童牙列拥挤较为常见,或者为人种族差异所致,尚待进一步研究。

下颌尖牙阻生错位的情况比上颌少见,Dachi等报道为0.35%。

3.错位尖牙造成的问题

（1）相邻侧切牙发育异常:研究表明腭向错位的上颌尖牙患者中,约有50%伴有相邻侧切牙小或呈钉状、甚至先天缺失。小或钉状侧切牙牙根不易被腭向异位的尖牙牙冠压迫吸收,而正常大小的侧切牙牙根常位于异位尖牙的萌出道上,因而牙根容易受压吸收。

（2）邻牙的根吸收:上尖牙阻生伤及相邻切牙牙根的发生率为12.5%～40%,女性比男性常见。牙根的受损是无痛性且呈进行性发展,可以造成邻牙的松动甚至丢失。

（3）阻生尖牙囊性变,进而引起局部骨组织损失,且可能伤及相邻切牙牙根。

（4）尖牙阻生增加了正畸治疗的难度和疗程,严重阻生的尖牙可能需要拔除。

（三）上颌尖牙阻生的早期诊断

萌出过程正常的上颌尖牙,在萌出前1～1.5年,可在唇侧前庭沟处摸到硬性隆起。有资料表明男孩13.1岁,女孩12.3岁时,80%的尖牙已萌出。因此在8岁或9岁时应开始注意尖牙的情况以便及早发现错位的尖牙,特别是对有家庭史、上侧切牙过小或先天缺失的患者。临床上如有以下情况应进行X线检查。①10～11岁时在尖牙的正常位置上摸不到尖牙隆起。②左右侧尖牙隆起有明显差异。③上侧切牙迟萌,明显倾斜或形态异常。

X线片包括口内根尖片、全口曲面断层片、前部𬌗片,有条件者可拍摄前部齿槽断层片,以精确确定埋伏阻生牙的位置是唇向或者腭向、侧切牙牙根是否受累。侧切牙牙根受损在根尖片上常不能确诊。

（四）上颌尖牙阻生的早期处理

（1）如果早期诊断确定上颌恒尖牙阻生而牙弓不存在拥挤时,拔除乳尖牙后绝大多数阻生的恒尖牙可以正常萌出。有研究报道一组10～13岁上尖牙严重错位、牙弓不存在拥挤的病例,在拔除乳尖牙后,78%的腭侧阻生的恒尖牙能自行萌出到正常位置,但12个月后X线片无明显改善者,恒尖牙将不能自行萌出。拔除上颌乳尖牙使恒尖牙自行萌出的适应证如下:①牙弓无拥挤。②尖牙腭向异位。③10～13岁。

（2）对伴有牙列拥挤的病例,单纯拔除乳尖牙对恒尖牙的萌出并无帮助,必须同时扩展牙弓、解除拥挤,才能使恒尖牙正常萌出。

（五）上颌尖牙埋伏阻生的处理

患者年龄超过14岁而上颌尖牙仍未萌出者,应考虑到上颌尖牙埋伏阻生的可能性,并以X线检查确定尖牙的位置、发育和形态。

1.治疗方法

（1）外科开窗暴露尖牙冠,再用正畸方法使尖牙入牙列。

（2）拔除埋伏尖牙,然后再行下列处置。①正畸方法:用第一前磨牙代替尖牙。②修复尖或种植。③自体移植。其中以外科开窗后正畸牵引的使用最为广泛。

2.唇侧埋伏阻生上颌尖牙的处理

(1)如果间隙足够或经正畸开展后足够,唇侧埋伏阻生的尖牙有可能自行萌出。因此正畸治疗开始 6～9 个月内不考虑外科开窗,而只进行排齐、整平、更换弓丝至 0.45 mm×0.625 mm (0.018 英寸×0.025 英寸)方丝。

(2)若在方丝阶段尖牙仍未萌出则应外科暴露阻生尖牙冠。根据尖牙的位置有以下术式。①根尖部复位瓣。②侧方复位瓣。③游离龈移植。④闭合式助萌技术。

其中闭合式助萌术是最好的方法,即剥离升高龈瓣,暴露尖牙冠,粘合附件后缝合瓣,使之覆盖牙冠。此法能获得较好的龈缘形态,但若托槽脱落,则需再次手术和粘托槽。

应当注意的是当埋伏的尖牙冠与侧切牙根相邻时,会造成侧切牙牙冠倾斜。此种情况下,只有在外科术后将尖牙从侧切牙根区移开后才能排齐整平侧切牙,否则可能伤及侧切牙牙根。

3.腭侧埋伏阻生上颌尖牙的处理

(1)由于腭侧的骨板和黏膜较厚,腭侧阻生的尖牙很少能自行萌出而必需外科开窗助萌。

(2)腭侧阻生的上颌尖牙有粘连牙的可能。这在年龄较小的患者中少见,但在成人中却可见到。因此,对拥挤伴尖牙埋伏的患者特别是成年患者应当小心。若治疗需要拔除前磨牙,应当在先处理埋伏尖牙,待埋伏尖牙在正畸力作用下开始正常移动之后再拔除前磨牙。那种认为由外科医师"松解"粘连牙,然后再行正畸移动的观点并不可靠,因为外科医师很难做到"适当"的"松解",且牙齿"松解"之后可再度粘连。

(3)外科开窗后,腭侧阻生牙很少能自动萌出。开窗之后必需开始牵引,因为萌出过程太慢,组织可能愈合而需要第二次开窗。

(4)腭侧埋伏尖牙的开窗术,应检查尖牙的动度,特别是对成年患者,若尖牙为粘连牙,应更改矫治设计,拔除尖牙。

(5)以方形弓丝稳定牙弓,使用弱而持久的力牵引尖牙入牙列,防止牵引过程中邻牙的压低和唇舌向移位。为使尖牙顺利入列,为尖牙准备的间隙应比尖牙稍大。

(6)有研究表明,在成年患者腭侧阻生尖牙的治疗过程中,有 20% 出现死髓,75% 发生颜色的改变。因此,要告知患者这种风险,并要避免过分地移动牙齿。

(7)腭侧埋伏阻生的尖牙矫正后复发倾向明显,因此宜早期矫正旋转,进行足够的转矩控制使牙根充分向唇侧移动,必要时行嵴上牙周环形纤维切除术,并使用固定保持。

(8)上颌尖牙腭侧阻生是正畸临床中的疑难病例,疗程将延长 6 个月,并存在若干风险,对此应有估计并向患者说明。

(六)下颌尖牙埋伏阻生

下颌尖牙埋伏阻生很少见。若出现埋伏阻生,多在侧切牙的舌侧。治疗程序为开拓间隙,方形弓丝稳定牙弓,外科开窗暴露埋伏尖牙冠、粘托槽、牵引。埋伏阻生的下颌尖牙偶有粘连而不能萌出。

(七)尖牙异位萌出

1.尖牙-前磨牙异位

尖牙-前磨牙异位是最常见的牙齿异位。

2.尖牙-侧切牙异位

见于下颌。

已完全萌出的异位尖牙很难用正畸的方法将其矫正到正常位置。

（八）尖牙拔除

正畸治疗很少拔除尖牙，唇向异位的上颌尖牙更禁忌拔除。尖牙拔除的适应证如下。

（1）尖牙位置极度异常，如高位且横置的埋伏上尖牙。

（2）尖牙位置造成移动的危险，如尖牙埋伏于中、侧切牙之间。

（3）尖牙粘连。

（4）尖牙牙根存在内吸性或外吸性，尖牙囊肿形成。

（5）患者不愿花更多的时间治疗。

三、下颌第二恒磨牙

（一）下颌第二恒磨牙的发育与萌出

下颌第二恒磨牙牙胚位于第一恒磨牙远中牙槽突内，出生前即开始增殖，2.5～3岁时牙冠开始矿化，7～8岁时矿化完成，11～13岁萌出，所以又称"12岁磨牙"，根形成在14～16岁。

中国儿童下颌第二恒磨牙的萌出时间男性平均年龄为12.5岁，女性为12.0岁。

（二）下颌第二恒磨牙阻生的处理

下颌第二恒磨牙阻生在临床上随时可见，并有可能伴有囊性变。根据阻生的严重程度，处理方式不同。

1.下颌第二恒磨牙轻度阻生

（1）第二恒磨牙前倾，远中可能已露出牙龈，近中与第一恒磨牙牙冠相抵，第二恒磨牙的近中边沿嵴位于第一恒磨牙远中外形高点的下方。此时可以采用弹力分牙圈松解两牙的接触点，使第二恒磨牙自行萌出。

有时第一恒磨牙带环对第二恒磨牙的萌出起阻挡作用，应暂时去除带环，改为黏着式颊面管。

（2）因阻生造成下颌第二恒磨牙舌倾的情况较为常见，若同时存在上颌第二恒磨牙颊向或颊倾，两牙将形成正锁𬌗关系。

第二恒磨牙的锁𬌗在其萌出过程中，矫正比较容易。简单地黏着托槽或颊面管，以细丝纳入即可使其进入正常萌出位置。第二磨牙建𬌗后，锁𬌗的矫正相对困难，患者年龄越大，矫治难度越大。矫治的方法有两种：锁𬌗牙齿颌间交互牵引，或方形弓丝对第二恒磨牙加转矩（上颌冠舌向，下颌冠颊向）。交互牵引作用较强，但却有升高后牙的不利效果。应当注意的是锁𬌗牙的矫正需要间隙，当后段牙弓存在拥挤时，可能需要减数，如拔除第三磨牙。

2.下颌第二恒磨牙严重阻生

（1）当第三磨牙缺失或过小时，可行外科开窗暴露第二恒磨牙牙冠，然后用正畸方法使之直立。

（2）当第三磨牙发育正常时，可以拔除阻生的第二恒磨牙。若患者年龄较小（12～14岁），第三磨牙可自行萌出到第二恒磨牙的位置，若患者年龄较大，则往往需要正畸辅助治疗。

有关研究表明：下颌第三磨牙牙胚的近远中倾斜度对其最终位置并无影响，第二磨牙拔除之后，第三磨牙牙胚的倾斜度有减小的趋势；同样，舌倾的第三磨牙也不是拔除第二磨牙的禁忌证，在拔除第二磨牙后，许多舌倾的第三磨牙变得直立。在第三磨牙发育早期，牙胚与第二恒磨牙之间常存在间隙，此间隙将在发育中消失，因而此种情况也不是拔除第二恒磨牙的禁忌证。

在第三磨牙发育的哪一个阶段拔除下第二恒磨牙对第三磨牙萌出位置影响并不大。一般来说，第二磨牙越早拔除，等待第三磨牙萌出的时间越长，疗程也越长。但临床上为治疗牙列拥挤，常需要较早拔除。拔除下颌第二恒磨牙后，许多患者需要正畸辅助治疗，使第三恒磨牙达到正常位置，因此治疗要延至第三磨牙萌出后，对此医患双方应达成共识。

(三)直立下颌第三磨牙的方法

下颌第二磨牙阻生而在正畸治疗中被拔除的病例，或者拔除前磨牙后，下颌第三磨牙已萌出、但位置不正的病例，需要用正畸方法直立。

1.一步法

适用于轻中度近中倾斜阻生的病例。在部分萌出的下颌第三磨牙颊侧粘颊面管，其余牙齿全部粘托槽，或者仅第一磨牙粘托槽，两侧第一磨牙之间的舌弓相连加强支抗。以螺旋弹簧远中移动并直立第三磨牙。

2.二步法

适用于近中倾斜较明显，不可能在颊侧粘颊面管的病例。治疗可延至18~19岁，下颌第三磨牙无法自行调整位置时进行。先在𬌗面黏着颊面管使以片段弓和螺旋弹簧对第三磨牙冠施加远中直立力，当第三磨牙位置改善之后，再在颊侧粘颊面管继续治疗。

四、下颌第三磨牙

(一)第三磨牙的发育与萌出

第三磨牙的发育、矿化与萌出个体之间有很大的差异。开始发育可早至5岁或晚至16岁，一般多在8~9岁。有的儿童牙冠的矿化早至7岁，有的却晚至16岁，一般在12~18岁牙冠矿化完成，18~25岁间牙根发育完成。萌出时间也很不相同。Hellman报道为平均20.5岁。Haralabakis报道为24岁，Fanning报道女性平均为19.8岁，男性平均为20.4岁。

发育较早的第三磨牙并不总是萌出较早。许多调查显示70%以上的下第三磨牙变为阻生，也有报道10%的第三磨牙不发育而先天缺失。

下颌第三磨牙矿化的早期，𬌗面稍向前并向舌侧倾斜，以后随着升支内侧骨的吸收、下颌长度的增加，牙胚变得较为直立。与此相反，上颌第三磨牙向下、向后并常常向外萌出，因此有造成深覆盖或正锁𬌗的可能。由于舌肌和颊肌对上、下颌第三磨牙牙冠作用，而将使其自行调整，但若间隙不足，则将发生锁𬌗。

(二)下颌第三磨牙阻生的发生率

由于样本不同，阻生的定义不同，下颌第三磨牙阻生率报道的结果差别很大。在许多人群中下颌第三磨牙的阻生率可能为25%或更高。另外，在正畸临床"不拔牙矫治"的病例中，30%~70%者将可能发生下颌第三磨牙阻生。

(三)病因

由于人类进化中颌骨的退缩，使位于牙弓最后的第三磨牙常常因间隙不足而发生阻生。除了这一种族化的背景之外，以下局部因素可能与第三磨牙阻生有关。

(1)下颌骨较小，生长方向垂直。

(2)下颌宽度发育不足。

(3)第三磨牙发育延迟，将使阻生的可能性增加。

(4)第三磨牙萌出角度不利。

（四）下颌第三磨牙阻生的类型

根据 Richardson 研究,下颌第三磨牙阻生分为以下 5 种类型。

1.萌出角减小

第三磨牙殆面与下颌平面形成的夹角,即第三磨牙萌出角逐渐减小,第三磨牙逐渐直立,但仍不能完全萌出。此种类型占阻生下颌第三磨牙的 46%。

2.萌出角保持不变

此种类型占阻生下颌第三磨牙的 13%。

3.萌出角逐渐增大

牙齿生长时向近中更加倾斜,导致萌出角逐渐增大水平阻生。此种类型占阻生下第三磨牙的 41%,且无法预测。

4.萌出角发生有利改变

萌出角发生有利改变但因间隙缺乏,仍不能萌出形成垂直阻生。

5.萌出角过度减小

萌出角过度减小致第三磨牙向远中倾斜阻生,此种情况不多见。

Richardson 认为下颌第三磨牙萌出行为的不同是因其牙根发育的差异。当近中根发育超过远中根时萌出角减小,牙齿逐渐直立;而当远中根发育超过近中根时,萌出角增大,牙齿更向近中倾斜。

（五）正畸治疗对下颌第三磨牙萌出的影响

1.不拔牙矫治

不拔牙矫治增加了第三磨牙阻生的可能性,这是因为治疗中常需要将下颌第一磨牙和第二磨牙远中倾斜。同样的原因,口外弓推上颌磨牙向远中,减小了上第三磨牙的可利用间隙,使第三磨牙阻生的可能性增加。

2.第二磨牙拔除

拔除第二磨牙后,第三磨牙萌出空间明显增大,几乎所有病例的第三磨牙都可以萌出,但萌出的时间却相差很大,从 3~10 年不等,也很难预测。虽然上颌第三磨牙常可自然萌出到正常位置,但下颌第三磨牙位置常需正畸直立,将使治疗延长到 20 岁左右。

3.前磨牙拔除

一般认为,前磨牙的拔除能增加第三磨牙萌出的机会。Ricketts 发现前磨牙拔除能为下颌第三磨牙提供 25% 以上的间隙,有 80% 的第三磨牙能萌出,而不拔牙矫治的对照组中下第三磨牙萌出仅占 55%。Richardson 认为,从为下颌第三磨牙提供间隙的观点看,第二前磨牙拔除比第一前磨牙拔除更好。

大多数拔除前磨牙的病例磨牙前移 2~5 mm,然而增加的这一间隙并不总能使第三磨牙萌出。对前牙严重拥挤或明显前突的病例,拔牙间隙应尽可能用于前牙的矫正,第三磨牙增得的间隙更是有限。因此拔除 4 颗前磨牙的病例有时仍然需要拔除 4 颗阻生的第三磨牙,总共是 8 颗牙齿,应当将这种可能性事先向患者说明。

（六）第三磨牙拔除的适应证

（1）反复发作冠周炎。

（2）第二磨牙远中龋坏或第三磨牙不用于修复。

（3）根内或根外吸收。

（4）含牙囊肿。

（5）因第三磨牙造成的牙周问题波及第二磨牙。

（6）正畸治疗。

正畸临床为解除拥挤而拔除第三磨牙的情况并不多见,但 MEAW 矫治技术常设计拔除第三磨牙,直立后牙,矫治开𬌗。对于正畸治疗后为预防下前牙拥挤复发而拔除无症状的第三磨牙的做法目前仍存在分歧。一项对正畸治疗完成后未萌第三磨牙的追踪研究发现,某些患者出现第二磨牙牙根吸收,第二磨牙远中牙槽嵴降低,因此,这样的患者宜每 2 年对第三磨牙进行一次 X 线检查,必要时再行拔除。

（常菊花）

第八节　现代方丝弓矫治技术

现代方丝弓技术强调个体化的设计和施力,托槽黏结也可做灵活调整,但在矫治的步骤上存在着一些共同的可操作顺序。在所有的正畸矫治病例中,一般而言,可分为拔牙与不拔牙矫治两类,其矫治基本内容是相似的,只是拔牙矫治的病例中增加有关闭拔牙间隙的步骤,现仅以Ⅱ类1分类(伴前牙拥挤),拔除 4 颗第一前磨牙,需做间隙关闭处置的典型矫治为例,概述方丝弓矫治技术的基本治疗步骤和方法。一般可分为:①预备治疗;②主动治疗(牙移动);③被动治疗(保持)3 个分期。为便于理解,以下将其分为 5 个阶段分述。①第一阶段预备治疗。②第二阶段排齐和整平牙列。③第三阶段调整中线、关闭拔牙间隙和矫治磨牙关系。④第四阶段咬合关系的精细调整。⑤第五阶段保持。

一、第一阶段:预备治疗

预备治疗的目的不仅是为正式开始方丝弓固定矫治器治疗作好准备。同时,也是充分利用个体生长时机,借用自身的生长力、咬合力、肌力等进行颌骨、牙弓及牙错位畸形的早期调整,确定颌位(正常的 CR 位),以及减轻后期牙代偿治疗的难度。此阶段可包括:①早期骨性畸形的矫形引导。②去除牙的错位干扰(阻断治疗)及理想颌位(髁头位)的观察。③上、下牙弓形态的协调(扩弓治疗)。④拔牙诊断。⑤支抗预备。

(一)早期功能矫形治疗

对确诊为轻、中度骨性发育畸形且尚有生长潜力的青少年患者,应根据患者的骨性畸形机制,早期设计适合的口外矫形力装置和口内功能及活动矫治器以引导上、下颌骨的协调生长、去除咬合干扰及协调上、下牙弓的发育、调整肌功能的平衡。由于男、女孩生长发育的骨成熟龄一般差异为 2 年左右。通常,男孩采用口外矫形力的较理想年龄是 12～14 岁(还应结合身高、手骨片、性征等资料),而女孩患者为 10～12 岁。应特别强调的是:矫形治疗的时机不可失而复得。对患者而言,每过一天也许就要减少一天有益的生长反应可能性。因此,必须将此作为治疗设计时的第一考虑。

(二)咬合板的运用

对某些有功能𬌗障碍的正畸患者,在固定矫治前可先应用咬合板 3～6 个月,其优点是:①有利于正常的𬌗发育和建𬌗:如个别前牙反𬌗、扭转等,采用咬合板上的附簧做预矫治(阻断治疗)后,将为下一步托槽的粘贴及排齐整平牙列等治疗带来事半功倍之效。②简化固定弓丝的弯制:对尖牙唇向低位错位患者,利用平面咬合板上所附的曲簧,预先将错位尖牙一定程度推导入牙弓,可大大降低固定治疗中弓丝弯制调节的难度和减少因整体弓丝力所致的如邻牙旋转、冠倾、往返移动等负面牙移动效应。③正常颌位的确定:平面咬合板戴入后,去除错位牙对正常下颌运动的功能干扰,随髁头在关节窝正中𬌗位的恢复,可正确判断正常的颌位,不仅对功能畸形的诊断,而且对治疗的预后稳定十分有益。

(三)扩弓治疗

很多Ⅱ类口呼吸患者、Ⅱ类下颌后缩患者及Ⅲ类上颌发育不良患者表现出上牙弓狭窄、上、下牙弓宽度不调,常需扩大狭窄的上牙弓,以适应矫治后牙弓前后及咬合关系的调整。常用的扩弓方法有慢速扩大和快速扩大(rapid maxillary expansion,RME)两类,前者可采用带分裂簧的活动扩弓矫治器,每周加力一次;后者多采用带螺旋器的固定扩弓矫治器,每天早晚各加力 1/4 周(扩大 0.4 mm)。从组织改变上看,前者的扩弓是以牙轴的倾斜为主,后者则为腭中缝的扩大。应根据不同患者的牙弓狭窄表现,选择不同的治疗手段,对于轻、中度的牙弓狭窄,扩弓辅弓及四圈簧等常在以后的治疗期中选用。通常腭中缝的快速扩大应在 15 岁前进行。一般都在拔牙前进行,以提供尽可能多的支抗。

扩大牙弓之后一般需保持 3 个月,快速扩弓后所需保持的时间更长。尽管如此,扩弓之后总会有一定程度的复发,所以适度的过矫治是必要的。应当明白,由于侧方的界限,企图通过扩展牙弓来获得间隙是非常有限的。

(四)拔牙评估

是否拔牙和应拔除的牙数及牙位问题,在治疗前诊断设计中通过面型分析、模型计测、X 线头影测量分析等不难确定(边缘病例除外)。例如Ⅱ类患者,如果患者前牙过度唇倾、拥挤部位主要表现于前牙区者,一般考虑拔除上下 4 个第一前磨牙,这有利于面型和牙列畸形的改善,且功能影响较小并可缩短疗程;如果系下颌不足时,也可考虑拔上颌两个第一前磨牙和下颌的两个第二前磨牙,这更有利于磨牙关系的调整;如果系面下不足、下颌后缩,则可先前导下颌达正常关系后,再确定是否拔牙;如果为下颌体/牙槽基骨发育不足,前导改善有限,也可考虑代偿性只拔除上颌两颗前磨牙等。通常,拔牙后 1 周即可开始固定正畸治疗。此外,对一些仅需最小支抗的前牙拥挤患者,可在拔除第一前磨牙后,暂不上弓丝,随尖牙的向远中"自动漂移"调整,将缩短固定矫治时间。

(五)支抗预备

方丝弓固定矫治器的支抗设计十分重要,这是因为宽翼托槽与方形弓丝间的摩擦力大以及它的牙移动主要方式是整体移动而不是仅需弱力的倾斜移动形式。例如:Ⅱ类错𬌗患者拔牙后,如果支抗控制不好,上颌后牙前移,前牙内收失控,必然造成上牙前突畸形不能矫治而治疗失败。因此,对一个有经验的医师而言,支抗设计是最为重要的问题。前已述及。临床上控制支抗的方法可通过弓丝的弯曲、弓丝粗细的选择、牙间的差动力牵引设计以及腭弓、腭杆、腭托、唇挡、舌弓、口外面弓、J 钩等来实现。近年来骨支抗技术越来越广泛地运用于临床,特别是微种植钉支抗的运用,为我们开拓了新的简易有效的口内支抗方法。但在不同年龄期使用中,应充分考虑其牙槽骨质及发育的特点,选择好适应证,才能起到有益的效果。

二、第二阶段：排齐和整平牙列

对于大多数牙颌畸形患者而言，就诊的主要目的是希望排齐牙齿。而几乎所有的错𬌗患者，都有多少不同的牙错位、牙列拥挤，以及存在着不同程度的覆𬌗覆盖过度或不足。覆𬌗过大者常系下牙弓的司匹曲线(curve of Spee)弯曲过大，或上牙弓的补偿曲线不足或反补偿曲线所致。此外，上、下牙弓狭窄、牙量和骨量不调等也是造成牙错位、深覆𬌗、深覆盖、开𬌗的原因。因此，在预备治疗结束后，应首先将牙齿排列整齐并将牙弓𬌗曲线排平。所谓排齐是指改正牙齿的拥挤错位，将牙还位于该牙弓上应有的正常生理位置，其中包括控制切牙牙轴的近远中、唇舌向位置及后牙牙轴的近远中、颊舌向位置，即牙弓长度和宽度的调整及改善牙弓的形态。而整平指将不正常的或病理性代偿的上、下牙弓𬌗曲线变平，即通过前牙的压入或后牙的伸长，或两者共同的作用以改善异常𬌗曲线，解除锁结，打开咬合，使之利于下阶段治疗中牙齿及颌骨的重新定位及颌间咬合关系的调整。

由于在不同的个体间，牙及牙弓的形态有着明显的差异，因而在考虑这期的治疗目标时，还应考虑到个体牙与牙弓形态及大小的变异特征。只有保持及调整好该患者个体正常时的牙位及牙弓形态，才可以获得更稳定的结果。因此，应根据每一个体的具体情况来考虑其牙弓的治疗目标(包括拔牙、不拔牙或拔哪颗牙等)，以达到牙的排齐及𬌗曲线的整平。

(一)排齐牙列

前已述及，多托槽固定矫治器中排齐牙齿的机械力源主要是钢丝的弹力。将设计好的个体标准弧形弓丝拴扎在与各牙冠粘连成一体的固定托槽上，借助于弧形弓丝的回弹力及附加一些牵引力，可以达到使错位牙移动入牙弓的目的。通常，大多数错位牙的牙根都比牙冠更接近其正常的位置。这是因为在替牙过程中，牙的错位大多是受到后天病因的影响而使牙冠偏离了正常萌出道的结果。因此，当需要排齐牙齿时，多数情况其根尖位置完全可能是正常的并不需要牙根移动，这就为第一阶段治疗中，通过牙冠的倾斜移动(唇舌或近远中移动)以达到牙齿排齐提供了理论根据。

1.装置的选择

以牙倾斜移动的理论为出发点，在这一阶段治疗中，对矫治装置(弓丝及托槽)的选择应当注意以下几方面的问题。

(1)弓丝的力量：用于第一阶段排齐牙齿治疗的弓丝应选用细而富于弹性的柔性弓丝，采用轻的、持续的力，产生有效的牙倾斜移动。应避免使用强力的弓丝。为利于牙齿沿弓丝滑动调整，对严重错位及扭转牙的牵引矫治，应做松结扎。对偏离牙弓较远错位的牙，第一次结扎不可将弓丝强迫拴入槽沟中。为防止牙受力过大，可采用分次加力逐渐就位的方法。推荐选用被动式自锁托槽、高弹性镍钛细圆丝及弹性结扎线结扎施力。

(2)弓丝的粗细：选择弓丝时，应使弓丝横径小于托槽沟的宽度，以便于弓丝能在托槽中自由地近远中滑动和适当的自由倾斜。在弓丝与托槽沟间至少需要0.002英寸(0.05 mm)的间隙，而0.004英寸(0.10 mm)间隙最为合适。例如，在方丝弓技术中，当使用0.018″槽沟的托槽时，选用的弓丝粗径应为0.016″，而用0.014″最佳。如果用0.022″规格的托槽时，弓丝应选择0.018″直径者最为理想。

(3)弓丝的形态：最好使用圆丝，而不用长方形弓丝。此阶段特别应避免使用与托槽沟径密合一致的方形弓丝。因为此期的主要目的是移动牙冠的位置以达到排齐，而不是控根。市售的一些高弹性方丝弓,如 0.17″×0.25″ 镍钛方丝,虽然在使用说明中述及能在排齐牙齿时使用,但此阶段使用欠妥,因为如果控制不好,它将产生不必要的和不合意的牙根移动及前牙的过度唇倾,导致后牙支抗丧失。但初期排齐牙齿并不是绝对不用方丝,对于不拔牙及前牙整齐的病例,为了更早地获得对切牙倾斜度的控制,也可选用较细的弹性好的方形多股麻花丝或正方形镍钛丝(0.016″×0.016″)作为初始弓丝,以控制冠倾。

(4)托槽的选择:固定矫治器的托槽是将弓丝的矫治力传递到被矫治牙上的主要传力装置,它的不同大小、形态及宽度影响着托槽间的距离。在生物力学及矫治器节中已述及,当增加两承力点之间的距离(跨度)时,其钢丝的强度迅速减小,而弹性增加。因此,对宽的托槽而言,因相对减小了相邻两牙上托槽的间距(承力点间距离),这样将导致弓丝强度加大,而弹性减小,牙齿将承受不利的强力。此外,随着托槽宽度增加将增加弓丝与托槽间的接触面积,从而增加了滑动中的摩擦力而不利于牙移动。由此,仅从牙倾斜移动效果上看,横径小而槽沟宽的托槽最有利于牙的移动,并有利于弓丝发挥柔的弹力。一般而言,单翼托槽横径窄,因而可提供较大的弓丝活动范围及点接触关系,有利于牙的倾斜移动。而双翼或三翼托槽横径较宽,需要通过弓丝性能的改良、弓丝粗细的选择,以及通过托槽间弓丝的曲增加弓丝在托槽间的长度等途径,以获得轻的持续矫治力。虽然常用双翼方丝弓托槽较宽,摩擦力增大,但其优点是对牙扭转的改正以及控制牙的整体移动十分有效。

目前,用于初期排齐牙齿的弓丝种类较多,如粗细不同的不锈钢丝、多股细丝、钛-镍合金丝、β-钛丝(TMA)、钴铬合金丝、复合弓丝及光纤丝等。而常用的托槽类型主要以 0.022″ 规格及 0.018″ 规格槽沟为主。

2.常用排齐牙齿的方法

(1)用高弹性弧形弓丝排齐:现代方丝弓技术对牙列的排齐,主要通过唇侧弧形弓丝的回弹力实现。排齐过程中牙的移动主要是唇舌向,近远中的倾斜移动和改扭转,要求所产生的矫治力应柔和而持久。所以:①多首选弹性力大而刚度小的细圆丝弓,主要有成品钛镍合金丝弓、光纤玻璃丝弓和辫状细丝弓等,以提供柔和持久的作用力。②弧弓形态应与患者个体牙弓形态及颜面形态相近似,以利于逐渐达成稳定的个体貌。③矫治加力:应由弱至强,逐渐增加。

临床中,当用弧形弓丝排齐拥挤牙列时,弹性弓丝的应力为向外扩张作用,由于旋转中心在根方,易导致前牙冠唇/颊向倾斜。对一些病例,会造成后期治疗调整的往返运动,对牙周不利,并加重第二阶段后牙支抗的负担。为防止排齐过程切牙过度唇倾失控及往返移动,为有利于拥挤切牙的调整,在采用细圆丝排齐牙列时,可考虑做"尖牙向后结扎",及设计末端后锁弯(cinch back bend)。即:①在尖牙托槽与磨牙颊面管间作 8 字结扎牵引;②将弓丝末端在颊面管远中处作末端回弯(镍钛丝末端需经退火处理后才能回弯),在引导尖牙远中移动的同时,控制前牙的唇向移动。这样后牙在排齐过程中虽然可能会有少量的前移,但减轻了第二阶段的支抗负担(图 13-27)。

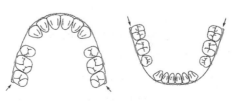

图 13-27　末端后锁弯

（2）用不锈钢丝弧弓排齐：如果采用刚度较硬的不锈钢丝作为此期治疗的弓丝，为获得牙间柔和的力值，可通过选用较细的弓丝及在弓丝上形成多曲来增大其弹性（图 13-28）。常用的弓丝曲有垂直开大曲、水平曲、T 形曲等。垂直曲适于水平及近远中方向的力调整。而水平曲及 T 形曲更兼有垂直向调整（适用于将高位牙/低位牙排入牙弓）的功能，但弯制更难。不锈钢丝的优点是价廉、易弯制成形，由于刚度更好，可用做拔牙后牙弓长度的维持、咬合打开、颌间牵引、局部开展间隙等，而且对弓形的保持、牙弓上局部牙的调整移动及支抗后牙的控制较好。所以，有的医师一开始就偏向于选用不锈钢丝弯制垂直开大曲排齐牙列。但不足之处为弓丝弯制较为费时，患者异物感较重，常刺激黏膜。

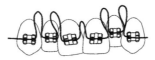

图 13-28　用带垂直开大曲的不锈钢弓丝排齐前牙

对错位严重的牙，弓丝不必一次入槽，可先用弹力线或拴扎丝定向牵引，然后逐步拴入托槽沟中。

同样，在使用不锈钢丝弧弓排齐时，为防止切牙过度唇倾失控及往返移动，在弧弓末端常设计颊面管前的 Ω 阻挡曲，并通过在 Ω 曲与颊面管间用细丝紧结扎，控制前牙的唇向移动并维持弓形及牙弓长度。

（3）尖牙牵张减压：多数前牙拥挤都表现出尖牙近中倾斜或低位，可通过先牵引尖牙向远中，即"牵张减压"的方法来排齐前牙。可设计整体牙弓、后牙片段弓或上、下颌对应牙弓作支抗，向远中牵引尖牙，或在尖牙间置螺旋簧施力。一旦尖牙向远中移动，前牙大多会自动松解排齐。

向远中牵引尖牙，并不都要在整体镍钛丝、不锈钢等全弓丝上使用"尖牙向后结扎"的方法，对一些切牙拥挤严重、牙松动、牙重叠甚至不能黏结托槽的病例，完全可考虑采用后牙片段弓＋横腭弓作为支抗，先牵尖牙向远中"减压"，待前牙拥挤及牙弓形态自动调整改善后，再上全弓继续下一步治疗。对一些支抗要求不高的病例，甚至也可在拔牙后暂不粘托槽，让前牙（多用于下切牙）在唇、舌肌等的作用下促其一定程度的自动"漂移"，待其调整（一般 3～6 个月）到一定程度后再行进一步矫治。

远中移动尖牙的方法，临床中最常用的有以下五种，原则上一定要选用较硬的主弓丝并注意加强后牙支抗的维持。

开大螺旋弹簧：用牙间开大螺旋弹簧推尖牙向远中。螺旋簧常设计为整体放置于两尖牙之间，或分段放置于中切牙与尖牙之间。如果采用后者，则应将中切牙作连续结扎，以防止中切牙外翻。弹簧长度以尖牙到位后切牙能排齐为度。将弹簧压缩后放置于需开拓的间隙之间固定，利用弹簧复原的力量持续推尖牙向远中移动。由于此方法力量柔和，有一定限度，并对后牙的作用力小，常可选作最大支抗的设计中应用。

颌内牵引：拔除第一前磨牙后，以后牙为支抗，采用橡皮圈、关闭螺簧、开大螺簧或关闭曲辅弓等进行颌内牵引也是一种常用于移动尖牙向远中的方法。为了控制后牙前移，此时常需在后牙增加支抗设计，如将带环作在第二磨牙上及采用横腭杆、唇挡等。同时应在主弓丝的磨牙颊面管前设计 Ω 曲及后倾弯，以维持牙弓长度及防止磨牙前移。为利于尖牙远中移动，尖牙应做松结扎，尖牙的牵引钩，可用较粗的结扎丝作成小钩直接结扎于尖牙上，也可在尖牙前穿入活动式小钩。通常牵引力的大小应<100 g。颌内牵引的方法在需中等支抗的病例中应用较为理想。

片段弓：临床中对一些允许后牙部分前移的病例，也可用局部片段弓移动尖牙向远中。片段弓多用方丝弯制。常用的片段弓设计有 Burstone 的片段弓加预成鞭形弹簧或 T 形曲牵引、Gjessing 的钻石曲设计、关闭曲辅弓以及片段方丝弓关闭曲等。使用 Burstone 局部弓时，由于附加的鞭形弹簧已考虑了预应力的释放，故不必多次加力。而后两种片段弓设计，常需每次牵引片段弓向远中移动，以使关闭簧力能持续作用于尖牙上。为此，可采用在颊面管远中抽拉加力末端后锁弯的方法，或拴扎加力的方法，即在颊面管前方，距颊面管一定距离（以使能后移）设计牵引曲或焊拉钩，通过每次收紧牵引钩与颊面管间的拴扎丝，赋予关闭曲簧应力，或牵引其末端弯曲的方法，促使其尖牙远中移动。

弓丝曲加牵引：对尖牙轻度唇向低位的病例，主弓丝放入尖牙托槽将十分困难，可在尖牙近中设计水平垂直曲，缓解弓丝对尖牙的过大压力，同时辅以远中橡皮牵引或关闭曲牵引，逐渐让尖牙向远中就位。而对尖牙低殆错位较严重的病例，则不必立即在尖牙上放置弓丝，而应在弓丝尖牙区形成殆向的阶梯曲避开尖牙（但弓丝不应接触下牙咬合）。此时，主弓丝用于固位，先用橡皮牵引方法移尖牙向远中及向殆方，待尖牙移至适当位置后，再换镍钛弓丝直接拴入尖牙托槽中，继续做牵引移动，最后达到尖牙到位的目的。

J 钩：用口外支抗将 J 钩直接挂于尖牙托槽近中弓丝上，或挂在尖牙前滑动牵引钩上，使用较轻的口外力，做水平牵引，也可达到远中移动尖牙的效果。此方法多用于需最大支抗设计的病例。

3.扭转牙的矫治

对于扭转牙齿，方丝弓技术强调在治疗早期开拓间隙进行预备治疗及后期做适度的过矫治，因为：①扭转的存在使弓丝不能完全入槽，不能实现对牙位的精确控制。②扭转的存在使得间隙难以准确关闭，影响建立良好的磨牙关系。③早期矫治扭转和适度地过矫治有利于稳定。

间隙充足是扭转牙排齐入牙弓的先决条件。通常，前牙的改扭转需要间隙，而后牙扭转改正后可获得间隙，只有当牙弓上开拓出足够间隙后，错位及扭转牙才能顺利矫治入牙弓正常位置，因此，局部开展出足够的间隙，应是错位及扭转牙改正的先决条件。

矫治牙齿的扭转可以用以下方法。

（1）利用托槽翼结扎施力：方丝托槽多设计为双翼，横径较宽，因而最有利于扭转的改正。也可选用带侧翼的托槽（Lewis、Alexander 托槽等）。轻微的扭转可以直接结扎弓丝入槽，较严重的可以用加旋转垫辅助矫治。

（2）利用弓丝曲力：在弓丝上弯制曲，如水平方向的刺刀样曲、垂直曲，然后用弹力线（橡胶圈）结扎施力。

（3）利用辅助弹簧：可选用一些辅助弹簧，如改旋转簧、T 形簧、镍钛高弹辅丝等插入托槽孔改正扭转牙。此时主弓丝应为硬丝，以维持弓形。

（4）利用交互牵引：在扭转牙舌侧粘舌钮、拉钩、附环及附夹等，通过相对的牵引形成力偶来转正牙齿。严重扭转的牙应制作个别带环固位，应注意此牵引必须在较粗的硬不锈钢主弓丝（0.016″以上）上进行，一般应在扭转牙的近远中邻牙部位弯制阻挡曲，以防止牙弓的变形和维持所需间隙。牵引时力量应轻柔适度，以牙不松动为佳。如果有松动，应检查有无咬合创伤并及时进行调磨、升高咬合等处置。对扭转牙的矫治，有经验的医师多提倡"过矫治"，并应在后期"延长保持期时间"以防复发。

(二)整平殆曲线

前牙深覆殆、深覆盖及过陡的纵殆曲线是Ⅱ类错殆的常规表现。整平牙弓殆曲线的目的是：①去除治疗中的咬合障碍。②改善及矫治垂直向的错殆畸形。③为方丝顺利入槽，调整颌间咬合关系创造条件。殆曲线异常的矫治常需要贯穿整个治疗过程，是方丝弓矫治技术中难度较大的问题。以下仅以Ⅱ类深覆殆患者牙弓异常殆曲线的改正，讨论整平问题。

牙弓整平的原则：①不同的畸形机制、不同的生长型及发育阶段应采取不同的方法。②在压低前牙时要使用持续的轻力，应在骨松质界限内，应防止前牙冠过度唇倾，避免根尖更靠近舌侧骨板而使压入受阻。③严重深覆殆的整平应贯穿矫治过程的始终。④一般而言，整平应在牙齿排齐后进行，以利于弓丝入槽施力。

整平的方法：需要根据其机制及患者生长发育的阶段而定。对于前段牙-牙槽过长，下颌平面角较大而生长发育已基本停止的深覆殆患者，整平应以压低前牙为主；而对于后段牙-牙槽过低造成或下颌平面角较小的深覆殆病例，则要用升高后牙的方法。甚至有时采用下切牙微唇倾代偿的方法。因此，在深覆殆病例的"整平"治疗中，正确判断深覆殆机制及口唇形貌改善的需要，才能选择不同的治疗方法，即采用将切牙压入，还是让后牙伸长，或者两者同时进行的方法以达到矫治目标。

1.通过后牙伸长（切牙相对压入）整平牙弓曲线的方法

(1)摇椅弓：对大多数患者来讲，要使后牙伸长，最常用的方法是在上颌弓丝上形成一个过度弯曲的补偿曲线，而将下颌弓丝形成反向的Spee曲线。由于牙的垂直移动需要一定的力，因而所用的弓丝应有一定的硬度，才能达到后牙伸长改正殆曲线的目的。而弓丝的硬度又与弓丝的直径有关，并涉及托槽类型。

对edgewise技术而言，如果用0.018″规格托槽，最初应选0.014″镍钛丝或0.014″带曲不锈钢丝，首先进行牙齿的排齐，此时为了同时进行牙弓殆曲线的平整，可将上述弓丝的上殆弓丝形成过大的补偿曲线，下颌弓丝弯曲成反向的Spee曲形（又称摇椅形弓），拴入牙弓。第二步再换用0.016″硬不锈钢丝，作成同样的弧形拴入牙弓。通常，当硬不锈钢丝拴入后才能满意地完成牙弓殆曲线的平整。

如果选用0.022″规格的edgewise托槽，可首选0.0175″双股细丝或0.016″镍钛合金丝先进行牙齿的初步排齐，继而再用0.016″的硬不锈钢丝作成反向或过度的弯曲，拴入托槽沟内改善牙弓曲线，最后再用0.018″的硬不锈钢丝完成牙弓殆曲线的基本排平。临床上，0.018″的弓丝基本上都能达到殆曲线最后基本平整的目标。很少再需要0.020″的弓丝。

(2)颌间牵引：对一些非拔牙治疗的患者，有时可选择较粗硬的弓丝（但因粗的弓丝常难以放入0.018″规格的槽沟内，因此最好选用0.022″规格的托槽）。此外，可在切牙区加一个殆平面板，后牙区采用颌间垂直牵引或Ⅲ类（使下磨牙增长）、Ⅱ类（使上磨牙增长）颌间牵引的方法。也可考虑采用口外弓低位牵引的方法，以达到升高上颌后牙的目的。但应特别注意，临床升高后牙的方法，在长面型或下颌平面角大的病例中应慎用，以避免造成面型更长的不良后果。

2.通过压入切牙平整牙弓曲线的方法

(1)连续长臂弓：用连续长臂弓绕开侧方牙（包括前磨牙及尖牙）直接压低切牙，此方法对恒牙列早期中，仍有生长潜力，特别是青春发育高峰期前患者的切牙压入最有效。弓丝作用的机械原理是磨牙竖直，磨牙远中倾斜，同时，将切牙压入。最常用的有2×4技术及Ricketts设计的桥形多用途唇弓。在edgewise技术中，由Ricketts设计的桥形多用途唇弓是一种长臂弓，多采用细的正方形丝,作成桥形弯曲,绕开侧方牙列,在磨牙与侧切牙间,通过颊面管前弓丝的后倾弯,直接作用于切牙使咬合打开。同时,在方丝的切牙区作轻微的冠舌向转矩,使切牙根向唇侧转矩移动,则可防止切牙在压入时的唇向倾斜。此外,该弓丝还可设计通过向远中收紧弓丝的末端牵引切牙向舌侧等,具有多种作用。国内常将其称为"多用弓"。

应当注意:长臂弓对切牙的压入力量,一定要保持轻的持续力。为此,弓丝直径的选择,不应粗于 0.016″。Ricketts 推荐使用的弓丝系一种较柔软的 0.016″×0.016″钴铬合金正方形丝。该丝极易弯曲成形,成形后稍经加热处理即变硬。这种丝可以防止磨牙受到过大的力量,同时也可在切牙区作转矩弯曲。此外,加力时可不必拆下弓丝,直接用长鼻钳或日月钳在弓丝上加力即可。

长臂弓在使用中也存在两大缺点:①后部支抗力只作用于第一磨牙,此时磨牙伸出力约为切牙压入力的 4 倍,常可导致磨牙伸长及远中倾斜,这对短面型病例(肌张力强)及对尚有生长潜力的年轻个体并无大的问题,但对生长已停滞,下颌平面角大的平均面型或长面型患者,磨牙伸长后随之而来的下颌下后旋转,对矫治后面型的美学效果是很不利的。此外,磨牙一旦后倾也将减小切牙的压入力量。因此,为抵抗弓丝对磨牙的反作用力,临床上常应采用一些加强磨牙支抗的辅助方法,例如,在上磨牙上附加口外弓作高位牵引,将第二前磨牙和第一、第二磨牙分段用局部方丝连续结扎在一起,增加第一磨牙支抗的稳定性,以及在上颌腭部设计腭杠、腭托等。②长臂弓设计均对切牙产生唇向倾斜力量(即使采用桥形多用弓在切牙段设计了转矩,也难完全避免),特别是对于一些需拔牙矫治上切牙前突的病例,这种唇倾力不仅对向后关闭拔牙间隙不利,而且切牙的唇倾移动改变了弓丝的力点,将对磨牙产生更大的不利支抗力,造成磨牙前移,导致拔牙间隙丧失、矫治失败,为了有效地控制前牙唇倾,目前临床上还常采用下述辅弓设计的方法,以减小导致切牙唇倾的分力。

(2)辅弓法:局部弓加辅弓法,为了控制切牙的力点及稳定后部支抗,Cetlin 设计了一种双弓丝,即在切牙段用 0.018″×0.025″的不锈钢方丝作成阶梯形避开侧切牙,仅固定于中切牙上,并在局部丝两端约在侧切牙远中位置形成小圈。此为前牙区的片段弓。同时用另一根 0.018″的整体不锈钢圆丝形成过度弯曲的弧形放入颊面管内,使弓丝前份达龈黏膜转折部,然后将该丝压下,与片段弓的小圈拴扎,由于片段弓的小圈位于上颌中切牙阻力中心后方,将会产生一定的负转矩,故在压入切牙的同时,对矫治唇向倾斜的中切牙有一定的转矩效果。

此外,Burstone 设计了一种局部弓加辅弓的方法,以达到有效的切牙压入移动并避免切牙的唇向倾斜,此方法需要在第一磨牙颊面管龈方增加一个辅助方颊面管,首先根据需要在已排齐的后牙(包括第二前磨牙、第一磨牙及第二磨牙)托槽沟内放入一段与槽沟尺寸相同的方丝,将后段牙齿连成一稳定的整体并连续结扎紧。同时,用 0.9 mm 直径不锈钢丝弯制成腭弓或舌弓,连接左、右后段牙弓,进一步稳定了后牙弓,以抵抗不合适的设计及其不良移动。

为了压入切牙,Burstone 建议使用设计有圈簧的 0.018″×0.025″不锈钢方丝或 0.019″×0.025″β-钛丝(TMA)制作辅弓。辅弓的后端放入第一磨牙上的辅助方颊面管内,并调节辅弓角度,使其能对切牙产生轻力(约每颗牙 0.15 N),然后将辅弓前段牵至切牙托槽龈侧位置(不进入托槽沟),与切牙间的局部丝直接结扎拴连。采用此种局部弓的设计,后牙区局部弓及舌弓获得的磨牙区支持力,即磨牙的伸出及后倾力与切牙的压入力量可基本平衡,并且对切牙将产生一个舌向力矩,以对抗其唇倾。

整体弧弓加辅弓法:在实践中另一种常用的方法为:在前述加大弓丝弧曲的全弓丝拴入打开咬合的基础上仿 Burstone 的设计,也增加一根用 0.018″硬不锈钢丝弯制的辅弓,将辅弓后段插入磨牙颊面管龈方的辅弓管中,形成适度的后倾弯(以前臂达龈黏膜转折沟为度),压下辅弓前段,在切牙间及尖牙远中部与主弓丝拴扎(注意,不是拴扎入托槽中而是拴扎于托槽翼龈侧),这样既可加大主弓丝前部的压入力量,达到打开咬合的目的,又可一定程度防止切牙唇倾。使用此型辅弓时,由于辅弓后段力量主要作用于第一磨牙,故应同样常规考虑加强磨牙支抗设计以保持磨牙的稳定。

活动式辅弓:该法系在主弓丝打开咬合的基础上所设计的一种可摘式辅弓装置。辅弓可由患者自己戴用,在进食或清洁时卸下。其制作方法为:选用直径为 1.0 mm、长约 30 cm 的不锈钢丝,首先按患者上颌牙弓形态弯制成相应弧形弓,然后在其两侧第一磨牙远中位置(约距中点 5 cm)向下各形成颈间垂直方向的弹簧圈,将弹簧圈游离端反折向前,再沿下颌牙弓弯成相应下弧形弓。为了使辅弓能固位并施力于切牙部,在辅弓的上弓丝段相当于双侧中切牙与侧切牙间位置,用铜丝(直径 0.8~0.9 mm)各焊一小钩,钩端先指向牙面再向上弯曲,以便插入就位于上颌主弓丝上。在辅弓下部游离末端约在两侧下中切牙与侧切牙间部位,各向牙面方向弯曲形成挂钩。通过调节双侧弹簧圈的臂角,可控制力的大小。使用时,将辅弓上弓丝段的小铜钩插入上颌中切牙与侧切牙间主弓丝上,然后再将辅弓双侧下段的挂钩压挂于下颌侧切牙近中的主弓丝上,即可起到同时压低上颌及下颌切牙的作用。该辅弓取摘方便,容易清洗,缺点是不易控制平衡且对颊黏膜有一定刺激。

(3)水平曲或阶梯曲压低切牙:对一些上颌反补偿曲线或下颌 Spee 曲线过大的病例,为达到持续轻力压低切牙的目的,可在双侧尖牙近中(伴拥挤时)或远中(需同时压低尖牙时)设计水平曲,常用弓丝为0.014″或 0.016″直径的硬不锈钢丝。在进行水平曲弯制时,应注意使水平曲方向朝向远中,才能发挥有效的压入效果。此外,也可设计切牙区的阶梯形弯曲或靴形弯曲压低切牙,但阶梯不宜过大,以 1~2 mm 为度。此法也适用于个别后牙垂直向位置的调整及后期咬合打开的过度矫治。

(4)口外弓(J 钩):利用口外牵引力辅助压低切牙,可以既不影响后牙支抗,又能将切牙压入。其方法是使用 J 钩装置。J 钩可以用直径为 1.2 mm 的不锈钢圆丝自行弯制,也有市售成品。其用途较多,如牵引尖牙、前牙、牙弓、颌骨向远中等。在用于压低切牙时,将其末端钩挂于切牙段弓丝上(一般放在尖牙近中钩前或侧切牙近中),利用头帽高位牵引(上切牙压入)或颈带低位牵引(下切牙压入),可以产生切牙压入的效果。在使用 J 钩中应注意的是力的方向和大小,以避免不必要的牙移动和创伤。

3.牙弓形态的调整

不同患者的牙弓有可能是尖形、方形、狭窄、不对称等,由于长期代偿性适应,特别是成年人,上、下牙弓形态可在错位的形态上形成磨耗及咬合平衡。因此,为了达到下一阶段牙弓矢状关系的调整,必须为重新建立正常的、协调的牙弓形态作好准备。但临床操作上,牙弓形态的调整治疗一般不需专门进行,除前述严重上颌狭窄病例在第一阶段治疗中使用扩弓装置外,通常只需在排齐牙齿及排平牙弓𬌗曲线的治疗中进行,每次均严格注意上下弓丝形态个体标准化及上、下牙弓协调就行,借助弓丝的弹性回复力,可逐步达到上、下牙弓形态调整。

4.排齐、整平过程中的几个临床问题

(1)复诊处置:固定装置戴入后,一般应观察 1 周,复诊时注意检查有无弓丝滑动及末端刺伤,结扎丝或弓丝对黏膜割伤、溃疡、过敏等,并及时对因处置或采用保护蜡、胶导管等;应注意了解有无牙疼痛、牙松动、牙倾斜伸长等,及时给予托槽位置、弓丝力量的调整;应注意口腔卫生,检查刷牙方法、牙龈健康;应督促患者遵医嘱复诊,一般每月一次;对托槽难就位患者,必要可辅以咬合垫,或先避开咬合异位黏结,而通过弓丝形成阶梯调整,或延后黏结。

(2)埋伏阻生牙:排齐整平治疗中最常见到的埋伏阻生牙是尖牙和中切牙。对于阻生的牙齿,首先由 X 线片或 CT 确定位置和萌长方向。能牵引助萌者,应首先开拓出足够的间隙后,才进行翻瓣暴露。一般应在排齐整平后才进行,并应十分注意加强主弓丝的固位力及设计阻挡曲维持间隙,尽量减小牵引中邻牙的受力变位。通常,对唇侧埋伏阻生前牙采用翻瓣隧道式牵引比直接切开暴露牙冠的牵引对附着龈的保持更有利。若埋伏阻生牙有局部粘连,牵引效果不佳,则必须在局部轻轻松解后才能牵引到位。

(3)上中切牙间隙:中切牙间隙多由多生牙或唇系带粗壮、附丽过高引起。多生牙一般应尽早拔除。基于上唇系带可随牙槽生长而向上提升退移,过早进行上唇系带修整,术后其瘢痕反而阻碍上中切牙闭合,故唇系带异常者,应先在牙弓排齐整平关闭中缝后,或矫治开始时,行唇系带切除术并切断中缝处的纤维,立即矫治,以免复发。

(4)后牙正锁𬌗:单个磨牙锁𬌗,一般应在排齐整平前尽早矫治,并且应注意去除阻碍锁𬌗牙回位的阻力。常用方法为拔去阻碍的邻牙(如阻生第三磨牙),以及先使锁𬌗牙脱离锁结。然后,在上、下颌锁𬌗牙间进行交互牵引(根据情况可同时辅以Ⅱ、Ⅲ类牵引)。为此,成人患者常需同时用𬌗垫或平面导板抬高咬合,使锁𬌗牙在矫治过程中脱离接触(也可在磨牙𬌗面加塑增高)。青少年患者一般可不用𬌗垫或平导;多数后牙锁𬌗,可在扩/缩牙弓的同时,采用单个逐一移动锁𬌗牙,或辅以"骨皮质切开术"的方法解决。此外,锁𬌗牙矫治过程中,常应用弓丝或种植钉压低接触牙,使脱离接触,也可适当调磨未磨耗的功能尖,但应注意最后的调𬌗,一般应在牙列基本矫治后时再考虑,以免牙尖过多的调磨而有损功能。

综上可见,排齐牙齿,改善牙弓形态,使咬合曲线平直是本阶段的治疗目的。牙排齐整平后,每个牙冠都基本上位于牙弓内的正确位置,托槽沟基本平行,咬合平面基本平整无颌间移动干扰,此时,即可将 4 个上切牙及 4 个下切牙,分别用结扎丝"8"字连续法扎紧,进入下一矫治阶段。但不同的病例,牙颌畸形的程度有很大差异,对一些患者仅需单一的最初弓丝就能达到排齐和排平,甚至达到满意的治疗目的而结束治疗。而对另一些病例,仅排齐牙齿就需要数月时间,而排平牙弓𬌗曲线还需要更长的时间。但作为治疗的原则,重要的是一定要达到牙齿基本排齐及𬌗曲线基本整平后,才能转入下一阶段治疗。

三、第三阶段:调整中线、关闭拔牙间隙和矫治磨牙关系

当治疗第三阶段开始时,牙齿已经排列整齐,牙弓上过大或反向的𬌗曲线也得到基本矫治。此时治疗的目的,是矫治磨牙的咬合关系及前牙的中线关系,并在调整前、后牙关系的同时,关闭牙弓上的间隙(剩余间隙或拔牙间隙),并使软组织侧貌得到改善。这一阶段的关键是通过正确的支抗设计,控制牙齿前、后、左、右的牙移动的比例及牙移动后的最佳位置。

就支抗控制而分,临床上可采用一步法或两步法。①一步法:前牙(含切牙及尖牙)排齐后,整体后移,一步到位关闭剩余间隙。②二步法:先移动尖牙向远中到位后,再整体后移切牙,二步到位关闭剩余间隙。

就移动技术而分,可根据患者的条件,采用滑动法或关闭曲法。①滑动法:利用弓丝在托槽

间的滑动(减轻摩擦力),用橡胶圈弹性力牵引关闭间隙。②关闭曲法:利用弓丝与托槽紧结扎(增大摩擦力),用弓丝垂直关闭曲的回弹力,关闭间隙。

(一)中线的矫治

中线的矫治是正畸治疗中较普遍的问题。因为这将涉及颜面的美学效果,并影响牙列咬合关系的稳定。中线关系的矫治时机应抓紧在治疗一开始即进行,在排齐牙列时,就应充分考虑中线的矫治。因为此时将中线矫治比较容易,特别是对称拔牙的病例,由于前牙列两侧均有间隙,可以利用这些间隙进行调整,如果拖延至拔牙间隙已经关闭,再矫治中线就十分困难了。

造成中线偏移的原因可以是牙性的,如替牙障碍、失牙、牙弓差异、咀嚼习惯,以及第一期排齐牙齿过程中用力不均衡等,也可以是骨性的,由于发育障碍、外伤等所致。对于骨性中线不正的病例,采用正畸方法治疗是有限的,常常需要配合外科正畸进行矫治。

在方丝弓矫治技术中,中线的改正多采用滑动法技术,除可以采用交叉橡皮圈牵引方法外,也可采用以下方法。

1.颌内非对称力法

对上颌中线的矫治,是正畸中特别重要的问题,这是因为上颌中线比下颌对美容的影响更明显。此时,可在增加上颌后牙支抗的基础上,在牙弓左右侧施以不同的力量,一侧用向前的推力(如用打开曲或开大螺簧等),另一侧用向后的拉力(关闭曲、关闭螺簧、橡皮牵引等),控制前牙的左右滑动,以调整中线关系。

2.颌间非平衡力牵引法

用不平衡的Ⅱ类或Ⅲ类力牵引,以调整中线关系,通常是在双侧牵引的同时,在单侧施以更大的力,这比仅在一侧进行牵引而另一侧不牵引的效果更好。但如果系一侧后牙已完全矫治,而另一侧还有间隙未矫治的病例,则完全可以采用单侧的橡皮牵引方法,但正常侧一般应有颌间垂直牵引固位。

3.单颌固定牵引法

对上颌中线正常,下颌中线不正的患者,可以在上颌用较粗的方丝弓紧结扎固定牙弓,下颌则选用较细的圆丝弓(以利于牙滑动),然后采用适当的颌间斜行牵引,通过下前牙的单侧滑动,改正下中线。

4.颌弓形态调整法

很多下颌中线不正的病例系因为牙弓形态不对称,单侧狭窄或侧方牙的倾斜所致。此时,应根据颌弓的形态,及时调整相应部位的弓丝,如系狭窄,则将该区弓丝微扩张,利用弓丝的弹力逐渐恢复其牙弓的正常形态,从而达到上、下牙弓协调、对称。对一些较严重的病例如单侧锁𬌗,必要时还应以上、下颌间交互支抗做唇舌向交叉牵引,以改正之。当颌弓形态协调后,通常中线也随之矫治。临床上,中线的矫治,常常不是一次即成。在临床中重要的是应随时注意中线的情况,在第二阶段排齐前牙的同时,及时调整中线关系,为第三期的治疗可以减少许多麻烦。

(二)关闭拔牙间隙

关闭拔牙间隙,实际上从治疗的第一阶段排齐牙齿时就开始进行。第二、第三阶段切牙中线的矫治过程,事实上也是关闭间隙的牙移动过程。因此,要获得最终合意的间隙关闭结果,从治疗一开始就应在切牙及中线关系的改正中,控制拔牙间隙两侧牙的相对移动量,要做到此点关键是支抗的设计。

Stoner根据拔牙后允许后牙前移的量,将支抗分为3类,即最小支抗、中度支抗及最大支抗。

在方丝弓矫治技术中,临床常用的支抗方法及弓丝设计如下。

1.最小支抗的间隙关闭方法

最小支抗要求在间隙的关闭中允许后牙前移量超过间隙的 1/2 以上,即磨牙的前移量可超过前牙的后退量。由于临床中,更多的情况是控制后牙的前移,因而要实现允许后牙较多前移的最小支抗比较容易。一般仅在弓丝拔牙隙段上做一些简单的"∧"形弯曲等设计,以控制磨牙做整体移动即可。但是要控制切牙的最小量后退,如临床上切牙冠舌倾的病例却比较复杂。

在方丝弓矫治技术中,控制前牙最小量后移的方法一般有以下五种。

(1)尽可能将更多的侧方牙归并入牙弓前段支抗中连成一个整体,以增大前牙区的支抗牙单位量。为此,常根据情况尽可能拔除牙弓后份的牙,如第二前磨牙、第一磨牙,使拔牙间隙后移,从而为增大牙弓前段支抗单位创造有利的条件。

(2)选择与槽沟尺寸相当的方丝,并在方丝弓的切牙段形成冠唇向转矩,使其保持切牙冠的唇倾斜位,同时将后段方丝用砂纸磨圆、细,这样,在牵引切牙竖直的过程中,增加了前牙的稳定性,并且减小了后牙弓丝与槽沟间的摩擦力,从而为后牙更大相对前移创造了条件。

(3)逐一移动法,即以前方牙列为整体支抗,每次单一移动一颗后牙向前,例如,拔除第一前磨牙后,将 6 颗前牙连接在一起,先单独移动第二前磨牙,继而将到位的前磨牙与前牙连接在一起,以 8 颗牙为支抗单位,再单独移动第一磨牙等。

(4)制动辅弓:在前牙区设计辅弓拴扎固定,加强前牙转矩力,以控制前牙冠舌倾或后移。

(5)使用口外力,如采用面框,并设计前牵引钩,牵引移动后牙向前,从而能获得尽可能不影响前牙位置的后牙向前移动。此法多用于一些先天性失牙或非正畸拔牙的病例,但此种方法,需戴用面框,而且应尽可能全天戴用,同时对牵引力的要求也较严格,因而在学龄少年中常难接受,故比较少用。

2.中度支抗的间隙关闭方法

多数正畸患者都可归入中度支抗的类型,即在拔牙间隙的关闭中,前牙后退与后牙前移的比率为 1:1 或 3:2,也就是仅允许磨牙前移占去 1/3～1/2 的间隙量。在方丝弓矫治技术中,要控制中度支抗的前牙移动及关闭拔牙间隙,主要通过由方丝弓弯制的关闭曲及调整后牙的支抗单位来实现。

(1)关闭曲法:关闭曲的设计是多种多样的,曲的力量又与弓丝的粗细、曲高、曲间距以及托槽间距等因素密切相关。但临床上,关闭曲的设计,主要应考虑到以下 3 个要求:①曲形简单易制,对患者刺激小。②能自动控制力的限度,即当患者不能按期复诊时,此力在间隙关闭到一定限度即停止,保持每月约 1 mm 的牙移动,以防止难以挽回的非理想移动。③不仅能使牙冠移动,也能产生牙根移动(控根移动)。

根据上述条件,临床上常选用以下 3 种垂直形关闭曲,用以实现 edgewise 技术中中度支抗关闭拔牙间隙。关闭曲可用圆丝弯制,但更多用方丝弯制,以便控制转矩及加大被移动牙段与弓丝间的摩擦力。

匙形曲:常用 0.016″×0.022″ 或 0.019″×0.025″ 的不锈钢方丝弯制,前者用于 0.018″ 规格的托槽,后者用于 0.022″ 规格的托槽。该曲具有合适的硬度,利于转矩,曲高 7 mm(下颌为 6 mm),由于曲顶为椭圆形匙孔状,其实际曲长可达 10～12 mm。曲脚密贴,力量柔和,并有利于调节及力的自控。

泪点曲:同样应选用与托槽沟宽相应的不锈钢方丝弯制,曲高 7 mm(下颌为 6 mm),曲顶至曲底呈一泪点形,底部密接。此曲弯制较匙形曲容易,但力量不如匙形曲柔和。应充分注意:①当采用弓丝末端向后牵拉回弯的方法调控关闭曲,或用弓丝牵引钩向后端结扎的方法调控关闭曲时,在上述两类垂直曲的曲底部,通常应形成每边 15°～20°的"∧"形弯曲,以产生控根的整体移动力。②在设计曲时,曲应放置于预计间隙关闭后的牙冠间中心位置,而不是现在间隙的中心位置,例如,在拔除第一前磨牙的情况下,曲应放于尖牙远中边缘部位(距尖牙中轴 5 mm 左右)。③每次加力的方法为:夹持磨牙颊面管远中的弓丝末端向远中牵引,如果后段方丝与托槽间摩擦力太大,可用细砂纸微将后段方丝磨圆细,以利于牵引。④每次使曲打开后,应将各牙拴扎紧固定,使其摩擦力加大不滑动,以利于曲力回复时带动牙列关闭移动。通常,利用以上关闭曲的力量,每次打开曲 1 mm,可以顺利完成中度支抗关闭间隙牙移动。

T 形曲:曲高 6～7 mm,水平臂长约 11 mm,垂直臂间应密接,施力时打开。常用于尖牙近/远中及磨牙前移间隙的关闭,也可用片段弓技术中间隙的关闭。T 形曲由于附加了水平曲,不仅可以近远中关闭间隙,而且可以进行牙移动中垂直方向的控制(压入、伸出)等。

临床上常用的关闭曲,还有各种设计较多,如 Bull 曲、垂直关闭曲、三角状关闭曲等,也多运用于不同的病例中。

(2)除设计出良好的关闭曲并严格控制加力大小外,为了实现中度支抗的间隙关闭,临床中常需要采用改变前后牙支抗单位的技术方法,以控制后牙的过量前移。此时拔牙间隙的关闭常分两步进行。

第一步:牵引尖牙向远中:采用 0.016″的不锈钢硬圆丝,并在弓丝的磨牙颊面管近中处设计阻挡曲阻止磨牙前移,同时用橡皮筋、螺旋弹簧、J 钩等牵引尖牙向远中滑动到位。

第二步:用关闭曲及牵引关闭间隙:当尖牙后移到位后,继而将后移的尖牙与后面的牙连成一个支抗单位,再换用适当的方丝,如前述在侧切牙远中设计匙形曲或泪点曲,利用关闭曲的力量(必要时加颌间牵引)内收 4 颗切牙,关闭间隙。

分两步进行间隙关闭,通常可以达到 3∶2 的前后牙移动量,尽管治疗时间延长,但方法简单,效果稳定。在国内目前多使用 0.022″规格的方丝弓托槽,所以,先用 0.016″圆丝设计移动尖牙到位,然后再换0.019″×0.025″方丝关闭切牙远中间隙是目前临床中最常应用的方法。

一步法:在中度支抗的间隙关闭中,当拔除第一前磨牙并排齐前牙后,临床上也可不用先移动尖牙,而采用直接完成拔牙间隙的关闭,但此时必须加强后牙支抗。例如 Burstone 的局部弓技术,方法为首先分别将前牙及左、右后牙分段拴结,合并成单一部分,并用腭杠将左、右后牙稳定地相连在一起以加强后牙支抗,然后在前牙段与后牙段之间用 0.018″β-钛丝(TMA)弯制的 T形收缩弹簧关闭拔牙间隙。弹簧的一个臂垂直地插入尖牙托槽管中,另一臂与 0.017″×0.025″的 TMA 弓丝焊接一起,并将此段弓丝放入磨牙辅助管中固定。通过牵引磨牙辅助管后方的弓丝末段张开收缩簧,可以起到收回前牙段并关闭拔牙间隙的效果。此法的缺点是自动控制力较差,由于前后段无固定连接,如果患者一旦发生单侧弹簧破坏,复诊又不准时,将造成难以挽回的结果,因此,在运用此技术时,必须缩短观察周期以避免发生意外。

3.最大支抗的间隙关闭方法

最大支抗的间隙关闭,意味着前牙后退与后牙前移间的比率为 2∶1～4∶1,即后牙前移量最大不能超过拔牙间隙的1/3。这对一些前牙特别拥挤以及严重超𬌗的患者特别重要,否则难以达到满意的治疗效果。

最大支抗设计的临床方法,在 edgewise 技术中有很多发展,常用的方法有以下 4 种。

（1）在磨牙区增加舌弓、腭杠等装置：可以将前牙后缩与后牙前移的比率改变为 2：1。舌弓一般用 0.9~1.0 mm 的不锈钢圆丝弯制，一般将其焊接在磨牙带环的舌侧，或采用活动式插入舌管固定。Burstone 将舌弓改良为由后方水平插入的设计，以便于插取及调整。由于下舌弓系从磨牙管的远中而不是近中插入，并且应使下舌弓位于下切牙的舌隆突位置，避免影响切牙的后退。Ricketts 改良了 Nance 腭托，将其由后向前弯曲后焊入磨牙带环舌侧近中部，以控制磨牙的旋转。通常，上颌支抗装置的弓丝应质硬、稳定。除非必要时，一般不主张在腭弓上制作扩大曲。舌弓、腭弓及腭托应根据患者的支抗要求在治疗的第一、第二阶段中使用，但拔牙间隙关闭后，在第三阶段治疗时应及时去除，以免影响其最终咬合位置的调整。

（2）尖牙、切牙分步后移：此法通常应在采用舌弓、舌杠、腭托的基础上，采用两步法，先将尖牙后移到位，然后将前后牙段各分别拴连成单一部分，再用关闭曲关闭间隙。此时可产生 3：1 的缩回比率。前已述及尖牙后移的方法很多，如橡皮圈或橡皮链牵引、弹性线结扎、螺旋弹簧、J 钩牵引等向远中推移，一般临床中尖牙远中移动的理想力为 70~110 g，即可获得较好的尖牙移动。

Ricketts 在其生物渐进矫治技术中，用 0.016″×0.016″方丝，设计了一种尖牙无摩擦后移的弹簧片段弓，也是一种移动尖牙的好方法。此法一般结合桥形多用途唇弓压低并后移切牙的同时将尖牙后移，可控制磨牙前移量在 1/4 以内。但此种技术需在磨牙上附辅助管，缺点是力的自动控制差，因此必须严密注意患者的定期检查调整。

此外，采用 J 钩先单独作用于尖牙，移动尖牙向远中，由于不涉及口内其他牙的牵引，故能得到最大支抗的尖牙移动效果，因此口外力支抗是比较好的一种方法。但力量不能太大，以免造成牙周膜组织坏死、粘连，反而使牙不移动。

（3）口外力加强后牙支抗：设计上颌口外唇弓、J 钩等以加强后牙支抗或直接移动前牙向远中。此法可将前牙后移与后牙前移比率增加为 3：1 或 4：1。

对上颌后段使用口外力支抗是临床中最有效的一种明显而直接的加强支抗设计，也可以对下颌磨牙采用口外力，但对下颌一般更实际的加强支抗方法是对上颌磨牙用口外力，下颌弓丝作预备支抗弯曲（第二系列弯曲），同时用Ⅲ类橡皮圈牵引达到加强下颌支抗的目的。

用口外唇弓加颌间橡皮圈牵引的方法始于 Tweed。他在双颌前突的治疗中，最初用口外弓及完整的上颌牙弓为支抗，先用Ⅲ类牵引后退前牙。而上前磨牙的拔除仅是在下切牙已经完全后移完成之后。最后以Ⅱ类牵引及上磨牙向后倾的预备支抗来关闭上牙间隙。但如前所述，颌间牵引的指征仅为后牙有生长潜力的病例，否则将造成不必要的下颌后旋，这一点必须注意。

口外支抗的方向决定着其对磨牙的施力方向，因此，在设计中必须严格按照生物力学及矫治器有关章节中已述的原则进行。口外支抗的最大缺点是患者有不适感，并在很大程度上取决于患者的合作，因此尽管方法有效，其应用范围是有限的。

（4）骨支抗：采用骨板或种植钉作为抗基的支抗方法，可获得最大的支抗效果，甚至有人称之为"绝对支抗"。特别是微种植钉支抗方法，由于方法简单，效果稳定，可克服口外支抗不适感，依从性小，现已广泛应用于临床中。

（三）矫治磨牙关系

临床上矫治磨牙关系的主要方法有 3 种：①早期利用矫形力（口外支抗）促进或抑制颌骨的差异性生长。②利用拔牙间隙进行前后牙的移动以调整咬合。③Ⅱ类或Ⅲ类牵引，使牙及牙槽相对移动,从而达到磨牙的Ⅰ类关系。

1.利用口外矫形力促进颌骨的特异性生长

口外矫形力可影响早期颌骨的生长。青春发育期患者,由于尚有部分生长潜力,如能及时采用口外矫形力,多可收到较好的治疗效果。但使用此法时,对于男性与女性青春发育期时间的明显差异必须做到心中有数。通常,男性少年的青春期靠后,骨骼成熟期更慢,男女一般相差2岁左右,即13岁的女孩平均约与15岁的男孩发育阶段相同。因此,对女孩而言,15岁时要从生长引导来改变颌骨及磨牙关系,已难实现。一般来说,临床中,使用口外力的理想年龄是12～14岁的男孩(当然还应结合身高、手骨片、性征等资料),而女性患者的矫形应在此之前抓紧时机进行。

此外,还应充分了解上颌及下颌骨的发育过程有一定差异:在生长发育过程中,上颌骨的生长是持续的渐进过程,而下颌生长在青春期前有一段缓慢期,至青春高峰期再迅速增长并持续至成年。因此,在青春期促进下颌生长以改善Ⅰ类磨牙关系的潜力较大,临床上利用上、下颌骨的这种生长时间差,用口外矫形力抑制上颌或促进下颌生长,以调整磨牙关系,是可行的。

应当说明,时机不会失而复得。本节将颌骨矫形引导的内容放入第二阶段进行讨论,主要是基于矫治磨牙关系是第二阶段治疗的主要目的,以便于分步叙述。临床中对一些需通过促进颌骨生长来矫治磨牙关系的患者,特别是女性患者,从治疗一开始就应当首先考虑应用口外力,而没有理由等到完成牙齿排齐及牙弓基本排平之后。因为,对患者而言,每过一天就要减少一天有益于生长反应的可能性。

对骨性错𬌗早期应用口外力的主要目的是促进或限制颌骨生长,通过调整颌骨前后关系来改善其磨牙关系。但控制口外力的强度也能直接作用于牙齿调整磨牙关系,特别是用较小的口外力施加于第一磨牙时,例如对一些伴有上磨牙前倾或前移的病例,此时适当的口外矫形力(每侧200～400 g)可以直接竖直及后移上磨牙,改正磨牙关系。而对一些需前牵引上颌及抑制下颌生长,从而改善磨牙关系的患者,由于上颌弓代偿性狭窄,应同时注意上颌弓与下颌弓宽度的调整,常需适当扩大上颌弓(去代偿),以适应牵引上颌弓后部与下颌间咬合关系的对应协调。口外牵引的各种方法、力学设计以及使用要点。

2.利用拔牙间隙及差动力牙移动调整磨牙关系

前已述及,正畸拔牙有两种原因:①为排齐拥挤的前牙提供出必需间隙,同时避免造成过大的切牙前突。②当口外整形力已不能调整颌骨的Ⅱ类或Ⅲ类关系时,可为矫治切牙前突及尖牙和磨牙的咬合关系提供出间隙位置。临床中一般选择拔牙的部位为:第一前磨牙、第二前磨牙、第二磨牙及第一磨牙等。本节为讨论利用拔牙间隙的磨牙调整方法,以恒牙列早期常见Ⅱ类1分类患者的拔牙部位为例简述之。

(1)选择性拔除上、下颌前磨牙,用颌间差动力牵引改正磨牙关系:在edgewise技术中,通过选择性拔除不同部位的前磨牙,通过改变上、下牙弓前后段支抗单位的方法,再进行颌间牵引也可达到磨牙关系的差动力调整效果,从而简化其治疗设计及缩短疗程。临床中常用于矫治Ⅱ类错𬌗的拔牙措施是选择拔除上颌第一前磨牙,而下颌拔除第二前磨牙。此时,下磨牙近中已无阻力,支抗减小,故在Ⅱ类牵引下将容易向前调整移动达到Ⅰ类磨牙关系。同理,单纯Ⅲ类错𬌗的矫治,如果拔除上颌第二前磨牙及下颌第一前磨牙,在Ⅲ类颌间牵引下,由于上磨牙段支抗减小,磨牙前移容易,故有利于Ⅲ类磨牙关系的迅速调整。

选择性拔牙后,采用Z形牵引方法可用于改正磨牙关系,在进行颌内牵引的同时,增加颌间牵引,有利于牙列的相对移动及磨牙关系的调整。由于edgewise托槽摩擦力大,向远中移动相对困难,一般在进行Ⅱ类牵引时,为避免上后牙前移,通常应增加上后牙的支抗(口外弓或腭杠等)。

(2)拔除上颌第二恒磨牙,推上后牙远中移动改正磨牙关系:推上颌磨牙向远中以矫治Ⅱ类错𬌗伴拥挤的非拔牙治疗方法,在活动矫治器的应用中已不陌生。尽管通过向后移动上颌磨牙获得间隙并矫治了Ⅱ类磨牙关系。但头影测量研究显示,这是有条件的。现已清楚,上磨牙的远中定位只是对那些尚有大量垂直生长及上颌牙生长潜力的患者才能实现。否则,即使患者十分合作并能长期坚持使用面弓口外牵引,要达到使上磨牙后移2 mm也是非常困难的,除非拔除上第二恒磨牙。并且拔除上第二磨牙后,还必须很好地戴用口外唇弓才能向后移动上颌磨牙,矫治磨牙关系。

对Ⅱ类畸形患者,当7拔除后,要达到磨牙关系的调整,关键有两点:①使用中等强度的口外牵引力(每侧200~400 g)。②进行长期持续时间的牵引(12~14 h/天)。只有这样才能移动磨上牙向远中,但向远中移动速度较慢,必要时建议采用口内摆式矫治器。

应注意,拔除7后,一般不主张用颌间Ⅱ类牵引来远中定位上第一磨牙。因为,这种牵引所造成的下牙弓近中倾斜移动比上第一磨牙远中移动大得多,甚至可造成磨牙的Ⅲ类关系。如果一定要用Ⅱ类牵引,则必须退后至下第二磨牙上作牵引钩,同时将下牙弓用与托槽尺寸相近的较粗方丝扎紧固定并作支抗弯曲或口外支抗,阻止下颌牙弓向前倾斜,而在上颌则选用较细(比槽沟窄0.004英寸为好)的弓丝以利于被牵引牙在弓丝上向后滑动。并且应逐一牵引第一磨牙,继而前磨牙向远中。牵引力不应超过100 g以使差动力最适于保持下牙弓不动,而仅上牙逐一后移,最终达到全牙弓关系的矫治。

对缺少第三磨牙牙胚的患者,一般不主张拔除第二磨牙,因为这将减少后牙的咀嚼单位,严重影响其预后功能。

(3)拔除第一恒磨牙:拔除第一恒磨牙的病例,大多系第一恒磨牙因早期患龋病或釉质发育不良,而不得不拔除者。在恒牙列早期,如果拔除了第一磨牙,由于后牙支抗单位仅有第二磨牙,因此,在利用此拔牙间隙时,应充分注意矫治力的大小及支抗的设计,以防止第二磨牙前移而丧失间隙。必要时,可采取推迟拔除单颌第一恒磨牙(上颌或下颌)的方法,如下颌前牙拥挤病例先拔下颌第一磨牙,上颌暂不拔牙,以完整的上颌为支抗;上颌前牙拥挤病例先拔上颌第一磨牙,以整体下颌为支抗,以利于前牙向后调整移动。此时,正确地设计支抗,合理地控制磨牙前移量是治疗成败的关键。反之,对临床中需切牙最小后移的病例(见后最小支抗节)拔除第一恒磨牙显然是合理而有效的一种途径,但此时应注意第二磨牙的状态及第三磨牙是否存在,以避免造成后牙咀嚼功能减弱。

3.颌间橡皮圈牵引

不同的牵引钩设计及不同的牵引方式将对牙列及牙列中前后牙的移动产生不同的效果,治疗中应给予充分注意。

对非拔牙及无牙列间隙的早期错𬌗病例,直接用颌间橡皮圈牵引,通过牙弓的相对移动改正磨牙关系也是常用方法之一。使用Ⅱ类牵引时,下颌弓将向近中移动,而仅有少量的上颌弓远中移动,以此达到磨牙关系的矫治。青春高峰期少年,由于下颌骨的生长潜力仍大,故Ⅱ类牵引能起到明显效果。

Edgewise技术中,为了减小垂直分力使颌间牵引力更趋于水平向,一般可考虑先用适合的方丝弓固定上、下颌,同时将带环作至第二恒磨牙上,且在侧切牙远中翼(不是通常在尖牙近中)及第二恒磨牙近中设牵引钩。这将比在尖牙近中和下颌第一磨牙近中设牵引钩更为理想。因为其牵引的水平分力更大,而垂直分力更小,故更有益于磨牙前后关系的调整,同时也在一定程度上防止磨牙的伸长。同理,Ⅲ类颌间橡皮圈牵引时,可导致上磨牙伸长以及因上磨牙的过度伸长而导致下颌向后下旋转。防止的方法除与Ⅱ类牵引相似,设计增大水平分力外,还可设计上磨牙的口外力高位牵引等。总之,颌间牵引对磨牙造成的垂直拉长问题及由此导致的下颌骨向后下旋转,临床上必须十分注意。因而采用长期颌间牵引矫治磨牙关系的方法必须十分谨慎和小心。

四、第四阶段:咬合关系的精细调整

第三阶段治疗结束后,牙齿(指牙冠)已经排齐,拔牙间隙关闭。上、下颌磨牙间也达到Ⅰ类咬合关系。但这些远未真正达到治疗目标中牙齿的生理咬合位置,更未达到牙列平衡和美学上的矫治要求。此时可能存在的问题有:①拔牙隙两侧牙齿由于倾斜移动,尽管牙冠已合拢,但牙根仍在原位改变不大,因而牙轴是倾斜的。②由于前牙舌向内收过度,切牙冠多呈不正常的舌倾。③上、下牙列垂直关系,由于牙冠的倾斜及颌间橡皮牵引力的使用可出现过度深覆𬌗及前牙或后牙区呈开𬌗关系。④中线可能仍未完全矫治。⑤由于牙冠大小变异造成的咬合问题,尚需妥善解决。因此,第四期治疗的宗旨,就是通过进一步的精细调整,最后矫治上述可能出现的问题,完善上、下牙列的咬合关系,尽可能使其达到理想、美观的治疗目标。

(一)牙弓及牙列关系的理想化

1.竖直牙根转正牙根

使牙根轴达生理平行,是维持矫治后牙齿的正常生理功能和咬合稳定的重要保证。方丝弓矫治技术在前期的牙冠移动中,常常也同时进行了控根移动,牙根的倾斜度一般不大,也比较容易竖直。通常,在此阶段采用的竖直牙根方法有如下 3 种。①利用方丝弓的第二系列弯曲,即在弓丝上设计与牙冠倾斜方向对抗的近远中力矩弯曲(如"Λ"形弯曲、刺刀样弯曲)来逐步矫治根的倾斜;此法常用于一些轻度根倾的病例。并且,应选用弹性较好的 $0.017″×0.025″$ β-钛丝(TMA)或直接用镍钛合金丝为好。②对于侧方牙齿的牙根竖直,如尖牙、第二前磨牙牙根的竖直可采用在弓丝上弯制附加曲的方法,常用有 T 形曲及箱形曲等可以辅助其牙根的转正,同时可关闭最后的少量间隙。此外,在主弓丝上附置弹性辅弓丝,将辅弓丝从颊面管一直延至尖牙部拴扎于全部侧方牙的托槽上,也可逐步达到竖直牙根的效果。③利用 edgewise 托槽的翼间垂直槽距设计各种正轴弹簧竖直牙根。此时主弓丝一般不能用太粗的钢丝(以免弹簧插入困难),而太细的弓丝又常易致弓丝变形影响牙弓形态,因此,对深槽沟的 edgewise 托槽使用正轴簧最为理想。

2.切牙冠根的转矩移动

在第二阶段关闭间隙的过程中,常易造成切牙冠过度内倾,对中国人来说,由于人种的特征,正常切牙前突度较大,这种内倾带来的后果尚不明显,但对于牙前突度小的白种人来说,矫治过度内倾的切牙,是常规的重要治疗步骤。

方丝弓矫治技术用于切牙根转矩的方法,主要通过在弓丝切牙段作转矩扭曲,然后插入槽沟内达到切牙根的舌向移动。一般来说,对 $0.018″$ 规格的 edgewise 托槽,采用 $0.017″×0.025″$ 的弓丝有较好的转矩效果;对 $0.22″$ 规格的 edgewise 托槽,最好使用具有良好弹性的 $0.021″×0.025″$ β-钛方丝弓来完成切牙的转矩移动,至于弓丝对各牙的转矩角度,可参照正常𬌗中国人的参考

标准。

在 edgewise 托槽上也可使用与 Begg 技术相似的转矩辅弓进行切牙根的转矩移动,国外有成品转矩辅弓出售,使用时主弓丝多采用圆丝而不是方丝。但也有将辅弓焊接于方形主弓丝上的第三阶段成品转矩弓出售。

值得提及的一种转矩辅弓是 Burstone 设计用于Ⅱ类 2 分类错𬌗患者的一种转矩弓,对上切牙需较长距离转矩移动,而侧切牙相对少量移动时使用最为有效。使用时,将辅弓末端伸入磨牙颊面辅助管中,弓前份置于中切牙锁槽沟内扎紧,即可达到中切牙转矩的目的。

3.垂直关系的矫治

在第三阶段治疗结束后,前后牙的垂直关系一般不会有太大的问题,但有时也可出现前牙或后牙开𬌗或前牙深覆𬌗等,因此需要在第四阶段进行调整改正。

(1)前牙深覆𬌗的改正:在矫治前牙深覆𬌗前,首先应当分析出现此问题的原因。除了第一阶段排平牙弓𬌗曲线不彻底以及治疗过程中牙弓𬌗曲线发生变化外,此时,最重要的应注意观察上唇与上切牙的关系并对比治疗前的变化。因为在此阶段,前牙深覆𬌗常因上颌切牙在长期Ⅱ类牵引下微拉长所致,对此,最好的解决办法是使用多曲方丝,但不加前牙牵引,或使用一个压入上切牙的辅弓。如果此时上牙弓用的是方丝弓,为达到切牙压入的效果,还可将主弓丝从尖牙远端剪断形成局部弓丝然后将切牙段弓丝与辅弓结扎,以达到最大压入切牙的目的。但如果用圆丝,则不能将弓丝从侧切牙远中剪断做片段性压入,因圆丝滑动,弹力改变可导致牙弓变形。

在此期使用辅弓时,还应特别注意保持牙弓的侧方形态,为此,可根据患者的需要设计腭杠或舌弓,以防止上磨牙向远中过度倾斜。对需要将切牙压入较多的患者,设计腭杠十分必要。但对切牙少量压入的病例,可不必考虑再用腭杠。

对𬌗曲线尚未彻底改正的深覆𬌗,且仍有生长潜力的患者,此期改深覆𬌗的最好办法是重换一圆形弓丝(0.016″或 0.018″)作成加大的补偿曲线(上颌)或反 Spee 曲线(下颌),放入牙弓内再次排平。此外,也可设计辅弓与切牙间的结扎加力以达到满意的压入效果。

(2)前牙开𬌗的改正:同深覆𬌗的处理方法一样,首先应当辨明形成开𬌗的原因,对症施治,才能正确调整颌间关系和改正前牙反𬌗。最常见的开𬌗原因多系下弓丝太平直或反曲线导致下切牙过度压入所致,此时最好的办法是调整下颌弓丝,赋予其正常𬌗曲度,让下切牙适当伸长(注意不是拉长上颌切牙),以恢复固有的下颌曲线,从而改正开𬌗。此间采用的下弓丝最好换用较细的圆丝。

如果前牙开𬌗系托槽黏结位置不当(太靠近𬌗方)所致,则可以重新调整托槽位置,或在弓丝上相应部位形成垂直阶梯状补偿弯曲来矫治。此外,临床上多在下颌弓丝上改放一细圆丝(0.016″或 0.018″),并形成微小的𬌗曲线和必需的垂直阶梯弯曲,而上弓丝一般用保留的整体方丝弓固定上颌牙列。然后,在上、下切牙间应用颌间轻力牵引上下切牙区,以关闭开𬌗隙。

如果开𬌗系后牙过多伸出所致,则矫治的方法比较困难,必要时应采用头帽及口外弓做高位牵引,而且如果系过多生长所致者,此牵引应继续到生长基本完成为止,并且应有较长的保持。

(3)后牙区开𬌗的改正:后牙区的开𬌗,常可因恒牙早期前磨牙牙冠萌出不足,造成托槽黏结时位置太近𬌗方,或因治疗中托槽脱落或重粘位置不正,导致后牙牙冠倾斜、错位及矫治不充分、𬌗曲线未排平等因素所致。如果后牙区无咬合接触是由于托槽位置的差异,应重新调整托槽位置或在相应的弓丝位置做阶梯曲调整;如果系牙齿倾斜、扭转所致,则应改正牙轴,进一步竖直牙齿;如果系𬌗曲线及上、下牙关系不理想,则应再次用弓丝排平𬌗曲线,最好用镍钛方丝并用后牙颌间垂直牵引的方法改正。后牙区颌间牵引的方法可因不同的目的进行不同的颌间牵引设计如箱形、三角线、平行四边形牵引等,必要时在后期可剪断上颌方丝(当上颌补偿曲线不足时,将方丝从上尖牙远中处剪断)或剪断下颌方丝(下颌 Spee 曲线过度时,从下尖牙远中剪断方丝),然后再进行垂直颌间牵引,注意通常仅剪断单颌方丝即可,不需同时将上、下方丝都从侧方剪断;如果后牙开𬌗系磨牙后倾(因治疗中弓丝过度后倾弯)或前倾(因牵引所致磨牙牙冠前倾),则可在磨牙区用橡皮圈垂直牵引改正。

4.继续改正中线及调整牙齿大小的差异

有关中线矫治的各种方法,已在第三阶段治疗中做了详细介绍。矫治中线可一直持续至第四阶段,由于中线关系能局部反映出上牙弓间的平衡协调和后牙关系的对应性,同时也与面部的美观、协调密切相关,因此,在第四阶段治疗中应继续作相应的矫治。第四阶段存在的中线不正有以下几种类型。

(1)牙性:由牙齿位置引起的上颌牙弓或下颌牙弓中线的偏斜所引起。临床上应鉴别中线的不正是由于上颌牙弓还是下牙弓的偏斜所致,上颌牙弓的中线对美观影响较大,矫治时以上颌牙弓的中线为基准,一般不应该让上颌牙弓去对偏斜的下牙弓中线。对下牙弓中线偏斜者,上牙弓用粗的方丝控制其位置,下牙弓用 0.018″(0.46 mm)或 0.020″(0.51 mm)的不锈钢圆丝,在两侧分别进行 II 类和 III 类牵引,必要时再在前牙区做斜行牵引。对上牙弓中线偏斜者,则在下颌用粗方丝,上颌用 0.018″(0.46 mm)或 0.020″(0.51 mm)的圆丝,进行相应的牵引。中线不正常需要一定程度的过矫治。

(2)功能性:个别牙齿的倾斜干扰或上、下牙弓横向位置的轻度不调,可以引起下颌位置的偏斜。对个别牙干扰者通过调整个别牙的位置或调𬌗,此后下颌的位置及中线可自动得以调整;单侧上颌牙弓狭窄者可调整弓丝形态,必要时使用颌间交互牵引;若上、下牙弓中线在主动改变下颌位时虽能对齐,但在下颌姿势位(息止颌位)时下颌偏向一侧,可最后通过单翼式活动保持器调整。

(3)骨性:对轻度的下颌骨性偏斜可通过调整牙齿的位置及牙轴倾斜来补偿。重度的骨性偏斜则只能通过外科(如颏成形)手术矫治。

(4)在影响中线关系以及上、下牙弓的正常对应关系的因素中,值得重视的问题是上、下牙大小的差异和不调,特别是在治疗完成阶段,为达到最好正常𬌗的治疗目标精细地处理这种不调十分重要。为此,对上、下牙弓 Bolton 指数不调的个体,在治疗一开始就可采用邻面去釉,即片切较大牙齿的邻面釉质部来逐步达到上、下牙量一致,此过程可延续至治疗的保持阶段。在最终治疗结束时,片切减径的方法,不仅能协调上、下颌牙量,同时由于片切加大了邻间接触面,也增大了牙弓后期疗效的保持和巩固。但应注意,考虑到牙邻面釉质厚度一般为 0.75~1.25 mm,故每侧去釉厚度一般应不超过 0.25 mm 为度。

对临床中较常见的上颌侧切牙变异(圆锥牙、过小牙)所致牙量不调的病例,在第四阶段治疗中通常应保留出侧切牙的正常大小间隙位置,用螺旋弹簧开大,或弓丝上形成阻挡曲保持间隙。一直到保持期后,再采用塑料或烤瓷冠面修复其外形,以达到满意稳定的咬合及美学效果,同样对个别牙冠缺损(外伤或龋坏)致中线不正病例的治疗,按保留其原牙位置间隙及后期修复的办法,同样能取得很好的效果。

此外,对上、下牙量轻度不调者,根据病例情况一般还可采用牙代偿的办法处理。例如利用转矩力,使上切牙微前倾来掩饰过大的上切牙,或用上切牙微内倾来掩饰过小的下切牙,以及加大或减小尖牙的倾斜角等,通过轻微增大覆𬌗或覆盖,完全可以掩饰上、下牙量的不调关系。

(二)牙弓的最后调整——美学弓

当完成上述治疗后,为达到牙弓的理想和美学目的,还应进行上、下牙弓最后的精细调整和定位。标准 edgewise 技术,在治疗的最后阶段,对牙及牙弓的最后精细调整设计有常规化的理想弓、美学弓完成步骤,即利用方丝弓托槽,在方丝弓上按个体牙弓的大小、牙轴倾斜度、转矩度完成理想弓的第一、第二和第三系列弯曲(直丝技术可不作弯曲),同时,协调上、下弓丝。并在弓丝上形成上下和谐的 Spee 弯曲。然后将弓丝拴紧入各牙托槽,一般即可达到理想弓的目标。

然而,即使将每个患者的牙都精确按标准定位,也难以完全达到上、下牙弓的咬合关系。由于弓丝与托槽相适越精确,需要的弯曲也越多,而用直丝托槽尽管预成角度、转矩及厚度,但对个体而言也难免无差异,因而简单的标准弯曲或直丝托槽必然造成其牙位不完全位于咬合位上。所以,在实践中,大多数情况还需要用颌间橡皮牵引进行辅助调整才能最终达到治疗所要求的牙位。

此外,edgewise 技术中大多使用了Ⅱ类或Ⅲ类牵引,并且为防止复发常以过度矫治为治疗目标(常规方法是超矫治1~2 mm),这种过度矫治是否适当,最后常需经受咬合考验。为此,在进行 edgewise 标准完成弓的精细调整之后,即在最后结束治疗进入保持期前可采用以下两个步骤进行自我调整考察:①在正畸矫治器撤除前4~8周应终止颌间橡皮牵引,允许其弹回以观察变化。②在治疗最后阶段,观察牙齿在没有粗弓丝存在时是否也能进入牢固的咬合关系。

后者多换入较细的直径为 0.016″或 0.018″的不锈钢硬圆丝以提供牙移动的自由度,同时弓丝上也必须形成必要的生理第一及第二系列弯曲。自我调整过程中一般多不必采用颌间橡皮牵引。但临床实践中如果需要,也可以适当使用一些牵引并进行适当的调𬌗,常能促进自我调整的牙尽快进入最终的咬合。

如果上述两种最后检验结果满意,第四阶段的主动治疗即告结束。此时牙齿在生理位置上已完全排齐,上、下牙弓形态协调,覆𬌗、覆盖正常,中线无偏斜,尖牙及磨牙均为Ⅰ类咬合关系,咬合稳定。

五、第五阶段:保持

当第四阶段治疗结束后,即可拆除牙上的带环及托槽。对患者来说,或许认为矫治已经完成。但作为正畸治疗全过程,则意味着另一个重要阶段"被动治疗阶段"才刚刚开始,因为被矫治的牙和牙列常处于极不稳定的状态,仍有回复到矫治前的趋势。由于下述原因的存在,常导致正畸治疗结果的不稳定和复发:①牙周膜及牙槽改建未恢复平衡;②咬合平衡尚未建立,牙齿处于不稳定的位置;③肌动力平衡尚未建立;④口腔不良习惯的继续存在;⑤不利生长型的继续存在。因此,必须再持续相当一段时间,控制牙位和咬合矫治状态,逐步地(而不是突然地)撤去正畸力装置或设计新的维持装置、调整咬合、促进组织改建、防止畸形复发。这就是保持阶段的治疗目标。

矫治后是否复发或需要长期(甚至终生)保持,也取决于矫治的设计、时间过程、技术措施,取决于患者的畸形程度、生理条件、发育年龄以及遗传影响等。由于大多数的正畸治疗属"代偿性"治疗,在新的牙𬌗颌面平衡代偿尚未完全达成稳定前,复发的可能性永远存在。但可以在方丝弓矫治器矫治中,采取以下措施防止复发。①诊断设计时:应充分考虑牙颌面的生长发育,扩弓治疗要严格选择适应证,且不超过一定的限度,确定矫治目标时要注意牙代偿的限度,应建立其与骨面的正确关系。②正畸矫治中：要注意建立下切牙与基骨的直立关系以及合适的上下切牙角，应注意使拔牙隙两侧牙齿的牙根相互平行，对错位牙齿、异常覆𬌗覆盖及颌间关系做适度的过矫治。③矫治完成后，通常需要根据具体情况采用不同的方法进行维持。

（一）与生长有关咬合改变的保持问题

相对而言，青春期患者局部牙周和牙龈因素所导致的牙移位复发是较短时间能解决的问题。而颌骨的生长差异在此期疗效的保持中由于时间更长显得更为重要。前已述及，青春期仍存在一定的生长潜力，这种生长力所导致颌骨的改变完全可能影响已经矫治完成的效果。临床上这种由于生长力所造成的变化多体现在颌骨生长的前后方向及垂直方向上（横向方向比较少）。因此对尚有生长潜力患者的Ⅱ类、Ⅲ类深覆𬌗、开𬌗等错𬌗畸形矫治后的保持问题应予特别仔细和留心。

（1）Ⅱ类错𬌗矫治后的保持：青春期患者过度矫治是控制Ⅱ类畸形牙位复发的重要方法，在矫治第五阶段中就应充分给予注意。因为即使采用良好的保持器，在治疗后牙位调整引起1～2 mm的前后向变化是完全可能的，特别是施用Ⅱ类牵引的患者，一旦停止牵引，此种回复性牙移动常很快发生。而过度矫治，将为这种回复提供一定的补偿。

控制Ⅱ类畸形矫治后颌骨生长所致复发的方法一般有两种：第一种是采用较长期的晚间口外牵引（面弓等），以抑制上颌向前生长。第二种是使用功能性矫治器，如 activator、bionator 型功能性矫治器，以保持牙齿原位置及原咬合关系。对有严重骨骼问题的患者，保持时间应长于12～14个月，最好能持续到生长已基本停滞为止。

（2）Ⅲ类错𬌗矫治后的保持：对恒牙初期患者，由于下颌相对于上颌仍有较大的生长潜力，随着下颌的生长，Ⅲ类畸形复发的可能性较大。同Ⅱ类畸形一样，保持器选择口外力装置（如颏兜）及功能性矫治器均可。但如使用口外力时，必须正确判断下颌生长的方向。临床上盲目的颏兜牵引常造成下颌后下旋转的后果，对此须十分小心。一般来说，中度Ⅲ类问题，用功能性矫治器或定位器完全能保持治疗后的咬合关系。如果正畸治疗后，复发系由下颌过量生长所致，则应成人后选择外科正畸的方法，此时保持常是无效的。

（3）深覆𬌗矫治后的保持：大多数错𬌗畸形的矫治都包括深覆𬌗矫治的内容。对深覆𬌗矫治后的保持方法，一般多采用可摘式小𬌗平面板保持器，此时保持器上的基底板同时也起到咬合平面板的作用，可限制下切牙的伸长。垂直生长多继续到青少年后期，因此深覆𬌗矫治后的保持，多需持续数年的时间，但后期不必全天戴用，仅晚上戴入即可。

（4）前牙开𬌗矫治后的保持：应注意开𬌗患者矫治完成后，不宜采用压膜式塑胶膜保持器，建议采用 Hawley 式保持器并应注意使高位唇弓置于切牙近龈方，即最大周径线近龈侧，从而阻止其退缩复发。此外，也可在切牙部唇面暂时黏固附牵引钩的局部弓丝，并维持颌间轻力牵引，以保持其已达成的覆𬌗接触关系。开𬌗矫治后复发的原因除可能系磨牙继续生长、已矫治切牙的回缩，以及下颌向下后旋转生长外，一些不良吞咽及舌习惯也可能是复发的原因。临床上，磨牙过长常是开𬌗复发的重要原因，因而，控制开𬌗患者上磨牙过萌是保持的重要途径。常采用的方法是高位牵引，用口外力控制磨牙生长或者采用后牙高𬌗垫的可摘式保持器。如采用后牙区高𬌗垫的 activator 或 bionator 等功能性矫治器装置，以过度牵张的肌力对抗后牙萌长。应注意此种后牙萌长及过度垂直生长常持续至青春后期，故此期间，患者充分合作，长期坚持戴用保持器是保持成败的关键。

（二）保持期牙周组织的改建

一般来说，当恒牙列初期的错𬌗畸形通过正畸力移动牙齿到位后，在新位置咬合力作用下，牙周韧带的重建还需要 3～4 个月的时间。而牙龈中的胶原纤维和弹性纤维的改建过程比牙周韧带慢。胶原纤维的改建需 4～6 个月。弹性嵴上纤维的改建更慢，在去除矫治器后，还需 1 年以上的时间。鉴于正畸治疗复发的重要原因之一是弹性纤维特别是嵴上纤维的回弹，有学者推荐用外科辅助的方法克服牙周纤维的回弹，这样能节省不必要的过度矫治操作及保持的时间。

牙周外科手术的辅助治疗方法，一般应在牙矫治到位，并使其在新位置保持 3 个月后才能进行，常用的方法有以下两种。

第一种方法是由 Ed wards 改进的嵴上纤维环切术（CSF）。即在局麻下用细刀尖插入牙龈沟直达牙槽骨嵴，沿唇及舌龈缘环切断牙周纤维。术后不需要包扎牙周，患者仅有轻微的不适感。

第二种方法是在每一牙龈乳头中心作一垂直切口，避开龈缘，在龈缘下 1～2 mm 处伸入颊、舌骨嵴处切断牙周纤维。

上述手术通常在矫治器最后拆除前几周进行。如果选择在撤除时进行，则应立即戴入保持器。显然第一种手术在撤去矫治器时进行比较容易，可避免矫治器弓丝的干扰。而后一种方法不受矫治器的干扰，故可提前进行手术。但由于创伤在龈内部，手术不宜推延到撤除时才做，以免戴入保持器时产生伤口压痛。据报道此两种方法所起的保持效果都是相同的。

（三）下切牙拥挤矫治后的保持

骨的继续生长不仅影响咬合，还可改变牙位，特别是下切牙拥挤患者在排齐下切牙后的复发问题，在临床中比较突出。

（1）下颌向前下旋转生长：将使唇肌压力作用于切牙，导致切牙舌向倾斜。目前认为这种下颌继续生长是正常或Ⅲ类患者形成下切牙拥挤的主要原因之一。因此，青春期患者下切牙区的保持多应持续至生长停滞，直到成年为止。

（2）第三磨牙的萌长：有关第三磨牙萌长是否造成前牙拥挤复发的问题，尚有不同争论。但由于第三磨牙的萌出，通常将持续至青少年后期才能确立。一般而言。对恒牙列早期患者，延长保持时间直到第三磨牙萌出（牙列完全稳定）的观点，对保持疗效较好。

（3）下切牙磨耗不足：H.Peck 和 S.Peck 发现，整齐排列的正常人下切牙，其牙宽度（MD）与牙厚度（FL）之比率约等于 1（MD：FL≥1）。通常，不超过 0.92，侧切牙不超过 0.95 时，才能保持稳定。如果此比率增大，则拥挤易复发，故提出对大多数患者应减小其下切牙近远中宽度以增大其稳定性。这与 Begg 有关澳大利亚土著人的牙齿因为生理磨耗大而减少了畸形发生的理论基本一致。而在临床中，使切牙邻面由点接触变成面接触时，也确能起到有效的稳定作用。因此，在保持期采用片磨下切牙间邻面的方法，不仅能为重新排齐拥挤切牙开拓间隙，同时也增大了邻间接触面，缩小了 MD/FL 比率。从而起到下切牙保持稳定的目的。

邻面去釉的方法，建议采用金刚砂条片锯进行片切。主要片切触点处，且釉质的片磨不能太多，一般每面不能超过 0.5 mm，并应同时采用 Hawley 式活动保持器的唇弓重新调整和排齐下切牙。此外，设计一个在模型上预先将牙片切排齐的尖牙至尖牙间局部活动保持器，对复发切牙拥挤病例的重新矫治和保持也可起到较好的效果。

（四）保持器的设计和选用

常用的保持器一般有可摘式保持器、固定保持器及功能性保持器三大类。

（1）Hawley式活动保持器：最常用的一种可摘式保持器。由于设计简单、可靠，故使用最广。但此保持器的缺点是患者常取摘，易丢失折断；此外，由于其唇弓刚好通过尖牙远中的拔牙隙，如果设计制作时固位贴合不良，常易造成尖牙远中间隙复发。

（2）Begg式活动保持器：适于矫治后牙间尚有少量余隙尚未完全关闭者。可通过连续长臂上的双曲加力，达到牙冠紧密接触的目标。但该矫治器不适于矫治后切牙轴较唇倾的病例，因为长臂易向龈方滑动而影响固位。

（3）夹板式活动保持器：适用于牙周病矫治后的患者及口唇形态缩的患者。牙周患者的保持器应在进食时戴用，而进食后取下清洗后再戴入，以保护牙列健康及稳定。

（4）舌侧弓丝式固定保持器：目前，为很多人提倡使用，特别是下前牙区。一般采用0.017 5″多股辫状丝在前牙舌（腭）侧，第一前磨牙之间，沿舌隆突峭形成一连续弓丝，再用黏结剂将其与前牙舌面分别黏固在一起固定。该保持装置不影响美观，对口腔功能妨碍小，不必取摘是最大优点，其缺点是一定程度影响口腔卫生。

采用舌丝或固定保持器时，舌侧丝的口内黏结多在拆除固定矫治器唇弓丝前进行，为便于固位丝的口内黏固，可先将已在模型上弯制适合好的舌侧固位丝放入口内就位，立即用结扎丝穿过牙间隙，暂时与唇弓丝拴扎定位，然后进行常规隔湿、吹干、黏固。黏固剂不能全部糊满弓丝，应点状黏结，留出牙间缝隙处，以保持生理牙动度。待舌固定丝黏固后，再撤去唇侧全部固定装置及结扎丝。

随着材料的进步和更新，目前更推广采用一种高强度玻璃纤维复合树脂（fiber reinforced composite，FRC）代替舌侧金属丝作为舌侧固定保持器材料。该材料和方法较金属丝黏固法更为快捷、方便，但其疗效尚待评价。

（5）功能性保持器：也是一种活动矫治器装置，将功能矫治器作为保持装置完全不同于在青春高峰期时促进骨生长的目的，相反是为了一定程度限制骨的继续生长以及调整和保持牙位置的矫治后状态。因此，应根据矫治后的咬合关系进行改良设计。常用的功能性保持器有斜面导板、𬌗平面板、肌激动器等。其作用是限制前牙或磨牙生长、在一定范围内调整咬合差异；此外，在功能矫治器上，适当调整上切牙的舌侧边缘峭，常能起到进一步调整覆𬌗、覆盖关系的效果。

（6）正位器：该矫治器的制作一般是在撤去固定装置前4～6周进行，先制作牙模型，并留取蜡记录，在技工室修整去除模型上的带环、托槽及间隙等，重新排列调整石膏牙的位置关系达理想位。然后，在理想位制作全塑胶定位器。戴入口腔后，由于正位器的塑料是一种软树脂，故能逐渐改正最后一些小范围的牙不齐达理想位置。正位器戴入后，最初每天白天应做4～6 h轻咬压训练，并全天戴用，以利于牙的最后精确调整。正位器对控制恒牙列初期仍有少量生长潜力患者的矫治后保持也有效果。正位器的缺点是体积太大、比较不适，同时对咬合道的要求十分严格，因此制作上必须十分精确。该装置国外也有各型成品出售。

（7）压膜式保持器：是目前已广泛应用的一种膜套型保持器。该保持装置类似定位器，制作简单，直接取模压制而成，因为透明、不影响美观，较受患者欢迎。但干扰咬合运动、易脆损是其缺点，为此，目前有各种改进。

（五）保持器的戴入和调整

通常，用固定矫治器进行各类错𬌗畸形矫治后，几乎所有的患者都需要保持。保持器的戴入和固定装置的撤除一般同时进行，为减小带环去除后牙间余隙的影响，可在1～2周前，先撤去带环(特别是压膜式保持器)。在固定装置撤除后,应立即做洁牙治疗,充分去除牙面及颈缘残留的黏结物和牙石、垢积物等,并立即戴入保持器,教给患者清洗方法。一般戴入保持器1周后,应做复诊检查调整。

保持器在前3～6个月间必须全天戴用,吃饭时可以摘下(除永久夹板固位的患者外)。以后保持器可部分(晚间)戴用,连续时间应至少12个月,以允许牙龈组织完成重建过程。非生长型患者此时即可停止保持。但对仍有生长潜力的患者,应延长保持器的部分戴用时间到生长完成为止。对有特殊需要的患者则应增加部分戴用时间,并辅以片切(邻面去釉)、口外力和功能性矫治器的使用等。对超限矫治后,牙弓及牙列仍处于不稳定位置的病例,如过度扩弓排齐牙列等患者,复发是难免的,除非进行长期保持。因此,在治疗计划前就应充分注意,并制订出必要的预后措施,才能获得稳定的治疗结果。

(常菊花)

第十四章

口腔种植学

第一节　口腔种植的适应证和禁忌证

一、适应证

　　口腔种植学的发展已为各类牙齿及牙列缺失患者的修复提供了可能,且具有舒适美观及咀嚼效率高的优势。牙种植修复不仅彻底更新了传统口腔修复学的内容与概念,解决了传统修复学领域里长期难以解决的难题,如游离端缺失的修复、重度牙槽突萎缩无牙颌的牙列修复,而且成功地用于肿瘤手术上下颌骨切除后的功能性颌骨重建,用于面部器官缺失后的赝复体修复……牙种植修复几乎可以满足所有类型的牙列缺损、缺失。但当患有以下疾病,未接受适当治疗前不宜做口腔种植,如糖尿病、高血压、心脏病、骨质疏松症、传染病、癌症接受头颈部放射治疗及凝血功能障碍等。口腔种植并无年龄的上限,相反对于缺牙较多的老年人是一大福音。

二、禁忌证

(一)全身禁忌证

(1)高龄及全身营养过差。

(2)代谢性疾病,如软骨病、变形性骨炎等。

(3)血液病,如白血病及其他出血性疾病。

(4)结缔组织疾病,如病理性免疫功能缺陷及胶原组织的炎性变、硬皮病、舍格伦综合征、类风湿关节炎等。

(5)种植义齿可能成为感染病灶者,如有细菌性心内膜炎病史者、心脏等器官移植者不宜种植。

(6)急性炎症感染期患者,如流感、气管炎、胃肠炎、泌尿系统感染,在感染未彻底控制期间不宜种植。

(7)妇女怀孕期及服用某些药物期间,如服用抗凝血制剂等。

(8)智力障碍患者。

(9)神经及精神疾病患者。

(10)严重心理障碍患者,精神、情绪极不稳定者。

(11)过度嗜烟、酒者及吸毒者。

(二)局部禁忌证

(1)牙槽骨存在病理性改变,如局部的残根、异物、肉芽肿、囊肿及炎症反应,应在消除上述病理性改变后再行种植。

(2)经过放射治疗的颌骨:由于此类颌骨内的骨细胞及血管经过放疗后都已损伤,易导致种植失败。

(3)口腔黏膜病变:如白斑、红斑、扁平苔藓及各类口炎。

(4)口干综合征:因年龄、自身免疫性疾病或长期服用药物所引起的口干、唾液流量减少等,不利于种植义齿的自洁,易导致种植体周围炎的发生。

(5)口腔卫生太差者。

(6)咬合关系异常:上下颌骨位置关系异常者,在行种植外科手术时或手术前,应先行通过正颌外科手术矫正异常的咬合关系及颌骨位置关系。

（王　璐）

第二节　口腔种植外科步骤

口腔种植成功的重要因素是口腔外科医师正确地施行口腔种植手术,为口腔修复医师与技工后期的义齿修复创造好的条件。因此,口腔外科医师的重要职责是:①选择好种植手术的适应证;②选用适合于不同患者、不同缺失部位的高质量的种植体;③保证种植体植入的位置与方向正确,为后期合理的修复提供保障;④对各类骨量不足难以进行常规种植的患者,通过各类植骨技术、上颌窦底提升技术、下牙槽神经游离技术、生物膜技术等创造良好的种植条件;⑤确保种植体植入后的初期稳定性,为良好骨结合创造条件。口腔外科医师必须清醒地认识到,种植外科只是口腔种植修复治疗中的一个重要环节,而不是其全部工作。

一、种植体的选择

目前国际上应用于临床的种植体系统达数百种之多。为患者选择一个设计合理,加工精度符合要求,有较长期临床应用良好记录,适合于患者牙齿缺失部位的高质量种植体是成功种植的基本保证。

早期应用于临床的种植体可因其放置部位、所用材料、形状、表面形态的不同,分成不同类型。进入 20 世纪 90 年代以来,随着一系列基础研究和大量样本临床应用研究成果的出现,上述争论渐趋一致。目前国际上已公认以纯钛金属制成的骨内种植体是能够产生良好骨结合的种植体,其形状可为圆柱形、锥形,可带螺纹,也可不带螺纹。目前国际上主流的种植体表面为非喷涂粗糙表面,因为这样的表面处理为种植体与骨组织之间最大面积的骨结合创造了条件,不仅提高了近期种植成功率,而且可延长种植体的使用寿命(图 14-1,图 14-2)。

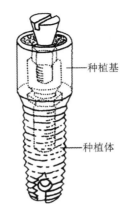

种植基

种植体

图 14-1　有螺纹柱状种植体

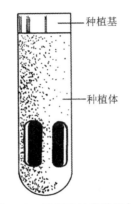

种植基

种植体

图 14-2　无螺纹柱状种植体

二、种植外科手术的基本程序

种植外科需在严格的无菌条件下进行,操作需轻柔、准确与精细,手术应避免损伤鼻底、上颌窦黏膜及下牙槽神经管等重要结构,而且必须保证种植体安放的位置与方向正确。

为此,手术前要在排除 X 线放大率的前提下对颌骨的高度、宽度进行精确的测量。目前国际上已有专为种植修复设计的头颅 CT 软件,可精确测量上下颌骨每一部位的颌骨高度与宽度,可以用于复杂牙列缺损、缺失的诊断测量。临床上大多采用全口牙位曲面体层 X 线片来测量,但需排除 X 线片的放大率。具体做法是在每一需作种植的缺失牙部位用蜡片粘固一直径大小确定的钢球然后拍片,再测量 X 线片上钢球的垂直向、水平向高度与宽度及该部位颌骨 X 线片上的高度与宽度,使用计算公式,计算颌骨该部位的实际高度与宽度,其计算公式如下。

$$颌骨实际高度（宽度）=\frac{X\,线片上颌骨测量高度（宽度）}{X\,线片上钢球测量高度（宽度）}×钢球实际直径$$

这一测量对在靠近鼻底、上颌窦及可能累及下牙槽神经管的部位十分重要。精确测量一方面可精确选用适当长度的种植体,合理利用颌骨高度,同时可为避免这些重要结构损伤提供精确数据。

在多个牙缺失的情况下,特别是上前牙缺失需行种植修复的情况下,为保证种植体植入的位置与方向准确,应事先由修复医师设计制作种植引导模板。手术时,外科医师严格按照模板确定的位置与方向植入种植体。此类模板可分为用透明塑料压制的简单模板,用原可摘式义齿改制的模板,或用专用金属套筒制作的精确模板。

种植外科采用两期手术完成。Ⅰ期手术为植入种植体后,用黏骨膜瓣完全覆盖种植创面,并使种植体在无负重条件下于颌骨内顺利产生骨结合(上颌一般需 5～6 个月,下颌需 3～4 个月),然后行Ⅱ期手术,暴露种植体顶端,并安装愈合基台(图 14-3)。

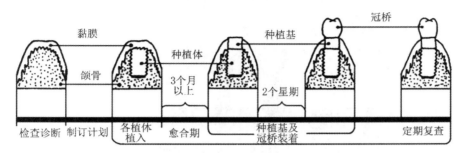

图 14-3　二次手术种植系统的治疗过程示意图

种植手术的基本操作程序因不同种植体系统而不同,大体上可因冷却系统设计的不同分为内冷却系统和外冷却系统,冷却的目的是为了保证种植外科手术操作中的钻孔、扩洞、预备螺纹、旋入种植钉等过程中局部温度不超过 42 ℃,从而保证骨细胞的活性不受损伤,有利于骨结合。内冷却系统即喷水装置与各种种植床预备钻头中心部位相通,操作过程中冷却水流可从钻头中心喷出,冷却效果好,可提高钻速,节省时间。目前的种植系统多采用内冷却系统。现将常规种植外科的基本程序介绍如下。

(一)第一次手术(种植体植入术)

1.手术步骤与方法(图 14-4)

(1)切口:局麻下,于两侧尖牙区剩余牙槽嵴高度一半处唇侧做一横切口,切开黏骨膜。

(2)翻瓣:用骨膜剥离子紧贴骨面小心翻起黏骨膜瓣,注意避免损伤黏骨膜造成穿孔,充分暴露牙槽嵴顶,外侧达颏孔(或上颌窦前部),用咬骨钳修整骨面,去除锐利的骨嵴,注意不要过多暴露牙槽骨,以免因过分剥离黏骨膜而破坏血运,同时要保护颏神经血管束。

(3)预备种植窝:按预先设计(一般下颌双侧颏孔之间、上颌双侧上颌窦前壁之间的牙槽突可种植 4～6 个种植体),根据牙槽骨的骨量选择适宜的种植体及相应的系列钻头。使用种植用的高速钻(最大转速 3 000 r/min)及用大量生理盐水冲洗,先用圆钻定位钻孔,再用导航钻、裂钻逐步扩孔,而后预备洞口处肩台。

(4)预备螺纹:改用慢速钻(15～20 r/min),同样用大量生理盐水冲洗,用丝锥预备螺纹。

(5)植入种植体:将种植体缓缓植入并小心加力旋紧,避免用力过度造成骨折或破坏螺纹。用金属剥离子叩击种植体,发出清脆声响,表示种植体与其周围骨床紧密相连。确认种植体就位良好后,拧入顶部的覆盖螺帽,彻底冲洗术区,间断缝合黏骨膜,缝合时务使骨膜层包括在内,并在无张力情况下,将种植体顶部完全覆盖。

2.术中注意事项

(1)种植体之间要尽量保持相互平行,尽量避免向唇、舌侧偏斜,可用方向指示器置入已备好的种植窝内,作为定向标志杆。

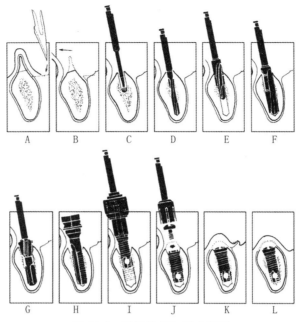

图 14-4　种植体植入手术步骤

A.切口;B.翻瓣;C～G.预备种植窝(用系列钻逐步扩大种植窝并扩大上口);

H.制备螺纹;I.植入种植体;J.旋入覆盖螺帽;K.缝合;L.黏膜创愈合后状况

(2)减少组织损伤至关重要,根据有关研究,骨组织在 47 ℃时仅 1 min 即可造成坏死,因此,术中要用大量生理盐水冲洗降温。在预备种植窝时,应使用专用系列钻,不要过度用力下压钻头,以减少骨组织的热损伤。术中要注意保护颏神经血管束,勿穿入上颌窦、鼻底。分离黏骨膜时要适度,以免破坏血运。

(3)预备好螺纹后,种植窝底的血块不要去除,待植入种植体后再用生理盐水冲洗手术区域,以免生理盐水被压入骨髓腔内。

3.术后处理

术后嘱患者咬纱布卷至少 1 h,使用抗生素 10 d,给予漱口水含漱,保持口腔卫生,2 周内暂不戴义齿,术后 7 d 拆除缝线,定期复查。两周后重新戴入义齿,相应种植骨床部位应作适当磨改缓冲,以免使种植体过早负重。

(二)第二次手术(种植基台连接术)

手术步骤与方法见图 14-5。

(1)根据第一次手术记录、X 线片及触诊,用探针探得覆盖螺丝帽的部位。

(2)局麻下,在螺帽上方近远中向切开牙龈,切口应尽可能位于螺帽中心。切口要小,长度不要超过螺帽区。

(3)用旋转切孔刀多次旋转,环形切除螺帽表面的软硬组织。

(4)用螺丝刀小心旋拧,卸下覆盖螺帽,在覆盖螺丝与种植体之间常有薄层结缔组织长入,应予以彻底清除,以免影响种植基台固位。

(5)依黏骨膜的厚度,选择适宜长度的种植基台,在固位钳的配合下,拧入种植基台,种植基台顶部应高出其周围牙龈 1～2 mm,以利于保持口腔卫生。旋紧种植基台,以金属剥离子叩击种植基台,听到清脆的声响,表示种植体与其周围骨床已紧密结合为一体。

（6）严密缝合种植基台之间的切口。

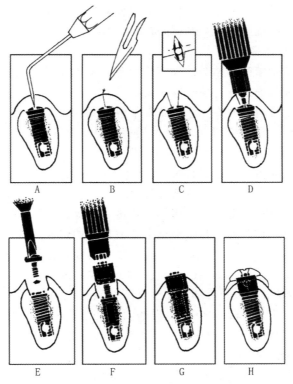

图 14-5　种植基台连接术手术步骤

A.用探针探得覆盖螺帽的位置;B、C.切开黏膜暴露覆盖螺帽;D.环形切除覆盖螺帽表面的龈
组织;E.旋下覆盖螺帽;F.旋入种植基;G.种植基与种植体连为一体;H.缝合创口、使用愈合帽

三、种植外科的植骨技术

实际上,在种植临床中约有 50％的患者需采用多种植骨技术,进行骨增量术同期或二期行种植手术。

在许多上颌后牙区牙齿缺失的患者,因上颌窦的存在加之牙槽骨的吸收,使牙槽嵴顶距上颌窦底的距离小于 10 mm,加之上颌后区骨质较疏松,更为种植带来不利,远期的成功率一直较低。近年来,上颌窦底提升技术的成功应用解决了这一临床难题,使这一部位种植修复的成功率大大提高。

（一）植骨类型

种植骨可分为三种不同类型,即外置法植骨、夹心面包式植骨和碎骨块植骨。外置法植骨用于较大骨缺损部位;碎骨块植骨则用于范围较小的骨缺损区,或种植过程中种植体穿出等情况;而夹心面包式植骨常与骨劈开技术同时应用。根据大量临床研究,对种植骨床的基本要求是:牙槽嵴顶的宽度至少 5 mm,种植体唇腭(舌)侧至少要保留 1.5 mm 的骨壁厚度,才能保证种植体长期的成功率。当牙槽嵴顶的宽度小于 5 mm,大于 3 mm 时,可采用骨劈开技术在牙槽嵴顶中央将其裂开(保证唇侧骨板不完全断裂),然后于中央裂隙处植入种植体,并在种植体周围间隙内植入碎骨块。无论是碎骨块移植,还是夹心面包式植骨,移植骨表面都应覆盖固定防止结缔组织长入移植骨块之间的生物屏障膜。生物屏障膜可分为可吸收性生物膜及不可吸收性生物膜,其作用是阻止快速生成的纤维结缔组织长入移植骨块而对成骨质量产生不良影响,因为骨细胞的生成速度远较纤维结缔组织细胞慢,生物膜的覆盖可为缓慢生成的骨细胞的生长提供良好条件。

(二)骨移植成功的基本条件

移植骨块的稳定与植骨床密切贴合是移植骨块愈合的基本条件,因此,外置法植骨,必须使用螺钉坚固内固定以保证其稳定并与植骨床密切贴合。

软组织黏骨膜瓣的充分覆盖并在无张力条件下缝合是保证骨移植成功的另一重要条件,因此,在植骨病例中,合理设计黏骨膜切口、缝合时松解软组织瓣等都是必要的。

(三)供骨源的选择

大的骨缺损常需切取自体髂骨以供移植,如严重吸收萎缩的牙槽嵴的重建等。

大多数情况下,自体下颌骨常常是种植骨移植最为方便的供骨区,即使是双侧上颌窦底提升、多个牙缺失的局部块状植骨、下颌骨都可提供足量的供骨,且膜内成骨的下颌骨易成活,不易吸收,骨密度高等都利于种植修复。因此,种植骨移植最好的供骨区是下颌骨。

下颌骨供骨区通常为颏部及升支外斜线部位。颏部因预备方便,视野好,更为大多数学者所首选。切取颏部骨块可使用微型骨锯、骨钻或直径 1 cm 左右的空心钻。一般仅切取骨皮质及部分骨松质。但应注意:①保留正中联合部的完整性不被破坏,否则将影响患者的颏部外形;②保证取骨部位位于下前牙根下方 5 mm 之下,不损伤颏神经血管;③遗留骨缺损部位于植入 HA 或其他人工骨,以避免术后愈合过程中粗大的局部瘢痕给患者带来不适的感觉。

(四)上颌窦底提升植骨技术

在上颌后部牙槽嵴顶与上颌窦底距离小于 10 mm 的情况下,需行上颌窦底提升植骨技术。也就是使用一系列特殊手术器械,遵照上颌窦底提升植骨技术手术操作程序,首先用圆钻在上颌窦外侧骨壁开窗,暴露其深面的黏骨膜,然后将上颌窦底的黏骨膜连同开窗面上的骨壁完整地向上颌窦顶方向掀起,以开窗面上的骨壁作为新的上颌窦底,新的上颌窦底与原窦底之间的间隙内植骨,从而增加上颌后区牙槽骨高度。

上颌窦底植骨材料最好选用自体骨。如果混合人工骨移植,人工骨的比例也不宜过大(一般不超过 50%),以免影响成骨质量。

在上颌后部骨高度大于 5 mm、小于 10 mm 的情况下,可同期行种植体植入,在其高度不足 5 mm 时,可先期行上颌窦底提升,Ⅱ期行种植手术。

上颌窦底提升植骨手术成功的保证是不损伤上颌窦黏膜。上颌窦黏膜任何小的破损都将导致这一手术的失败,因此,操作需精确仔细,术者应具有较多经验及良好外科操作技巧。如果出现上颌窦黏膜破损或撕裂,应采用生物胶粘堵或停止植骨。植骨后的创面最好覆盖生物屏障膜,以保证成骨质量。

植骨的高度取决于在完成种植后,种植体的根端至少有 2 mm 的骨组织,切不可使种植体紧贴于上颌窦底,以免种植体负重后向上颌窦内移位。

四、种植外科技术的新进展

(一)骨劈开及骨挤压

针对种植骨床局部骨量不足或骨密度较低影响种植体初期稳定性的情况,学者们开发研制了骨劈开及骨挤压技术,以及相配套的专用工具。骨劈开技术主要应用于上颌前牙区,骨挤压技术主要应用于上颌后牙区。它们共同的优点是保留了种植骨床的骨组织不丢失,又改善了种植骨床的骨质量,减少了植骨量,保证种植体良好的初期稳定性。

(二)即刻种植技术

种植修复周期较长,即刻种植大大缩短了疗程。即刻种植也就是在拔除无法保留的牙齿的同时即行种植外科手术,于拔牙窝内植入种植体。在患牙有慢性炎症或无法保证其拔牙窝处于无菌状况的情况下,也可先拔除患牙,然后翻瓣,封闭牙槽窝,1~2个月后待牙槽窝骨壁尚未吸收,而牙槽窝已成为无菌环境时,再植入种植体。这一技术被称之为延期即刻种植。

成功的即刻种植,一方面要求拔牙操作务必不破坏牙槽骨壁,还需选择形状类似于自然牙根的锥体状种植体;此外,在种植体与牙槽窝之间的间隙内植骨,表面覆盖生物屏障膜。

即刻种植的优点:①缩短疗程;②减少了植骨;③种植体的位置方向更接近于自然牙列;④牙龈形态自然、逼真、美学效果更佳。

(三)正颌外科与种植修复

利用正颌外科技术可为那些错𬌗、颌骨位置关系不良者提供种植修复的必要条件,而且在正颌外科手术的同时,可以同期进行种植体植入手术。

(四)功能性颌骨重建修复

因外伤、肿瘤切除等诸多原因造成的颌骨缺损与缺失,已往的重建与修复无法恢复患者良好的咀嚼功能。种植修复为这类患者提供了功能性重建的可能。也就是说,不仅恢复其颌骨的连续性,改善其容貌,而且从恢复咀嚼功能的意义上完成其重建,从而极大地提高了这类患者的生活质量。

(五)种植体固位的颌面器官赝复体修复

颌面部器官,如眼、耳、鼻、唇、颊缺损缺失,传统的修复方法,一是整形外科手术,二是依靠眼镜架携带的赝复体修复。前者疗程长,最终效果并不理想,后者则容易脱落,常难以被患者接受。

近年来,使用种植体固位的赝复体修复为这类临床难题的解决提供了新的途径,它具有疗程短、手术简单、固位效果好、形态色泽逼真等优点,越来越多地受到患者的欢迎。

(六)牙槽骨垂直牵引技术

骨牵引成骨技术最早被用于骨科的矫治长管骨长度不足的畸形。1996年,M.Chen Hidding等报告用于牙槽骨垂直骨量不足的牵引成骨。尽管该项技术是一项正在发展中的技术,其牵引器的设计,临床应用技术都在不断地改进,但初步的临床效果显示,牙槽骨垂直牵引技术对于矫治重度牙槽骨骨缺损,对增加颌骨重建后牙槽突的垂直高度,提供了一种新的有效的手段,且具有以下优点:①在短期内形成自体新生骨;②避免取骨手术;③软组织包括神经亦随骨组织延长而延长;④减小植骨手术的创伤;⑤新生骨的高度可达20 mm以上;⑥并发症发生率低。

目前,牙槽骨垂直骨牵引术的不足:①牵引器成本较高;②牵引器需二次手术取出。

(七)即刻负重技术

Brånemark教授经典的当代种植学理论包括骨结合理论、微创的种植外科技术、根形种植体(相对叶片状种植体而言)及一个不受干扰的愈合期(4~6个月)。由于现代医学模式的发展,为满足患者的需求,缩短患者的缺牙时间,长期以来,众多学者都在探讨能否在植入种植体之后立即进行修复这一热点课题。然而,效果均不理想,导致高失败率。直至20世纪90年代末期,即刻修复技术趋于成熟,其基本时间定义为在种植手术后一个月内完成上部结构修复的均可称为即刻修复。即刻修复技术的原则亦臻于成熟:①非吸烟患者;②微量植骨或不植骨患者;③螺纹粗糙面种植体;④改良的外科技术;⑤极好的初期稳定性;⑥专用于即刻修复的上部结构;⑦功能性𬌗接触。

现就即刻修复的几个关键技术介绍如下。

改良的外科技术,即级差技术。它不同于传统的逐级备洞技术,而是备洞较植入的种植体小一个级别,然后利用特殊设计的螺纹种植体的自攻性,将种植体植入受植床,以取得良好的初期稳定性。这就要求选择即刻修复的种植体从设计上要有良好的自攻性能。否则,植入时就会产热过大,造成骨结合失败。目前,欧洲已有多个适用于即刻修复的种植系统,如 Camlog 系统、Frialit-2 系统。

其次,即刻修复需要专用的上部基台,其既要有一定的强度,又要有可调磨性,欧洲 Camlog和Frialit-2系统均有专用基台提供。

(王　璐)

第三节　并发症及其处理

一、种植体松动

种植体松动现象的本质为种植体与其周围骨床之间未形成骨性结合,取而代之的是纤维组织包裹种植体。纤维组织无力承受负荷,且易招致感染,最终将使种植体松动。

(一)产生原因

(1)未严格遵循种植外科原则进行种植手术,手术创伤过大导致种植体和种植窝不吻合,或在愈合阶段黏骨膜穿孔,造成骨愈合不良。

(2)因修复体设计制作问题,局部负荷过重,造成种植体周围的骨质发生细微骨折和吸收。

(3)由于持续性种植体周围炎、种植体超负荷等原因,导致种植部位发生进行性骨吸收。

(二)处理

因为已松动的种植体无法行使支持功能,故应予去除。去除之后,若剩余的其他种植体足以支持义齿,可不必再次种植。否则,可于一年后,新骨已经形成时,在原种植部位重新种植。重新种植的具体处理步骤:①去除已松动的种植体,彻底刮除其周围的纤维结缔组织;②在无张力的情况下,用黏骨膜瓣完全覆盖种植区;③检查并调整修复体,使其力学分布达到均匀合理;④若种植区骨量不足,可考虑进行植骨。

在种植区骨量充足的条件下,可采用大直径种植体即刻原地植入。

二、牙龈并发症

(一)穿孔

在愈合阶段,覆盖种植体的黏骨膜发生穿孔。其原因为修复体压迫产生压疮性溃疡或缝线残留刺激肉芽组织增生。

处理:手术切除穿孔部位的牙龈,用滑行瓣修复,重新缝合,消除创面;还应注意去除造成穿孔的原因,如调整不良修复体、缓冲基托对黏膜的压迫、去除残留的缝线等。

(二)种植体周围炎

由于口腔卫生不良、菌斑刺激所致,牙龈组织尚无明显增生。

处理:在医师指导下强化口腔卫生,给予氯己定液漱口。

(三)增生性种植体周围炎

据认为是由于种植体周围缺少附着牙龈组织,牙龈袖口封闭不良,患者口腔卫生差,产生龈组织增生性炎症。

处理:选择较长的种植基台予以更换,切除多余的牙龈,注意保持口腔卫生,必要时行前庭沟成形术。

(四)瘘管形成

黏膜上的瘘口与种植基台或种植体周围的肉芽组织相通,这种情况多发生在龈组织覆盖种植基台与桥接合部的病例中。

处理:拆除桥及可疑的种植基台,梭形切除瘘管,刮除肉芽组织,仔细清洗消毒桥及种植基台,检查种植基台的密封圈,必要时予以更换,然后重新拧紧螺丝;注意保持口腔卫生。

三、机械并发症

(一)种植体折断

均为横断。若折断发生于种植体下 1/3 处,应弃用该种植体,关闭软组织,但种植体不必取出;若折断发生在种植体最上端,则可用中空钻取出剩余种植体,重新植入较大直径的种植体,或先植骨,二期种植。

(二)其他机械附件的折断

如桥体折断、锁定桥体和/或种植基台的螺丝折断等。是因种植体附件内部金相结构缺陷,负荷分布不均所致。应依照具体情况,设法取下折断物并予以修整更换,检查并去除造成负荷分布不均匀的原因。

四、其他副损伤

因种植手术前准备不完善或种植手术操作不当造成副损伤,如下牙槽神经的损伤,或种植体穿入上颌窦、鼻底等。

（王　璐）

第四节　种植义齿的预后

一、种植成功的评价标准

尽管种植义齿有着悠久的发展历史,然而它真正被人们所认识、接受,并在临床上较大量地开展起来,却是近几十年,特别是近 20 年的事情。目前国际上公认的种植修复的成功标准为 1986 年 Albrektsson 和 Zarb 提出的标准,有以下几点。

（1）临床检查：单个的种植体无动度。

（2）放射学检查 X 线片上种植体周围无透影区。

（3）种植体承受负荷 1 年后：在垂直方向上的骨吸收小于 0.2 毫米/年。

（4）种植后：无持续性和/或不可逆的症状及体征，如疼痛、感染、神经疾病、麻木或下颌管的损伤等。

（5）按上述标准，5 年的成功率要达到 85%，10 年成功率要达到 80%。

二、种植成功的几个要素

种植义齿长期功能的维持，有赖于种植体坚实可靠的支持。这就要求种植体不仅能被人体组织所接受，而且要与其周围的软硬组织结合为一个整体。为保证种植成功，要注意如下几个方面的问题。

（一）种植材料的选择及种植体的表面形态

种植材料应具有良好的生物相容性及生物力学适应性，材料本身应无毒、无刺激性、非抗原、不致癌，在体内稳定，不发生物理、化学变化，而且有良好的物理性能。种植体要有合理的几何形状，其表面要有合理的微观结构，以利于与其周围组织产生生物性结合。

（二）选择好适应证和制订好术前修复计划

通过种植前对患者局部及全身情况的细致检查，对患者做出综合评定，选择适宜的病例进行种植。

手术前应根据具体情况制订未来的修复方案。种植体的数量、植入部位、植入方向、角度等，均取决于修复体支持方式、人工牙排列位置等修复方案的内容。为方便手术操作，多将修复方案体现为立体直观的手术模板，使外科医师在术中能方便地观察到未来种植义齿的占位，从而将种植体植入在正确的位置上。

（三）精细的外科手术操作

种植手术直接关系到种植的成败，术者应经过严格训练，把手术所造成的创伤减小到最低程度。研究表明，骨组织对热损伤敏感性很高，造成骨坏死的临界温度为 42 ℃；种植体与种植窝形成纤维组织，从而使种植体不能处于长期稳定的功能状态。手术操作的失误，是种植早期失败最常见的原因。

（四）要给予足够的愈合时间

研究表明，任何使种植体不稳定的因素，均会影响种植体与其周围组织的直接结合。因此，在愈合期内（上颌 5~6 个月，下颌 3~4 个月），应避免种植体承受负荷。

（五）高质量的修复体设计制作

修复体的设计与制作都应注意与种植体达到"消极吻合"的要求，并作到使其所承受的𬌗力均匀分布。

（六）保持口腔卫生

为避免炎症和感染的发生，要在医师的指导下，强化口腔卫生，特别是注意保持种植基台周围的清洁。

（七）多学科密切协作

口腔外科、修复科、牙周科、放射科等多学科医师的密切合作，是保证种植成功的重要因素。此外，还应注意定期随访检查，发现问题及早处理。

（王　璐）

第五节　种植体周围病

种植体周围病为种植体周围组织的病理改变的统称。它包括种植体周围黏膜炎：炎症仅累及种植体周围软组织；种植体周围炎：除软组织炎症外尚有深袋形成及牙槽骨丧失。如不及时治疗，就会导致种植失败。

一、种植体与周围组织的界面结构特点

（一）黏骨膜-种植体界面

黏骨膜的成功愈合是种植成功的关键因素之一。与其他种植体不同，牙种植体需要穿透上皮组织，建立一个良好的结缔组织封闭，为种植体提供防止口腔细菌及其毒素进入内环境的一道屏障。

种植体周围的上皮组织类似于自然牙周围的龈组织，也有口腔上皮、沟内上皮和结合上皮，无角化的沟内上皮与角化的口腔上皮相连续，与种植体之间形成种植体龈沟，在健康的位点，龈沟深一般为 $3\sim 4$ mm。种植体的沟内上皮和结合上皮的细胞层次较真牙少，沟内上皮没有角化，由 $5\sim 15$ 层基底细胞和基底上细胞组成，结合上皮有 $2\sim 5$ 层细胞，与种植体表面黏附。对这一附着的超微结构研究显示，结合上皮细胞与种植体表面的附着为基底板和半桥粒，类似自然牙。基底板-半桥粒复合体与种植体表面是化学结合，两者间有 $10\sim 20$ nm 无定形糖蛋白层。

种植牙周围结缔组织的排列方向与自然牙不同。由于种植体表面无牙骨质，因此，胶原纤维平行于种植体表面。对牙和种植体结缔组织成分的分析结果表明，种植体周围结缔组织较牙龈组织的胶原纤维多（85％：60％），成纤维细胞少（1％：5％）。换言之，种植体牙槽嵴上部分的钛表面的结缔组织是一种瘢痕组织，胶原丰富，血管很少。沟内上皮与牙槽嵴顶之间是由基本无血管的致密的环形纤维包绕种植体，宽 $50\sim 100$ μm，约高 1 mm，这些胶原纤维与种植体之间经超微结构研究发现，约有 20 nm 厚的无定形层将种植体表面与胶原纤维和细胞突起分隔开。结缔组织似乎是粘在种植体表面，这种黏附可能阻挡结合上皮向牙槽嵴顶的根向增殖。但是，与牙齿相比，这层相对无血管的软组织防御机制很弱。

（二）骨-种植体界面

对界面区的超微结构研究有许多技术难点，界面的本质仍不完全明确。超微研究发现，在骨整合区域，骨与种植体之间有一层无定形物质，用组织化学染色发现这一物质由蛋白多糖和糖胺多糖（glycosamin oglycan，GAG）组成，它们的厚度因种植材料的不同在 $100\sim 3\,000$ μm 之间不等。这一无定形层与金属种植体表面的连结仍不清楚，可能是直接的化学连结（如离子键），也可能是弱范德华连结或两者的结合，种植材料是决定这一界面性质的最重要因素，这一无定形层将牙槽骨中突出的胶原和细胞与种植体表面分隔。

（三）种植体周围组织的生物学宽度

种植体周围黏膜的生物学宽度：临床健康的种植体周围黏膜颜色粉红、致密。显微镜下可见角化良好的口腔上皮与约 2 mm 长的结合上皮相延续，结合上皮与骨之间有一层高约 1 mm 的结缔组织相隔，不论是一阶段式还是二阶段种植体，与真牙一样有一恒定的生物学宽度，即包括

2 mm 长的结合上皮和 1 mm 高的结缔组织,这种附着保护了骨结合种植体免受菌斑及其他刺激因素的损害作用。

Beerglundh 和 Lindhe 为了进一步证实黏膜、种植体附着宽度,在狗的模型上进行研究,拔除所有下颌前磨牙,并植入骨结合种植体。一侧保持原有牙槽嵴黏膜高度,另一侧降低其高度约 2 mm,经 6 个月的菌斑控制后,双侧临床健康的种植体周围均有 2 mm 长的结合上皮和 1 mm 高的结缔组织。这样,尽管在基台两侧黏膜高度不一致,但最终形成的黏膜、种植体附着是相同的,即生物学宽度是恒定的(图 14-6)。

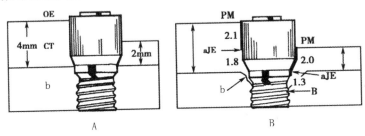

图 14-6 种植体周围黏膜生物学宽度

A.实验侧黏膜降低 2 mm。B.半年后双侧均有 2 mm 长的结合上皮和 1.3～1.8 mm 高的结缔组织带。OE:口腔上皮;CT:结缔组织;B:牙槽骨 aJE:结合上皮的底部;PM:种植体周围黏膜

(四)种植体周围黏膜的血液供给

牙龈的血供有两个不同来源。首先来源于大的牙槽嵴骨膜上血管,它的分支形成:①口腔上皮下结缔组织乳头的毛细血管;②结合上皮旁的血管丛。第二个来源是牙周膜血管丛,由此分支向冠方,经过牙槽骨嵴,终止于牙槽嵴上方的游离龈。种植体周围无牙周膜,也因而没有牙周膜血管丛。其血供来源于牙槽嵴外侧的大的骨膜上血管,它发出分支形成口腔上皮下结缔组织乳头的毛细血管和结合上皮下方的毛细血管丛及小静脉。由于没有牙周膜血管丛,结合上皮的根方至牙槽嵴上方的结缔组织几乎没有血液供应。

二、病因

(一)种植体表面菌斑中细菌及其产物

虽然菌斑附着于钛表面的速率小于自然牙,但一旦开始堆积,其菌群的致病性是一样的,牙种植体和自然牙一样需要良好的黏膜封闭以保护无细菌的种植体根面。如果这一封闭被破坏,致病菌便获得到达种植体根面的通道,造成牙槽骨吸收,种植体松动以致失败。通过对一系列种植体的口腔微生物的研究得出以下结论:①健康种植体周围的菌群与健康自然牙相似;②因感染而失败或患病的种植体周围的菌群与患牙周病的自然牙相似;③部分缺牙患者的种植体周围的菌群与余留牙相似;④全口无牙患者种植体周围菌群与部分无牙患者的种植体周围的菌群大不相同;⑤种植体周围组织对菌斑引起的炎症防御能力及修复作用较真牙弱;⑥牙列缺损患者种植体周围的牙周致病菌比例明显高于无牙颌患者。

1.细菌的黏附

在自然的生态系统中,细菌通过短链弱键,主要是疏水作用黏附到物体表面。种植体及其修复体与自然牙一样,表面都覆盖着一层源于唾液糖蛋白的获得性膜。获得性膜上的受体就是细菌细胞黏附的特异结合位点。首先移居在获得性膜上的是血链球菌,并与获得性膜形成复合体。

细菌的移居受黏附素介导,并能被细菌细胞表面的蛋白酶所阻断,或被直接抗黏附素蛋白的抗体与细菌细胞共孵而抑制细菌的移居。

影响细菌在种植体表面黏附的因素包括:①获得性膜表面受体与细菌表面黏附之间的特异反应;②非特异反应包括疏水性、Zeta 电位、表面粗糙度及表面自由能。后两者对种植体的细菌黏附的影响更为重要。粗糙面则有利于细菌的黏附,粗糙面的菌斑堆积是光滑面的 2～4 倍。上部结构修复体粗糙度(Ra)可有 0.1～2.0 μm 的不同。表面粗糙度比表面自由能对菌斑形成的影响更大,因此,应避免对种植体进行刮、擦、磨。

2.种植体基台的菌斑堆积

动物模型研究及种植体患者的观察都表明,种植体基台的菌斑堆积,会使结合上皮的半桥粒和细胞间桥粒减少,黏膜封闭遭到破坏,上皮的结缔组织有炎性细胞浸润,上皮细胞层附着松散出现溃疡,与牙相比菌斑导致的病损在种植体周围更为明显,累及的组织更广泛。如果菌斑向根方迁移,炎症浸润层可扩散至骨膜上的结缔组织层,并可达骨髓腔。炎症细胞的产物可以导致破骨作用,形成临床及 X 线片上可见的支持骨丧失。如果仔细、经常地去除基台表面菌斑能显著减少袋内细菌总数,增加革兰阳性菌的比例,减少螺旋体、牙龈卟啉单胞菌、中间型普氏菌的比例,因此,种植体基台是种植体周围细菌的来源,应强调菌斑控制和口腔卫生对种植体患者的重要性。

3.牙种植体的龈下微生物

与自然牙一样,健康位点主要为革兰阳性球菌和杆菌,优势菌多为链球菌和放线菌。炎症位点以革兰阴性厌氧菌为主,如牙龈卟啉单胞菌、中间型普氏菌、直肠韦荣菌、微小消化链球菌、核梭杆菌属、螺旋体,也能发现少量的伴放线共生放线杆菌。失败种植体龈下有大量螺旋体、丝状菌、能动菌、弯曲菌、核梭杆菌属和产黑色素普雷沃菌属,螺旋体在活动病损中占较高的比例(可达 50%)。总之,感染失败种植体的龈下细菌与成人牙周炎相似。

4.无牙颌种植体与部分无牙颌种植体

通过相差显微镜、暗视野显微镜及厌氧培养,对无牙颌和部分无牙颌种植体龈下菌斑的研究已确认:部分无牙颌的种植牙和自然牙的龈下细菌种类几乎无差异,但与无牙颌患者种植体的龈下细菌却明显不同,产黑色素普雷沃菌和嗜二氧化碳嗜细胞菌占较高比例,球菌较少,能动杆菌较多,余留牙上的菌落可作为种植体接种或移居细菌的来源。所以要反复强调严格的口腔卫生的重要性,尤其对部分无牙患者。

5.菌斑导致种植体失败的可能机制

导致种植体失败的机制仍未明确。由于失败种植体的龈下菌群与牙周炎相似,因此认为种植体周围组织的破坏亦是内毒素、细胞因子、周围组织内各种细胞相互作用的结果。内毒素是革兰阴性菌细胞壁普遍具有的成分,与种植体失败有关的革兰阴性菌包括伴放线共生放线杆菌、福赛类杆菌、牙龈卟啉单胞菌、中间型普氏菌、直肠韦荣菌和口腔螺旋体。内毒素首先激活巨噬细胞产生蛋白酶,降解胶原和蛋白多糖,最终降解细胞外基质。进而,被激活的巨噬细胞产生白细胞介素-1(interleukin-1,IL-1)和地诺前列酮(prostaglandin E_2,PGE_2)。

IL-1 有两类靶细胞:巨噬细胞和成纤维细胞。IL-1 刺激巨噬细胞产生更多的 IL-1。IL-1 又用两种方式激活成纤维细胞:一种是激活成纤维细胞产生能降解胶原和蛋白多糖的蛋白酶;另一种是被激活的成纤维细胞产生 PGE_2。

被内毒素激活的巨噬细胞和被 IL-1 激活的成纤维细胞产生的 PGE_2 的靶细胞是破骨细胞。

PGE$_2$激活破骨细胞,而导致牙槽骨吸收和支持组织丧失。这一完整的循环反应使种植体周围软硬组织遭到破坏。

(二)吸烟在种植体周围病中的作用

长期的纵向研究已证明,吸烟是种植体周围骨丧失有关因素中最为重要的因素之一。其主要依据是:吸烟者每年种植体边缘骨丧失为非吸烟者的 2 倍;如果吸烟者同时伴有口腔卫生不良,其骨丧失量是不吸烟者的 3 倍;吸烟量与骨吸收的高度呈正相关关系;种植术前后戒烟者可减少牙槽骨的吸收。

吸烟危害的可能机制:大多数的研究资料证实,吸烟者与非吸烟者的龈下致病菌的水平无显著差异,但为什么吸烟者中种植体失败率明显高于非吸烟者? 最一致的观点是吸烟对免疫系统的作用。关于吸烟降低免疫功能的机制,可能是尼古丁及其代谢产物-cotinine,能使中性核白细胞氧化破裂,抑制原发性中性脱颗粒和增加继发性中性脱颗粒。无烟性烟草能刺激单核细胞分泌 PGE$_2$ 和 IL-1β,PGE$_2$ 和 IL-1β 与破骨及骨吸收有关。

体外研究发现,尼古丁能改变成纤维细胞的排列,细胞内空泡随尼古丁水平增加而增加,核仁的数目亦增加,以致影响胶原的合成和伤口的愈合。尼古丁还可减少血浆中维生素 C 的水平,维生素 C 是牙周组织更新和愈合过程中的重要营养物质。另外,吸烟者组织中毛细血管直径变小,形状不规则,血流量有可能减少,不利于伤口的愈合。

总之,吸烟是种植体周围病的主要危险因素,随烟草用量增加,发病的相对危险性增加。当同时有菌斑、牙石存在时,更加重了对种植体周围组织的损害。无烟性烟草能引起与种植体周围组织破坏有关的炎症介质水平升高。对早期种植体周围炎进行治疗并配合戒烟能明显改善预后,曾吸烟者比继续吸烟者的种植体周围组织破坏减轻,继续吸烟者尽管接受治疗,仍可能会有进一步的周围组织破坏。

(三)骀力因素

1.负载过早

是造成种植体松动的早期因素。手术创伤所造成的骨坏死区必须被吸收和被新骨取代之,才能形成骨结合。如果负载过早,种植体松动就会导致纤维包裹种植体,抑制新骨形成,血管长入坏死区,种植体的松动又刺激了巨噬细胞释放细胞因子和金属蛋白酶。松动又促使种植材料磨损,产生颗粒状的碎屑和金属离子,又进一步刺激炎症细胞释放其他细胞因子和酶,改变间质细胞的分化,导致骨吸收和纤维包裹。愈合期的骨改建速度决定于骨局部坏死的量、骨局部的生理状态及患者的全身状况。因此,推荐种植体维持无负载状态 2~8 个月,具体时间应根据种植材料、种植部位及是否植骨等而定。

2.过大的骀力

种植体骨结合后,过大的骀力是失败的原因之一。过大的骀力常见于以下情况:①种植体的位置或数量不利于骀力通过种植体表面合理地分布到牙槽骨;②上部修复体未与种植体精确就位;③修复体的外形设计不良增加了负荷;④种植体植入区骨量不足;⑤由于患者功能异常而有严重的咬合问题。

不伴感染的骀力因素引起的种植体周围病,其临床症状主要是咬合疼、骨丧失及种植体松动,龈下菌斑为球菌和非能动杆菌,以链球菌和放线菌为主。但是随着骨丧失的进展,所形成的深袋易堆积菌斑,出现菌斑和骀力共同导致的骨吸收,所以骀力过大同时伴感染者,形成继发性的微生物相关的炎症反应而导致骨丧失,此时,除了有咬合疼及松动外,还有探诊出血、溢脓等临床症状,龈下菌斑与种植体周围炎的龈下菌群基本相同。

（四）余牙的牙周状况

牙列缺损患者的余留牙的龈下菌斑中细菌可移居到种植体,引起种植体周围炎。正在患牙周炎的患者种植体的失败率高,因此,种植前须先行牙周状况检查及牙周炎治疗,待病情稳定后再决定可否行牙种植修复。

（五）其他因素

某些全身因素不利于种植后的组织愈合,如骨质疏松症、糖尿病、口服避孕药,长期使用皮质激素、抗肿瘤药物,酗酒、精神压力等。手术时创伤过大,植入手术时温度过高(>47 ℃)亦不利于种植体早期愈合。附着龈的宽度对种植体成功亦有直接影响。

三、临床检查

（一）改良菌斑指数

菌斑是种植体周围组织炎症的主要致病因素,所以几乎对所有的种植体都需进行菌斑指数评价。

Mobelli 等将常用的菌斑指数(plaque index,PLI)略作改动,提出了改良菌斑指数(modification plaque index,mPLI):①0 度,无菌斑;②1 度,探针尖轻划种植体表面可发现菌斑;③2 度,肉眼可见菌斑;④3 度,大量软垢。

Lindquist 将口腔卫生分 3 度:①0 度,无菌斑;②1 度,局部菌斑堆积(小于基台暴露面积的25%);③2 度,普遍菌斑堆积(大于基台暴露面积的 25%)。

（二）改良出血指数（mSBI）

多数种植体可获得良好的周围组织状况,很少有牙龈炎症及探诊出血。种植体组织炎症与牙周炎一样,也有组织充血、水肿、探诊出血等典型的临床表现。一些常用的牙周指数,如龈沟出血指数(sulcus bleeding index,SBI)、出血指数(bleeding index,BI)、牙龈指数(gingival index GI)也常被用来评价种植体周围组织状况。在上述这些指数中,牙龈的外形和颜色会影响其分值,而在种植体周围,软组织多为未角化黏膜,要比角化龈明显的红,而且种植体周围软组织的外形和色泽受术前植入区的软组织状况及种植体表面性质的影响,有些学者将充血和水肿单独记录。Mobelli 等提出改良龈沟出血指数(modification sul cus bleeding index,mSBI):①0,沿种植体龈缘探诊无出血;②1,分散的点状出血;③2,出血在龈沟内呈线状;④3,重度或自发出血。

（三）牙间乳头指数（GPI）

本指数可用来评价单个种植体周围的龈乳头位置,由 Jemt 提出。牙间乳头指数分 5 度表示龈乳头的大小,以通过冠修复体和相邻恒牙唇侧牙龈缘曲度最高点的连线为参考进行测量,测定从该参考线到自然牙、冠的接触点之间的距离:①0 度,无龈乳头;②1 度,龈乳头高度不足一半;③2 度,龈乳头高度超过二分之一,但未达两牙的接触点;④3 度,龈乳头完全充满邻间隙并与相邻牙的乳头一致,软组织外形恰当;⑤4 度,龈乳头增生,覆盖单个种植修复体和/或相邻牙面过多(图 14-7)。

（四）探诊

多数有关种植体周围组织的研究都将探诊作为重要的检查手段。成功种植体的平均探诊深度(probing depth,PD)小于 4 mm,故有学者将 PD＝5 mm 作为种植体周围组织健康与炎症的阈值。失败种植体的 PD 值增大,但 PD 大的并不一定都是失败种植体,因为植入时黏膜骨膜厚度对植入后的袋深有影响。

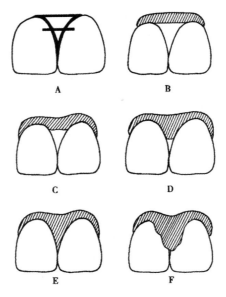

图 14-7　龈乳头指数

A.该指数以连接冠修复体和相邻恒牙唇侧曲线最高点的连线为参考线测量,从参考线到接触点间
的距离;B.0 度:无龈乳头;C.1 度:龈乳头高度不足一半;D.2 度:龈乳头高度超过二分之一,但未达
接触点;E.3 度:龈乳头完全充满邻间隙并与相邻牙的乳头一致;F.4 度:龈乳头增生

附着水平(attachment level,AL)能准确地反映组织破坏情况。种植钉与基台连接处可用作
参考点。探诊力量的大小、组织的炎症状况对探诊结果有影响,在健康或仅有黏膜炎的种植体,
探针尖止于结合上皮的基底,即反映了结缔组织附着水平。种植体周围炎时,探针尖止于炎症细
胞浸润的基底,接近骨面。动物实验表明,当使用 0.5 N 力进行探诊时,探针尖接近或达到骨面,
而使用与牙周探针相似的 0.2 N 力时,可获得与牙周探诊意义相似的结果。

探诊检查时应注意:①为减少对钛种植体基台表面的摩擦,推荐用带刻度的塑料或尼龙探
针,而不用金属探针;②由于钛种植体周围的界面结构较薄弱,探诊的力量应控制在 0.2 N 力,探
针的直径≤0.5 mm;③必要时行探诊检查,切忌反复多次探查。

(五)溢脓

与牙周炎一样,种植体周围组织炎症时,龈沟中白细胞数目增多,约为健康种植体的 5 倍,当
种植体周围有溢脓时,表明已有大量中性粒细胞浸润,炎症已到晚期。溢脓不能作为种植体周围
炎症的早期诊断指标。

(六)松动度

与自然牙不同,即使种植体周围组织的炎症很重,但只要有部分骨结合存在,种植体也可无
松动,因而种植体的临床动度不能用于检测早期病变。

牙周动度仪近年来被用于种植体动度的检测,以读数(periotest value,PTV)表示,动度越大
读数越高,成功种植体的 PTV 多在 -8～+5 之间,失败种植体的 PTV 可达 +50。

(七)X 线检查

成功的种植体周围无 X 线透影区,承受𬌗力后第一年的骨丧失不大于 2 mm,以后每年的骨
丧失不大于 0.2 mm。由于种植体有明显的肩台、螺纹等外形特征,为骨高度的测量提供了一定
的参考依据。用平行定位投照根尖 X 线片及计算机数字减影技术对骨高度进行纵向测量,提高

了检测的灵敏度。

种植体周围骨质情况可分 3 度：①1 度，松质骨包绕整个种植体；②2 度，边缘有致密的皮质骨包绕；③3 度，皮质骨包绕整个种植体。此指标不能定量，用平行定位投照根尖 X 线片及计算机图像密度分析仪可进行精确的定量分析。

（八）龈沟液及其成分的检测

与自然牙一样，种植体周围龈沟中也有龈沟液，其生物特性与真牙极相似。因而，龈沟液（GCF）的量及其成分进行监测亦是有价值的生化指标。对 GCF 量的检测结论不尽相同：①临床健康的种植体与自然牙的 GCF 量无明显差异；但另外的学者研究结论是真牙的 GCF 量为上部结构修复后种植体的 2 倍，因为种植体无牙周膜；②种植体的愈合期和功能改建期（大约种植体植入后一年至一年半）GCF 量增加；③种植体周围炎的 GCF 量高于健康种植体；④在有细菌聚集位点的 GCF 量明显增高。

GCF 中多种酶可作为监测种植体健康状况的生化指标。总的酶活性和浓度均与各临床指标和骨吸收程度呈正相关关系。种植体周围黏膜炎的 GCF 中胶原酶和弹性蛋白酶的活性都较健康种植体高。种植体周围炎 GCF 中的弹性蛋白酶、髓过氧化物酶（myeloperoxidase，MPO）和 β-葡萄糖醛酸酶（β-glucu ronidase，BG）水平明显高于成功种植体。天门冬氨酸氨基转移酶（aspartate aminotransferase，AST）和碱性磷酸酶（alkaline phosphatase，ALP）在螺旋体阳性位点明显高于阴性位点。因此，这些 GCF 酶水平可作为种植体失败的检测指标。另外，和真牙一样，种植体 GCF 中的糖胺多糖（glycosaminoglycan，GAG，一种组织降解产物）的 2 种主要成分，即透明质酸和硫酸软骨素 4（chondroitin 4 sulphate，C4S）与炎症状况有关，失败种植体的 C4S 及透明质酸明显高于成功种植体，它能反映骨吸收的程度。

四、临床分型及临床表现

（一）种植体周围黏膜炎

种植体周围黏膜炎仅局限于种植体周围的软组织，牙龈充血发红，水肿光亮，质地松软，龈乳头圆钝或肥大。刷牙、咬物或碰触牙龈时出血，探诊有出血。种植体与基台接缝处堆积菌斑或牙石，由于牙龈的炎症肿胀，龈沟深度超过 3 mm，可达 4～5 mm。X 线片检查种植体与牙槽骨结合良好，无任何透影区及牙槽骨的吸收。种植体不松动，炎症的晚期可有溢脓，并会出现疼痛。GCF 量增加，渗出增加，主要病因是菌斑，应着重强调控制菌斑。

（二）种植体周围炎

除了种植体周围黏膜炎的症状外，临床检查附着丧失，探诊深度增加，X 线检查出现透影区，牙槽骨吸收，种植体松动，早期骨吸收仅累及牙槽嵴顶，根方仍保持骨结合状态，种植体可以无松动。龈黏膜可能出现瘘管。单纯因创伤引起的种植体周围炎，如外科创伤、义齿设计不良、负荷过重等，可以只有咬合疼痛，没有感染的相关症状，而且龈下微生物与牙周健康者相似，主要为球菌和非能动杆菌，培养的菌落主要为链球菌属和放线菌属。相反，由于感染而失败者，显微镜下可见螺旋体、能动杆菌及非能动杆菌和球菌，培养的龈下细菌包括：牙龈卟啉单胞菌、中间型普氏菌、福赛类杆菌、直肠韦荣菌、微小消化链球菌，也能发现较少的放线共生放线杆菌及较高比例的核梭杆菌属和产黑色素类杆菌属，因此，感染和失败的种植体的龈下细菌与成人牙周炎的龈下菌斑相似。螺旋体在失败种植体的龈下菌斑中占很高比例，推测螺旋体是继发入侵者而不是原发致病菌，因为龈下菌斑中有牙龈卟啉单胞菌并不一定有牙密螺旋体，但有牙密螺旋体则总是有牙龈卟啉单胞菌,认为牙龈卟啉单胞菌分泌某些物质刺激牙密螺旋体的生长。

五、种植体周围病的预防

(一)严格选择种植牙的适应证

适应证:①已决定牙种植的患者必须建立良好的口腔卫生习惯,种植前牙菌斑指数应控制到 0;②患边缘性龈炎者已治愈;③早期牙周炎者经过系统治疗后病情稳定,牙周组织健康状况已得到恢复;④吸烟者同意戒烟;⑤患者有良好的依从性。

(二)定期复查

目前普遍认为种植体的长期成功很大程度上决定于种植体周围软硬组织的健康和适当的咬合力分布。术后至少应每 3 个月复查一次,并参照种植成功的标准:种植体无临床动度及 X 线片所示的透射区;手术后第一年骨吸收不超过 2 mm,行使功能 1 年后,每年的垂直骨丧失不大于 0.2 mm;无持久的疼痛、软组织炎症、溢脓及不适。每次复查的内容应包括:①菌斑控制状况;②用手工或自动探针细致地检查 PD 和 AL 随时间的变化;③拍摄标准根尖 X 线片进行数字减影分析,以了解种植体行使功能期的骨变化;④牙龈的颜色变化、外形及肿胀情况;⑤探诊出血及溢脓等;⑥监测种植体周围细菌成分的变化,对于评价种植体周围组织的健康状况、评价致病的病因和选择抗生素等治疗方案均有利。

(三)种植体周围菌斑的清除

1.自身维护

患者自我维护的方法有局部用 0.12%～2% 洗必泰等含漱剂含漱或擦洗,含漱可以每天 2 次,每次 30 s 至 1 min。自我用的清洁种植体的工具有间隙刷、单束牙刷、牙线、橡皮头等。

2.定期的专业去除牙石及菌斑

应定期地到医院请专业医师去除种植体的菌斑及牙石,一般间隔三个月至半年需取下种植体上部结构,使用碳纤维洁牙头的超声洁治既省时,又对钛种植体表面无损伤。塑料洁治器对钛种植体表面亦无损伤,但效率低。橡皮杯和磨光糊剂可用来去除菌斑和抛光。

六、种植体周围病的治疗

种植体周围病的治疗应包括以下步骤:首先要找出原因,如果是菌斑所致,应取下上部结构,清除基台及种植体表面菌斑。如因上部结构的不恰当修复所致,应重新制作上部结构,进行咬合调整,在此同时进行口腔卫生指导。如果已有附着丧失,应进入第二步,拍定位平行投照 X 线片了解牙槽骨吸收的情况。经过治疗后骨丧失仍持续增加,应进入第三步,即手术治疗,包括翻瓣术、引导组织再生术、骨移植术等。

去除种植体的参考指征:①快速进展的骨破坏;②一壁骨缺损;③非手术或手术治疗无效;④种植体周围骨丧失超过种植体长度二分之一以上,且种植体松动。

(一)种植体周围黏膜炎的治疗

种植体周围黏膜炎主要表现为软组织的炎症和水肿,种植体基台周围有菌斑的堆积,探诊有出血,X 线片显示,种植体有稳固的骨支持。主要病因可能是菌斑,治疗也应着重清除菌斑。一般采取非手术治疗。

和牙龈炎的治疗一样,对种植体周围黏膜炎的患者应进行口腔卫生指导,教育患者如果不清除菌斑会导致种植体周围组织病的进展,甚至种植失败。如果牙石存在于种植体-基台表面(应取下基台和修复体进行检查),用碳纤维器械,塑料器械进行清洁,并用橡皮杯加磨光糊剂进行磨光,但不能用不锈钢器械和钛头器械,以防损伤种植体表面。

检查软组织情况,看是否有足够的角化附着龈维持种植体周围封闭,如果需增加附着龈的宽度,可行膜龈手术。

(二)种植体周围炎的治疗

种植体周围炎常因骨丧失和黏膜炎症而有进行性的深袋形成,除了有种植体周围黏膜炎的表现外,X 线片上有明显的骨丧失,探诊深度大于 5 mm,常有探诊出血和溢脓。如果此时伴有种植体周围组织的增生,应先取下基台和修复体,可全身用抗生素一周,在不做药敏试验的情况下,常用的抗生素为多西环素和甲硝唑。如有条件做药敏试验,则可根据其结果选用适应的抗生素。当软组织的炎症得到控制后,探诊深度能在早期较准确地反映骨丧失的情况。此时,再拍根尖平行投照 X 线片,检查骨丧失情况。

由于过大的咬合力可造成骨的改变而导致种植体颈部骨的丧失。应全面地检查种植修复体,减少咬合干扰。如果有功能异常性的咬合力存在,应当用适当的咬合夹板或夜间导板。

在纠正咬合关系以及软组织炎症得到控制后 1~2 个月,应对患者进行复查,检查组织对治疗的反应和口腔卫生。如果黏膜表现已属正常范围,出血和渗出已消退,骨水平稳定,那么可以让患者每 3 个月复查一次,每 6 个月拍一次 X 线片检查骨水平。如果探诊深度和 X 线片上的骨丧失进一步增加,应当采取手术疗法来阻止或修复丧失的牙槽骨。如果骨丧失很严重且已扩散到根尖三分之一的种植体松动,那么就应当去除种植体,因为此时种植体几乎不可能行使正常的功能。

手术治疗目前提倡用羟基磷灰石(HA)、同种异体的脱矿冻干骨、自体骨加 GTR 技术来治疗种植体周围的骨缺损。其他一些被推荐使用的方法包括:翻瓣术后清创、牙槽骨外形修整、附着龈加宽术。研究表明种植体周围骨组织有较强的再生的能力。

(王　璐)

第六节　影响种植美学的因素

种植美学主要体现在美学区的缺牙种植修复。客观而言,美学区是指在大笑时可以看见的牙及牙槽嵴部分;主观而言,对患者具有美学重要性的牙及牙槽嵴部分均为美学区。理想的美学种植修复应与患者的口腔及颌面部结构相协调,具体表现为种植体周软组织轮廓、颜色和质地以及修复体形状、色泽和光学特点等,需要与周围的健康牙列相协调。但是,随着缺牙后软硬组织的变化,美学种植修复面临极大的挑战。研究表明,将美学指标纳入种植成功评价标准后种植成功率将会显著降低。影响种植修复美学效果的因素众多,除了患者主观心理因素以外,主要包括种植治疗计划的制订、种植体植入的三维位置方向、软组织塑形、袖口精确印模等因素。深入理解这些因素是保障种植美学修复效果的前提。

一、美学区种植治疗计划的制订

美学区种植治疗计划的制订包括拔牙时机、种植时机、软硬组织处理方案。

(一)拔牙时机的确定

当美学因素占主导地位时,在排除常规的种植禁忌证前提下,应首先判断拔牙时机。当牙周炎患者骨严重吸收且牙周治疗效果不佳时,及时拔除患牙,清除炎性肉芽组织有利于骨量保存(图 14-8)。

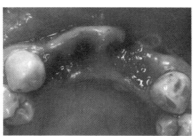

图 14-8　牙槽窝内大量的肉芽组织

(二)种植时机的确定

根据种植体植入时机不同,种植手术可分为即刻种植(Ⅰ型,拔牙后同期植入)、早期种植(Ⅱ、Ⅲ型,拔牙后 4～16 周)及延期种植(Ⅳ型,拔牙后 6 个月)。植入时机是影响美学效果的重要因素。延期种植会造成软组织的塌陷、骨组织的大量吸收,治疗时间长,治疗美学效果差,一般前牙美学区应避免延期种植。即刻种植有利于软硬组织保存,能够减少失牙时间与总治疗时间,在适应证选择恰当的前提下,能够达到良好的美学效果。但是,即刻种植对病例的筛选与医师的外科技术要求较高,对于临床中大多病例并不适用。因此,早期种植成为能够最大程度缩短治疗时间,同时保存软硬组织的选择。

若患者存在慢性炎症,且唇侧软组织严重缺损,牙槽嵴高度与宽度均严重不足,不满足即刻种植与早期种植适应证,不进行骨组织扩增恢复骨量后再行延期种植,美学效果将不可预期。因此,此时计划拔牙后同期行位点保存术,在保存现有骨量的同时提供软组织修复时间,为后期植骨及种植手术做准备,尽可能保护软硬组织,提高后期治疗的美学效果(图 14-9)。

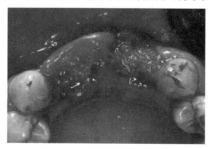

图 14-9　牙槽窝位点保存

(三)骨扩增技术的选择

若患者由于侵袭性牙周炎导致种植区牙槽骨高度和宽度严重的不足。针对水平向、垂直向骨缺损,onlay 自体块状植骨效果良好(图 14-10)。而块状植骨存在一定吸收,此时结合 GBR 技术,可以在一定程度上弥补骨块吸收量(图 14-11)。不同骨扩增技术的适应证不同,骨扩增潜能亦有较大差异,应根据患者与术者情况决定,只有选择了适当的扩增方法,才能达到良好的美学效果。

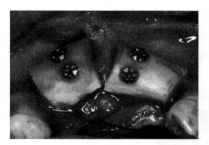

图 14-10　下颌升支取骨

下颌升支取骨,将取下骨块固定于牙槽嵴顶部,同时恢复骨高度与骨宽度

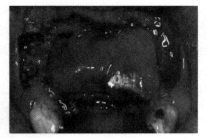

图 14-11　减少骨块吸收

在骨块周围及取骨部位植入骨粉,覆盖胶原膜,扩增唇侧轮廓,减少骨块吸收

(四)软组织处理

1.软组织的减张缝合

软组织需达到无张力缝合,以避免创口裂开移植物暴露感染(图 14-12)。因此,种植科医师的减张缝合技巧将直接影响美学效果。

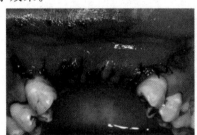

图 14-12　减张缝合

2.软组织扩增

美学区常有软组织扩增需求,而软组织扩增的时机和方式选择非常灵活,但时机与方式均可能影响美学效果。当前牙区出现软组织不足时,常需进行软组织扩增以重建软组织形态,方法包括游离龈移植、游离结缔组织移植(CTG)、深层带蒂结缔组织移植(VIPCT)和腭侧带蒂瓣半厚瓣唇侧卷入技术等。目前使用最广泛的软组织扩增方法仍为 CTG。但由于游离组织缺乏血供,CTG 效果并不稳定。

腭侧带蒂瓣唇侧卷入技术在微创的前提下实现了移植物血管化,是牙周手术应用于种植体周软组织扩增的进一步体现。在暴露种植体覆盖螺丝的同时,该技术能充分利用腭侧深层结缔组织与牙槽嵴顶角化龈,利用唇侧蒂提供血供,切口设计保护龈乳头,腭侧创面小且由腭侧表层角化瓣覆盖从而得到保护。此方法效果优于游离结缔组织移植,但对外科医师的技术要求较高。

二期手术前唇侧软组织塌陷,因此在进行二期手术同期采用腭侧带蒂瓣唇侧卷入技术进行软组织扩增(图 14-13~图 14-16)。

二、种植体植入的三维位置方向

正确的种植体三维植入方向和种植体周充足的骨量是同时保障前牙种植美学与功能恢复的前提条件。术前准确的种植方向设计是实现正确三维植入方向的关键步骤。术前可进行 CBCT检查后制作种植导板精确定位,也可在诊断模型上制作蜡型后,制作简易导板确定扩孔方向。原则上,在颊舌方向上,种植体颊侧骨板厚度至少为 2 mm;在近远中方向上,与天然牙距离不低于

1.5 mm,种植体之间的距离不低于 3 mm;在冠根向上,种植体上端应位于对侧同名天然牙牙龈水平根方 3 mm。前牙缺失后,若满足即刻种植适应证,可进行即刻种植。此时为保证种植体颊面与颊侧骨壁外轮廓距离不低于 2 mm,种植体颊面与骨壁间应留有一定间隙。违背前牙种植三维植入方向原则可能导致美学并发症。对于牙缺失后已表现为不同程度骨吸收者,植体周围骨量可能不足,因此,在术前应确定骨量是否充足,设计同期或分期骨扩增手术。

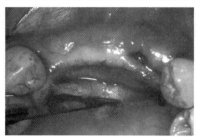

图 14-13 腭侧锐性分离浅层角化结缔组织

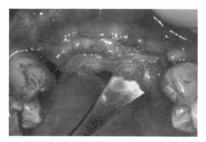

图 14-14 剥离腭侧深层结缔组织

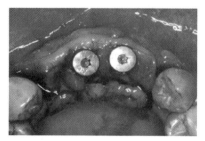

图 14-15 处理带蒂瓣

带蒂瓣分为种植体部分与桥体部分,种植体部分卷入唇侧,桥体部分松弛覆盖于暴露的牙槽嵴顶上

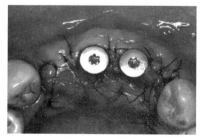

图 14-16 缝合

三、软组织塑形

为了获得良好的穿龈轮廓和过渡带形态,需要对美学区种植体周围软组织进行引导和成形(图 14-17～图 14-20),可调整临时冠颈部形态以达到模拟邻牙牙龈形态的目的。软组织塑形效果将直接影响最终美学修复。

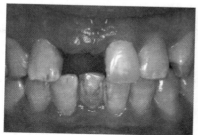

图 14-17　牙龈塑形前(正面观)

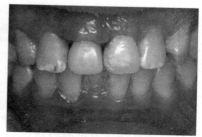

图 14-18　戴入临时冠第 1 d(正面观)

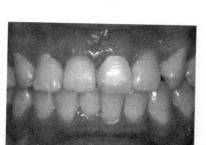

图 14-19　牙龈塑形 3 个月(正面观)

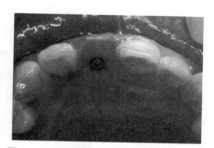

图 14-20　牙龈塑形 3 个月后袖口形态

四、精确复制牙龈形态

在通过临时修复体对软组织进行了扩增塑形后,在取模进行最终的牙冠制作阶段,需要精确地复制出软组织袖口形态。而常规转移柱颈部形态不能满足此要求,需要使用个性化转移柱。使用硅橡胶阴模或者制作具有临时修复体颈缘形态的个性化转移柱均能取得精确的复制效果。对于多颗牙缺失患者,可在临时修复体上磨出凹槽,利用临时修复体取模。

五、避免粘接剂残留

粘接剂残留会导致种植体周红肿、疼痛、探诊出血或有渗出物、探诊深度加深、X 线示种植体周围骨吸收,进而严重影响种植美学修复的长期效果。为减少粘接剂的残留,除了传统使用乙醇棉球和牙线清洁外,针对穿龈较深粘接剂不易去净的牙冠,应采用一些特殊的去粘接剂的方法,比如使用去粘接剂的代型,使用 ePTFE 薄膜减少颈缘粘接剂残留等。去粘接剂的代型操作简便、经济实用。

在前牙美学区,条件允许时一般建议采用螺丝固位方式,降低种植体周围炎的发生,增加美学效果。

六、早发现、早诊断、早治疗

针对美学区种植修复患者,长期随访可早期发现种植义齿问题,及时给予干预以阻断疾病进程,将危害降至最低程度,避免造成不可挽回的损失,达到"早发现、早诊断、早治疗"的目标。有必要反复对患者强调随访的重要性,提高患者主动保护的意识。

（王　璐）

第七节　常用骨增量技术

充足的骨量是种植义齿获得成功的重要保证,骨缺损的存在限制了种植义齿的临床应用,采用恰当的骨增量技术是获得理想种植修复条件并扩大种植义齿适应证的有效方式。

一、引导骨再生技术

引导骨再生技术(GBR)是根据不同细胞迁移速度各异的特点,利用屏障膜阻挡迁移速度较快的结缔组织和上皮细胞,允许有潜在生长能力、迁移速度较慢的成骨细胞优先进入骨缺损区,实现新骨再生。屏障膜和骨移植材料(图 14-21)的使用是 GBR 的两个关键影响因素,对于维持骨再生的稳定空间发挥着重要作用。

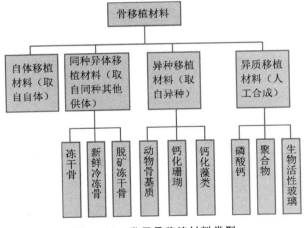

图 14-21　常用骨移植材料类型

(一)适应证

GBR 应用广泛,在全身条件许可前提下,局部适应证主要包括以下几种。

(1)术前增加种植区骨量。

(2)即刻种植时的骨缺损。

(3)种植手术中出现的骨裂开或骨壁穿孔。

(4)种植体周围炎造成的骨吸收。

(5)配合其他骨增量手术。

（二）局部风险因素

（1）未控制的牙周病。

（2）术区急、慢性感染。

（3）未控制的口腔局部病变。

（三）临床操作步骤

1.瓣的设计

植骨材料在黏膜下的无干扰愈合和软组织创口的无张力关闭是GBR获得成功的关键所在。骨缺损区局部增量后,牙槽嵴体积增加,通常需在唇/颊侧做骨膜松弛切口以利于创面关闭。

切口和瓣的设计应遵循口腔外科已有原则,其中包括创造一个宽基底的瓣以保证良好血供。含有两个垂直松弛切口的梯形瓣和只有一个松弛切口的角形瓣是常用的设计形式(图14-22,图14-23)。

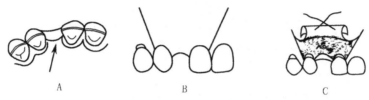

图14-22　梯形切口设计示意图
A.偏腭侧水平切口;B.垂直松弛切口;C.梯形瓣

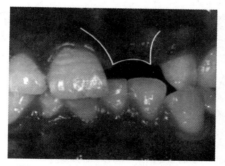

图14-23　保留龈乳头的梯形瓣设计

2.切口设计

包括缺牙区牙槽嵴顶水平切口和垂直向松弛切口。

（1）牙槽嵴顶切口设计。①上颌:牙槽嵴顶略偏腭侧切口。②下颌:牙槽嵴顶正中切口。

（2）垂直松弛切口设计。①下颌:牙槽嵴顶切口延伸至邻牙龈沟内,转向前庭区做垂直松弛切口。②上颌:上颌前牙区是美学敏感区,是否需要增加垂直松弛切口及切口是否需要包括龈乳头尚存争论。

由于轮廓扩增后软组织创口的无张力关闭至关重要,因此,增加垂直松弛切口常不可避免,此时,可将其设计在尖牙的远中,以免瘢痕线显露或术后通过激光手术予以去除。

保留龈乳头的切口设计,可减少邻面牙槽嵴的吸收,但是瓣太小,垂直线样瘢痕处于美学关键部位。累及龈乳头的瓣基底宽,视野清晰,血供好,但可能引起较多的邻面牙槽嵴吸收。

因此,在遵守GBR原则的基础上,切口设计可以是个性化的。

3.植入植骨材料

理想的植骨材料应具备骨传导作用、骨诱导作用和骨生成作用。但迄今尚无任何一种材料能同时满足两种以上的特性,因此有学者建议将不同的材料混合应用,自体骨屑直接覆盖于暴露的种植体表面,然后在其外侧覆盖低替代率的植骨材料(图 14-24)。种植体植入并同期 GBR时,覆盖于种植体表面的植骨材料厚度应不小于 2 mm。

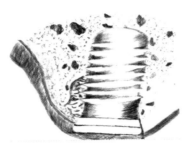

图 14-24　轮廓扩增的三层技术概念示意图

二层骨移植材料(种植体表面为自体骨屑,外层为人工植骨材料)

4.屏障膜的放置与固定

屏障膜的覆盖范围应超过缺损边缘至少 2～3 mm,其中胶原膜放置时应平整无皱褶(图 14-25)。

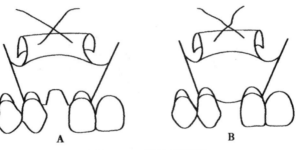

图 14-25　GBR 示意图

A.植骨材料覆盖缺损区 B.覆盖屏障膜(双层膜技术)

胶原膜的固定方法:一是将膜边缘嵌入黏骨膜下方,直抵骨壁,靠黏骨膜瓣的挤压固位;二是在膜的中央穿一小孔,用种植体覆盖螺丝固定;三是用膜钉固定于邻近骨壁上。缝合时应避免膜发生移动。

5.创口关闭

(1)创缘无张力对合。通常用 15 号刀片在唇/颊侧瓣内进行减张缝合。

(2)避免太多缝线,缝线之间的最佳距离是 2～3 mm。

(3)牙槽嵴顶切口多用 5—0 缝线间断单线缝合;松弛切口多用 6—0 缝线间断单线缝合(图 14-26)。连续多颗牙的缺牙间隙等预计会显著肿胀的区域,应用 4—0 缝线。

(四)同期 GBR 手术的决策标准

针对不同骨缺损类型,制订恰当的治疗方案。当满足以下条件时,GBR 可与种植体植入同期进行。

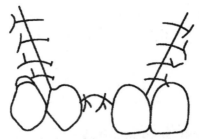

图 14-26　间断缝合示意图

（1）符合功能和美学需求的种植体的三维植入位置。

（2）种植体有一定的初期稳定性。

（3）种植体周骨缺损形态为成骨效果好的有利型骨缺损。

骨缺损的分类有多种，VandenBogaerde 将种植体周骨缺损分为闭合性和开放性骨缺损，是临床判断骨缺损严重程度的一种简易方法，缺损区的剩余骨壁数越多，骨愈合能力越强（图 14-27）。

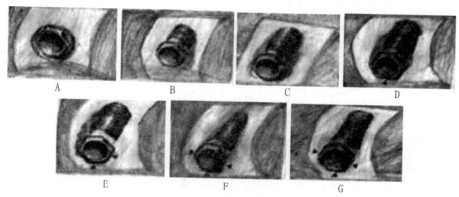

图 14-27　种植体周骨缺损分类示意图

A.闭合性缺损;B.开放性骨缺损,种植体在骨面上方;C.开放性骨缺损,种植体在骨面下方;D.开放性骨缺损,种植体与一壁骨接触;E.开放性骨缺损,种植体与二壁骨接触;F.开放性骨缺损,种植体与三壁骨接触,位于牙槽嵴内;G.开放性骨缺损,种植体与三壁骨接触,位于牙槽嵴外

（五）并发症及处理

GBR 的并发症主要发生在使用不可吸收膜时,其分类如下。

1.膜的暴露和感染

（1）Ⅰ类:不足 3 mm 的膜暴露,无脓性渗出。

处理:使用 0.2%氯己定液局部抗炎,暴露的膜可暂不做处理,但需每周随访,3～4 周后,将膜取出。

（2）Ⅱ类:大于 3 mm 的膜暴露,无脓性渗出。

处理:必须立即将膜取出,关闭软组织创面,并局部应用阿莫西林或头孢类抗生素。

（3）Ⅲ类:膜暴露伴脓性渗出。

处理:立即取出膜,局部清创去除感染组织,全身应用抗生素。

（4）Ⅳ类:脓肿形成,但膜未暴露。

处理:立即切开,并将膜取出,彻底清创去除感染组织,局部抗生素冲洗并配合全身用药。

2.与骨膜松弛切口相关的损伤

如眶下神经或颏孔损伤、舌下血肿等。这些损伤一旦发生,后果严重。应熟悉相关解剖结构,细心操作以充分规避。

二、上颌窦底提升术

(一)概述

上颌窦底提升术是针对上颌窦腔气化增大导致的骨高度不足所采取的骨增量技术,通过将上颌窦黏膜从窦底骨壁剥离并抬升后,创造新骨再生空间以获得所需骨量。

健康的上颌窦黏膜较薄,0.3～0.8 mm,易与上颌窦内壁剥离。当长期吸烟或患有慢性上颌窦炎时,窦黏膜性状发生改变,变薄或增厚、质地变脆、与下方骨壁粘连,增加了黏膜穿孔风险。约31.7％的上颌窦内存在骨性分隔,增加了手术操作难度和黏膜撕裂风险。

上颌窦的动脉血供来自上颌动脉(MA)发出的若干分支,其中上牙槽后动脉(PSAA)和眶下动脉(IOA)是血供的主要来源(图14-28)。当牙槽嵴严重吸收时,血管分支距离牙槽嵴顶的距离变小(表14-1),术中注意避免对其造成损伤。

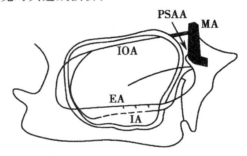

MA.上颌动脉;PSAA.上牙槽后动脉;IOA.眶下动脉;EA.骨外血管吻合支;IA.骨内血管吻合支

图14-28 上颌窦区血供示意图(侧面观)

表14-1 血管距牙槽嵴顶距离与剩余牙槽骨高度之间的关系

	A+B	C	D	E
牙槽嵴至血管距离(mm)				
平均值	21.5	16	11.08	9.6
数值范围	17～27	15～18	8～15	7～12
剩余牙槽骨高度(mm)				
平均值	12.56	8.4	8	2.1
数值范围	9～20	5～10	3～7	1～4

注:A～E代表LEKHOLM和ZARB牙槽嵴分类。A.大部分牙槽嵴尚存;B.发生中等程度的牙槽嵴吸收;C.发生明显的牙槽嵴吸收,仅基底骨尚存;D.基底骨已开始吸收;E.基底骨已发生重度吸收

临床中常采用的术式为侧壁开窗上颌窦底提升术和经牙槽嵴顶上颌窦底提升术。

(二)适应证

1.局部适应证

垂直骨高度不足(通常指小于10 mm)或颌间距离过小。

2.局部风险因素

（1）上颌窦内感染（积脓症）。

（2）慢性上颌窦炎。

（3）牙源性感染。

（4）炎症或其他病理性损伤。

（5）严重的过敏性鼻炎。

（三）侧壁开窗上颌窦底提升术临床操作步骤

操作步骤如下（图14-29）。

1.切口和瓣设计

切口设计时需考虑：翻瓣后能充分暴露术区，视野清晰；方便颊侧骨壁开窗操作；减小对局部血供的影响。

常用切口：牙槽嵴顶偏腭侧做水平切口，距骨窗边缘至少一颗牙处做垂直松弛切口，可设计为角形（图14-29A）或梯形瓣。当垂直松弛切口位于尖牙区时，要注意不能超过前庭沟，以免损伤眶下神经分支。

2.骨窗设计

（1）骨窗形态和范围：骨窗形态可分为边缘圆滑的矩形或椭圆形（图14-29B）。以往开窗范围均较大，通常设计为：下缘在窦底上方2～5 mm，近中缘距上颌窦前壁约3 mm，上缘距下缘8～10 mm，长度约15 mm。优点在于可使术者清楚观察到窦腔内情况，易于剥离黏膜和放置植骨材料；缺点是手术创伤大、术后反应重。在熟练操作的基础上应尽量减小开窗范围，减少损伤，缩短骨窗愈合时间。

（2）开窗骨块的处理：开窗骨块可有两种处理方式。一种是形成一个上部铰链状的骨瓣（图14-29C），将其翻入窦腔作为新的上颌窦底。优点在于同期植入植体时，翻入窦腔的皮质骨块可成为通向上颌窦腔的屏障，防止骨屑或植骨材料进入窦腔；缺点是翻入骨瓣时，锐利的骨边缘可能会损伤窦黏膜。另一种是将开窗骨块完全取下，黏膜提升后复位或粉碎后与植骨材料混合，置入提升空间内。优点是安全、易操作。

3.窦底黏膜的提升

将窦黏膜从窦壁小心剥离并松解后，向上、向内推起，术中可通过鼻通气试验检查黏膜的完整性（图14-29D）。当黏膜与窦壁完全分离后，可看到其随呼吸节律而上下运动。窦内置入植骨材料，并根据剩余牙槽骨的条件决定是否同期植入种植体（图14-29E）。

4.关闭骨窗

可将开窗的游离骨块复位后覆盖屏障膜或直接行GBR以关闭骨窗（图14-29F）。

5.创面关闭

单线间断缝合（图14-29G）。

（四）经牙槽嵴顶上颌窦底提升术临床操作步骤

该术式的手术路径是从牙槽嵴顶进入，使上颌窦底产生微小骨折或缺损后，向上推起窦黏膜，使之与窦底骨壁分离后，置入植骨材料，或直接植入种植体。

1.切口设计

通常无需翻瓣，常用切口为牙槽嵴顶正中或偏腭侧水平切口。

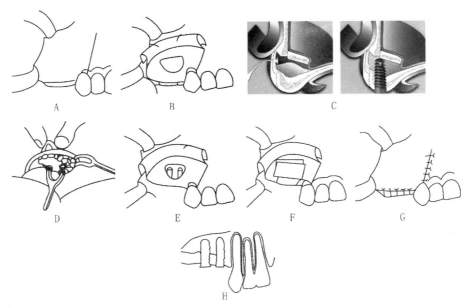

图 14-29　侧壁开窗上颌窦底提升术临床步骤示意图

A.角形切口；B.侧壁开窗；C.铰链状骨瓣，提升黏膜；D.鼻通气试验；E.填入植骨
材料，同期植入种植体；F.胶原膜覆盖骨窗；G.间断缝合；H.术后放射线影像表现

2.窦底黏膜的提升

（1）Summers 骨凿冲顶技术：采用 Summers 骨凿，敲击上颌窦底骨壁致其骨折，利用骨折骨
块将窦底黏膜顶起，直至达到提升高度（图 14-30）。

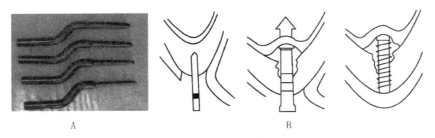

图 14-30　Summers 骨凿及上颌窦底冲顶示意图

A.Summers 骨凿；B.上颌窦底冲顶示意图

缺点：冲顶过程中产生的振荡会给患者带来不适，操作不当易导致窦黏膜穿孔。

（2）超声骨刀技术：根据超声骨刀可有效切割硬组织，但不损伤软组织的特性，利用其钻透骨
壁时产生的振荡及水流的冲击力，使窦黏膜与窦底骨壁分离（图 14-31）。

优点：减轻患者术中不适感；手术安全性和可靠性高；初学者易于掌握。

（五）并发症及处理

常见并发症分为术中并发症和术后并发症。

1.术中并发症

（1）出血：可采用加压止血或等待自然凝血。

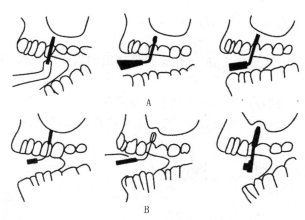

图 14-31　超声骨刀经牙槽嵴顶上颌窦底提升术示意图
A.种植窝制备,超声骨刀逐步钻透上颌窦底壁止于其下方约 2 mm;B.提升窦底黏膜,同期植入种植体

　　(2)黏膜穿孔:直径小于 3 mm 时,无需处理,小心剥离穿孔周围的黏膜使其折叠即可关闭穿孔;直径在 5～10 mm 时,须将穿孔周围的黏膜剥离起来以防止裂口继续扩大,然后用屏障膜覆盖穿孔处以免植骨材料进入窦腔;直径大于 10 mm 时,穿孔则难以修复,通常需要终止手术。

　　(3)污染:注意术中无菌操作,去除口腔内病灶。

　　2.术后即刻并发症

　　主要表现为出血。口腔出血最有效的处理方法是压迫止血,鼻腔出血施以冷凝加压。

　　3.术后远期并发症

　　包括:①窦内未成骨;②种植失败;③上颌窦炎;④口腔-上颌窦瘘。此时,需取出种植体,清除病灶后择期修复。

三、上置式植骨术(onlay 植骨术)

　　上置式植骨术(onlay 植骨术)是将从自体获取的游离骨块固定于骨缺损区,使之与原有牙槽骨愈合以增加骨宽度或高度的骨增量方法,其骨改建和新骨形成是一个包含骨生成、骨诱导及骨传导的复杂过程。移植骨块的来源和受植区不同,骨块吸收率也不相同,由于骨吸收常无法避免,因此适当过量植骨是必要的。

(一)适应证

　　1.局部适应证

　　对于严重的颌骨吸收和大面积骨缺损,onlay 植骨是首选方案。通常当剩余骨高度小于 5 mm,水平骨宽度小于 4 mm 时,可考虑 onlay 植骨。

　　2.局部风险因素

　　(1)尚未控制的牙周病患者或口腔卫生极差者。

　　(2)颌骨病理性改变,如术区颌骨囊肿、异物或感染性病灶。

　　(3)病理性黏膜病变,如白斑、红斑、扁平苔藓等。

(二)临床操作步骤

　　1.切口和瓣设计

　　切口设计既要保证受植床的完全显露,又要防止植骨后软组织裂开。常用切口与 GBR 相似,垂直松弛切口需至少远离植骨区 5 mm。

2.受植床的制备

修整受植床骨表面,并在骨皮质上钻孔,增加可游离出的成骨细胞数,加速骨愈合。

3.游离骨块的获取

供骨区的选择取决于骨缺损的外形和范围。缺损范围小,可选口内供骨区,如颏部、下颌升支、下颌骨外斜线等(图 14-32)。缺损范围大,则需选择口外供区,如髂骨、腓骨等。

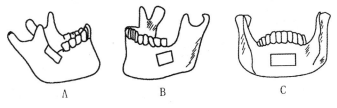

图 14-32　常用的口内供骨区示意图
A.下颌升支;B.下颌骨外斜线;C.颏部

4.移植骨块的贴合和固定

修整游离骨块,使之与受植骨床适合并贴合。用钛钉或直接用种植体将骨块固定于受植区。在受植区与移植骨块的间隙内填塞植骨材料,表面覆盖屏障膜。

5.软组织的处理

onlay 植骨成功与否,软组织的处理至关重要。常用方法如下。

(1)充分松弛黏骨膜瓣后减张缝合。

(2)利用转瓣技术或结缔组织移植。

(3)应用异体组织补片。

(三)并发症及处理

并发症分别来自供骨区和受植区。

1.供骨区并发症主要是对邻近组织产生的影响

如术后疼痛、局部血肿、敏感度变化、感染、取骨区局部骨折等。口内供骨区中,颏部取骨的并发症发生率最高。

处理:供区并发症应以预防为主,术前给予布洛芬等止痛剂有助于缓解术后疼痛和肿胀。

2.受植区并发症及处理

(1)移植骨块污染:浸泡在碘伏中或重新取骨。

(2)伤口裂开:磨除骨块暴露部分,去除死骨,局部及全身使用抗生素抗感染,并重新关闭创面。

(3)骨块吸收:改用较短、较细的种植体或重新植骨。

四、牵张成骨术

牵张成骨(DO)是通过对骨切开后仍保留骨膜和软组织附着及血供的骨段,施加特定的牵张力,促使牵张间隙内新骨形成,以增加垂直或水平骨量的方法。其生物学基础为 Ilizarov 提出的张力-拉力法则,即对生物活体组织逐渐施加牵张力时产生的刺激可促使一些组织结构再生与生长,不仅可以发生在骨组织,皮肤、筋膜、肌肉、血管、周围神经等也均相应得以延长。骨折断端的距离,移动骨块的坚固固定及良好的血供是保证其成骨效果的重要因素。

(一)适应证

(1)垂直骨缺损在10 mm及以上者。

(2)牙槽嵴节段性缺损,尤其位于美学区时。

(3)狭窄牙槽嵴需行水平牙槽嵴牵张。

(4)骨性粘连牙或种植体的垂直向位置改变,无法通过正畸解决时。

(二)临床操作要点

1.切口设计

切口位置要考虑避免影响软组织扩张并保护血供。颊侧黏骨膜要充分剥离,避免损伤舌侧骨膜。常用切口为前庭切口。

2.骨切开及牵张器的安放

在预计牵引的部位行骨切开术或骨皮质切开术,并安放牵张器。前者有利于暴露术野和关闭创口;后者有利于保证移动骨块牙槽嵴顶的血供。

3.间歇期

从骨切开术后到开始施加牵张力的5~7 d内为间歇期,目的是使切骨间隙内形成初期的骨痂组织。

4.牵张期

从牵张开始到结束,需持续1~2周。影响新骨形成的主要因素是牵张的速度和频率。目前临床上最常用的牵张速度为0.8~1.0 mm/d,分1~2次进行。

5.固定期

上颌4~6个月,下颌3~4个月,目的是防止新生骨组织发生塌陷,保障牵张效果。种植时机常选择在牵张结束后8~12周(图14-33)。

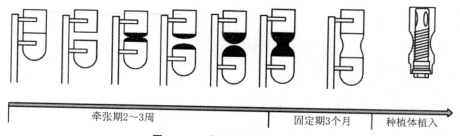

牵张期2~3周　　　固定期3个月　　种植体植入

图14-33　牵张成骨过程示意图

(三)并发症及处理

1.术中并发症

牵张器安放困难;骨切开时损伤舌侧软组织;移动骨段或基骨骨折、牵张器干扰咬合等。此类并发症应以预防为主,完善的术前设计至关重要。

2.牵张过程中的并发症

常见过程中并发症:①牵张方向不正确,主要表现为向舌侧偏移;②移动骨段吸收;③创口裂开或黏膜穿孔;④牵张器折裂等。

处理:加强抗感染措施并放慢牵张速度。

3.牵张后并发症

常见牵张后并发症:①术区感染;②成骨效果欠佳。

处理:术后使用抗生素抗感染;保持良好的口腔卫生;成骨不佳时,可通过其他骨增量方法弥补纠正。

牵张成骨术的并发症相对较多,但如果做到术前设计周密,术中谨慎操作,术后护理得当,通常可有效规避并发症的产生。

(王　璐)

第十五章

牙体缺损修复

第一节　全瓷冠的应用

　　经过多年的使用和临床观察，金瓷修复暴露出它的缺点，比如颈缘泛青，口腔软组织对金属过敏，修复体的色泽失真，无法满足一些对美观要求较高的患者的需求。全瓷材料的理化和生物学性能稳定，修复效果逼真，正日益受到临床医师和患者的青睐。随着全瓷材料机械强度的不断提高，全瓷修复体的应用，由过去单纯制作嵌体、贴面发展到全冠、固定桥，乃至种植义齿的上部结构。全瓷冠是以陶瓷材料制成的覆盖整个牙冠表面的修复体，它具有色泽稳定自然、导热低、不导电、耐磨损、且生物相容性好无需金属结构，不透金属色等优点，是较为理想的修复体。但是，由于其脆性大，限制了它的应用。近年来，随着陶瓷材料性能的改进及义齿加工工艺的发展，增韧陶瓷被用于前后牙全瓷冠及少数牙缺失的全瓷固定桥的制作。

一、常用的全瓷系统

　　现在的全瓷修复系统种类繁多，根据材料的不同可以分为非氧化硅基的氧化铝陶瓷和氧化镁陶瓷（如 In-Ceram 系统）、氧化锆陶瓷（如 Cercon 系统）及氧化硅基的氧化硅陶瓷等，根据材料的加工工艺可分为渗透陶瓷、切削陶瓷、铸造陶瓷、电沉积陶瓷、堆塑致密烧结等。

（一）热压铸造陶瓷系统

　　IPS-Empress 全瓷是热压铸造陶瓷系统的代表，该系统首先由瑞士苏黎世大学和仪获嘉公司 1990 年推出，主要成分为白榴石晶体，经热压铸造后瓷块的致密度和晶体的含量可以得到提高。制作修复体的基本原理是采用失蜡注塑法，先制作底冠蜡型，包埋，然后按临床比色选瓷块铸造，利用白榴石晶体来增强，在高温高压条件下将白榴石增强的玻璃陶瓷软化注入型腔，形成雏冠，最后按全瓷修复体方式堆塑面瓷，表面再上釉着色而成。IPS-Empress Ⅱ 铸瓷以硅酸锂为增强剂，热压铸提高了密度和强度，着色和饰面瓷为陶瓷的表面强化，增加修复体的强度。具有美观、良好的半透明性、与牙釉质近似的折光性、良好的边缘密合性、抗折断性能及耐磨性能。

　　Empress Ⅱ 铸瓷的内冠材料的主要组成为占 60% 的二硅酸锂晶体，外层涂层材料为单一的氟磷灰石晶体。玻璃基质中的二硅酸锂晶体长度为 $0.5\sim4.0~\mu m$，经过热压铸后，晶体的体积比可达到 $75\%\pm5\%$。二硅酸锂属正立方体结构，对网络结构进行修饰。玻璃基质中还有一部分为正磷酸锂，分布在二硅酸锂内，使其抗折性能及耐磨性能得以提高，其挠曲强度可以达到约

400 MPa。

Empress Ⅰ型主要用于制作单冠、嵌体、贴面；EmpressⅡ可用于 3 个单位前牙桥的制作。在用于三单位桥方面，EmpressⅡ铸瓷只适用于单个前牙及单个前磨牙缺失的双端固定桥修复，且要求前牙缺失区的宽度≤11 mm，后牙缺失区的宽度≤9 mm，有夜磨牙病史的患者禁用。临床使用时应有足够的牙体预备，这是取得修复体成败的关键因素，修复体瓷层的厚度不应低于0.8 mm。该系统制作的全冠透光性强，美观，操作时间较短，热稳定性好，强度较高。但是，由于该系统没有提供特殊的颜色瓷块，对选择四环素牙及氟斑牙颜色的患者修复不适合。另外，常用陶瓷材料的实际强度值较实验理想条件下的低，在临床应用过程中，有出现瓷裂的现象。由于EmpressⅡ铸瓷制作的全瓷修复体密合性很高，试戴时如有高点，不能完全就位，应小心寻找高点，逐步磨除，避免强行就位，导致修复体折裂。

（二）玻璃渗透全瓷系统

1988 年法国的 Sadoun 提出了一种名为粉浆涂塑的全瓷冠桥修复技术，后由德国 Vita 公司改进，以商品名 In-Ceram 推出。至今已推出 In-Ceram A lumina（ICA）、In-Ceram Zirconia（ICZ）、In-Ceram Spinell（ICS）系列。ICA 全瓷系统的瓷粉为含 99.56% Al_2O_3 的氧化铝微粒，平均大小为 2.25 μm，有 35% 粒子直径不到 1 μm。ICZ 的陶瓷粉末为 67% 的氧化铝和 33% 的氧化锆，粒子直径在 1～5 μm，而 ICS 的粉末组成为直径在 1～5 μm 的尖晶石粉末。厂家报道 ICZ、ICA 和 ICS 3 种系统的抗弯强度，其中 ICZ 为 603 MPa，ICA 为 446 MPa，而 ICS 为 378 MPa。粉浆涂塑铝瓷冠是将纯氧化铝粉浆涂布在复制的专用的耐高温代型上形成核冠雏形，在熔点以下温度烧成多孔结构，再用玻璃熔融渗透后消除孔隙，致密化，形成玻璃渗透氧化铝的复合体，再涂塑饰面瓷，完成全冠。

这里以 ICA 为主，介绍 In-Ceram 系统。该渗透陶瓷系统是采用工业上相互渗透相复合体理论，即形成玻璃氧化铝的相互渗透相复合体。由于烧结温度 1 200 ℃低于正常铝离子的反应温度，1 μm 以上的大粒子很少熔结，而 0.5 μm 以下的小粒子由于表面能增高，反应温度下降，大部分熔合，因此在预烧结后形成了以大粒子紧密相连而小粒子相互交融的三维多孔网状结构。该微结构在三维层次上互相缠绕但又密实，相互锁结的氧化铝本身连续连接，其周围的孔隙也可相互连通。由于孔隙的大量存在，ICA 核冠雏形的强度很差。为了弥补这一缺陷，还需在核冠表面涂上特殊的玻璃进行渗透，得到氧化铝核。玻璃料熔化后渗入氧化铝孔隙内，减少了孔隙，弥补了基底制备过程中产生的裂纹，并与氧化铝基体呈三维网络相互锁结的关系，同时由于玻璃的热膨胀系数略低于氧化铝基底的热膨胀系数，在玻璃中引入了有利的微观压应力，增强了材料的抗折强度。氧化铝核成形后，表面用 Vitadur-ALPHA 面瓷堆砌即可。面瓷早先为 Vitadur N，后来又推出了 Vitadur-ALPHA，目前采用 VM 7，与全瓷底层匹配。

ICZ 的核冠底层在 1 000 ℃时进行烧结，在 1 140 ℃时进行玻璃渗透。为了提高 In-Ceram 冠的美观特性，另一种核材料 ICS 近年被推出，它同铝核比较，增加了透明度，但抗弯强度下降约 46%。In-Ceram 制作的修复体的边缘密合性良好，厂家报道 In-Ceram 嵌体的边缘适合性在35～50 μm，ICA 单冠边缘适合性在 18.6～45.0 μm，桥的适合性为 58 μm，远低于 100～120 μm的临床要求。In-Ceram 在临床上可用于制作嵌体、贴面、全冠及固定桥。由于 ICS 具有较高的美观性能，但强度较弱，因此适用于制作嵌体和前牙冠；ICA 则适用于前后牙冠和前牙三单位的固定桥；ICZ 具有较高的机械强度，但透明度较差，因此可用于制作后牙三单位固定桥。另外，渗透陶瓷制作全冠具有烧结烧烤和渗透烧烤的时间较长费时，对操作技术有较高难度要求的缺点。

(三)切削陶瓷全瓷系统

切削陶瓷全瓷系统是由瓷块和计算机辅助切铣系统共同组成。目前,所用的瓷块多以氧化锆为多。有代表性的系统包括 Cercon 系统、Procera All Ceramic 系统、Cerec/In-Ceram Alumina 系统、Cerec/In-Ceram AL 系统、Cerec/In-Ceram ZR 系统等。因氧化锆底冠出色的强韧性,极大地扩展了以往全瓷冠修复的范围。Cercon 系统制作修复体的基本原理是先在石膏模型上制作蜡型,将其固定在专用蜡型支架上,在其上均匀涂撒光扫描粉,然后将蜡型安放在扫描切铣机上,并按程序安装预成氧化锆瓷块,机器自动扫描蜡型,切铣瓷块,最后将切铣完成的底胚在专用烤炉中焙烧制成底冠,按程序堆塑饰面瓷,烧烤完成修复体。氧化锆增韧陶瓷全冠抗折强度令人满意,并且制作工序较金瓷修复体简单省时。但昂贵的整套专用设备及专用瓷块,使制作成本很高,限制了其应用。

Cercon 全瓷系统的瓷块组成为氧化锆,属于氧化锆增韧陶瓷(zirconia toughened ceramic, ZTC),还有少量氧化钇、氧化铪、氧化铝及氧化硅。瓷块经高温烧结后,形成含二氧化钇的部分稳定氧化锆(Y-ZTP)。该氧化锆具有特有的应力诱导相变增韧效应,所以具有极佳的机械性能,是所有陶瓷材料中最高的,抗弯强度超过 900 MPa;极限负载能力强,在三单位桥上的承受力大约为 2 000 N;抗断裂韧性值可达 7 MPa·m$^{1/2}$。Cercon 瓷块结合 CAD/CAM 技术用于制备高强度氧化锆冠桥。制作时首先利用该系统的计算机辅助设计程序对修复体的底冠蜡型通过激光逐行依次扫描记忆。切铣系统先将预烧结的氧化锆瓷块粗加工形成雏形,然后细铣磨形成底胚形。切铣完成的底冠或支架放入专用烧结炉中烧结,该过程大约持续 6 h,最终形成氧化锆底冠、支架。Cercon 瓷块具有优越的机械性能,临床上可用于制作嵌体、贴面、全冠及固定桥,可制作 6 个单位前牙桥和 4 个单位后牙桥。由于磨牙区的最大咬合力为 216~847 N,ZTP 在三单位桥上的负载极限为 2 000 N。Filser 等的实验显示当加载力为 500 N 时,ZTP 后牙三单位桥支架的失败率为 0,在加载力为 880 N 时,其失败率为 4%,远低于 IE2 和 ICA。Reiss 等从1987—2006 年间对 1 101 例用 Cercon 瓷块制作的瓷嵌体进行了观察,报道其成功率为 84.4%±1.4%,临床显示修复效果良好。另外,ZTP 桥支架的连接面积仅需 6.9 mm^2 就可以满足后牙区的咬合负载,显著小于 IE2 连接体所需的面积,因此,Cercon 全瓷系统在制作后牙固定桥方面具有显著的优势。但是,由于 Cercon 全瓷系统的器械设备价格十分昂贵,因此在临床上的使用受到了限制。

Procera All Ceram 全瓷系统是经计算机辅助设计与制作系统加工形成的纯氧化铝高强度冠核基底,经干法高温加压烧结后在氧化铝底层上塑饰面瓷,完成修复体。具体程序是:首先技师将代型接触扫描后,数据传输至中心工作站进行 CAD/CAM 加工,计算机先切削形成相应放大的代型以补偿烧结收缩,然后在放大代型上采用纯度高达 99.9% 以上的氧化铝粉末,以极高的压力将氧化铝粉末压结,然后按设计切削形成冠核基底,再在高于 1 550 ℃ 的温度下烧结,烧结收缩后即形成尺寸合适的冠核基底,其相当于烤瓷熔附金属冠的金属内冠,最后在氧化铝冠核基底上烧结热膨胀系数匹配的专用饰面瓷即可形成最终修复体。该系统的挠曲强度为 472~687 MPa。CAD/CAM 机加工陶瓷为预成瓷块,可在椅旁直接加工完成修复体。

Cerec/In-Ceram 系统是德国 Sinora 公司与 Vita 公司将 Cerec CAD/CAM 机械加工技术与 In-Ceram 技术结合起来的新型修复系统。Cerec/In-Ceram Alumina 系统是机加工玻璃渗透氧化铝;Cerec/In-Ceram AL 和 Cerec/In-Ceram ZR 系统分别为致密氧化铝、氧化锆全瓷。在 CAD/CAM 全瓷系统中,该系统较为先进,自动化程度高,临床应用数量较多。其基本原理是先获取数据,通过计算机三维形态设计(CAD),利用计算机自动控制加工(CAM)制作全冠。瓷块具有很强的毛细管作用,玻璃渗透只需30～40 min,但是 Cerec Ⅰ 和 Cerec Ⅱ 只能制作单冠和嵌体,最新的 Cerec Ⅲ 型技术可以进行三单位固定桥修复。由于 CAD/CAM 设备昂贵,普及有困难。

Celay/In-Ceram 系统是苏黎世大学与 Vita 公司将 Celay 机械加工技术与 In-Ceram 技术结合起来的新技术,是用 Celay 技术加工渗透前的多孔陶瓷块。制作方法:先在代型上做暂时修复体,然后以暂时修复体为母板,在 Celay 切削机器上切削出瓷修复体。由于瓷块是用工业方法制成的成品,不需烧结烧烤,临床上可在 1 d 内做出修复体。

二、全瓷冠的特点

目前,金瓷冠的应用很广泛,但它仍存在许多缺点,针对其缺点,全瓷冠应运而生。与金瓷冠相比,全瓷冠在以下几方面有其优缺点。

(一)美观

全瓷冠由于无金属结构,不透金属色,具有以下优点:①光泽自然、层次感强、透明效果理想,可重现与天然牙更接近的颜色效果;②无金属离子释放所引起的牙龈变色,减少"灰线"形成的可能性;③在霓虹灯下自然而无金瓷冠显出的底层颜色。

(二)生物学性能

全瓷冠具有生物陶瓷良好的生物相容性,在口腔环境中具有良好的耐腐蚀性能。另外,全瓷冠没有金瓷冠由于金属离子释放渗入牙龈而引起的牙龈慢性炎症及变色或过敏的缺点。

(三)机械性能

关于全瓷修复材料的研究,多集中在提高材料的强度和韧性上。某些氧化铝陶瓷系统的3点弯曲强度可达到400～700 MPa,可用于单冠或 3 个单位桥的制作,但其断裂强度和韧性不够理想,不能用于长桥的制作。氧化锆增韧陶瓷有更高的断裂强度和韧性,弯曲强度可达到900～1 200 MPa,断裂韧性是氧化铝陶瓷的两倍。

金瓷冠的瓷裂问题一直是临床上出现较多的并发症,其原因是金-瓷界面的结合仍不够理想。全瓷冠底层与饰面层均为陶瓷,其瓷-瓷界面的结合强度较金-瓷界面者高,因此其瓷裂一般不发生在瓷-瓷界面。但是,由于全瓷冠材料有一定的脆性,在某些部位会出现饰面瓷或底层瓷的折裂。例如,在前牙舌侧由于牙体预备的空间不够,底层就较薄,底层会出现折裂。再如,由于切缘的底层不够厚或需要恢复的切缘长度过大,在切缘堆塑的饰面瓷过厚,会造成饰面瓷的折裂(图 15-1)。因此,在制作过程中,既要保证底层瓷足够的厚度,又要设计好不同层材料所占的空间。

(四)牙体磨除量

由于陶瓷的脆性,全瓷冠的各面厚度较金瓷冠大,磨除的牙体组织也就多。全瓷冠的牙体磨除厚度一般是 0.8～2.0 mm,切缘(面)为 1.5～2.0 mm,唇面(颊面)为 1.2～1.5 mm,邻面为1.0～1.2 mm,舌面为 1.2～1.5 mm,颈部肩台处磨除 0.8～1.0 mm。

(五)制作技术要求

全瓷冠的种类较多,其制作技术也不同。渗透玻璃陶瓷全瓷冠制作是采用多层堆塑成形,其设备、条件较简单,但制作技术要求高。热压铸瓷全瓷冠的底层是采用热压铸瓷的方法获得,需要专用铸瓷炉。CAD/CAM 全瓷冠的设备价昂,操作技术相对简单。

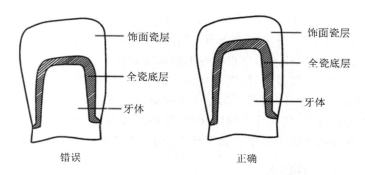

图 15-1 切缘饰面瓷与底瓷的厚度

（六）费用

由于目前全瓷冠的设备条件要求高，成本高，又未形成大规模量的加工，其修复、制作的价格高于金瓷冠。

（七）X 线透射性

陶瓷全冠对 X 线部分阻射，在 X 线片上既清楚地观察到冠的边缘，又可以观察到冠内牙体影像，将树脂、汞合金等影像区别开来。另外，陶瓷全冠可避免因金瓷修复体给磁共振检查带来的不必要麻烦。

三、全瓷冠的适应证和禁忌证

（一）适应证

原则上所有需要金瓷冠修复的患者，只要在经济条件允许的情况下，都可考虑全瓷冠修复，尤其更适合下列情况。

（1）前牙切角、切缘缺损，不宜充填治疗或不宜选用金属烤瓷冠修复者。

（2）死髓牙、氟斑牙、四环素牙等变色牙，患者对美观要求较高者。

（3）牙冠缺损需要修复而对金属过敏者。

（4）牙缺损要求修复，同时不希望口内有金属材料存在者。

由于全瓷冠材料种类较多，性能上相互差异较大，因而选择全瓷冠修复时，还要根据牙位、咬合力的大小，适当选择强度、美观性满足要求的全瓷修复类型，而不能千篇一律。

（二）禁忌证

由于瓷材料本身的特性，目前全瓷冠仍然存在着一定的缺点，并有一些禁忌证。

（1）牙体组织的切割量大，年轻恒牙髓角高易露髓者。

（2）临床冠过短，无法获得足够的固位形和抗力形者。

（3）对刃未矫正或夜磨牙症者。

（4）牙周疾病需要用全冠进行夹板固定者。

（5）心理、生理、精神因素不能接受或不愿意磨切牙组织者。

（三）全瓷冠选用时注意事项

（1）由于陶瓷材料的脆性，全瓷冠一般用于前牙，或承受咬合力不大的前磨牙或磨牙。当用于后牙时，要保证全瓷冠的厚度，采取减少咬合力的措施，避免瓷裂。由于磨牙临床牙冠较短，面磨出量较金瓷冠多，影响到固位，在应用之前应估计到牙体预备后的牙冠龈向高度，同时将轴面锥度控制为 0°～8°角,将修复体边缘设计为龈下边缘形式。

(2)由于全瓷冠的牙冠磨出量大于金瓷冠,而且国人的牙冠小于白种人,用全瓷冠修复下切牙区的活髓牙,容易伤及牙髓,或不易获得良好的边缘密合性。

(3)由于全瓷冠边缘的厚度较大,特别是牙体舌侧颈部的磨除量大于金瓷冠,它不适用于颈部缩窄细小或临床牙冠过长的牙位,如下切牙或牙龈退缩严重的前牙或前磨牙。

(4)用全瓷冠修复错位牙、扭转牙和间隙牙时,最好预先作根管治疗,以保证磨除量,满足审美要求,同时达到良好的颈缘密合效果。如果畸形严重,建议采用其他修复方法或矫正措施。

四、全瓷冠的牙体预备特点

不同类型的修复体对聚合度、轴面预备形式、边缘线的位置及形式和宽度等都有特定的要求。全瓷修复的基牙预备应兼顾牙齿健康、功能、美观三方面的要求。维护牙齿的健康是指去净腐质,防治感染,防止修复折裂等;满足修复功能的要求是去除倒凹,做出共同就位道,设计好边缘的位置形态,做出良好的抗力形与固位形,恢复过低的垂直距离等;增进美观是指改善牙齿的排列、颜色、形状和质感等。全瓷冠的牙体预备应按照全冠的牙体预备的一般要求进行,如龋坏组织需去尽,预备的各轴面无倒凹,有一定锥度,冠的最大周径降至颈缘,在各面磨出足够的间隙等(表 15-1)。除此之外,全瓷冠的牙体预备还有其特殊之处。

表 15-1 全瓷冠的各面磨除量(mm)

	热压铸造陶瓷	玻璃渗透氧化铝	高强度纯氧化铝	氧化锆
唇颊面	1.0～1.5	≥1.0	0.8～1.5	≥1.5
舌面	1.0～1.5	≥1.0	0.8～1.5	1.0～1.5
切殆	2.0	1.5～2.0	1.5～2.0	1.5～2.0
邻面	≥1.0	≥1.0	≥0.8	≥1.0
颈缘	≥1.0(无角肩台)	1.0	0.8～1.0	≥1.0

(一)唇颊面预备

在唇颊面预备出 1.0～1.5 mm 的间隙。用一粒度较粗的金刚砂柱形针先在唇颊面切 2/3 处磨出深 1.2 mm 的纵行引导沟,再逐渐向近远中扩展,然后在唇颊面龈 1/3 处以同样方法磨除 1.0 mm 的厚度,颈缘处先终止于龈上。

(二)舌面预备

前牙舌面分舌窝与隆突下轴壁两个面预备。在舌窝处,用火焰状金刚砂针均匀磨除的间隙,外形基本与舌窝的外形一致。在舌隆突下,需要做出与唇面颈 1/3 平行的轴壁,以磨除舌隆突至龈缘的倒凹。后牙舌面预备与颊面预备相似。

(三)切端预备(面预备)

以轮形针或柱状粗粒度金刚砂针在切缘磨出 1.5 mm 深的沟 2～3 个,然后向近远中向扩展。上前牙切缘预备时,形成向舌侧倾斜 45°角的斜面,下前牙的切缘预备则相反。后牙的预备与金瓷冠相似。预备过程中和预备后,应检查对刃位的磨除量,或侧方时功能尖与对颌牙的间隙。检查的方法包括以引导沟估计、直观法、咬蜡片测量法和咬合纸测量法。咬合纸测法是将咬合纸折叠成牙齿近远中径的宽度的一定厚度,放在患牙面,嘱患者咬紧,若可将咬合纸拉出,说明方间隙足够。

（四）邻面预备

用金刚砂针从已预备好的磨面紧贴唇邻轴面角向邻面切磨，将邻面的倒凹磨除，并控制两邻面轴壁向聚合度约为 6°角，保证邻面肩台 1.0 mm，最后将邻面预备扩展至舌邻轴面角处。活髓牙时注意观察髓角位置，要避免活髓牙穿髓。

（五）颈缘预备

颈缘处是全瓷冠与牙体对接的部位，易致龋，要求越密合越好，对全瓷冠的强度至关重要，因此颈缘预备是牙体预备最关键的内容。肩台的颈缘位置根据轴面而不同，唇面一般在龈缘下，其他的与龈缘平齐或在龈缘以上。预备出的肩台在轴面角处应与各轴面相连续，厚度均匀，表面平整（图 15-2）。全瓷冠基牙肩台的基本形态为直角圆肩台或深凹形，这类肩台能够增加瓷冠在边缘部位的厚度并与应力的方向垂直，可增进瓷冠的抗折裂性和表面固位。

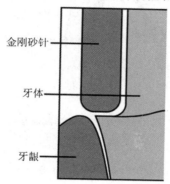

金刚砂针

牙体

牙龈

图 15-2　颈部肩台预备

（六）精修完成

全瓷冠牙体预备的精修要求较金瓷冠高。精修时用金刚砂颗粒较小、直径较粗的金刚砂车针，预备完成的牙体表面应无任何倒凹和棱角，牙体外形光滑流畅，以防止瓷冠因应力集中而折裂。牙体预备应使瓷冠的厚度尽可能均匀一致。

（七）注意事项

（1）由于全瓷冠的牙体预备切割牙体组织多，活髓牙预备应在局麻下，采取间歇切磨、随时冷水喷雾降温的方法保护牙髓，特别是在髓角高的部位，应仔细操作。

（2）牙体预备完成终印模后，应在牙体表面涂布牙髓保护剂，并及时制作暂时冠，黏固保护牙髓。

（3）为得到最大的表面积和牙体支持，预备体的聚合度越小越好，但会对就位有影响。建议唇（颊）舌面的聚合度为 6°～8°角，邻面的聚合度＜6°角。

（4）预备牙应达到一定轴向高度，其中磨牙的预备高度至少为 4 mm，其他牙齿不低于 3 mm。如果高度不足，可考虑在轴壁上预备固位沟或箱体结构以加强固位。

五、全瓷冠的制作

按照材料和加工工艺的不同，全瓷冠的制作可分为多层制全瓷冠的制作、热压铸全瓷冠的制作、机加工全瓷冠的制作，现分述如下。

（一）多层制全瓷冠的制作

多层制全瓷冠是在代型上多层堆塑和烧结底层，然后进行饰面陶瓷堆塑烧结完成的，该方法制作的全瓷冠主要包括铝瓷全瓷冠和渗透玻璃陶瓷全瓷冠两类。由于铝瓷全瓷冠制作时需用一层铂金箔,不易推广,而且其烧结收缩性能差和抗折强度不理想,现已基本不用。目前用于临床的 In-Ceram Alumina 和 In-Ceram Spinell 渗透玻璃陶瓷全瓷系统分别是以氧化铝和镁铝类晶石为主晶相的渗透陶瓷,其抗弯强度高,达 370～600 MPa,烧结收缩仅为 0.21%～0.24%,与饰面瓷结合强度高。下面以渗透玻璃陶瓷全瓷冠为例介绍多层制全瓷冠的修复制作原理和技术(图 15-3)。

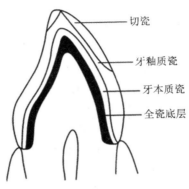

切瓷

牙釉质瓷

牙本质瓷

全瓷底层

图 15-3　全瓷冠多层制烧结

1.牙体预备

其方法和程序如前述,所不同的是因在舌面不需堆塑饰面瓷,仅需预备 0.7～1.0 mm 的间隙。

2.印模、代型的制作

取印模预备工作模及代型与金属烤瓷全冠相同。

3.底层瓷冠的制作

按制作金瓷冠代型修整的原则修整代型后,用专用耐火材料复制专用耐火代型,涂布 45 μm 的隙料。然而用超声振荡器将铝瓷粉和调和液混成均匀粉浆,堆塑完成瓷冠底层坯体,送入专用烤瓷炉内,从常温升温 6 h 至 120 ℃,再用 2 h 升温至 1 120 ℃,并保持 2 h。

4.底层瓷冠的玻璃渗透

瓷冠底层烧制完成后,进行玻璃渗透程序。在其底表面涂一层以专用玻璃料和蒸馏水混合的糊剂,先在 600 ℃条件下预热数分钟,再以 30 min 将温度升至 1 100 ℃保温 4 h,冷却后,将多余玻璃磨除和修形。如果磨不干净的底层冠要喷砂、再烧结后再喷砂,去除表面多余的玻璃。

5.饰面瓷的堆塑

按常规在底层冠表面堆塑烧结饰面瓷层,烧结完成后,修形,在代型上试戴,上釉。

(二)热压铸全瓷冠的制作

热压铸全瓷冠是用失蜡-熔瓷铸造-烤瓷技术完成的全瓷冠。该技术是 1986 年由 Wohlwend 提出,采用增强的白石榴石陶瓷为材料制作的全瓷冠,比可铸玻璃陶瓷的各方面性能有了较大改进,如收缩率大大降低,韧性、耐冲击强度提高。用于底层瓷冠的制作,有不同色别的预成瓷块供选色,因而色泽逼真自然。热压铸全瓷冠修复、制作过程如下。

1.牙体预备

其方法和程序如前述。

2.取印模、代型制作

同金属烤瓷全冠。

3.蜡型、熔模腔预备

在可卸代型上涂布隙料,以补偿瓷层烧结的体积收缩,用铸造蜡按牙冠应有外形的 1.1 倍完成蜡型。然后分别在面用直径 4～5 mm 的蜡条安插铸道,直接竖在专用的铸造底座上,以配套的包埋料和型圈包埋蜡型(图 15-4)。包埋型圈放置 1 h 后,置于除蜡烤箱内,升温至 850 ℃并保持 30 min 完成除蜡。

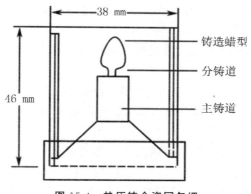

图 15-4　热压铸全瓷冠包埋

4.铸造

根据患者的比色结果选择合适的瓷块,放于专用铸瓷炉内,固定压磁棒,启动铸瓷程序,瓷块和铸圈在 1 180 ℃温度下自动完成瓷块熔化,在 0.5 MPa 压力下铸造成形。然后取出铸圈,自然冷却,以笔式压力喷砂机用 50～100 μm 粒度的玻璃珠去除包埋料,金刚砂片切割铸道棒,修整面后,在以牙本质色树脂复制的代型上试戴,检查冠边缘密合度。

5.堆塑饰面瓷

为了色泽更加美观自然,可采取加饰面瓷完成全瓷冠。先将已完成的瓷冠切端的透明瓷磨出瓷层间隙及数条纵行指状沟,研磨外形后喷砂、清洁干燥,表面涂布专用结合瓷粉,然后选用合适的常用金属烤瓷粉中的切瓷、透明瓷等调成瓷浆,常规堆塑瓷,必要时采用内插法染色,形成特征色,置于烤瓷炉内,在920 ℃温度下完成饰面瓷烧结。

6.上釉

如在完成全瓷冠铸造后,其色泽、透明度及外形能够满足美观要求,可直接上釉。铸造全瓷冠或经过筑饰瓷的瓷冠在患者口内试戴,进一步调整咬合、外形,如有必要,可用表面染色法提高色泽和透明度。常规上釉,完成热压铸全瓷冠制作。

(三)机加工全瓷冠的制作

机加工全瓷冠的制作由计算机辅助设计与计算机辅助制作共同完成。该技术是将诸多工序简化为数据获取、修复体的计算机设计、数控加工 3 个主要工序,其三部分组成分别为三维测量装置部分、计算机辅助设计部分和修复数控加工部分。1985 年法国学者 Duret 推出了第一台牙科 CAD/CAM 系统样机,目前已有 10 余种牙科 CAD/CAM 系统问世,相继出现了 Duret 系统(法国)、Cerec 系统(德国)、Denticad 系统(德国)、Rekow 系统(美国)、Caudill 系统(美国)、Celay 系统(瑞士)、Procera 系统(瑞典)、DCS Pre-cident 系统(瑞典)、Digident 系统(德国)、Cercon 系统(美国)、Lava 系统(美国)等。

CAD/CAM 全瓷修复技术主要包括两个不同的方面:用于全瓷材料修复加工的 CAD/CAM 系统和适用于 CAD/CAM 系统的陶瓷材料。用于全瓷材料修复加工的 CAD/CAM 系统中包括扫描仪、修复体设计软件、高精度数控加工设备等。通过扫描仪将所修复牙齿的预备体及相关组织的形态形成数字模型,通过修复体设计软件设计出最终修复体或全瓷修复体的冠核基底形态,最后通过高精度数控加工设备加工成形。牙科 CAD/CAM 系统可以在较短时间内为患者制作全瓷修复体,加工过程标准、规范,人为误差小,减少了繁杂的技工加工步骤,省时省力,制作修复体精度高。目前,其在牙科中的应用越来越广泛,特别是高强度的氧化锆冠核基底的制作大多采用 CAD/CAM 技术。

现以 CerecⅡ系统为例,介绍机加工全瓷冠的制作技术及步骤。

1.牙体预备

牙体预备步骤与要求基本同其他全瓷冠修复常规。但需注意:在患牙的龈端应有明显的 90°角圆肩台,宽度>1 mm,以便计算机识别和保证全瓷冠有一定的强度。

2.摄像

在牙体隔湿、喷反光增强粉后,用口内摄像头对预备好的牙冠作口内摄像,获取牙冠三维形态数据,同时由计算机自动进行三维重建。上述摄像反复进行,直到取得满意影像为止。为操作方便,也可按临床常规取印模、翻制石膏模型后,在口外进行牙冠摄像。

3.自动设计和人工修改

Cerec 系统带有自己的修复体智能设计专家系统,操作者只需用轨迹球描出牙体上全瓷冠的边缘线和邻接线,就能根据牙冠和邻牙外形,参照正常牙的外形数据和全瓷冠设计原则,给出所要制作的修复体的设计图像,并在显示器上呈现出来。操作者还可根据实际情况,通过人机对话形式,对全瓷冠的设计进行修改,直到满意为止。

4.全自动数控加工

当全瓷冠的设计图像确定后,系统会根据其大小提示操作者放入全瓷冠尺寸的瓷块,然后自动进行刀具校对,铣切出所需全瓷冠。

5.全瓷冠的上色

为达到颜色逼真的美观效果,应对全瓷冠进行个别上色。用专用着色剂涂布全瓷冠表面,在烤瓷炉内 780 ℃条件下保温 2 min,缓慢降温即完成上色。

六、全瓷冠的试戴和黏固

(一)试戴

(1)在模型上试戴全瓷冠,检查其颈缘密合和邻面接触情况,精细调磨其形态,达到与邻面及同名牙的高度协调。在架上调咬合,使各个咬合状态下无早接触。

(2)在口内试戴时,除进行常规的试戴检查和调磨外,要特别注意消除全瓷冠邻面边缘与牙冠邻面肩台之间的支点。调磨时,应用冷水喷雾降温,并选用合适的磨切工具,尽量减少磨改时的产热和振动。

(二)黏固

1.黏固材料的选择

由于各类全瓷修复体的成分不同,对其黏固的方法也不同。以白榴石、二硅酸锂等晶体为增强相的陶瓷,如 IPS-Empress 等,其基质中存在大量的长石玻璃相,属于硅酸盐类陶瓷。该类陶瓷的强度一般不高,因此需要采用树脂黏结来增加强度。对于高强度的氧化铝和氧化锆陶瓷,也可使用普通的磷酸锌类黏结剂黏结。

2.内表面处理

以白榴石、二硅酸锂等晶体为增强相的陶瓷,由于经氢氟酸酸蚀后,晶体结构暴露而获得粗糙表面,增大黏结面积,有利于形成机械锁结,因此酸蚀是该类陶瓷黏结的基础。由于硅酸盐类陶瓷的强度不高,喷砂很可能破坏其表面的黏结层,反而降低黏结强度,因此喷砂并不是该类陶瓷黏结的必要步骤,而将黏结表面硅烷化,则是此类陶瓷黏结的重要步骤。硅烷偶联剂易与二氧化硅等以硅为主要成分的玻璃相结合,形成稳定的硅氧烷,其另一端的有机功能团则与树脂中的有机物结合,从而提高黏结能力。一般认为,酸蚀与偶联剂同时处理可显著提高瓷与树脂的黏结强度,并且减少微渗漏。

以氧化铝、氧化锆为主要成分的非硅酸盐类陶瓷材料,不但不易被氢氟酸酸蚀,而且其瓷黏结面也不易与单纯涂布的硅烷偶联剂形成化学结合。由于这类陶瓷的强度较高,喷砂处理一般不会破坏其表面的黏结层,因此喷砂有利于形成粗糙的黏结面。高纯度氧化铝全瓷在内冠烧结过程中,其内表面可形成类似酸蚀的粗糙表面,可利于黏结。

(李华星)

第二节　桩核冠的应用

一、概论

(一)牙体缺损的修复原则

牙体缺损修复包括直接充填和间接修复,经根管治疗后的缺损牙通常都需要间接修复。而桩核冠常用于经根管治疗后的缺损牙修复。因此临床上根管治疗后的缺损牙修复往往需要明确三个问题:①需不需要冠;②需不需要桩;③何种桩。而修复体的选择通常是根据牙冠破坏的程度及牙位来决定。

传统概念中牙体缺损经根管治疗后需要冠保护,同时需要桩来增加强度。近年来的一些回顾性研究认为根管治疗后的前牙有时不一定都需要冠修复,而经根管治疗后的磨牙和前磨牙,以及大面积缺损的前牙则通常需要全冠或桩核冠修复。修复前应对剩余牙体结构的力学性能作充分评估,以便确定修复体的设计。缺损牙经全冠预备后轴壁的量会明显减少再加上原有开髓孔预备,剩余的牙本质变得薄弱,难以单独支持冠,通常需要核成形甚至桩的支持和固位。因此在牙冠大面积缺损时需要冠修复,同时也可能需要桩核修复。

应该明确,桩、核、冠为三个不同层次的修复体(图 15-5),其中桩的作用是为核提供固位,同时将应力传导到牙根部而不至集中在牙颈部,对于颈部牙体组织薄弱的缺损牙可以减少牙颈部横折的风险;核的作用是为冠提供足够的固位,同时加强冠部牙体组织的抗力,为全冠提供支持;而冠的作用则是保护冠部牙体结构,同时恢复牙冠外形和功能。目前所采用的修复体包括:①桩、核、冠三体结构,如成品桩-核-冠。②核、冠二体结构,如银汞核-冠。③冠、桩核二体结构,如铸造金属桩核-冠、陶瓷桩核-冠。④核冠一体结构,如髓腔固位冠。⑤桩核冠一体结构等。同时桩、核、冠材料的选择也多种多样。因此究竟采用何种桩、核、冠设计和材料,需要对剩余牙体组织的固位形和抗力形进行充分评估,以便制订适合患者、适合患牙的治疗计划并成功实施。

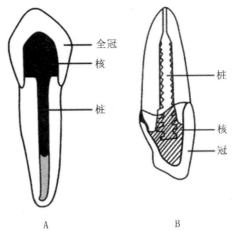

图 15-5　桩、核、冠为三个不同层次的修复体
A.铸造桩核-冠;B.成品桩-树脂核-冠

(二)牙体缺损范围评估

由于牙体本身的形态复杂,牙体缺损范围和形态具有多样性,因此目前未见统一标准加以描述。有人将牙体缺损按缺损程度大体分为轻度、中度和重度缺损,或按缺损范围分为缺损 1/3、1/2、2/3 等。但这样的描述未体现缺损部位,各型之间也难以严格的分界。临床上常规认为缺损 1 个轴壁以内为轻度缺损,2~3 个轴壁之间算中度缺损,3 个以上轴壁缺损属重度缺损。由于根管治疗水平的提高,各种类型的缺损牙均得以保存,如何描述缺损范围并用于桩核冠修复设计的参考,同时便于交流,尚需要进一步规范和统一。

(三)修复体种类

1.按修复体设计分

(1)桩、核、冠三体结构:桩、核、冠为不同材料的分体结构,如成品纤维桩-树脂核-全瓷冠、成品螺纹金属桩-银汞核-金属烤瓷冠等。

(2)核、冠二体结构:核和冠为不同材料,如树脂核-全瓷冠、银汞合金核-金属冠等。

(3)桩核、冠二体结构:桩核为同种材料的整体结构,但与冠分体,如铸造金属桩核-金属烤瓷冠、陶瓷桩核-全瓷冠、整体纤维桩核-全瓷冠等。

(4)核冠一体结构:核冠为同种材料的整体结构,如陶瓷髓腔固位冠、金属嵌体冠。

(5)桩核冠一体结构:桩核冠为一整体结构,如金属桩核冠、金属桩核烤瓷冠。

2.按修复材料分

(1)桩:金属桩的铸造金属桩和成品金属桩,非金属桩的纤维桩和陶瓷桩。

(2)核:金属核的铸造金属核和银汞合金核,非金属核的复合树脂核和陶瓷核。

(3)冠:包括铸造金属冠、陶瓷冠、金属烤瓷冠和金属树脂冠。

二、前牙桩核冠的修复

(一)全瓷髓腔固位冠

髓腔固位冠是利用髓腔固位,属于核冠一体结构。全瓷髓腔固位冠常用热压铸瓷(如 IPS-Empress Ⅱ、E.max),固位原理为髓腔和根管口下 2～3 mm 机械固位和树脂黏结固位。适用于前牙轻度或轻中度缺损,临床牙冠短者(图 15-6)。

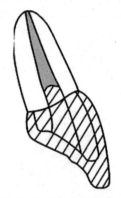

图 15-6　前牙全瓷髓腔固位冠

1.优点

(1)核冠一体结构,避免修复体与牙体间的多个界面。

(2)所需修复间隙小,适合咬合紧、修复间隙不足的情况。

(3)采用黏结修复,无金属基色,可尽显全瓷修复的美学效果。

(4)不置桩,减少桩道预备过程及桩所致的根折风险。

2.缺点

(1)在冠部牙体组织过少的情况下无法获得足够的黏结面积,固位效果不良。

(2)修复体进入根管较浅应力不能传导至根部牙槽骨,在过大应力作用下易发生冠方 1/3 根折。

(二)前牙纤维桩-树脂核

1.纤维桩的组成

纤维桩由各种连续的、无定向的纤维包埋于树脂基质之中,即环氧树脂聚合基质,加无机或有机纤维,经高压拉挤成形而制成。纤维沿着桩的长轴呈单一方向紧密排列,直径为 $6～8~\mu m$,约占桩体积的 60%。其中环氧树脂聚合基质具有高度的转化性和高度交联的结构,通过其赋予纤维相同的张力,使纤维桩具有高强度。

2.纤维桩的分类

(1)按纤维类型分类:分为碳纤维桩、玻璃纤维桩、石英纤维桩和硅纤维桩等。①碳纤维桩:最早用于临床。由沿同一方向排列的碳纤维黏附于环氧树脂基质中而成;外观呈现黑色,具有不透光性,美观性欠佳,因此最先被玻璃纤维桩取代。②玻璃纤维桩最常用的是 E-glass 纤维,即电绝缘玻璃纤维,是由 SiO_2、Al_2O_3 及其他的碱金属氧化物组成的非晶相混合物。具有热膨胀低、软化温度高、强耐腐蚀和高电阻等特性。玻璃纤维含量的增加会使弹性模量随之升高。③石英纤维桩:石英纤维主要成分是 SiO_2,以晶体状态存在。石英是一种具有较低热膨胀系数的惰性材料,具有优良的机械性能、化学稳定性。弹性模量在 15~17 GPa,与玻璃纤维桩相似。透光性好,美观性好,有利于光固化。④聚乙烯纤维树脂桩在树脂聚合基质中加入聚乙烯纤维。在根管内注入流动性好的光固化树脂,然后预先浸渍好的聚乙烯纤维放入根管内,光固化。其弹性模量与牙本质接近,弯曲强度较其他种类纤维桩差;因是在口内固化,密合性较好。

相比较而言,玻璃、石英纤维桩与自然牙颜色相近,更适用于前牙和全瓷修复(图 15-7)。这两类纤维桩有不透明和透明两种,不透明的可以阻射 X 射线,便于临床检查;透明的具有光传导的功能,可以促进光固化及双固化型树脂水门汀在深部桩道内的充分聚合并提高黏结性能。

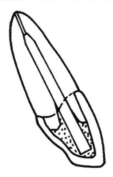

图 15-7　上前牙纤维桩-树脂核-瓷全冠

(2)按制作方式分类:分为预成形纤维桩和口内成形半成品纤维桩两类。预成形纤维桩在修复因严重龋损及各种牙髓病导致根管空大的牙齿或者根管是椭圆形的尖牙、下颌前磨牙时,需去除大量的根管内牙本质以获得桩与根管内壁间较好的适合性。此时水门汀的厚度会增加,如果水门汀的机械强度不高则可能在受力时成为整个修复体的薄弱点而导致修复失败。一些学者推荐修复这种类型的无髓牙时,可以根据根管的大小和形态,选择不同型号的纤维桩结合高强度流动复合树脂制备成与根管形态匹配的解剖型纤维桩,这种纤维桩具有良好的塑形性和根管适合性,在桩道预备过程中无需过多修整根管内壁的形态,可以保存更多正常的根管壁牙体组织;同时因为降低了树脂水门汀的厚度,可以消除材料聚合收缩可能造成的不利影响。

(3)按形状分类:根据纤维桩的形状可分为锥形、柱形及双锥度三种。柱形桩的固位效果较好且患牙牙根所受的应力分布比较均匀,但是预备桩道时在根深部需去除较多的牙体组织,会使根管壁变薄。锥形桩去除的牙体组织少,但是固位力较差且易于在根尖处形成应力集中点导致根折。目前使用最多的是解剖型平行锥状或者尖端为锥形的柱形纤维桩,既可以满足固位要求又可以避免去除较多的牙本质。有学者研制了一种带弯曲角度的纤维桩,形状更符合前牙的解剖形态,使得修复后的前牙行使咀嚼功能时沿纤维桩传向患牙的应力分散更为均匀。

3.纤维桩的生物机械性能

(1)弯曲强度:指材料在弯曲负荷作用下破裂或达到规定挠度时能承受的最大应力值。成品纤维桩的弯曲强度达 400 MPa 以上。Drummond 的研究表明,纤维桩弯曲强度显著高于氧化锆瓷桩。在动态负荷下纤维桩强度会显著下降。热循环应力会造成纤维桩的弯曲强度明显下降(7 ℃~63 ℃,6 000 次循环,纤维桩弯曲强度下降 11%~24%,而氧化锆瓷桩下降 2%)。Lassila 研究发现热循环应力使纤维桩的弯曲强度下降了大约 18%,弹性模量下降了 10%。在一定范围内,纤维桩直径越大,弯曲强度越大。Mannocci 比较了纤维桩在水中存放与室温下干放后的弯曲强度,发现两种情况下纤维桩的弯曲强度有显著差异。提示在操作时应避免纤维桩与唾液接触,注意隔湿。

(2)弹性模量:与金属桩比较,纤维桩最大的优点是其弹性模量与根部牙本质接近(图 15-8),从而桩与牙根形成同质性的结构,能有效传递和分散应力,防止桩与根管牙本质界面间应力集中造成根折。玻璃纤维桩弹性模量为 28.7 GPa,介于牙釉质和牙本质的弹性模量(分别为 83 GPa 和 18.6 GPa)。Akkayan B 比较了玻璃纤维桩、石英纤维桩、氧化锆瓷桩、玻璃纤维桩联合氧化锆 4 种桩核系统的抗折性能,结果发现石英纤维桩的抗折性能最好。石英纤维的弹性模量最接近牙本质,其抗折载荷最高,同时又防止了根内牙本质的应力集中。而金属桩核的弹性模量(145~203 GPa)较牙本质过高,容易产生应力集中,导致金属桩核与牙体组织界面的微裂纹,进而裂纹扩展导致根折。Newman 对 3 种纤维桩和不锈钢桩修复的牙齿进行了抗折性和折裂模式的比较,发现 3 种纤维桩之间抗折性无差别,但都低于不锈钢桩;纤维桩修复患牙后的折裂模式多为可修复性,有利于剩余牙体的保存。

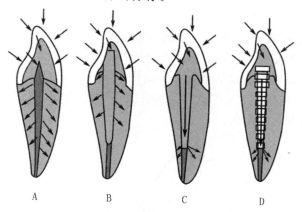

图 15-8 不同弹性模量桩的受力情况
A.天然牙应力均匀分布;B.低弹性模量桩(纤维桩);
C.高弹性模量桩,铸造金属桩;D.成品金属桩

Fokkinga 发现,纤维桩修复后牙齿的抗折负荷值低于传统金属桩,但高于瓷桩,能满足临床要求。纤维桩修复后牙根发生的根折多可重新修复,而金属桩根折则多需拔除。但 Hu、Raygo、Mitsui 等多人研究显示,碳纤维桩、玻璃纤维桩修复患牙的抗折性与传统金属铸造桩相比并无统计学差异。Otil 采用了弹性模量为 16 400 MPa 的树脂人工牙,显示碳纤维桩核修复系统比金属桩系统显示更高的抗折性能。他们认为可能是在单一持续压力下,弹性模量高的金属桩不能与人工牙发生同等程度的形变,桩与根管壁的接触面由面变为点接触,在根管壁局部形成压力高峰,导致失败,而碳纤维桩一直与根管壁保持面接触。Akkayan 在比较了成品钛桩、石英纤维桩、玻璃纤维桩和氧化锆瓷桩修复根充牙的抗折性和折裂模式后发现:石英纤维桩的抗折性显著高于其他 3 种;玻璃纤维与氧化锆瓷桩无差别;石英和玻璃纤维桩修复牙的折裂模式多为可再修复性根折,而不可修复性根折则见于钛桩和氧化锆瓷桩。

(3)抗折性:主要用单一持续应力下桩核系统所能承受的最大应力值来表示。与牙长轴成130°角加载。Heydecke 和 Peter 发现金属桩的牙折大多位于牙根中部或根尖 1/3,而与牙本质弹性模量相近的碳纤维桩多为牙根颈 1/3 的可修复性牙折,并且桩折断后容易取出。

4.纤维桩的黏结

纤维桩的化学构成使其可以和黏结性的水门汀材料形成微机械和化学的结合,这在很大程度上可以提高桩在根管内的固位能力,因而,对桩钉直径和长度的要求也有所降低,可以保存更多的剩余牙体组织。树脂黏结剂除了黏结作用,还能封闭纤维桩与牙本质间的缝隙,减少微渗漏的发生。Usume用液体渗透法测试了不锈钢桩、玻璃纤维桩、氧化锆瓷桩和聚乙烯纤维桩的冠向微渗漏情况。结果表明,在6个月内的任何时间段,聚乙烯和玻璃纤维桩的渗漏量显著低于其余两种桩。Balbosh对玻璃纤维桩进行了4种表面处理:乙醇清洗、乙醇清洗加底涂剂处理、喷砂、喷砂加底涂剂处理。结果表明,底涂剂处理对增强固位并无效果,而喷砂可显著增强纤维桩的固位力。他们的研究还发现,对两种纤维桩进行热循环加载5℃～55℃ 3 000次,其固位力与对照组相比并无显著差异。因此,对树脂黏结的纤维桩的热应力不必要过于担心。但Purto却认为,热应力会造成纤维桩的固位显著下降。

(三)陶瓷桩核

随着全瓷修复的广泛开展,陶瓷桩核越来越多地应用于临床(图15-9)。根据陶瓷材料与制作工艺的不同,目前常用的陶瓷桩核:①铸造陶瓷桩核,如二硅酸锂陶瓷(IPS-EmpressⅡ、E.max)。②切削陶瓷桩核,如氧化锆陶瓷(Cercon、Lava、Procera)。③复合陶瓷桩核,如成品陶瓷桩＋铸造陶瓷核。陶瓷桩核所共有的优点为颜色美观性好,可配合透光性良好的全瓷冠修复;桩核一体化,避免多个弱界面的产生。

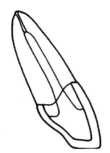

图15-9 前牙陶瓷桩核-冠

1.铸造陶瓷桩核

采用失蜡铸造的方法完成。即桩核蜡型制作、包埋、失蜡,再热压铸完成陶瓷桩核。

(1)优点:①透光性好,美观性佳;②具有黏结性能,与根管壁形成牢固结合;③X线透射,不影响日后磁共振等影像检查。

(2)缺点:强度偏低,需要足够的桩道预备量,X线透射,对根管壁病变诊断不利,还有折断不易取出。

2.切削陶瓷桩核

采用计算机辅助制作完成。但由于桩道很深,不能直接通过桩道扫描获得数字化模型,通常预先制作桩核蜡型,进行蜡型扫描形成桩核的数字化模型,最后经过切削加工完成陶瓷桩核。但由于患牙根管直径有限,临床桩道预备要求高,切削过程中细长形态的桩成形较困难,因此加工过程尚需逐步完善,目前尚未广泛应用。

3.成品陶瓷桩＋铸造陶瓷核

采用预成氧化锆陶瓷棒,作为核桩蜡型的核心,包埋、铸瓷。氧化锆桩有较高的抗弯强度,与特制的铸造陶瓷能相互匹配结合成为陶瓷桩核。

优点：①既具有铸瓷核的透光性，又具有氧化锆的高强度。②操作性好，由于成品瓷桩有配套根管预备钻，桩道形态容易控制，精度可靠。因此这类桩核临床应用较多。

（四）金属桩核

1.铸造金属桩核

铸造金属桩核材料包括金合金、镍铬合金、钛合金等。具有良好的机械性能，但美观性较差。前牙铸造金属桩核多配合金属烤瓷冠及透光性低的全陶瓷冠，如氧化铝渗透陶瓷冠和氧化锆全瓷冠。但制作过程中需注意尽量保证冠的修复空间足够，以保证足够的瓷层厚度，以便达到良好半透明性（图 15-10）。

2.预成金属桩树脂核

由于核为树脂，因此美观性能较铸造金属桩核佳，但由于存在多个修复界面，即金属桩与根管壁、金属桩与树脂核、树脂核与牙本质、核与冠等，且金属与树脂难以形成良好的黏结界面，因此，对于前牙修复来说，此类修复体有逐渐被纤维桩树脂核取代的趋势（图 15-11）。

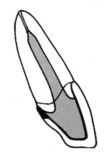

图 15-10　前牙铸造金属桩核-金属烤瓷冠

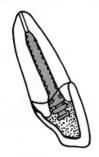

图 15-11　前牙成品金属桩-树脂核-金属烤瓷冠

（五）各种前牙桩核冠的适应证甄别

前牙修复首先强调美学性，其次是恢复功能。而对于已行牙髓治疗的前牙来说，如何能在保存牙体抗折性能的基础上尽量兼顾美观和功能，是修复医师面临的挑战。根据牙体缺损范围、美学效果及抗折性综合考虑，前牙区各类桩核冠的选择顺序为全瓷髓腔固位冠、纤维桩-树脂核冠、陶瓷桩核冠、金属桩核冠。

1.全瓷髓腔固位冠

适用于年轻恒牙、根尖发育未完成的患牙、修复间隙不足的患牙等，同时冠部牙体组织缺损轻度或轻中度，黏结面积足够，牙体变色不明显者，经良好根管治疗后，可首选全瓷髓腔固位冠。

2.纤维桩-树脂核冠

适用于单个牙的修复，如错位、扭转牙而非正畸适应证者；畸形牙直接预备固位形不良者；或邻面龋范围局限于龈上者。冠方剩余牙体组织可形成足够的牙本质肩领，特别是需作全瓷冠修复的患牙。

3.陶瓷桩核冠

适用于全瓷冠桥修复，或邻牙需行瓷贴面或全瓷冠修复的患者，选择陶瓷桩核冠可达到良好的美学效果。其中铸瓷桩核适用于单个牙修复；氧化锆桩核可用于桥基牙。如冠方剩余牙体组织不能形成完整的牙本质肩领，需要加强牙颈部抗力形，则最好选择氧化锆桩核。

4.金属桩核冠

适用于临床冠大面积缺损,或断面达龈下,但牙根有足够长度经临床牙冠延长术或牵引术后可暴露出断面以下最少 1.5 mm 的根面高度等情况。一般选择铸造金属桩核,配合金属烤瓷全冠设计,也可选择氧化锆全瓷冠。

（六）前牙残冠和残根保存修复的特点

1.前牙桩核冠的设计

牙体缺损修复体类型的选择主要取决于牙体缺损量的多少。当冠部牙体组织大部缺损时,只能采用桩核冠修复。前牙残冠和残根修复设计应注意:①剩余的牙体组织难以为全冠提供良好的固位;②根管治疗后的剩余牙体硬组织的减少导致牙齿强度的显著下降,修复后容易发生冠折根折。因此提高固位力和抗力的设计是桩核冠修复成功的关键,剩余牙体硬组织的设计要点如下。

（1）尽量保存剩余牙体组织:患牙的强度主要取决剩余牙体组织的量,尽量保存剩余牙体硬组织是桩核冠修复中的基本原则。根据所选择的最终全冠修复体的要求对剩余牙体组织进行预备,然后去除龋坏、薄壁等,其余的则为要求保存的部分。这部分剩余牙体将与核一起形成全冠预备体。

（2）牙本质肩领:牙本质肩领是大面积牙体缺损桩核冠修复中的一个非常重要的概念,要求最终全冠修复体的边缘要包绕剩余牙体组织断面 1.5～2.0 mm（图 15-12）。影响桩核冠修复后远期效果的因素中,剩余健康牙体组织的量和牙本质肩领的意义远远大于桩、核或全冠材料的选择。牙本质肩领可以提高牙齿完整性,增强患牙的抗折强度,防止冠根折裂。

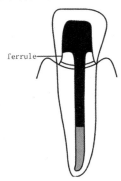

ferrule

图 15-12　前牙修复中的牙本质肩领

（3）生物学宽度:当冠部牙体组织全部缺损或者缺损位于龈下时,剩余的牙体不能达到理想的牙本质肩领要求。为了获得牙本质肩领可以采用两种方法:一是牙冠延长术,去除一定的牙龈或牙槽骨,暴露根方牙体组织;二是牙根牵引术,通过正畸力将牙根向方牵引。牙冠延长术和牙根牵引术一定要遵从生物学宽度的要求。生物学宽度是指牙周组织的龈沟底至牙槽嵴顶之间至少保留 2 mm 的距离。这 2 mm 的生物学宽度包含 0.97 mm 左右的结合上皮和 1.07 mm 左右的牙周纤维结缔组织。生物学宽度是与修复学密切相关。

生物学宽度的临床意义:2 mm 的生物学宽度是保证牙周组织健康的基本条件。修复体龈缘位置不能过于向龈方伸展而造成结合上皮的损伤,从而破坏生物学宽度。在修复前的牙周治疗,如冠延长术、龈修整术等中,生物学宽度是决定其适应证选择及手术方案设计的重要依据。

为了达到牙本质肩领和生物学宽度的要求,牙槽嵴顶以上至少要保留 4 mm 的牙体组织。包括 2 mm 的生物学宽度,1.5～2 mm 的牙本质肩领和 0.5 mm 的全冠边缘与龈沟底之间的距离。

2.桩的设计

(1)桩的功能:桩的主要功能是为核提供固位,当剩余的牙体不足以为核提供足够的固位时,则需要在根管内插入桩。因此并非所有的缺损牙都需要在根管内置桩。桩的另一个功能是可以改变牙根的应力分布,弹性模量是影响桩材料在牙根中应力分布的重要参数之一。理想的桩应具有和牙本质相同的弹性模量,使作用力可以沿整个桩长均匀分布,并有利于应力向牙根表面传导,减小应力集中。铸造金属桩弹性模量高,应力往往直接传导到桩与牙本质的界面而无吸收,使该处及桩根部应力集中,常导致不可修复性的牙折。纤维桩与常规铸造桩相比,除具有美观等优点外,更值得关注的特性就是具有与天然牙本质接近的弹性模量,有利于应力向牙根表面传导从而减少根内应力集中,降低根折发生风险。因此,医师应根据患牙修复后牙体抗折强度的预后来判断是否使用桩和使用什么材料的桩。

(2)桩的长度:桩的长度与固位和所修复的残根残冠的抗力都密切相关。适当增加桩的长度可以提高固位力和均匀分布应力。但过分增加桩的长度会导致过多地磨除根管壁牙本质,降低牙根的强度,破坏根尖的封闭。桩的长度取决于牙根的长度、牙根的锥度、牙根的弯曲度和牙根的横截面形态。对桩的长度有以下要求(图 15-13):①桩的长度至少应与冠长相等;②桩的长度应达到根长的 2/3～3/4;③位于牙槽骨内的桩长度应大于牙槽骨内根长度的 1/2,达不到这一要求会导致根管壁在牙槽嵴顶区应力过度集中,易发生根折;④桩的末端与根尖孔之间应保留 3～5 mm 的根尖封闭区。由于根尖区侧支根管多,因此根管充填难以完全封闭,而桩进入根尖封闭区容易引起根尖周病变。

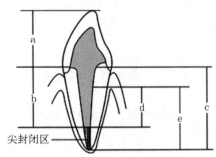

a.冠长度;b.桩长度;c.根长度,b≥a,b＝2/3～3/4c;d.牙槽骨内桩长度;e.牙槽骨内根长度,d≥1/2E

图 15-13　桩的长度要求

(3)桩的直径:桩的直径与桩的固位和牙根的抗力有关。增加桩的直径可以增加桩的固位和桩自身的强度,但是过分增加桩的直径必然要磨出过多的根管壁组织,造成根管壁薄弱,容易发生根折。桩周围的根管壁要求至少有 1 mm 的厚度。所以桩的直径取决于根横径的大小,理想的桩直径为根横径的 1/3。

(4)桩的形态:桩的形态主要有柱形和锥形。根据桩的表面形态又可分为光滑柱形、槽柱形、锥形、螺纹形等。柱形桩的固位优于锥形桩,但由于牙根形态一般为锥形,所以理想的桩形态应与根的形态一致。桩的末端不应为平行柱状,以避免磨除过多的根管壁,导致根管侧穿或根折。螺纹形桩可以旋转嵌入根管内壁产生主动固位,在几种形态的桩中固位最好。但由于在桩的旋入过程中会在根管壁产生应力,增加了根折的风险,因此在根管壁较薄弱时应避免使用。

(5)桩核材料的选择:桩材料选择一是根据最终全冠的美观要求,二是要考虑桩对牙根抗折力的影响。全瓷冠有一定半透明性,金属桩核容易透出金属色,影响全瓷冠的美学效果。而核材料选择则需要考虑与牙本质颜色尽量相似者,如全瓷桩核、玻璃纤维桩-树脂核、石英纤维桩-树脂核等。不同材料的桩其机械性能差异很大,镍铬合金桩和全瓷桩的弹性模量远远大于牙本质,而纤维增强树脂桩的弹性模量与牙本质近似。为了防止根折,可选用弹性模量与牙本质近似的纤维桩。但这类桩在受力时变形较大,当牙冠剩余牙体组织不足时容易引起全冠边缘封闭的破坏。

三、后牙残冠残根的修复

(一)髓腔固位冠

修复体嵌入髓腔,𬌗面全覆盖,轴面部分覆盖或全覆盖,属于核冠一体结构。优点:核冠为一个整体结构,简化了修复步骤,减少了修复体之间的界面;由于不置桩,避免了根折风险;修复体所需龈距离小,适用于临床牙冠短,不宜行常规核桩冠修复的患牙(图 15-14)。

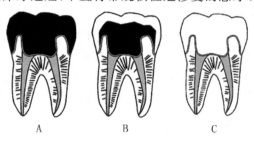

图 15-14 磨牙髓腔固位冠
A.金属嵌体冠;B.金属烤瓷嵌体冠;C.全瓷 Endocrown

1.金属嵌体冠

固位力主要来自髓室壁的固位形,要求髓腔壁有足够的固位形。可以尽量保存剩余牙体组织。

缺点:因金属颜色显露而不美观;金属用量大,如为贵金属则成本高;去除倒凹过程会去除正常牙体组织;边缘线长,易患继发龋。

2.金属烤瓷嵌体冠

与金属嵌体冠不同的是修复体口腔面上瓷,遮盖金属颜色,改善了美观。

3.全瓷 endocrown

修复体用全瓷材料制成,与常规嵌体冠不同的是,全瓷 endocrown 固位力除来自髓腔壁的固位形外,还增加了树脂黏结固位,因此髓腔固位形要求不如嵌体冠高。修复体覆盖𬌗面及轴面,边缘可置于龈缘或龈上,对接型肩台;美观性佳。

(二)髓腔固位核冠

1.髓腔固位树脂充填核冠

目前复合树脂核越来越多地用于牙体修复。优点是操作很容易,在数分钟内就可以聚合,可以马上进行核的牙体预备,减少患者就诊次数;另外树脂与牙体组织间有黏结作用;固位形要求不高,可最大限度地保存剩余牙体组织;树脂的弹性模量接近牙本质;可用于牙根条件不良的患牙作姑息修复(图 15-15)。

2.髓腔固位银汞充填核冠

银汞的抗折强度优于复合树脂。Kovarik 等在一项微观的研究中发现,在 100 万转 34 kg(75 磅)的载荷条件下,67％的银汞核仍保存完好,而复合树脂核只有 17％保存完好。在同一研究中,玻璃离子核在最初 22 万转的载荷下就无法承受了。因此银汞合金是良好的成核材料。髓腔固位银汞充填核与复合树脂核不同的是,患者需要多一次就诊次数。另外,固位形要求更高,有时可配合使用辅助固位装置,如牙本质钉(图 15-16)。

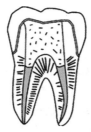

图 15-15 髓腔固位树脂充填核冠

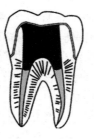

图 15-16 髓腔固位银汞充填核冠

(三)铸造金属桩核冠

由于根管治疗水平的提高和成熟,大量缺损后牙得以保存,当牙体缺损后剩余牙体组织难以维持充填体固位时,就必须使用桩来固位。而铸造金属桩核在后牙的残根残冠修复中应用最为广泛。有人研究,置桩后能使冠抗侧向力的能力从 15％增加到 48％。桩可由含镍、铬、铜、钛、金或铂等金属合金制成。在流电及腐蚀性方面,含钛、铂较高的合金和钴铬钼合金的性能较佳,而铜、镍铬合金较差。与前牙单根管不同的是,后牙根管形态多样,方向各异,多个桩如何取得共同就位道是后牙桩核冠修复中的难题。根据铸造桩核是否分体可分为整体铸造桩核和分体铸造桩核(图 15-17)。

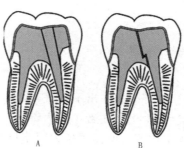

图 15-17 分体铸造金属桩核冠
A.插销式;B.分瓣式分体铸造金属桩核

1.整体铸造金属桩核

用于单桩桩核或双桩桩核能取得共同就位道者,桩核为整体铸造,戴入时整体就位。适用于单根或双根平行的前磨牙及中度缺损的磨牙。

2.分体铸造金属桩核

用于双根管或三根管后牙,各桩道不能取得共同就位道者。桩核分段铸造,戴入时分别就位。由于不同方向的就位道形成制锁结构,分体桩核具有优良的固位和抗力特性,适用于重度缺损的后牙。在后牙残根残冠的保存修复中,占据日趋重要的地位。但需要注意的是,分体桩一旦黏固,通常难以取出,不利于根管再处理,因此应保证完善的根管治疗后再行修复,否则不宜设计此类桩核。分体铸造金属桩核按桩分体设计形式的不同,可分为插销式分体铸造桩核和分瓣式铸造桩核。

(1)插销式分体铸造金属桩核:由主桩核和插销两部分组成,核与其中一个或两个相互平行的桩为整体铸造,其他与之不能取得共同就位道的桩以插销的形式与之连接,两部分分别制作铸型,分开铸造。就位时先将整体铸造的核桩就位,再将插销通过核桩上的孔道插入与核桩成一定角度的另一个或两个根管内,试戴、黏固完成,常规牙体预备,全冠修复。

(2)分瓣式分体铸造金属桩核:将与髓腔内壁方向较为一致的根管作主根管,将与髓腔内壁方向不一致的根管作次根管,各根管分别形成桩核,可按一定就位道进行拼接,成为完整的核预备体外形。与插销式分体桩核相比较,分瓣式桩核制作更难控制就位道,因此目前临床上应用渐少。

3.改良分体桩核冠

(1)插销固位一体式金属桩核烤瓷冠:插销式分体铸造金属桩核-冠的改良,不同的是核上直接烤瓷。用于临床牙冠短,间修复间隙不足的患者(图15-18)。

(2)纤维桩插销-金属铸造桩核-冠:将铸造金属插销换为成品纤维桩,由于插销为统一规格,临床桩道预备时放插销的根管采用统一根管钻预备,技工室仅需铸造其他部分的桩核即可,制作过程可以简化。但不适用于根管过细,无法放置特定直径纤维桩的磨牙(图15-19)。

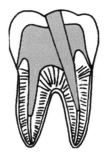
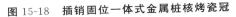
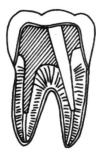

图 15-18　插销固位一体式金属桩核烤瓷冠　　　　图 15-19　纤维桩插销-金属铸造桩核-冠

(四)成品金属桩固位核冠

成品金属桩或预成桩。厂家一般都会制作出不同直径大小的一套预成桩供医师选择,其外形有平行桩,有平行加末端锥形桩(根尖 1/2 或者 1/3 为锥形);最初均采用金属材质,有镍铬合金的,有钛合金的;表面有螺纹、十字纹等为增加固位力或水门汀排溢而设计的构造。桩核系统可按机械固位方式分为被动桩(黏固)或主动桩(螺纹)。螺纹桩比黏固桩固位好,但对牙齿产生较大的应力。除了各系统根管预备的配套钻针不同,这些系统的技术很类似。此类桩核冠为三体结构,即成品桩+树脂/银汞核+全冠,适用于根管治疗后的中度缺损后牙修复(图15-20)。

(五)后牙桩核冠的适应证甄别

对于根管治疗后的后牙,修复原则是在保证牙体抗折能力的基础上尽量恢复功能,其次兼顾美观。修复体的设计和材料选择主要根据牙体缺损范围而定。

1.轻度缺损的磨牙

如 1～4 个轴壁缺损,但局限在 1/3 内,或一个轴壁缺损,未超过龈 1/3 者,剩余牙体组织足以提供核材料的固位,因此可选择全瓷髓腔固位冠、金属/PFM 嵌体冠、髓腔固位银汞核冠或髓腔固位树脂核冠。

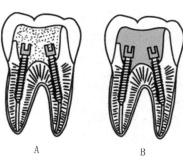
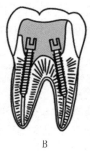
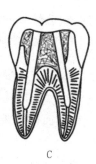

图 15-20 成品桩核冠
A.金属螺纹桩-树脂核-全冠;B.金属螺纹桩-银汞核-全冠;C.纤维桩-树脂核-全冠

2.中度缺损的磨牙

如缺损虽仅涉及 1 个壁,但深达龈下者,或涉及 2～3 个轴壁,垂直高度未超过中 1/3 者,剩余牙体组织不能单独为充填核材料提供固位,但牙体预备后尚有完整的牙本质肩领,因此可选用成品桩-树脂/银汞核-冠修复,或整体铸造的单桩核-冠修复。如果余留髓腔壁深度超过 2 mm,临床牙冠短者,也可以选择一体结构的髓腔固位冠。

3.重度缺损的磨牙

牙体大面积缺损,剩余牙体组织少,但尚有完整的牙本质肩领存在,如缺损范围达 2～4 个轴壁,垂直高度达颈 1/3;或缺损虽然仅涉及 2 个轴壁但已达龈下,牙本质肩领至少有牙冠直径的 1/2 以上,则常规选择铸造金属分体桩核-冠修复。

4.超重度缺损磨牙

如缺损范围达 3～4 个轴壁,且均达龈下,几乎没有牙本质肩领,一般不应考虑保留,应予以拔除,选择种植义齿修复。另外,死髓牙作为义齿基牙风险大大高于单个牙的修复。在没有 1.0 mm 的牙本质肩领存在的条件下,前磨牙不应作桥基牙,甚至独立修复都有风险,应考虑拔除。研究表明,经牙髓治疗后的牙如果选作游离缺失可摘局部义齿基牙,它们失败的可能性是不作为基牙的 4 倍。而作为固定义齿基牙,其失败的可能性是单个牙修复的 2 倍。即使有牙本质肩领结构,在跨度超过一个缺牙单位的固定义齿中,使用死髓牙仍表示怀疑。如果负荷过大,牙体结构将有可能发生折断。牙髓治疗牙的修复涉及的牙数越多,修复所需的时间就越长,技术要求就越精细。如果必须行固定义齿修复,则建议改用种植体支持式固定义齿。

(李华星)

第三节 前牙部分冠美学修复

前牙部分冠美学修复是指使用全瓷材料,联合借助固位形固位和黏结固位两种固位形式,对前牙较大面积缺损进行美学修复的修复体形式。按照传统的定义,部分冠往往是由金属制作,主要是应用于牙齿唇颊面完整,而其他轴面或咬合面需要修复治疗的患者。但是,随着瓷材料的发展,尤其是瓷与牙体组织之间的黏结技术的不断成熟,越来越多的前牙大面积牙体缺损可以使用部分冠进行修复。部分冠可以看成是瓷贴面的变体,或者是不完整的全冠,是介乎两者之间的修复形式。多使用长石类光线通透性好的瓷材料,使用铸造或 CAD/CAM 加工的手段制作。其特点是设计灵活,其宗旨是在最大限度地保护余留牙体组织与获得固位之间达到平衡,并满足美观的需求。

一、适应证

如果牙体的缺损通过瓷贴面修复无法获得足够的强度,而使用全冠修复又要磨除过多健康牙体组织时,可采用部分冠修复。例如,前牙的缺损涉及切缘和切角及大部分牙体,有较大的缺损间隙需要使用修复手段恢复与邻牙的接触关系时。

二、牙体预备

部分冠的使用是为了在进行牙体预备时使用合理的最小预备量,在获得修复体的固位和抗力的同时,尽量多地保留健康牙体组织,并留有充足的黏结面积。瓷贴面的固位力完全依靠黏结力,冠的固位力来自固位形。部分冠的固位力不仅要来自牙体预备产生的固位形,还要利用黏结剂所获得的黏结力,两者缺一不可。

在进行牙体预备时,应考虑以下四方面因素。

(1)保护牙髓牙本质复合体,尽量少磨除健康的牙体组织。

(2)尽量增大黏结面积:黏结剂能与釉质形成稳定持久的黏结,而与牙本质的黏结受多方面因素限制,因此,应尽量多地保留釉质黏结面积。在牙齿上能利用的黏结面积越大,所获得的黏结力就越大。

(3)单纯依赖黏结尚不能提供部分冠足够的固位,需要用固位形辅助固位。因此,在不占用黏结面积的前提下设置辅助固位,如增加侧壁固位、固位沟槽等。

(4)需要保留足够的修复体的厚度,以满足修复体自身强度的要求:全瓷修复材料尤其是长石类瓷,虽然有较为理想的透光性,但强度较低。瓷材料的断裂起始于材料表面的微裂纹在外界应力的作用下发生扩展,最终导致材料整体的失效断裂。导致材料断裂的最小应力与材料本身的厚度呈反比。因此,在部分冠承受力的区域保留足够的瓷材料厚度才能使部分冠在咬合时不致发生断裂。

三、部分冠的美学处理

(一)部分冠设计时的美学考虑

修复体的边缘与牙体组织的结合区是美学处理的薄弱环节,因为修复体需要通过黏结剂与牙齿黏固,修复体和黏结剂的折光率和遮光率与天然牙齿有差异。因此,应尽量将修复体与牙齿的结合区放置在肉眼难以辨别的区域,如邻面和唇面的颈缘处。利用修复体的折光性,在设计修复体的外形和边缘线时,可适当制作成一定厚度的斜面,既扩大了釉质的黏结面积,同时也使颜色过渡得更自然。

(二)部分冠黏结时的美学处理

当制作完成的部分冠修复体在口内试戴时,需要使用与黏结树脂颜色一致的试色糊剂模拟黏固后的色彩学效果。如果发现最终的混色效果未达到整体美学要求,可从两方面作出调整。

1.修复体本身的染色处理

部分冠的修复体一般是由长石类材料制作,有与之相配套的瓷外染色金属氧化物材料,以低于材料软化温度的烧结温度和程序,对修复体进行染色处理。

2.调节黏结树脂的颜色

部分冠的黏结类似于瓷贴面,因此可以使用瓷贴面的树脂黏结系统,使用不同颜色的黏结树脂混色调配出适合的颜色,也可以在黏结树脂中加入着色树脂调配混色效果。

(李华星)

第四节　后牙牙体缺损的嵌体修复

一、非金属嵌体修复的临床应用

非金属嵌体是指用复合树脂和全瓷等非金属材料制作的嵌体,用于恢复牙体缺损患牙的形态和功能的修复体。传统用于后牙牙体缺损嵌体修复的材料主要是各类金属,但金属材料存在美观不足、磨耗对天然牙、金属离子析出、牙体着色等问题。近年来随着复合树脂和全瓷材料性能的不断改善,非金属嵌体正以其美观和良好的修复性能越来越多地被医师和患者选择。

(一)直接修复与间接修复的比较

后牙牙体缺损的修复方法包括直接修复和间接修复两种方法。

1.直接修复

直接充填修复以其简便、快速的特点长期以来在临床普遍应用。常用的非金属充填材料是各类复合树脂,由于复合树脂光固化时存在聚合收缩和固化不全的问题,初步固化后的树脂会继续发生聚合反应,使其体积继续收缩。树脂固化产生的聚合收缩力为 $40\sim50$ MPa,树脂与牙釉质的黏结力为 $15\sim20$ MPa。当聚合收缩力超过树脂与牙本质、牙釉质的黏结力时,树脂与牙体组织界面就产生裂隙,这是充填修复后产生微渗漏的根源。微渗漏会造成充填体边缘着色、继发龋、牙髓炎,以及充填体松动脱落等问题。目前尚未发现一种直接充填技术能完全消除微渗漏。另外对于牙体缺损涉及牙尖的患牙,直接充填修复因为不能恢复理想的面形态,因此也无法恢复良好的咬合功能。对于有邻面缺损的患牙,直接充填也很难恢复良好的邻接关系,而导致食物嵌塞的问题。

2.间接修复

间接修复是指修复体在洞形外完成后,用黏结剂将修复体黏固在缺损的牙体上恢复牙体的形态与功能。由于间接修复体是在口腔外完成的,树脂固化时的收缩也是在口腔外完成的,这样就消除了直接充填修复时固化收缩对黏结的影响。间接修复树脂固化产生的体积收缩,在嵌体黏固时,黏结剂填补了收缩的体积,提高了修复体的边缘密合性,这意味着嵌体修复技术是一种能够减小微渗漏的有效方法。有研究报道,多功能黏结剂能在牙本质黏结界面形成混合层,它与树脂嵌体的单体成分相似,因此提高了树脂嵌体修复在洞壁的密合性。另外,树脂嵌体在二期处理过程中,单体转化率明显提高,这不仅使修复体的抗张强度、耐磨性和抗溶解性等物理机械性能大幅度增强,也减少了游离单体对牙髓的刺激。

(二)间接修复技术和材料的选择

1.复合树脂嵌体的间接修复技术

复合树脂嵌体与复合树脂直接充填相比较,由于树脂嵌体是在体外光照加热、加压固化之后再进行黏结,所以树脂在聚合收缩、微渗漏等方面的问题明显减少,因此继发龋和边缘染色发生的可能性也降低,术后敏感减轻,同时也避免了复合树脂附加固位钉充填后因固位钉腐蚀、氧化所致的固位钉周围牙本质和复合树脂染色的问题,有利于维持远期美观效果。与全瓷嵌体相比较,树脂嵌体制作工艺简单,费用较低,能满足多数人的美观需求,容易被医师和患者选择和接受。但复合树脂的抗压强度与瓷嵌体有较大的差距,远期修复效果不如瓷嵌体。

复合树脂嵌体材料的特点:复合树脂修复材料是一类由有机树脂基质和经过表面处理的无机填料,以及引发体系组合而成的牙体修复材料。复合树脂嵌体是近十年兴起的一种新型嵌体材料。嵌体复合树脂与充填用复合树脂是有差别的,嵌体用复合树脂材料的激活剂与催化剂大多需要在高温高压下才能发挥作用,所以嵌体复合树脂在操作时都需进行二期处理,材料的各种性能才能达到设计要求,否则树脂材料的诸多缺点就会影响修复效果。为了减轻树脂材料的缺陷,通常需要改变树脂组成的无机填料或改良聚合方法,使其物理性能得到改进。近年来,随着高强度复合树脂材料的应用和嵌体制作时二期处理技术的应用,以及树脂黏结剂的使用,后牙嵌体修复的临床效果有了大幅度的提高,加之树脂嵌体良好的美观效果,简单的制作工艺,较低的成本,使其具有良好的临床应用前景。

2.瓷嵌体修复技术

瓷嵌体修复技术按照加工工艺划分,有机械加工的瓷嵌体、热压铸造陶瓷嵌体、玻璃渗透尖晶石陶瓷嵌体和金沉积基底烤瓷嵌体。

(1)机械加工的瓷嵌体:机械加工的瓷嵌体是通过 CAD/CAM 技术完成的。CAD/CAM 技术是近20年迅速发展起来的一种综合计算机应用系统技术。其主要特点是加工精度高(加工精度0.005～0.1 mm),不受被加工对象形状复杂程度的影响,制作完成的嵌体准确度高,与基牙密合。可减少就诊次数,节约制作所需要的大量时间,有效提高了临床与技术室的工作效率和工作质量,但需要专门的仪器设备,费用较高。CAD/CAM 技术包括两种类型:第1种是利用机械加工的方法切削瓷块,使其一次成形为修复体的形状,再经染色完成最终的修复体;第2种是先用机械加工的方法切削预烧结的低密度瓷块为修复体的形状,再经二次烧结成致密的高强度修复体,之后经染色完成最终修复体的制作。

(2)铸造陶瓷嵌体:常用的有铸造玻璃陶瓷嵌体和热压铸造陶瓷嵌体。①热压铸造陶瓷嵌体:热压铸造陶瓷技术是采用失蜡法的工作原理通过热压铸造工艺成形的一种铸瓷修复技术。此类修复技术已商品化的材料代表是 IPS-Empress 陶瓷材料。②铸造玻璃陶瓷:又称微晶玻璃。铸造玻璃陶瓷技术也是采用失蜡法的工作原理通过铸造工艺成形的一种铸瓷修复技术。

(3)粉浆涂塑玻璃渗透尖晶石陶瓷嵌体:这种技术是采用粉浆涂塑技术成形,即将高纯度细颗粒的氧化镁制成注浆,涂塑在耐火石膏代型上,经过熔融法烧烤和渗透烧烤,其代表是In-Ceram Spinell陶瓷材料。

(4)金沉积基底烤瓷嵌体:这种技术是应用金沉积技术制作金基底层,再在其上烤瓷完成嵌体的制作。

(三)间接修复技术临床应用注意事项

与传统的直接充填修复相比,嵌体可以在模型上制作完成,恢复原有的牙体形态,恢复良好的咬合功能和邻接关系,修复体能高度抛光,容易清洁等,是一种比较理想的牙体缺损修复方式。但嵌体只能修复缺损部位的牙体,不能保护存留部分的牙体组织。因此,嵌体有严格的适应证和禁忌证。

1.适应证与禁忌证

(1)适用金属嵌体修复的牙体缺损原则上也适用于非金属嵌体修复。与金属嵌体修复相比较,非金属嵌体还适用于以下情况:①因金属嵌体修复不能满足美观需求者,可设计非金属嵌体修复。②患牙缺损较多牙体预备固位形不足,需要增加辅助固位形时,可设计树脂黏结的瓷嵌体或树脂嵌体修复,利用树脂黏结剂与瓷和树脂良好的黏结性能,弥补固位形不足可能导致的固位不良的隐患。③当患牙缺损较多,存留的牙体组织为薄壁弱尖时,可设计树脂黏结的瓷嵌体或树脂嵌体修复,利用树脂黏结剂将患牙与嵌体连结成一个整体,有利于保护薄弱的存留壁和牙尖组织。④有金属过敏史的患者。

(2)金属嵌体修复的禁忌证原则上也适用于非金属嵌体修复。与金属嵌体修复相比较,非金属嵌体在以下情况时应慎用:①患牙需要保守性嵌体修复时,应慎用费用较高的瓷嵌体,可选用费用较低且黏固性较好的树脂嵌体。②患有夜磨牙或紧咬牙等咬合性疾病患者,因其过度的咬合负荷应慎用耐磨性不足的树脂嵌体和脆性较大的瓷嵌体。

2.修复设计

(1)原则:牙体预备前应首先去除腐质并检查患牙缺损的部位、大小和缺损部分的形状,同时要仔细检查存留牙体组织的咬合接触位置,在此基础上按照牙体缺损的大致形态设计嵌体的窝洞形状,不需要作预防性扩展,不需要预备特殊的辅助固位形。这些要求符合牙体预备要求中最小损伤原则,可以使牙体组织得到最大限度的保留,使牙体的抗力和强度丧失最少,从而达到减少牙齿折裂发生的目的。金属嵌体牙体预备的基本原则多数也适用于非金属嵌体的牙体预备。

(2)洞形设计要求(图 15-21):与金属嵌体相比较,非金属嵌体牙体预备的一些特殊要求如下。①与金属嵌体要求洞壁向面外展 3°～5°角不同,非金属嵌体洞形的轴壁向面外展要增加到 6°～8°角,以利于嵌体顺利就位。因洞壁外展增加而减小的摩擦固位力可通过高强度的树脂黏结剂弥补。②瓷嵌体要求咬合面洞的深度≥1.5 mm,轴面预备≥1.5 mm,以满足瓷材料的使用要求。③非金属嵌体洞形预备要求表面光滑、圆钝,不强求洞壁点、线、角清晰,洞壁可留存倒凹,洞壁上的倒凹可用树脂充填的方法处理平整即可。④非金属嵌体不能预备洞斜面,这是与金属嵌体在牙体预备要求中最重要的区别。洞斜面在金属嵌体中有防止边缘牙体组织折裂和增加边缘密合度的作用,在非金属嵌体修复中这两个问题是通过树脂黏结剂良好的黏结强度来解决的。⑤嵌体的边缘设计要避开咬合接触区,面的边缘设计位置应与正中接触点保持 1 mm 的距离,以免出现黏结剂磨损或黏结面开裂。⑥洞底平面不做底平的严格要求,以去净龋坏牙体组织为准,也可用垫底材料修平底面。

(3)有关嵌体洞形设计的力学研究:有研究提示,嵌体洞形的宽度越大,越容易使孤立牙尖成为应力集中区。当洞形的颊舌径宽度大于牙体颊舌径宽度的 1/3 时,牙尖的折裂概率明显提高。因此建议洞形的颊舌径宽度以小于牙体颊舌径宽度的 1/3 为宜。有研究报道,嵌体洞形的深度对患牙的抗折强度有明显的影响。洞形加深,牙体的抗折强度减弱。因此对于过深的洞形应在牙本质薄弱处和髓室底用树脂垫底材料作垫底处理。树脂垫底能显著减少全瓷嵌体和基牙牙尖折裂的危险。浅而宽的洞形若使用弹性模量高的材料修复,可以较好地保护薄弱牙尖;当洞形较深时,洞底通常比较薄弱,使用与牙体组织弹性模量接近的材料修复,在改善洞底部应力集中方面具有一定的优越性。对瓷嵌体不同洞壁锥度的研究提示:洞壁锥度不超过 7°角应力分布较好。对洞形龈壁的研究显示:增加龈壁高度,尽量减小龈壁宽度有利于减小修复后牙体的应力。龈壁角度的有无对牙体应力无影响。高嵌体修复时,牙本质应力集中现象有所改善,应力分布趋平缓。提示临床修复时,当嵌体窝洞宽度较大时可以考虑高嵌体修复。

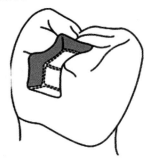

图 15-21　嵌体邻补面牙体预备外形

3.树脂嵌体间接修复技术直接法

(1)树脂材料的选择:从材料的理化性能方面考虑,应选择硬质树脂材料;从美观方面考虑,要选择与邻牙近似的树脂色型。

(2)制作方法:按照非金属嵌体牙体预备原则完成牙体预备,隔湿,吹干预备体,洞壁涂布一薄层硅油,将选择好的树脂材料按照洞的深浅分 1～3 层充填,分层固化。为方便将嵌体取出,可在嵌体表面黏固一个小塑料棒。

(3)二次固化:将初步固化的树脂嵌体放入专用的热固化箱内光照加热固化。

4.树脂嵌体间接修复技术间接法

(1)树脂材料的选择:同直接法。

(2)制作方法。①牙体预备:按照非金属嵌体牙体预备原则完成牙体预备,要求各轴壁相互平行,洞形所有线角均需光滑圆钝,以防应力集中导致嵌体折裂。②排龈:常规排龈线退缩牙龈组织,减少龈沟液分泌,以便精细印模的制取。③制取印模:硅橡胶制取印模,要求印模清晰、完整。④灌注模型:用硬质石膏灌注模型,要求模型完整、工作区清晰,无气泡。⑤临时嵌体的制作:在原始印模即牙体预备之前制取的印模相应的牙位区域注入临时嵌体材料,注入量以注满预备牙的牙冠阴模为宜,快速将印模放入口内就位,在材料要求的时间内保持不动并在弹性期内将印模和临时嵌体从口内取出,待其完全凝固后常规打磨、抛光。隔湿,吹干预备牙体,将临时树脂嵌体就位于洞形内,修整外形,调整咬合,选用无丁香油的氧化锌临时黏结。

5.非金属嵌体的试戴与黏结

(1)黏结材料的选择:目前临床多采用树脂黏结剂。因为瓷嵌体在制作过程中不可避免地会出现气孔和裂纹等缺陷,严重影响修复体的强度等机械性能,树脂黏结剂可渗入其中的裂纹,限制裂纹进一步扩展和延伸,封闭裂纹形成屏蔽,防止水等液体对瓷的侵蚀作用,增强修复体的抗疲劳性能。同时能将瓷嵌体与牙齿通过黏结连结成一个整体,显著提高患牙和修复体的强度。有研究表明,树脂黏结剂使瓷与牙体之间的黏结层起到了一个缓冲带的作用,吸收了力,从而提高了瓷与牙体组织的黏结强度,保证了修复体具有良好的固位,增强了瓷嵌体和基牙的抗折强度,使全瓷嵌体的临床效果和保存率均有明显提高。树脂黏结剂的种类较多,临床操作方法也略有差别,使用时应严格按照产品说明书要求操作,以确保黏结效果。

（2）牙体洞形的清洁与嵌体的处理：黏结前应仔细去除洞壁上残存的临时性黏结材料，并彻底清洁洞壁。树脂嵌体在黏结前可以用笔式喷砂机轻轻喷砂处理黏结面。

（3）排龈：在患牙的龈沟内放入牙龈收缩线将牙龈排开，一方面将预备体的龈向预备边缘充分暴露出来，防止黏结剂进入龈沟内刺激牙龈，另一方面也可预防龈沟液和血液对黏结剂的污染。

（4）黏结：按照产品说明书要求规范操作，黏结界面需按要求处理，有条件者要使用橡皮障隔离唾液。多余的黏结剂应彻底清除，否则可对牙龈造成刺激，出现牙龈炎、牙周炎。对于透明度高的全瓷修复体，应事先用试色糊剂选择不同颜色的黏结剂，以期达到黏结后的美观效果。

6.垫底材料的选择与使用

（1）垫底材料的选择：嵌体修复时经常会使用垫底材料，垫底材料对嵌体修复的远期效果有影响。从生物安全性能考虑，垫底材料应该是对牙髓无毒、无刺激。从力学性能考虑，如果材料的弹性模量存在差异，功能状态时修复体和基牙的应力分布与集中也会不同。大量研究表明：选择弹性模量接近牙本质的垫底材料，有助于改善修复体和基牙的抗力性能。从黏结效果考虑，垫底材料与嵌体黏结剂的结合方式最好为化学结合。目前常用的垫底材料有玻璃离子水门汀、氢氧化钙、流动型复合体和复合树脂垫底材料。

（2）垫底材料的使用。①玻璃离子水门汀：有酸碱反应固化型和光固化与酸碱反应固化双固化型。其材料性能在色泽上具有半透明性，颜色与牙齿相近似，不会出现因垫底材料的颜色而影响嵌体的色泽美观。玻璃离子水门汀与牙本质形成化学性结合，黏结强度可达到 55 MPa，抗压强度可达到 200 MPa。对牙髓刺激性小，当牙本质厚度≥0.1 mm 时，对牙髓无刺激作用。另外，由于材料中添加了缓释氟化物，具有一定的防龋能力。但近期的研究发现，玻璃离子在很多方面存在不足：如物理性能相对较差，生物相容性不理想，与嵌体材料的黏结性不足等。②氢氧化钙：是一种盖髓垫底材料，易操作，抗压强度高。但因其弹性模量与牙本质和嵌体材料相差很大，容易产生应力集中，所以临床要求其垫底厚度不能超过 1 mm，并且需要根据垫底材料的性能，在其上再垫一层与嵌体黏结剂结合力强的垫底材料，以保证获得良好的黏结效果。③流动型复合体：属于单糊剂型光固化玻璃离子水门汀，临床易操作。具有良好的边缘密合性；与牙本质形成化学性结合；对牙髓刺激性小，可用于间接盖髓；具有放射线阻射性，方便 X 线检查；含氟具有抑菌性和抗龋能力。④复合树脂：近年来，复合树脂也被用作瓷嵌体的垫底材料。随着牙本质黏结剂的不断改进，新一代的自酸蚀黏结剂可以与牙本质形成混合层，封闭牙本质小管，有效地防止了术后牙髓敏感，为树脂垫底技术的广泛应用提供了条件。

（3）垫底材料在嵌体修复中的力学研究：从力学性能方面考虑，在垫底材料的选择中以弹性模量为主要参考指标。因为材料之间弹性模量的差异，会使修复体产生不同的应力分布。弹性模量越接近牙本质和修复材料，越有利于修复体和牙体的抗力性能。有学者对不同垫底材料对嵌体修复的影响作了力学分析。研究结果：树脂基底的垫底材料比玻璃离子垫底材料能显著减小全瓷嵌体和基牙牙尖折断的危险。对不同光固化玻璃离子垫底材料的研究结果是：推荐使用高弹性模量的材料作为全瓷嵌体的垫底材料。很多研究发现，垫底材料的厚度影响全瓷嵌体的抗折性能。实验结果是：树脂基底较厚的瓷块比基底薄的瓷块抗折性更好。

7.非金属嵌体修复设计的固位与抗力

与牙体缺损全冠、桩冠、部分冠等其他修复设计不同，嵌体修复设计的难点包括了固位与抗力两个方面。如何在设计和牙体预备时做到既能少磨牙最大限度地保存牙体组织，又能满足嵌体修复的固位与抗力要求,了解嵌体设计的力学特点和嵌体材料的力学性能,有助于找到这两方面的平衡点。

(1)非金属嵌体修复的固位:与金属嵌体的固位一样,非金属嵌体也是通过嵌体与牙体组织之间形成的静态机械摩擦力、动态约束力和化学黏结力的共同作用形成的。固位形的设计和洞形轴壁的预备决定着嵌体静态机械摩擦力和动态约束力的大小,其中洞轴壁向面外展的角度与固位力成反比,非金属嵌体为了达到顺利就位,嵌体洞形的轴壁向面外展从标准要求的5°角增加到8°角,但这个角度的要求在临床牙体预备时很难准确做到,且此向聚合角度不利于机械固位。另外,在金属嵌体修复设计时,可利用钉洞等辅助固位形增加固位,但这对非金属嵌体不适用。因此,在非金属嵌体修复的固位方面,黏结剂的黏结固位作用在很大程度上起到了补充和加强作用。此外,树脂黏结剂与瓷和树脂嵌体材料之间良好的结合,不仅保证了修复体的黏结效果,同时还提高了修复体的强度。树脂黏结剂的使用为嵌体固位中黏结固位作用的重要性提供了良好的基础和保证,但应注意严格按照树脂黏结剂的产品使用要求操作。

(2)非金属嵌体修复的抗力:包括嵌体的抗力和牙体组织的抗力两部分。①嵌体:脆性材料的瓷嵌体,由于其材料的力学特点是抗压不抗拉,在相同载荷的情况下较金属嵌体更容易受应力集中的不利影响,出现瓷崩裂的问题。实验研究提示:瓷嵌体的厚度不少于 2 mm 就可保证它的强度。树脂嵌体材料的弹性模量与牙体组织接近,受力时的应力分布比较均匀,抗力性能较好。②牙体组织:影响牙体组织抗力的因素有牙体组织的存留量,预备体洞形的深度和点、线、角的形态特点,以及嵌体材料和垫底材料的弹性模量。牙体预备时磨除的牙体组织越多,存留牙体组织的抗力性能就下降越大。在这方面,非金属嵌体在设计和牙体预备的要求中,更多地考虑了对存留牙体组织的保护,优于金属嵌体的设计要求。在洞形深度方面,洞形越深,存留牙体组织的抗折能力越差。因此,在保证嵌体厚度的前提下,对于过深的洞形应作垫底处理。应力分布的特点是容易在直线的点、角处形成应力集中,非金属嵌体牙体预备要求的洞形表面光滑,线、角圆钝有利于避免应力集中,形成均匀应力分布。高弹性模量的嵌体材料受力时产生的变形小,牙体组织的应力分布比较均匀;低弹性模量的嵌体材料受力时产生的变形大,牙体组织的应力分布容易出现集中的情况。嵌体材料与牙体的弹性模量越接近,越有利于力的传导与分布。树脂嵌体受力时对牙体组织和自身的应力影响都比较小,就是因为树脂嵌体材料的弹性模量与牙体组织接近。

8.非金属嵌体修复后容易出现的问题与处理

(1)嵌体修复后疼痛:嵌体在完成黏结后立即出现疼痛,这种情况多为牙髓受到刺激引起的过敏性疼痛,一般黏结后一段时间疼痛可逐渐减缓消失。如黏结后出现咬合疼,多为咬合创伤引起,应检查咬合,作调处理。如果使用一段时间后出现疼痛,多为嵌体松动产生继发龋所致。这种情况需要拆除嵌体,重新治疗修复。如果使用一段时间后出现咬合疼,多为根尖周问题引起,应作相应的检查和处理。

(2)嵌体修复后牙齿折裂和嵌体折裂:牙齿折裂是因为咬合力过大或存留的牙体组织抗力不足引起的。适应证选择不合适、修复后咬合不平衡造成局部应力过大等都是造成牙齿折裂的原因,应根据折裂的具体情况作相应的处理,例如,牙髓治疗后行全冠或桩冠再修复。瓷嵌体容易出现折裂的问题,这主要是因为瓷嵌体厚度不足、洞形设计不合理或咬合力过大所致。

(3)嵌体修复后松动脱落:这种情况多为嵌体制作的精确度不够,嵌体与牙体不密合;黏结剂选择不合适或操作不当;洞形过浅固位力差等原因引起的,应认真查找原因并作相应的处理。

(4)嵌体边缘微渗漏:这种情况多为嵌体制作的精确度不够,嵌体与牙体不密合或黏结剂质量问题引起的。早期无症状,随着问题的发展可出现牙齿敏感、嵌体与牙体黏结边缘出现色素沉着等问题。早期可采用窝沟封闭的方法治疗,如果范围大或出现继发龋,就应该拆除修复体,治疗后重新修复。

二、嵌体的特殊形式——嵌体冠

(一)嵌体冠的概念

嵌体冠虽然是由嵌体和冠两部分组成,但它们是一个统一的整体。嵌体冠中的嵌体部分起主要固位作用,冠用于恢复牙体的外形,建立良好的咬合关系,保护薄弱的存留牙体组织。

(二)嵌体冠的分类

(1)根据制作材料的不同,嵌体冠可分为金属嵌体冠、全瓷嵌体冠和树脂嵌体冠。①金属嵌体冠:是利用失蜡铸造法的原理制作完成的。这种方法制作简单,是临床最常用的一种传统制作方法。制作嵌体冠的合金有金合金、金银钯合金、镍铬合金等。金合金化学性能稳定,铸造收缩小,机械性能和生物学性能较其他金属材料更适合用于制作后牙嵌体冠。②全瓷嵌体冠:多采用CAD/CAM技术制作完成。这种制作方法技术要求高,费用较高。但由于全瓷嵌体冠具有与天然牙相近似的颜色和半透明性,具有良好的美观性能,目前正在被越来越多的医师和患者所接受。例如,用可切削的二氧化锆瓷块制作的无饰瓷二氧化锆嵌体冠。③树脂嵌体冠:是使用硬质复合树脂光固加热加压完成的。这种方法制作简单,价格较低,适合儿童乳磨牙嵌体冠的修复。

(2)根据固位方式的不同,嵌体冠可分为髓室固位嵌体冠和髓室-根管联合固位嵌体冠。①髓室固位嵌体冠:利用髓室固位的嵌体冠。适用于髓腔比较深大,深度在 2.0 mm 以上,缺损位于龈上 1.0 mm 以上,轴壁厚度不少于 1.0 mm,经过完善根管治疗的磨牙残冠。②髓室-根管联合固位嵌体冠:这类嵌体冠除了利用髓室固位之外,还需要利用部分根管的固位来保证修复体具有足够的固位力。适用于髓室深度不足,如髓室深度不足 2 mm,为获得足够深度固位,通过根管口向下扩展,获得可靠的固位深度以保证修复体的固位。

(三)嵌体冠的适应证

(1)严重磨耗,咬合紧;牙体组织大面积缺损,同时伴有龈距离小;经完善根管治疗的磨牙。

(2)牙体组织大面积缺损,但缺损位于龈上,存留壁的高度和厚度不少于 1.0 mm,髓腔深大,利用髓腔可获得足够的固位力,经完善根管治疗的磨牙。

(3)根管钙化、髓石、断针、塑化致根管无法扩通等原因,部分根管不能进行完善根管治疗的磨牙。

(4)牙体大面积缺损,经完善根管治疗后可利用髓腔固位的乳磨牙。

(5)若固定桥基牙临床牙冠短,可设计嵌体冠修复的基牙。

(四)嵌体冠的优缺点

(1)嵌体冠与桩核冠相比,嵌体冠简化了临床操作过程,只需将髓腔形态进行磨改使之符合嵌体洞形即可;免除了根管预备的操作程序,避免了根管侧穿的危险性;减少了制取根桩蜡型的操作;节省了医师的临床操作时间;减少了患者的就诊次数;也减少了牙根折裂的危险,但其适应证范围比桩核冠窄。

(2)嵌体冠与嵌体相比,嵌体冠覆盖了牙齿的整个咬合面,避免了嵌体修复时单个牙尖承受的过大应力,避免了牙尖折裂的风险;起到了保护薄壁弱尖的作用。适应证范围比嵌体宽,但磨除牙体组织比嵌体多。

(五)嵌体冠的牙体预备

1.髓室洞形预备

要求按照髓室形态预备出嵌体洞形,洞轴壁外展 2°～5°角,并应与预备后轴面取得共同就位道。不要求绝对的底平,轴壁无倒凹,轴壁上的倒凹可用树脂修平整,髓室底可用垫底材料修平整(图 15-22,图 15-23)。金属嵌体冠应按照金属嵌体洞形预备要求预备出洞斜面;瓷嵌体冠和树脂嵌体冠要按照非金属嵌体要求各轴壁相互平行,洞形所有线角均需光滑圆钝,不预备洞斜面。

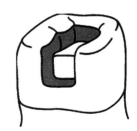

图 15-22　嵌体冠牙体预备外形

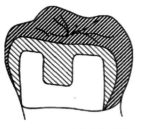

图 15-23　嵌体冠剖面

2.冠预备

按照全冠要求预备各轴面,向聚合度 2°～5°角。

3.髓室固位嵌体冠的牙体预备

除了遵循以上髓室洞形预备和冠预备的要求之外,如果髓腔底部直径大于口部直径,为了尽量保存剩余牙体组织,可利用充填填补倒凹方法,获得底平壁直的髓室箱状固位形。

4.髓室-根管联合固位嵌体冠的牙体预备

除了遵循以上髓室洞形预备和冠预备的要求之外,还需要做部分根管的预备。如果髓室洞形深度＜4 mm,需要向下预备部分根管以增加固位力,预备深度 3～4 mm。

(六)排龈、制取印模和灌注模型

1.排龈

常规排龈线退缩牙龈组织,减少龈沟液分泌,以便精细印模的制取。如邻颈部缺损齐龈或龈下 1.0 mm 以内,必要时进行局部牙龈切除术,以确保嵌体与颈部缺损面的密合。

2.制取印模

硅橡胶制取印模,要求印模清晰、完整。

3.用硬质石膏灌注模型

要求模型完整、工作区清晰,无气泡。

(七)嵌体冠的制作

通常是在口外模型上制作完成嵌体冠。

1.金属嵌体冠

失蜡铸造法完成。具体操作要求参照金属嵌体和铸造全冠的制作。

2.全瓷嵌体冠

多采用 CAD/CAM 技术制作完成。具体操作要求参照全瓷嵌体的制作。

3.树脂嵌体冠

多用硬质复合树脂光固加热加压完成。具体操作要求参照树脂嵌体的制作。

(八)嵌体冠设计的力学合理性

1.嵌体冠设计的特点

对于存留牙体组织少,同时伴有龈距离小的患牙,如果单纯设计环抱固位的冠修复,难以获得良好的固位力,容易出现牙冠脱落的问题。如果设计桩冠修复,修复体的固位虽然得到了解决,但不能使存留牙体组织的抗力强度增加,反而会增加牙根折裂的概率,因为桩只有增加固位的作用,没有增加存留牙体组织强度的作用,而对于这种缺损类型,嵌体冠的设计是基于将髓室洞形的固位,合理地用于弥补单纯轴壁环抱固位形的不足。既解决了修复体固位的要求,又不影响存留牙体组织的抗力强度,是一种理想的修复设计。

2.嵌体冠固位的特点

嵌体冠的固位是通过嵌体的冠内固位和全冠的冠外固位相结合的结果。嵌体和基牙轴壁间可形成很强的机械嵌合力,能够为修复体提供大部分的固位力,加之冠边缘形成的环抱固位力及黏结剂提供的黏结力,可以为修复体提供足够的固位。

3.嵌体冠抗力的特点

嵌体冠嵌入髓室内,同时覆盖牙体外部,内外形成一个整体,大大提高了患牙在行使功能时的抗力,使患牙具有更强的抗折裂能力,良好的黏结剂不仅能增强固位力,更能紧密连结修复体和基牙,使其成为一个整体有效分散缓冲咬合力,提高修复体的抗折裂强度。

4.嵌体冠的特殊应用

儿童乳磨牙龋坏导致牙体大面积缺损是儿童牙体的常见病和多发病。由于牙体缺损多,临床常规的充填方法难以获得良好的固位,充填物反复脱落的问题成为儿童牙体治疗的难题。充填治疗也不能恢复牙冠的形态、咬合关系和邻接关系,影响咀嚼功能。乳磨牙由于其特殊的解剖结构和生理发育特征,临床牙冠较短,牙根也会逐渐吸收,全冠修复效果差,也不宜设计利用根管固位的桩冠修复。儿童乳磨牙嵌体冠的修复设计,合理地利用了位于髓室内的嵌体部分固位,为修复体获得良好的固位提供了有效的保证。

(李华星)

第十六章

牙列缺损修复

第一节 固定义齿的类型

固定桥的分类方法较多,类型亦多。

一、按照修复体的结构分类

这是临床上最常用的分类方法,包括4种基本结构:双端固定桥、单端固定桥、半固定桥和复合固定桥。随着科学技术的发展,除了以上4种基本类型的固定桥,还出现了一些特殊结构的固定桥,如种植固定桥、固定-可摘联合桥、黏结固定桥等。

（一）双端固定桥

双端固定桥又称作完全固定桥,其两端都有固位体,固位体和桥体之间的连接形式为固定连接。当固定桥的固位体黏固于基牙后,基牙、固位体、桥体、连接体成为一个相对固定不动的整体,从而组成了一个新的咀嚼单位。双端固定桥所承受的力,几乎全部通过两端基牙传导至牙周支持组织。故双端固定桥不仅可以承受较大的力,而且两端基牙所承担的力也比较均匀。在固定桥的设计中,双端固定桥是一种最理想的结构形式,也是临床应用最为广泛的设计形式(图16-1)。

（二）单端固定桥

单端固定桥又称为悬臂固定桥。单端固定桥仅一端有固位体和基牙,桥体与固位体之间由固定连接体连接,另一端是完全游离的悬臂,无基牙支持。悬臂端如有邻牙,可与邻牙维持接触关系。单端固定桥承受力时,一端的基牙不仅要承受基牙所受的力,还要承受几乎全部桥体上的力,并以桥体为力臂、基牙为旋转中心产生杠杆作用,使基牙发生扭转和倾斜(图16-2)。

单端固定桥制作较简单,就位容易,但是在设计中必须注意减轻对基牙不利的杠杆作用力。临床上应严格控制其适应证:缺失牙间隙小;患者的力不大;基牙牙根粗大,牙周健康,有足够的支持力;牙冠形态正常,可为固位体提供良好的固位力时,才可以采用单端固定桥的设计。

（三）半固定桥

半固定桥两端有不同的连接体,桥体的一端为固定连接体,与固位体固定连接;另一端为活动连接体,多为栓体栓道式结构,通常栓体位于桥体一侧,栓道位于固位体一侧。当半固定桥就位后,位于桥体上的栓体嵌合于固位体的栓道内,形成有一定动度的活动连接。半固定桥一般适用于一侧基牙倾斜度大,或者两侧基牙倾斜方向差异较大,设计双端固定桥很难取得共同就位道时(图 16-3)。

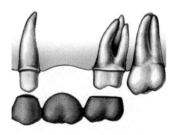

图 16-1 双端固定桥

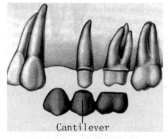

图 16-2 单端固定桥

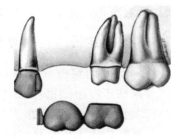

图 16-3 半固定桥

(四)复合固定桥

复合固定桥是包含上述 3 种基本类型中的两种,或者同时具备 3 种的复合组成形式。比较常见的设计是 1 个双端固定桥连接 1 个单端固定桥,或者是连接 1 个半固定桥。故复合固定桥一般包含至少 2 个或 3 个至多个的间隔基牙,包含 4 个或 4 个以上牙单位。复合固定桥的基牙可能包含前牙、后牙或者同时包含前后牙,形成一个沿牙弓弧形的长桥。在咀嚼运动中,各基牙的受力反应多数时候不一致,有时相互支持有利于固定桥的固位和支持,有时相互影响不利于固定桥的固位和支持;当复合固定桥的基牙数多,基牙离散,桥体跨度较长时,获得共同就位道是比较困难的。

(五)种植固定桥

种植固定桥又称为种植基牙固定桥或种植基固定桥。种植体由人工材料制作,经牙槽外科手术植入缺牙区的牙槽骨和颌骨内,起着人工牙根的支持作用。在种植体颈部以上的口内开放部位为基桩或基台,是供上部固定桥固位的部分。种植体和种植体支持的上部固定桥共同组成种植固定桥。种植固定桥有种植基牙支持的种植基牙固定桥;有种植基牙和相邻缺隙侧的天然牙共同支持的游离端种植基牙固定桥和中间种植基牙固定桥三类。种植基牙固定桥在缺牙间隙内至少有两枚种植体,缺牙数量增多时,要适当增加种植体数目。在牙弓的游离缺失的部位植入种植体后,用种植体和天然牙共同支持,将常规只能设计可摘局部义齿修复的病例改作游离端种植基牙固定桥,减小了义齿的体积,改善了义齿的功能,满足了患者制作固定桥的要求。在较长的缺牙间隙中植入种植体作中间基牙后,参与到缺隙两侧天然牙共同作为基牙,将长的固定桥改为复合固定桥,这种中间种植基牙固定桥减轻了两端基牙的负担。

(六)固定-可摘联合桥

固定-可摘联合桥的力主要由基牙承担,其支持形式与复合固定桥相似,固定桥的固位主要靠摩擦力或磁力,但是患者可以将固位体从基牙上自行摘戴。常用的设计形式为磁性固位义齿、附着体固位义齿和套筒冠义齿,并各具其特色。固定-可摘联合修复体的适用范围较广,临床修复效果好,但制作的技术难度较大,精度要求高。

(七)黏结固定桥

黏结固定桥通常在固位体结构上与常规的固定桥有所不同。黏结固定桥是利用酸蚀、复合树脂黏结技术将固定桥的固位体直接黏结在缺隙两侧的基牙上,其固位主要依靠黏结材料的黏结力,而预备体上的固位只起辅助的固位作用,这一点是黏结固定桥最大的特点。应用较广泛的黏结固定桥类型是金属翼板黏结桥。黏结固定桥具有磨除牙体组织少,患者易于接受;不显露金属或极少暴露金属;容易更改为其他固定桥设计等优点。不过,黏结固定桥对黏结材料的性能要求较高,对制作的精度要求亦高。

二、按固定桥的材料分类

(一)金属固定桥

目前临床应用已相对较少,主要针对咬合紧,龈高度不足的后牙修复。

(二)金属烤瓷固定桥

金属烤瓷固定桥是目前临床应用较为广泛的修复体,兼有金属材料的机械强度和陶瓷材料美观效果,前后牙皆可使用。

(三)金属树脂固定桥

在陶瓷材料应用于口腔修复之前,这类修复体是前牙修复的主要方式,现已很少应用。目前的金属聚合瓷修复体也可划入这类修复,因为"聚合瓷"是加有较多无机填料的高强度树脂材料。

(四)全瓷固定桥

为目前倡导的无金属修复体之一,具有良好的美观性和生物相容性,临床应用正日渐增多,可以采用不同的制作工艺完成。

(五)树脂固定桥

多用于临时性修复。

三、根据桥体龈端与牙槽嵴黏膜之间的接触关系分类

(一)桥体接触式固定桥

固定桥的桥体龈面与牙槽嵴黏膜接触,为临床常用类型。

(二)桥体悬空式固定桥

固定桥的桥体龈面与牙槽嵴黏膜之间保留较大的间隙,主要用于后牙区牙槽嵴吸收较为严重的患者,也见于部分种植固定义齿修复的患者。

四、按照修复体的制作工艺分类

(一)整体铸造式固定桥

一般用于后牙全金属固定桥,铸造陶瓷的修复体也可采用整体铸造的工艺完成。

(二)堆塑成形式固定桥

包括全瓷修复体和树脂修复体。多数情况下,堆塑技术与其他成形技术联合应用。

(三)CAD/CAM 固定桥

与其他固定桥的区别在于其特殊而先进的制作工艺,是集光电技术、微机图像处理技术、数控机械加工技术于一体的口腔修复体制作新技术,目前较多地应用于全瓷修复体,包括贴面、嵌体、冠及固定桥,也可用于其他材料的修复体。其特点是除牙体预备外,固定桥制作的自动化程度高、精度高,是近年研究和开发的热点。目前已有几个商品化 CAD/CAM 固定桥加工系统,虽然设备和材料较为昂贵,但具有良好的应用前景。在实际操作中,多数修复体的制作需要运用数种成形技术才能完成。

(张澄清)

第二节　固定义齿的设计要领

一、适应证的选择与把握

固定桥修复能够最大限度地恢复患者的咀嚼功能、语音功能及缺失牙的解剖形态,基本上不改变口腔原有的环境,戴用舒适,容易适应,美观,是受患者欢迎的修复方式。与可摘局部义齿相比较,固定桥基牙的牙体磨除量较大,少数患者难以接受;固定桥制作的难度较大;固定桥修复有更为严格的适应范围,并非所有牙列缺损患者都适合固定桥修复。因此,修复前必须对牙列缺损患者的口腔局部环境进行周密的检查,并结合患者的个体特点和全身情况进行综合分析,确认能否达到固定桥修复的预期效果。为此,应该严格控制其适应证,可以从以下几方面考虑。

(一)缺牙的数目

固定桥的力主要由缺牙区两侧或一侧的基牙承担,必要时将相邻牙共同选作基牙,所有基牙共同分担桥体的力。固定桥较适合于少数牙缺失的修复,或者少数牙的间隔缺失,即 1 个牙或 2 个牙缺失,由 2 个基牙支持。如为间隔的少数牙缺失,可增加中间基牙作支持。对多数牙的间隔缺失,应持谨慎态度,在有条件设计中间种植基牙时,也可以设计固定桥。若前牙的咬合力不大,中切牙和侧切牙累加达到 3～4 个时,只要尖牙的条件好,也可以设计前牙固定桥。总之,考虑缺牙的数目是防止基牙超过负荷能力造成牙周损害,导致固定桥修复失败。对于口内缺失牙太多而余留牙很少的情况下,在没有其他辅助固位、支持措施时,不能采用固定桥修复。

(二)缺牙的部位

牙弓内任何缺牙的部位,只要符合少数牙缺失,或者少数牙的间隔缺失,而基牙的数目和条件均能满足支持、固位者,都可以考虑固定桥修复。对缺牙的部位要求较为特殊的是末端游离缺失的病例。如第二、第三磨牙游离缺失的病例,要求单端固定桥修复,其桥体受力会对基牙产生杠杆作用,可以用第二前磨牙和第一磨牙同时作为基牙,基牙支持力量足够,桥体选择减轻力设计形式,设计单端固定桥修复第二磨牙。如果只用第一磨牙作为基牙,则要求基牙条件好,对颌牙为可摘局部义齿的病例,且桥体的颊舌径和面近远中径均应减小;对颌牙为天然牙或固定桥时,通常不应设计单基牙的单端固定桥。对于多个磨牙游离缺失的病例,牙槽骨条件允许种植者,可以借助种植基牙,设计种植基牙固定桥或种植基牙-天然牙联合固定桥,以解决末端游离病例固定修复的问题。

(三)基牙的条件

固定桥基牙和桥体承受的力几乎全部由基牙来承担,故基牙的条件是患者能否接受固定桥修复治疗的关键性因素,也是适应证选择中最重要的条件。

1.牙冠

理想的基牙的牙冠龈高度应适当,形态正常,牙体组织健康。临床实践中,常常遇到牙冠硬组织缺损或牙冠发育畸形者,只要不影响固位体固位形的预备,能满足固位的要求,可以作为固定桥的基牙;如果牙冠缺损面积过大、牙冠形态不良、临床牙冠过短等,均必须采取增强固位力的措施。例如牙体形态调整预备为有利于固位的形态;增加牙体的龈向垂直高度;预备辅助固位形;使用根管内桩核固位等,必要时增加基牙数目以满足固定桥的固位要求。达到上述条件的牙冠,可选作基牙。

2.牙根

基牙牙根应该粗壮并有足够的长度。多根牙的牙根有一定的分叉度最好,支持力最强。随着患者年龄的增长和牙周疾病等原因,牙根周围可能出现牙槽骨吸收,要求最多不超过根长的1/3。必须选用牙槽骨吸收较多的牙作为基牙时,应该增加基牙数。对于牙根短、小、细的病例,除使用根桩固位的措施外,也应该增加基牙数。

3.牙髓

基牙最好是健康的活髓牙。如系牙髓有病变的牙,应进行完善的牙髓治疗,并经过一定时间的观察,证实病变已治愈,不影响固定桥的效果者,可以选作基牙。经牙髓治疗后,考虑到牙体组织脆性增加,应采取桩核等措施增加牙体强度。牙髓治疗不彻底或治疗导致余留牙体组织大量减少时,不宜选作基牙。

4.牙周组织

基牙要承担自身的和桥体的力,必须要求基牙牙周组织健康。最为理想的情况是牙周无进行性炎症,根尖周无病变,牙槽骨及颌骨结构正常,牙槽骨几乎无吸收。但是在临床上很难遇到理想的状况,较为常见的是牙周无不可治愈的炎症,无病理性动度,牙槽骨虽有不同程度的吸收,其吸收最多不超过根长的1/3。牙周病患者经过综合治疗后,要求用固定桥修复少数缺失牙,条件可适当放宽,增加基牙的数目,设计类似牙周夹板的多基牙固定桥。

5.基牙位置

通常要求基牙的位置基本正常,无过度的牙体扭转或倾斜移位,以便牙体预备时,易于获得基牙间的共同就位道和少磨除牙体组织。个别严重错位的牙,征得患者同意后,可以将牙髓失活后用核冠改变牙冠轴向,并用作基牙,取得基牙之间的共同就位道。

(四)咬合关系

缺牙区的咬合关系要求基本正常,缺牙间隙有适当的龈高度,对颌牙无伸长,有良好的牙间锁结关系,缺隙侧邻牙无倾斜移位。如果邻牙倾斜,对颌牙伸长等,只要能采取措施,调磨短伸长牙,或调磨基牙倾斜面,或者改变固位体的设计,均可以制作固定桥。对于牙缺失导致咬合紊乱者,或伴有余留牙磨耗严重,垂直距离降低不能单独使用调的方法,应该在经过调、咬合板治疗后作咬合重建。对于缺牙间隙的龈高度过小的病例,一般不宜设计固定桥。患者牙列的覆𬌗关系对适应证有一定的影响,通常不适宜为重度深覆𬌗的患者设计固定桥,原因是前伸运动时,下前牙容易撞击上前牙造成创伤。对其他的深覆𬌗的病例,应结合口内情况分析,只要牙体预备能够为固位体提供足够的间隙,患者无咬合和颞下颌关节症状,就可以考虑做固定桥修复,并注意避免正中与前伸的早接触。

(五)缺牙区的牙槽嵴

缺牙区的牙槽嵴在拔牙或手术后 3 个月完全愈合,牙槽嵴的吸收趋于稳定,可以制作固定桥。缺牙区的牙槽嵴的愈合情况与拔牙时间、手术创伤范围、患者的愈合能力等有关。对缺牙区剩余牙槽嵴要求是愈合良好,形态基本正常,无骨尖、残根、增生物及黏膜疾患。临床上常有患者要求立即修复或拔牙后短期内修复,早期修复有助于患者恢复功能和美观,功能性刺激可能减缓牙槽嵴的吸收,可行暂时桥修复。随着牙槽嵴的吸收,桥体龈端与牙槽嵴黏膜之间会形成间隙,影响美观和自洁,待牙槽骨吸收稳定后,可做永久性固定桥。

不同患者牙槽嵴的吸收程度不同,不同的部位牙槽嵴的吸收程度亦不同,对适应证和设计有影响。前牙缺失牙槽嵴吸收较多时,桥体牙龈端至牙槽嵴顶通常留有间隙,或者勉强关闭间隙,但桥体牙过长,都会影响美观(图 16-4)。可用可摘式基托关闭此间隙,但是必须注意保持口腔清洁卫生;也可将过长的桥体牙颈部上牙龈色瓷,使之与邻牙的颈缘协调。后牙牙槽嵴的吸收较多时,由于对美观影响小,可以设计非接触式桥体,或者设计接触面积较小的桥体。

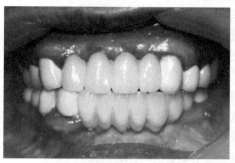

图 16-4　牙槽嵴吸收较严重,不美观的固定义齿修复

(六)患者年龄

患者的年龄对固定桥适应证的选择有一定的影响,随着临床诊疗水平的提高,年龄对适应证的影响正在逐步减小,一般说来,青年和壮年阶段是最佳年龄段,即 20～55 岁范围内。年龄过小的恒牙特点是临床牙冠短、髓腔大、髓角高,有时根尖尚未发育完全,牙的患龋率较高,在作牙体预备时容易发生意外穿髓。而老年患者经常有牙周组织退缩的情况发生,若年龄过大,牙周组织退缩明显,牙根暴露,牙周支持力下降,还可因牙的倾斜或移位较难取得共同就位道;老年患者常常伴有牙松动、颈部龋齿、重度不均匀磨耗、食物嵌塞和口腔卫生不良的不利因素,给固定桥修复带来困难和不良后果。对于老年患者个别牙缺失,牙槽骨虽有一定程度的吸收,但余留牙无或仅有轻微的动度,牙体组织健康,口腔卫生良好,也可以考虑设计固定桥。如果想要减少牙体磨除量,固位体可以设计龈上边缘形式。

(七)口腔卫生情况

固定桥是患者不能自行摘戴的修复体,虽然设计时要求固定桥能够自洁和易于清洁,但由于固定桥结构的特殊性,桥体龈端和邻间隙难于清洁。患者的口腔卫生差,牙垢沉积,菌斑集聚,容易形成龋病和牙周病,导致固定桥修复失败。为患者制作固定桥前,必须进行完善的牙体、牙周治疗。让患者认识到保持口腔清洁卫生的重要性并密切配合,形成良好的口腔卫生习惯,仍然可以进行固定桥修复。

(八)余留牙情况

在决定选择固定桥设计时,不仅要考虑基牙的健康情况,而且要考虑口内余留牙的情况,特别是在同一牙弓内。要求余留牙牙冠无伸长、下沉及过度倾斜,无重度松动,无不良修复体;牙冠无龋坏或龋坏已经治疗;无根尖周病或牙周病。对于无法保留的患牙,拔牙应纳入患者的治疗计划内并在固定桥修复前进行;一旦在固定桥修复时出现患牙去留问题,应该全盘考虑,是否继续制作固定桥或改变设计为可摘局部义齿。

(九)患者的要求和口腔条件的一致性

在适应证的选择中,应该充分考虑患者的要求,患者在较充分知晓固定桥优缺点后,有制作固定桥的主观愿望,并能接受牙体预备的全过程,能够合作,有良好的依从性,应充分考虑这类患者的要求。患者的主观愿望常和患者的口腔医学常识有关,也和良好的医患沟通有关。口腔医师应认真负责地如实介绍固定桥的相关知识,进行口腔医学的科普宣传。

二、主观愿望与客观条件的协调

口腔的局部条件是选择固定桥的决定因素,医师必须考虑患者的要求和口腔条件的一致性,是最佳适应证还是可选择的适应证,是非适应证还是绝对的禁忌证,应该明确界定。当口腔的客观条件符合患者的主观要求时,固定修复通常能够取得较好的效果;当两者发生冲突时,医师应对患者作耐心细致的解释和引导,取得患者的理解和配合,选择适宜的修复方法,而不能无条件地满足患者的任何要求,否则可能造成事与愿违的结果。固定桥修复虽然有着显著的优点,但也不能滥用,如果选择应用不当,反而会给患者带来不必要的损害。下面一些情况不宜采用固定桥修复:①患者年龄小,临床牙冠短,髓腔较大,髓角高,根尖部未完全形成时。②缺牙较多,余留牙无法承受固定义齿力时。③缺牙区毗邻牙(基牙)牙髓、牙周已有病变未经治疗时。④缺牙区的龈距离过小者。⑤末端游离缺失的缺牙数 2 个或超过 2 个时。⑥基牙松动度超过 I°时或牙槽骨吸收超过根长 1/3 者。⑦拔牙创未愈合、牙槽嵴吸收未稳定者。

非适应证或者禁忌证并非绝对不变,经过彻底治疗的牙髓病、牙周病患牙,依然可以作为基牙;经调磨伸长牙,可能解除牙间锁结;增加基牙或采用种植基牙等手段,可达到固定桥的固位的要求;牙槽嵴吸收未稳定者经过一段时间,吸收稳定后可作固定桥修复。

在临床实践中,适应证的把握是十分重要的。然而,因患者存在个体差异,口内条件各不相同,医师对适应证的掌握尺度经常有差异,通常没有一个绝对的界限,可以有最佳适应证,可接受的适应证,有一定保留条件的适应证,非适应证或者禁忌证。尽管如此,医师应站在患者的立场上,从长远考虑,掌握好适应证的尺度,而这个尺度衡量着医师的医疗技术知识和水平,甚至衡量着医师的职业道德水准。应该注意的是医师如过分放宽适应证,可能给患者带来不必要的损害与痛苦。

三、基牙的合理选择与保护

作为牙支持式的修复体,固定桥修复成功与否,在很大程度上取决于基牙的选择是否正确。基牙是固定桥的基础,基牙的健康是固定桥存在及行使功能的重要前提,不合理的固定桥设计往往首先导致基牙及其牙周组织的损伤而使修复失败。因此,保护桥基牙并维持其长期健康是固定桥设计必须遵循的原则。

保护桥基牙应从基牙的牙髓、牙体和牙周组织三方面来考虑。在基牙上设计固位体时,要根据基牙的形态及修复体所要求的固位力和支持力选择固位体的种类,尽可能少磨除牙体组织。固位体的设计应该尽可能地减少继发龋的发生,以保持其牙体组织的健康。同样,固位体的设计也应尽可能保持正常的牙髓活力,尤其是年轻患者,牙齿的髓腔较大,更应注意对牙髓的保护。桥基牙的牙周组织健康对保证修复体长期存在并行使功能是非常重要的,应该按照生物力学的原则进行设计,以保证桥基牙在功能活动中不受损害。近年来,随着理工科学的迅猛发展,各学科之间的交叉融合也日益增多,各种先进的技术和方法被引入口腔科学,不少学者进行了口腔生物力学方面的研究,并取得了大量的科学的实验结果。应用这些研究成果指导修复临床,就有可能使固定桥的设计建立在更符合生物力学原理的基础上,这对维护基牙的健康,预防疾病发生,延长固定桥的使用寿命都是十分重要的。此外,修复体的外形应该有利于自洁,对牙龈组织有功能性按摩作用,以促进基牙的牙龈和牙周健康。

基牙的主要功能是支持固定桥,负担着基牙自身和桥体额外的力,故要求基牙要有足够的支持负重能力。同时,固定桥是靠固位体固定在基牙的冠或根上才能行使功能,因此要求基牙预备体应该满足固位体的固位形要求,牙冠部或根部提供良好的固位形,所以基牙应有良好的固位作用。由于固定桥将各基牙连接成为一个整体,故要求各基牙间能够取得共同就位道。选择基牙时,应考虑以下因素。

(一)基牙的支持作用

固定桥所承受的力,几乎全部由基牙的牙周组织承担,基牙及牙周组织的健康对于固定桥的支持作用非常重要。基牙的支持能力的大小与基牙的牙周潜力有关,即与基牙牙根的数目、大小、长短、形态、牙周膜面积的大小及牙槽骨的健康密切相关。就牙根的数目而论,多根牙比单根牙支持力的能力大;牙根粗壮比牙根细小支持作用强;牙根长比牙根短的支持作用强;从牙根形态来看,分叉的多根牙比单根牙或融合牙根负重能力强,牙根横截面呈椭圆、扁圆或哑铃形时支持作用好。在具体选择时,应该考虑临床牙冠和牙根的比例,临床冠根比例若能达到 1 : 2 或 2 : 3 较为理想。冠根比为 1 : 1 时,是选择基牙的最低限度,否则需要增加基牙。

通常认为,健康的牙周组织均具有一定的牙周潜力,而牙周潜力与牙周膜面积呈正比关系,故牙周膜是固定桥支持的基础,可用牙周膜面积来衡量基牙的质量及是否能选为基牙。牙周膜的面积与牙根的数目、大小、长短、形态有关。长而粗壮的多根分叉牙,牙周膜面积大,支持能力强。临床上,要求各桥基牙牙周膜的面积总和等于或大于缺失牙牙周膜面积的总和。在应用这一原则时,还应该注意下述 3 个问题。

(1)牙周膜面积是不断变化的,当牙周退缩,或牙周袋形成时,牙周膜面积相应减小。必须正确判断不同程度牙槽骨吸收后的剩余牙周膜面积,以便作出符合实际情况的设计。特别应该注意牙周组织有一定程度退缩或者伴有牙周损害时,牙周膜面积的变化大,牙周膜受损的程度和部位与牙周膜减少的程度密切相关。牙周膜的附着面积在牙根的各部位是不相同的,单根牙以牙颈部最大,故牙颈部牙周膜的丧失会导致该牙较多支持力的丧失。而多根牙以根分叉处附着的牙周膜面积最大,因此,牙槽骨吸收达根分叉时,牙周膜面积和支持力才会有较多的损失。当牙周膜的面积减小,牙周支持组织的耐力也随之下降,牙周储备力也相应减小。

(2)牙周膜的正常厚度为 0.19~0.25 mm,此时的支持能力最大。随着咀嚼功能和牙周的病理变化牙周膜厚度会发生变化,无功能的失用牙的牙周膜变窄;有咬合创伤或松动牙的牙周膜变宽虽然不影响牙周膜面积,但是均减小了支持能力。

(3)牙周膜面积的大小并不是决定固定桥设计的唯一因素。根据牙周膜面积来决定桥基牙的数量,在临床上具有一定的参考价值,但并不能适用于所有情况。例如,3|3 的牙周膜面积之和小于 21|12 之和,当 21|12 缺失,仅以 3|3 为桥基牙作固定桥修复,按照牙周膜面积的计算,这种修复是不恰当的,必须增加桥基牙。但临床实践证明,如果前牙牙弓较平直,扭力不大,患者的咬合力不大时,而 3|3 冠根正常,牙周组织健康,咬合关系正常时,可以用两尖牙作基牙支持321|123固定桥。在单端固定桥的修复中,也不能单纯根据牙周膜面积的公式计算来确定基牙。例如,|6 的牙周膜面积大于|7,如果以|6 为桥基牙作单端固定桥修复|7,虽然按照牙周膜面积的计算是可行的,但因为单端固定桥所受的较大的杠杆力作用,必然导致修复的失败。因此在设计时,要考虑尽量减小或避免对基牙牙周健康不利的杠杆力、侧向力。

固定桥的力通过牙周膜传导给牙周组织和牙槽骨,故牙槽骨及支持组织的健康直接影响固定桥的支持作用。基牙周围骨质致密,骨小梁排列整齐,其支持力大。相反,对于日久失用或牙槽骨吸收多或牙周存在炎症的牙,均因支持力减弱不宜选作基牙;如果必须作基牙,应经过相应的治疗后,再慎重选用,并在该侧增加基牙。固定桥设计一般有3个基本类型:双端固定桥、单端固定桥和半固定桥。在条件许可时,应尽可能采用双端固定桥。一般来说,两个健康基牙可以恢复一个缺失牙的生理功能。但若缺失牙较多,或基牙的条件不够理想,或各基牙条件悬殊,要决定基牙的数目就比较困难。单端固定桥由于其缺乏平衡的支持,基牙受到较大的旋转力,容易造成基牙牙周的损害应慎用。后牙游离端缺失的单端固定桥修复,桥体长度不应超过一个牙单位,否则再多的基牙也不能获得良好的远期效果(图 16-5)。

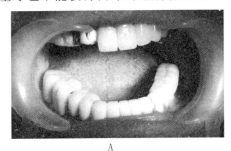 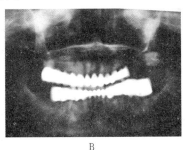

A   B

图 16-5　失败的后牙单端固定桥修复

当固定桥基牙支持力不足时,可以增加桥基牙的数目,以分散力,减轻某个较弱桥基牙的负担。原则上,增加的桥基牙应放在较弱的桥基侧,才能起到保护弱桥基牙的作用。如|6 缺失,用|57 作桥基牙的双端固定桥,若|5 牙周情况稍差,为了减轻基牙|5 的负担,而增加|4 为桥基牙,形成三基牙固定桥。也有采用力比值的方法来判断基牙的支持力,并据此选择基牙和确定基牙数目。但无论以何种方式确定基牙的支持力,必须遵循的原则是:桥基牙负重的大小应以牙周支持组织能够承担的限度为依据,维持在生理限度以内,即牙周储备力的范围内,这样才有维持牙周组织健康的作用。若其负担超过了生理限度,将会损害牙周组织健康,进而导致固定桥的失败。这是固定桥设计中的一条重要生理原则。

造成固定桥失败的原因很多,最常见者是桥基牙负担过重逐渐松动,或固定桥的固位不良,固位体松动脱落。因此,在临床上对桥基牙的选择,桥基牙数量的决定和固位体的设计十分重要。在设计中既不能盲目增加桥基牙,也不能让桥基牙超负荷工作,还必须注意少磨除牙体组织,保护牙髓及牙体组织的健康。设计中还要考虑使各基牙受力平衡,力分布均匀,使固定桥的设计符合生物力学的原则。总之,应结合患者的实际情况,全面考虑桥基牙的健康、缺失牙的部位、咬合关系、桥的形式、患者的咀嚼习惯等有关情况,综合分析,以判断桥基牙的支持能力,作出合理的修复设计。

(二)基牙的固位作用

基牙良好的固位作用不仅可以对抗固定桥功能运动中的脱位力,而且对基牙的健康也是至关重要的。固位作用与基牙的牙冠形态有密切关系,使用根内固位方式时,与牙根有一定的关系。基牙牙冠必须有足够的牙体组织、适当的形态和良好的牙体结构,为固位体提供固位形。基牙牙冠的形态和结构与固位体的固位形和抗力形有密切关系。通常,牙冠长、体积大可增大基牙预备面和固位体的接触面积,并能获得辅助固位形以增加固位力。牙冠短小或畸形,例如锥形牙冠,固位效果不好。牙体组织结构正常,固位体固定在坚实的牙体组织上,不仅固位作用好,抗力作用亦好,不易引起牙体组织折裂。相反,钙化不良或釉质发育不全的牙,其组织结构松软或残缺,容易磨损导致牙冠高度降低,对固位体的固位形和抗力形都有影响。此外,容易发生继发龋,导致固位体的松动,进而造成牙髓病变,最终可能导致固定桥的失败。

对于龋病引起的牙冠大面积缺损牙,应在去净龋坏组织后,根据牙冠剩余牙体组织的情况来判断能否用作基牙。有时需要先治疗和填充后,才能满足固位体的固位形要求。如果龋坏已损及牙髓,必须经过彻底的牙髓或根管治疗,用桩核恢复缺损的牙体组织形态。如果系其他原因所致缺损牙,填充后不影响固位体的固位形者,可直接选作基牙;否则将在治疗后用桩核固位和恢复冠部外形。对于严重磨耗、磨损牙,牙尖高度降低,咬合接触紧密,牙本质暴露或已接近牙髓的牙,在牙体预备时,磨出固位体面的间隙相当困难,而且牙冠轴面高度不足,固位体的固位力和抗力均不足,是否能作基牙要慎重考虑。既保证足够的固位力又能保持牙髓的活力最好,否则作牙髓失活,以便取得辅助固位形,才能选作基牙。基牙最好是活髓牙,有正常的代谢能力和反应能力,以维持牙体组织的健康。如果患牙已经过完善的牙髓治疗或根管治疗,牙体组织因失活而逐渐变脆,容易出现牙尖折裂。对无髓基牙的固位形设计,除采用充填材料填充恢复牙冠外形外,必要时应采取固位钉或桩核增强固位,保护基牙受力时不会折裂。对基牙牙冠几乎完全缺损的根内固位者,要求牙根粗大,有足够的长度,能提供良好的根桩固位形,且要经过完善的根管治疗。

在有条件时,可根据患者的具体情况考虑用种植体作桥基进行固定义齿修复,但对于能否联合使用天然牙与种植体进行固定桥修复,存在不同的观点。在开展种植体修复较早的北美部分国家,目前主张不采用联合应用的固定桥修复,其理由是种植体与牙槽骨为骨性结合,没有动度,而天然牙是由牙周膜将其与牙槽骨连接在一起的,有一定的动度,天然牙与种植体联合应用时受力不均衡,无论对天然牙还是种植体都是有害的,而最终导致修复的失败。而目前国内仍有采用天然牙与种植体联合应用的固定桥修复,认为种植体能起到良好的辅助固位和支持作用,使固定桥修复的适应证范围扩大,且有较长期的成功病例作为支持。固位体足够的固位力是固定桥成败的关键因素,而不同结构的固定桥对固位力的要求不一定相同。为基牙设计固位力时,除考虑基牙自身的条件外,还应考虑固定桥本身对固位力的要求。这些要求包括固定桥的类型、力的大小、桥体的跨度、桥体的弧度、固定桥的材质等。当患者的力越大,桥体跨度越大,桥体弧度越大时,对基牙的固位力要求越高。

(三)基牙的共同就位道

因固定桥的各固位体与桥体连接成为一个整体,固定桥在桥基牙上就位时只能循一个方向戴入,所以各桥基牙间必须形成共同就位道。在选择基牙时,应注意牙的排列位置和方向,这与牙体预备时能否获得各桥基牙的共同就位道有密切关系。在一般情况下,只要牙排列位置正常,顺着各桥基牙的长轴方向作牙体预备,即可获得共同就位道。对有轻度倾斜移位的牙,可适当消除倒凹,或稍微改变就位道方向,便可获得共同就位道。对于严重倾斜移位的牙,为了求得共同就位道,必须磨除较多的牙体组织,这样容易造成牙髓损伤而且严重倾斜的牙,力不易沿着牙长轴传导,牙周组织易受创伤。但近年来,经光弹性实验证明,桥基牙倾斜在 30°角以内者,在固定桥修复后,尚可改善倾斜桥基牙的应力状况。可见基牙倾斜度在一定范围内仍然可以选作基牙。

对于倾斜移位的牙,如果患者年轻,在有条件时最好先经正畸治疗改正牙位后,再选作桥基牙;或者选择适当的固位体设计,使牙体预备时既能取得共同就位道,又不至于损伤牙髓,并在另一端增加桥基牙以分散力仍可选作桥基牙。如向舌侧倾斜的下颌磨牙,固位体可设计为暴露舌面或部分暴露舌面的部分冠,既可求得共同就位道,又可尽量少磨牙体组织。对于错位严重的牙,如果已影响牙体预备,则不宜选作桥基牙。当缺失牙的情况复杂时,如缺牙较多或有间隔缺牙需要选用多个桥基牙时,应先取研究模型,在导线观测仪上设计就位道。在考虑共同就位道的同时,必须注意尽量少切磨牙体组织,又要考虑排牙的美观效果,调整缺隙的大小。总而言之,在求得桥基牙的共同就位道时,不能为此而损伤基牙的牙髓和牙周组织,并以此作为取舍桥基牙的重要参考因素。

目前,随着修复技术的提高,固定义齿修复的适应证范围有所扩大,临床上有很多固定桥的设计是前面提到的三种基本类型的组合,可称为复合固定桥。有时固定桥的跨度可达全牙弓,这种分布对基牙的支持、固位及共同就位道都有所影响。

四、固位体的设计

固位体是固定桥中将桥体连接于桥基牙上的部分,它借黏结剂固定在桥基牙上。固位体能抵御各种外力,并将外力传递到桥基牙及其支持组织上,同时保持本身的固定,不至于因外力而松动脱落,这样才能很好地发挥固定桥的功能。因此,它是固定桥能否成功的重要因素之一。

(一)固位体设计的一般原则

(1)有良好的固位形和抗力形,能够抵抗各种外力而不至于松动、脱落或破损。

(2)能够恢复桥基牙的解剖形态与生理功能。

(3)能够保护牙体、牙髓和牙周组织的健康,预防口腔病变的发生。

(4)能够取得固定桥所需的共同就位道。

(5)固位体的美观要求以烤瓷固定桥修复前牙缺失,多采用全冠固位体,固位效果好美观,坚固耐用,不仅可以较好地修复缺失牙,对桥基牙的颜色、外形、排列等都可加以改善。

(6)固位体材料的加工性能、机械强度、化学性能及生物相容性良好,经久耐用,不易腐蚀和变色,不刺激口腔组织,无毒性。

(二)固体位的分类

固位体一般分为 3 种类型,即冠外固位体、冠内固位体、根内固位体。

1.冠内固位体

冠内固位体即嵌体固位体,因其固位力差,外形线长,容易产生继发龋。对活髓牙来说,嵌体洞形的预备因需要一定的深度易伤及基牙的牙髓;对死髓牙而言,嵌体起不到应有的保护作用,因此目前临床上已很少采用嵌体作固位体。但如果桥基牙已有龋坏,在去净龋坏后,只需将洞形稍加修整,且缺牙间隙小、咬合力小或对固位体的固位力要求不太高,也可考虑选用嵌体作固位体。此外,嵌体还可以向面和轴面扩展,形成"嵌体冠",利用冠内、冠外联合固位形以满足固位力的要求。

2.冠外固位体

包括部分冠与全冠,这是固定桥最多采用,也较理想的一种固位体。其固位力强,牙体切割浅,能够满足美观的需要,能较好地保护桥基牙牙体组织,适应范围广。传统的部分冠包括金属铸造 3/4 冠和锤造开面冠,不过,随着口腔修复技术的发展,目前已不再采用锤造开面冠。部分冠磨切牙体组织较全冠少,其固位力较嵌体强。前牙 3/4 冠暴露唇面,可选作前牙固位体,但因其达不到理想的美观效果,目前已应用较少。3/4 冠也可在金属修复中作后牙固位体,特别是前磨牙。对于某些倾斜基牙,部分冠更易取得共同就位道。

全冠固位体包括铸造金属全冠、金属塑料全冠、金属烤瓷全冠、全瓷冠。全冠固位体因为覆盖桥基牙的各个牙面，其固位力最强，对桥基牙短小、缺失牙多、桥体跨度长、承受力大者，全冠是最适合选用的固位体。全冠固位体对于无牙髓活力的桥基牙还有保护作用，并能同时修复基牙的缺损。铸造金属全冠因其金属的颜色对美观会有影响，所以主要用作后牙固位体，一般不用于前牙与前磨牙。目前，前牙与前磨牙应用较多的是金属烤瓷全冠固位体和金属塑料全冠固位体，不仅固位力强，且美观效果好，既可作为前牙桥的固位体，也可一并修复桥基牙的变色、釉质发育不全、畸形和缺损等。全瓷冠固位体由于其强度已有较大改善，目前应用已逐渐增多，但因其需要磨除的牙体组织相对较多，适应证还需严格把握。

3.根内固位体

根内固位体即桩冠固位体。其固位作用良好，能够恢复牙冠外形，符合美观要求。根内固位体主要用于经过完善根管治疗的死髓牙。对于某些牙位异常，且没有条件作正畸治疗的患者，可通过根内固位体改变牙的轴向，以此增进美观。目前，因为烤瓷修复技术的发展，根内固位体一般与全冠固位体联合使用，即将根内固位体做成桩核，再在桩核上制作全冠固位体，这样可更容易地获得共同就位道。

（三）影响固位力的因素

固位体与单个牙修复体不同，它要承担比单个牙修复体更大的力，且受力的反应也与单个牙不同，故要求更大的固位力。固位体固位力的大小，取决于桥基牙的条件、固位体的类型及牙体预备和固位体制作的质量。

1.基牙形态对固位力的影响

由于通常采用冠外固位体，只要基牙的牙冠长大、牙体组织健康、咬合关系正常者，能够获得较大的固位力；反之，牙冠短小、畸形、牙体组织不健康或牙体组织缺损，都可以影响其固位力。在此情况下，应选择固位力较大的固位体，如全冠固位体。对于根内固位体，牙根粗长、牙体组织质地坚实的基牙能够获得较大的固位力。

2.固位体的类型对固位力的影响

固位体的类型对固位力的影响很大，一般情况下，全冠的固位力大于部分冠，部分冠的固位力大于嵌体。在选用部分冠作固位体时常需要加辅助固位形，以增强固位力，如切沟、邻轴沟、针道等。嵌体的固位效果最差，在需要时也应考虑增加辅助固位形，或采用嵌体冠，以满足固位和抗力的需要。根内固位体由于桩核的种类较多，其固位力的大小也不同，通常铸造金属桩核的固位力较成品桩核的固位力更大。

3.固位体的制备对固位力的影响

全冠固位体的固位力与基牙轴面的𬌗向聚合度有关，基牙牙体预备时，如果向聚合度过大，固定桥容易发生向脱位。为保证固位体有足够的固位力，又有利于固定桥的戴入，在所有基牙的轴壁彼此平行的前提下，要求向聚合角度不超过5°角。尖牙呈菱形，邻面短小时，邻轴沟的长度受限，可将远中切面适当向唇面延伸，或者在尖牙的舌隆突上加一针道，以增强固位力。嵌体固位体的固位力较差，要求洞形有一定的深度，点角和线角清晰，洞轴壁的龈向聚合度宜小，必要时增加辅助固位形，或采用高嵌体固位体的形式。

4.双端固定桥两端固位力的平衡

双端固定桥两端桥基固位体的固位力应基本相等，若两端固位力相差悬殊，则固位力弱的一端固位体易松动，而固位力强的一端固位体又暂时没有脱落，患者不易察觉，其后果往往是松动端桥基牙产生继发龋,甚至损及牙髓,而固定端的基牙的牙周组织往往也受到损害。因此,固定桥两端的固位力应基本相等,若一端固位体的固位力不足时,首先应设法提高固位力,必要时增加桥基牙,以达到与另一端固位体的固位力相均衡。单端固定桥由于杠杆力的作用,且固定端承担了全部力,故对固位体的固位力要求高,应特别重视。

5.固定桥的结构和位置等对固位力的影响

固定桥的形态结构不同对固位力的要求也有所不同,固位体固位力大小设计应与力的大小、桥体的跨度及桥体的弧度相适应,桥体跨度越长、弧度越大、力越大者,要求固位体的固位力越大,必要时可增加基牙数来增加固位力。此外,固定桥的刚度越小,变形性越大,对固位体的固位力要求越高。固定桥在牙弓中所处的位置不同,其承受的咬合力的大小和方向是不同的,对固位力的影响也不同。总之固位体的固位力大小应适合固定桥的需要。

6.固位体的就位道

固位体的就位道影响固位力的大小,因此在设计时可以利用制锁作用来提高固位力。固定义齿的共同就位道不仅取决于基牙的形态、位置和排列,还取决于固位体的设计。在选择固位体时,必须考虑各固位体之间应有共同就位道。一般而言,获得共同就位道的难度以全冠固位体最大,部分冠次之,嵌体最小。在使用根内固位体时,如果直接用桩冠作固位体,因其易受根管方向的限制,很难通过预备的方式与其他基牙求得共同就位道,此时可先做核桩,当其固定在根管内以后,再于核上设计制作全冠固位体。此法的优点是,在桥基牙的核形上预备全冠固位体比在根管内预备桩道固位体更容易取得共同就位道。当一端基牙颊舌向倾斜,全冠固位体不易求得共同就位道时,可将倾斜端的固位体设计为部分冠,将倒凹大的一面作适当的暴露。

(四)固位体的边缘设计

对于全冠固位体而言,边缘即颈缘,其伸展的范围视桥基牙的条件和修复体对固位力要求的大小而定。对于牙冠短小的基牙,固位体的边缘应尽可能向根方延伸,因为固位体边缘越向根方伸展其固位力越大。当然,这种延伸是以不损伤牙周组织为前提的。对于牙颈部明显缩小的牙,或牙周有一定退缩的基牙,固位体边缘的延伸意味着要磨除较多的牙体组织,如果牙冠比较长大,则不必把固位体的边缘延伸至龈缘处。对于前牙来说,固位体的唇面一定要延伸至龈缘下,这样才能保证美观的效果。部分冠的边缘线在前牙不能伸展到唇面,以免影响美观。冠内固位体的边缘应延伸到自洁区。

(五)固位体对基牙的修复和保护

1.一并修复桥基牙的缺损

若桥基牙有缺损和畸形,在设计固位体时应予以一并修复,若牙冠已有充填物,固位体应尽量将其覆盖,这样可防止充填物的脱落。

2.防止桥基牙的牙尖折裂

固位体的设计应防止桥基牙产生牙尖折裂,冠外固位体因牙的面完全被覆盖,不易发生牙尖折裂,而冠内固位体则应该注意在面的扩展,适当降低牙尖高度,并将其覆盖,从而避免发生牙尖折裂。另一方面,全冠固位体虽能有效地保护基牙的牙体组织,但在某些情况下,需要与根内固位体联合应用,例如没有牙髓的前牙及前磨牙,在全冠修复的牙体预备后,其颈部牙体组织很脆弱,尤其是有楔状缺损的牙,修复体及基牙容易从牙颈部发生折断。因此,全冠固位体修复前在髓腔用桩加强是很重要的。应用断面较低的残根作基牙时,固位体在颈部应对残根有一个箍的保护作用,以防止残根的纵折。

（六）特殊桥基牙的固位体设计

1.牙冠严重缺损牙的固位体设计

此类牙多为死髓牙或残根，只要缺损未深达龈下，牙齿稳固，应尽量保留。先进行彻底的根管治疗，在根管内插入并黏固桩，用银汞合金或复合树脂充填形成核形，再在其上制作全冠固位体。前牙可先做金属铸造核桩，再做全冠固位体。

2.牙冠严重磨耗牙的固位体设计

在临床上常见患者的磨牙因磨耗变短，如果作常规的全冠牙体预备，面磨除后则会使牙冠变得更短，固位力下降。对于这类牙的处理有两种方法，如果是活髓牙，可只预备各轴面，设计制作不覆盖面的开面冠，但这类固位体要求有性能良好、不易溶解的黏结剂。如果基牙是死髓牙，经过根管治疗后，可从面利用髓腔预备箱状洞形，设计成嵌体冠固位体，利用箱状洞形增加固位力。

3.倾斜牙的固位体设计

对于无条件先用正畸治疗复位的基牙，可以改变固位体的设计，以少磨除牙体组织为原则来寻求共同就位道。如临床上常见下颌第一磨牙缺失后久未修复，造成第二磨牙近中倾斜移位。当倾斜不很严重时，在牙体预备前仔细检查设计，使倾斜牙与其他桥基牙一道按最适合的共同就位道进行预备，其原则是不损伤牙髓，尽可能少磨除牙体组织。如做全冠固位体牙体预备时，因为牙的倾斜，其近、远中的垂直轴面都较短，即使在远中面向龈方延伸，固位作用仍有限，而且易在龈端形成台阶。此时可作成不覆盖远中面的改良 3/4 冠固位体，在颊、舌侧轴面预备出平行轴沟，以增强固位。如果磨牙倾斜比较严重，还可设计为套筒冠固位体。其方法是，先按倾斜牙自身的长轴方向进行牙体预备，制作内层冠，将内层冠的外表面做成与其他桥基牙有共同就位道的形态，最后按常规完成固定桥。先黏固内层冠，再黏固固定桥。固位体（即外层冠）的边缘不必伸至龈缘，因内层冠已将牙齿完全覆盖。当然，有时出于美观需要，也要求外层冠覆盖到龈缘。

近年来，由于黏结技术的迅速发展，对于严重倾斜的桥基牙已有采用少磨牙体组织的黏结固定桥予以修复，即采用金属翼板固位体，由颊舌方向分别就位，并与桥体面部分组合而成。但这类黏结桥需要拓宽足够的邻间隙，才有利于自洁作用。

五、常规及特殊条件下的固定义齿设计

牙列缺损患者口腔局部条件的差异较大，根据固定桥的适应证范围，结合患者的具体情况，如基牙条件、缺牙数目、缺牙的部位、余留牙情况、缺牙区牙槽嵴的情况等，进行综合分析，在此基础上制定修复治疗方案。对于已经确定作固定桥修复的患者，必须确定最适当的固定桥设计。在固定桥类型中，双端固定桥支持的力大，两端基牙承受力较均匀，对牙周健康有利，如果无特殊情况，应尽量采用双端固定桥。由于固定桥共同就位道的获得存在不同的难度，能够采用短固定桥时，尽量不设计复杂的长固定桥。单端固定桥桥体受力时基牙接受扭力，故应严格掌握适应证，慎重选用该设计。中间种植基牙的应用，将长固定桥变为复合固定桥，减轻了基牙的负担。种植基牙的应用，使游离缺失也可以设计天然牙-种植体联合固定桥。随着附着体在临床的应用增多，对某些牙列缺损，固定-可摘联合桥为另一种可采用的设计。

在不同的固定修复设计中，尽管有些方案更加完善，但是受限于患者的各种条件，不一定能够成为最终选择的设计，修复医师需要在掌握原则的前提下，结合患者口内的具体情况综合考虑而定。

(一)固定义齿修复类型的设计

1.单个牙缺失

一般有较好的条件选择双端固定桥的修复,如果基牙条件理想,在单个牙游离缺失的病例中,还可以考虑单端固定桥修复。考虑到对基牙和余留牙的保护,在具备条件时,种植修复应该是首选的方法。

2.两个牙的连续缺失

对基牙的支持和固位力要求相对更高,有时需要通过增加基牙的方法来保证支持力和固位力。发生在前牙或前磨牙的连续缺失,通常可以用两个基牙修复两个缺失牙,但如果是磨牙缺失,通常需要增加基牙。磨牙的游离缺失达两个牙,则不能采用常规的固定桥修复,只有在配合种植的前提下,才能以固定义齿修复。

3.两个牙的间隔缺失

对于间隔缺失的牙,既可以是双端固定桥,也可设计为复合固定桥,如果间隔的余留牙在两个牙以上,尽可能设计为两个双端固定桥,应尽量避免长桥的设计。跨度过长的固定修复体在制作、受力、维护、后期治疗等方面都有一定困难。

4.三个牙或多个牙缺失

发生在牙弓后段的 3 个牙连续缺失,一般不考虑设计固定桥修复。多个切牙连续缺失,如果咬合关系正常,缺隙不大,在尖牙存留,且牙周条件良好时,可设计以尖牙为基牙的双端固定桥;如果咬合紧力大,尖牙支持和固位均不足,应增加前磨牙为基牙设计双端固定桥。

(二)固定义齿修复材料的选择

1.金属固定桥

修复体用金属整体铸造而成,机械强度高,桥基牙磨除的牙体组织相对较少,经高度抛光后表面光洁,感觉舒适。其缺点是不美观,故只能适用于比较隐蔽的后牙固定桥,特别适宜于后牙区失牙间隙缩小或龈距离小的情况,也适宜于基牙牙冠较短的病例。虽然其适用范围小,但在某些情况下仍不失为一种有效的设计。

2.非金属固定桥

主要包括全塑料和全瓷固定桥。塑料固定桥因材料硬度低,易磨损,化学性能不稳定,易变色,易老化,对黏膜刺激较大,故一般只用作暂时性固定桥,其优点是制作方便。目前虽有一些新型树脂材料投入临床应用,但一般也限于制作短期的固定桥修复体。全瓷固定桥硬度大,化学性能稳定,组织相容性良好美观,舒适。随着口腔材料研究的进展,陶瓷材料的强度特别是韧性得到很大程度的提高,全瓷固定桥已较广泛地用于临床,特别是用于前牙的修复。

3.金属烤瓷固定桥

金属烤瓷固定桥是目前临床应用最广的一种固定修复体。金属部分可增加修复体的机械强度,并加强桥体与固位体之间的连接。陶瓷材料能恢复与天然牙相协调的形态和色泽,满足美观的要求。由于这种修复体兼有金属与非金属的优点,故为临床上广为采用,对前、后牙都适用。

(三)固定义齿修复的补设计

固定修复体恢复的力与咀嚼功能,主要取决于修复体的面设计。修复体的面是其咬合功能面,即上前牙的切嵴和舌面,以及下前牙的切嵴和后牙的面。面形态恢复是否合理,直接关系到固定桥的咀嚼功能。面的恢复应从以下几方面考虑。

1.𬌗面的形态

𬌗面的形态应根据缺失牙的解剖形态及与对颌牙的咬合关系来恢复。面的尖、窝、沟、嵴都应与对颌牙相适应,在恢复咬合关系时,咬合接触点应均匀分布,并使接触点的位置在功能尖部位,尽量靠近桥基牙面中心点连线。适当降低非功能尖的高度,以减小固定桥的扭力。切忌前伸或侧向的早接触。有研究表明,正常牙齿牙周膜对垂直力与侧向耐力的比值为 3.49：1。

2.𬌗面的大小

咬合面的大小与咀嚼效能有关,也与基牙承担的力大小有关。为了减轻基牙的负担,保持基牙健康,常需要减小力,要求桥体的面面积小于原缺失牙的面面积,可通过适当缩小桥体面的颊舌径宽度和扩大舌侧外展隙来达到此目的。桥体面颊舌径宽度一般为缺失牙的 2/3;基牙条件差时,可减至缺失牙宽度的1/2。一般来说,若两基牙条件良好,桥体仅修复一个缺失牙,可恢复该牙原𬌗面面积的 90% 左右;修复两个缺失牙时,可恢复原缺失牙面面积的 75%,修复 3 个相连的缺失牙时,可恢复此三牙原𬌗面面积的 50% 左右。在临床设计时,这些数值仅作参考,还需结合患者的年龄、缺牙部位、咬合关系等具体情况灵活应用。减少力,减轻基牙负担的措施除了减小桥体的颊舌径外,还可以加大桥体与固位体之间的舌外展隙,增加食物的溢出道,减小面的牙尖斜度等。对于单端固定桥,由于其杠杆力的作用,面减径以减小力更是必要的措施,可在近远中向和颊舌向各减径 1/3～1/2。

3.固定义齿修复的𬌗重建

无论是何种牙的修复都会涉及重建的问题。固定桥修复,特别是多个牙单位的长桥修复,重建是十分重要的,通过面整体的位置和形态的设计完成。对于前牙而言,可以通过固定桥修复,建立新的关系,以增进和改善美观等功能。对于后牙而言,可以通过固定桥修复,建立新的曲线和有利的咬合关系。

六、固定修复设计中的美学要点

固定桥修复的设计中,美观设计是十分重要的,尤其是前牙固定桥修复。修复体的美观效果主要与修复体的形态、色泽及其与口腔组织的协调性有关。前牙的非对称性修复对修复的协调性要求更高。

(一)美学修复材料的选择和应用

选用美学修复材料是获得理想美学效果的基本条件。随着人们审美要求的提高和美学修复材料的发展,口腔修复体正向着自然逼真、美观、舒适的方向发展。口腔固定修复经历了从金属全冠到开面冠、3/4 冠,从开面冠、3/4 冠到塑料全冠,从塑料全冠到金属烤塑、烤瓷冠、全瓷冠的变化过程。在这些修复材料中,陶瓷材料由于具有良好的生物学性能和美观的修复效果,成为主流材料。非贵金属烤瓷修复是目前临床应用最广泛的修复方式,具备陶瓷美观、生物相容性好及强度高的优点,但易出现颈缘层次不清楚、颈缘灰线、金属底层影响瓷层颜色再现的问题。近年来,贵金属烤瓷和全瓷材料发展很快,可明显改善固定修复的美学效果。全瓷冠桥的制作技术有粉浆涂塑和渗透玻璃陶瓷技术、热压铸陶瓷技术、CAD/CAM 机加工技术、CAD/CAM 机加工和渗透复合技术。为了模仿天然牙的层次感,全瓷冠桥一般为多层次的制作方法,即用上述各种方法完成高强度全瓷基底冠或者桥架后,再分层涂塑饰面瓷,易于成形,同时减小修复体表面硬度,避免过多地磨耗对颌牙。

(二)固定修复与牙龈美学

牙龈美学是固定修复美学的重要组成部分,健康的牙龈是获得理想牙龈美学的前提基础,特别是在前牙,牙龈的美观性显得尤为重要。

1.修复材料对牙龈的影响

临床上使用的非贵金属烤瓷修复体多采用镍基合金,除易引发牙龈炎症外,牙龈变色的情况也常有发生。色差仪分析显示,变色牙龈的明度值和饱和度降低,颜色变得紫红,尤其是边缘龈和龈乳头的改变更显著。

金属烤瓷冠修复后牙龈变色的原因一直存在争议,一部分学者认为是基底冠中的镍、铬和铝瓷竞争形成氧化物经光线折射所致;而部分学者认为是底层冠中的镍、铬在电化学的作用下析出、聚集并进入牙龈,导致牙龈变色;还有人推测可能是修复体颈部悬突刺激或损伤引发炎症所致。有研究发现牙龈变色时牙龈组织结构发生了改变,牙龈组织存在明显炎症反应,且与时间存在明显正相关,变色牙龈的吞噬细胞发生凋亡,机体的免疫防御系统受到破坏,并促进了自由基的产生,最终在自由基代谢失衡下引发牙龈变色。还有一种牙龈染色现象是可逆的,即金瓷冠粘戴后,游离龈发生变色,冠取下后,牙龈色泽又恢复正常状态。常用的非贵金属不透光,若唇侧龈缘处的牙体预备不足或不规范,基牙游离龈就会呈现出暗色,这是由于游离龈的光透性及金属底层冠对牙根的阻光作用造成的。可采用瓷边缘技术或选择耐腐蚀的材料覆盖金属边缘,抑制金属氧化物的溶解、析出,同时遮盖金属黑线。非贵金属的腐蚀防护包括在冠内壁涂饰金粉,在颈缘烧制金泥、沉积镀金等。

贵金属合金用于烤瓷修复可减少因金属离子析出而造成的牙龈毒性和变色。贵金属含量增多有利于耐腐蚀性的提高,金铂合金、金钯合金最常用于金瓷冠的制作。

2.修复技术对牙龈的影响

修复治疗与牙周健康密切相关,在修复前应获得最佳的牙龈状态,同时在修复中应以最小的创伤来维持修复牙齿周围正常健康的牙龈外貌。

(1)修复前的牙龈预备:修复前首先要对基牙及失牙区的牙龈健康状态进行评估,对患有龈炎或牙周疾患的应先予治疗以恢复健康。其次应对牙龈作修复美学的评估,对于影响修复美感的牙龈作相应的修整和处理。如对牙龈增生者可行龈成形术,以恢复牙龈的波浪状曲线美;对轻度牙龈退缩者,可适当调整邻牙的牙龈曲线,也可将修复体颈缘设计成龈色或根色,以达到视觉上的和谐;对一些不愿做正畸治疗患者的错位牙和扭转牙,可通过牙龈成形术,以改善牙龈缘曲线或调整牙面长宽比例使之协调;对失牙区牙槽骨缺失较大的可考虑在修复前行牙槽骨重建术或在桥体部分设计义龈,重建和谐自然的龈齿关系。

(2)龈边缘线的设计:修复体龈边缘的位置关系到牙龈的健康与美观。有学者对不同边缘位置的金瓷冠分析表明,冠边缘位于龈下时,龈沟内酶活性均提高,龈下边缘会使牙周组织发生炎症反应,出现细胞营养障碍,细胞渐进性坏死等变化,唾液成分的改变也会进一步加强底层金属的电化学腐蚀。

有调查显示,在微笑时大约有67%的人会显露牙龈,在大笑时这一比例将提高到84%。尽管修复体龈下边缘线对牙周健康不利,但临床上在进行前牙的瓷修复时常常倾向采用龈下边缘线,以期获得美观效果,而龈上边缘线仅仅适用于牙龈退缩、牙冠轴面突度过大的后牙修复。

采用龈下边缘线时操作中应注意以下几点。①牙体预备:要求冠边缘和附着上皮间保持1 mm或更大的距离,应避免损伤牙龈及上皮附着,因为龈沟内面上皮的损伤可能改变游离龈的高度,使冠边缘外露或出现颈缘"黑线"影响美观。同时,为提供瓷料的美观厚度及避免颈缘悬突对牙龈的刺激,唇颊侧颈缘需磨除 1 mm 的肩台宽度。②在牙体预备过程中,机械刺激会导致牙龈组织中成纤维细胞和内皮细胞明显增生,并出现一过性的血管扩张。Ito H 认为牙体预备时有时会伤及牙龈,金属核上的金属残渣有可能移植入牙龈引起着色。Sakai T 等发现金属离子可影响黑色素细胞的新陈代谢并诱导黑色素细胞渗入牙龈组织结构表面,从而发生病理性色素沉着。③排龈线的应用:牙体预备前就应将排龈线放于龈沟内,使牙龈暂时向侧方或根方移位,减少操作时对龈组织的损伤。另外,取模时应再次使用排龈线,这有助于控制龈沟液渗出及出血,暴露龈下边缘线,且有利于印模材料的充盈。④暂时修复体:暂时修复体是在完成永久修复前维持牙龈位置形态并保护牙髓、保持预备空间的措施,同时,作为最终修复体的导板,其外形、大小、形态和边缘放置都将为最终修复体的制作提供参考,暂时修复体质量的好坏直接影响最终修复体的牙龈反应程度。0.2 μm 的粗糙度是塑料表面有无细菌黏附的界限,常规的抛光处理很难达到如此的光洁度,所以塑料表面通常都有细菌黏附。暂时修复体必须与牙体边缘密合,表面光滑,应避免其边缘压迫牙龈,以致牙龈退缩,使用时间不宜超过 2～3 周。

(3)固位体龈边缘的制作要求:为维护牙龈的健康美,瓷修复体必须具备良好的适合性,要求其龈边缘与患牙衔接处形成连续光滑一致的面,避免形成任何微小的肩台。修复体还应恢复生理性外展隙,便于牙龈的自洁和生理性按摩,同时也应恢复好邻接触点,以避免食物嵌塞引起牙龈炎症,桥体尽量采用轻接触的改良盖嵴式设计,修复体应光滑,防止菌斑附着,对牙龈产生刺激。

(三)固定义齿的外观

(1)设计固定义齿外观时,应根据患者的年龄、性别、职业、生活习惯及性格特点等来决定修复体的形态、排列、颜色和关系等,并适应个体口颌系统生理美、功能美的特点。修复体的轴面应具有流畅光滑的表面、正常牙冠的生理突度,以利修复体的自洁、食物排溢及对龈组织的生理按摩作用。良好的邻面接触关系不仅符合美观要求,也有利于防止食物嵌塞,维持牙位、牙弓形态的稳定。面形态的恢复不能单纯孤立地追求解剖外形美,而应与患牙的固位形、抗力形以及与邻牙、对颌牙的面形态相协调。面尖嵴的斜度及面大小应有利于控制力,使之沿牙体长轴方向传递。在固定修复时,对高位微笑和中位微笑的患者,还必须注意处理好烤瓷冠边缘与牙龈缘的关系,不能因颈缘区金属边缘外露,患者为掩盖不美观金属色而影响自然微笑。

(2)固定义齿桥体的美学设计也十分重要。桥体的唇颊面以美观为主,颜色应与邻牙协调,大小和形态应该与美观和功能适应。桥体的大小指近、远中横径和切龈向的长度,缺隙正常时较易解决,缺隙过大或过小时则应利用视觉误差加以弥补,使过大过小的桥体看起来比较正常。如较大的缺隙,桥体唇面应增大外展隙,加深纵向发育沟;缺隙过大时,可在唇面制成一个正常宽度的牙和一个小窄牙,或两个基本等宽的牙。如遇较小缺隙,在基牙预备时应多磨除基牙缺隙侧邻面的倒凹加大间隙,或加深桥体唇侧的横向发育沟。唇颊面还应注意唇面的突度和颈嵴的形态,都应参照对侧同名牙。桥体唇颊面的颈缘线应与邻牙协调,若桥体区牙槽嵴吸收过多,可采用龈色瓷恢复,或将颈部区染成根色。桥体的邻间隙处不能压迫牙龈,以免引起炎症。桥体龈面的唇颊侧与牙槽嵴黏膜应恰当接触,在舌侧则尽量扩大其外展隙,减少与牙槽嵴顶舌侧的接触,有利于食物残渣的溢出,且美观舒适,自洁作用好。当固定桥修复需要适当减小桥体力时可通过缩减桥体舌侧部分的近中、远中径,加大固位体与桥体之间的舌外展隙,减小桥体面的接触面积减轻力,同时可以维持颊侧的美观。

（3）连接体是连接固位体和桥体的部分,既要有足够大小,保证固定桥的抗变形能力,又不能影响美观效果。连接体应位于基牙近中或远中面的接触区,在前牙区可适当偏向舌侧,面积≥4 mm²,连接体四周外形应圆钝和高度抛光,注意恢复桥体与固位体之间的楔状隙及颊舌外展隙,利于自洁作用及食物流溢。

（四）医患审美统一

医师在决定治疗之前,尤其是在使用新技术、新材料之前,必须仔细检查患者的口腔局部及全身健康情况,根据具体情况向患者推荐合适的治疗方法,并解释说明原因及费用等情况,征得患者同意后方可进行治疗。同时,必须加强与患者的沟通,正确对待患者的要求,严格掌握适应证,维护良好的医患关系。作为口腔修复医师除了要熟练掌握口腔医学知识和技能外,还必须具备美容学、心理学的知识,具有较高的审美能力及审美品位。对于不同的患者,能够根据其各自的特点,如性别、年龄、职业、肤色、面部特征等选择合适的修复方法、适当的修复体形态及颜色,达到"以假乱真"的效果。同时,口腔医师有责任和义务向患者提供口腔健康教育和指导,使患者掌握正确的修复体维护方法,建立良好的口腔卫生习惯,维护口腔健康和美观效果。

（五）固定修复美学误区

1.美学修复就是做烤瓷冠

有些患者认为牙齿不整齐或是颜色不好看,就找到医师要求做烤瓷冠,把前边露出来的牙齿全部做上烤瓷冠,看上去就能更美观。美学修复要考虑牙齿的排列、牙齿与口唇的关系、牙齿与牙龈的关系等,这些都不是简单的仅通过做烤瓷冠可以解决的,可能还需要借助于正畸或者牙龈手术。美学修复的方法有很多种,贴面、全瓷冠等也是较理想的修复方法。医师需要充分与患者沟通,了解患者需求和个性特征,仔细检查制定方案,才能达到个性化的自然美观效果。

2.为了效果好,尽量多做瓷冠

一般情况下,多做瓷冠能减小修复难度,提高修复效果,但是做瓷冠的过程对牙齿来讲是种不可逆的损伤。因此修复医师应在修复范围、修复方式与修复效果中找到最佳的平衡点,通过漂白、充填、贴面与瓷冠相结合的综合治疗方式,达到牙体损伤最小、魅力提升最大的效果。

（张澄清）

第三节　暂时固定修复体

对于固定修复(包括冠、桥等)来说,使用暂时性修复体是十分必要的。

一、暂时修复体的功能

（1）恢复功能修复体可以恢复缺损、缺失牙和基牙的美观、发音和一定的咀嚼功能。

（2）评估牙体预备质量可以评估牙体预备的量是否足够,必要的时候作为牙体预备引导,再行预备。

（3）保护牙髓暂时修复体可以保护活髓牙的牙髓不受刺激,牙体预备过程的冷热及机械刺激可能对牙髓造成激惹,暂时黏固剂中的丁香油或氢氧化钙成分可以对牙髓起到安抚作用。

（4）维持牙位及牙周组织形态维持邻牙、对颌牙、牙龈牙周软组织的稳定性。对于牙周软组织手术,如切龈的病例,暂时修复体可以引导软组织的恢复,形成预期的良好形态。而对于边缘线位于龈缘线下较深的病例,修复体可以阻挡牙龈的增生覆盖预备体边缘。

(5)医患交流的工具暂时修复体还可以作为医患沟通交流的媒介,患者可以从暂时修复体的形态及颜色提出最终修复体的改进意见。

(6)暂时修复体可以帮助患者完成从牙体缺损到最终修复的心理及生理过渡。

正因为暂时修复体的功能不仅仅是保护牙髓和维持牙位稳定,因此部分医师只为活髓牙作暂时修复的观念是不正确的,暂时修复体应该是牙体缺损修复,特别是冠修复的常规和必要的步骤。良好的暂时修复因为在最终修复体制作期间为患者提供功能和舒适,可以增强患者对治疗的信心和治疗措施的接受程度,对最终修复体的治疗效果也有明显的影响。

二、暂时修复体的要求

作为暂时修复体,应该满足以下的基本要求。

(一)能有效保护牙髓

要求修复体具备良好的边缘封闭性,以避免微漏,形成微生物的附着,隔绝唾液及口腔内各种液体的化学及微生物刺激。因为要隔绝对牙髓的机械物理刺激,因此制作修复体的材料具备良好的绝热性,因此导热性较低的树脂类材料最常采用。

(二)足够的强度

暂时修复体要能够承受一定的咬合力而不发生破损,对于需要长时间戴用的暂时修复体,最好采用强度较高的材料制作。一般复合树脂类材料制作的修复体耐磨性好,但脆性较大,在取出的时候较易破损;丙烯酸树脂类材料则具有较好的韧性,但耐磨性较差;金属类材料强度较好,但因为颜色的问题只能用于后牙。暂时修复体在取出的时候最好能够完整无损,因为最终修复体经常会出现形态和颜色不满意需要重新制作的情况,修复体还可以继续使用,无需花费时间和精力重新制作一个新修复体。

(三)足够的固位力

同时在功能状况下不脱位。临床上一旦暂时修复体脱出没有再行黏固,在最终修复体试戴的时候会出现明显的过敏现象,影响试戴操作。严重的情况下还会导致牙髓的不可复性炎症影响修复治疗的进度。

(四)边缘的密合性

临床上不能够因为暂时修复体戴用时间短而降低对边缘适合性的要求,相反,暂时修复体边缘对修复效果的影响是极为明显的。临床上也经常发现,如果暂时修复体戴用期间牙龈能保持健康和良好的反应,最终修复体出现问题的概率也会很低,反之最终修复体出现问题的可能性也会很高,因此对暂时修复体边缘的处理应该按照对最终修复体的要求进行。边缘过长、过厚会导致龈缘炎、出血水肿、龈缘的退缩、牙龈的增生等问题,有些问题如龈缘退缩可能会是永久性的,将会导致最终修复体美学性能受影响;相反,如果边缘过薄、过短或存在间隙,则在短时间(1周之内)就会导致非常明显的牙龈组织增生,也严重影响最终修复体的戴入和修复效果。为保证暂时修复体边缘的密合性,最好在排龈以后,边缘完全显露的状况下再进行暂时修复体印模的制取或口内直接法修复体的制作,这样可以很清楚、精细地处理修复体的边缘。

(五)咬合关系

暂时修复体应该恢复与对牙良好的咬合关系,良好的咬合关系不仅利于患者的功能和舒适感,还对修复效果产生影响。如果咬合出现高点或干扰,会对患者造成不适,形成基牙牙周损伤甚至肌肉和关节功能的紊乱;反之,如果与对牙没有良好的接触或没有咬合接触,则会导致牙位的不稳定或伸长,影响最终修复体的戴入。

(六)恢复适当的功能

一般情况下,我们要求暂时修复体恢复适当的咀嚼发音功能,这样可以评估修复体功能状况下的反应以及修复体对发音等功能的影响,对于特定的病例,则需要暂时修复体行使咀嚼功能。对于前牙缺损的患者,必须要恢复正常的形态和颜色达到一定的美学效果,避免对日常生活的影响,增强患者对治疗的信心和对治疗的依从性。

三、暂时修复体的类型

暂时修复体的制作技术多样,可以从氧化锌丁香油暂时黏固剂或牙胶封闭小的嵌体洞到暂时全冠甚至固定桥。按照制作时采用预成修复体还是个别制作修复体,暂时修复体可以分为预成法及个别制作法两类;按照是在口内实际预备体上制作还是在口外模型上制作的修复体,又可以分为直接法和间接法两类。

(一)预成法

预成法是采用各种预成的冠套来制作暂时修复体的方法,一般可在口内直接完成,简便、省时。预成法技术包括成品铝套(银锡冠套)、解剖型金属冠(如不锈钢冠、铝冠)等用于后牙的成品冠套,以及牙色聚碳酸酯冠套、赛璐珞透明冠套等用于前牙的成品冠套。预成技术所采用的是单个的成品,只适用于单个牙冠修复体的制作,对于暂时性的桥体,则一般采用个别制作的方法。使用时挑选合适大小的成品,经过适当的修改调磨,口内直接黏固并咬合成形;或口内直接组织面内衬树脂或塑胶,固化后取出调磨抛光后直接黏固。

1.解剖型金属冠

口内直接法是制作后牙暂冠的方法之一。采用大小合适的软质的成品铝冠或银锡冠,经边缘修剪打磨后,直接黏固于口内,咬合面的最终形态通过患者紧咬合后自动塑形。此种暂时修复如果面暂时黏固材料过厚,在经过一段时间咀嚼以后咬合面下陷,可能会与对牙脱离接触形成咬合间隙。这类暂时修复体的边缘不易达到良好的密合,故不宜长期戴用。此外,也不适合作固定桥的暂时修复体。

2.牙色聚碳酸酯冠套

采用牙色的树脂成品冠套,在口内直接或模型上内衬树脂或塑胶形成的暂时冠修复体,因为是牙色材料,一般用于前牙以获得较好的美学效果。冠套内衬以后,修复体的边缘和形态可以进行精细修磨和抛光,因此可以获得良好的边缘密合性,修复体可以较长时间戴用而不对牙周造成刺激。制作时应注意,在完全固化之前最好取下修复体再复位,以防止预备体存在倒凹导致材料完全固化后暂冠无法取下。

3.赛璐珞透明冠套

采用透明的赛璐珞成品冠套,同前牙色树脂冠套一样内衬牙色树脂或塑胶制作暂冠。其临床操作过程与前述牙色树脂冠套的方法相同。

(二)个性制作法

个性制作法是按照患者的口内情况,个别制作的暂时修复体,包括透明压膜内衬法、印模法、个别制作法等。按照材料不同,可采用口内直接制作和取模以后模型上间接制作技术。

1.透明压膜内衬法

在牙体预备前制备印模,牙体缺损处可以先用粘蜡在口内恢复外形,然后再取模,灌注模型,然后采用真空压膜的方法形成类似于成品冠套的透明牙套。牙体预备后同样取模、灌注模型,将制备好的牙套内衬牙色塑料或树脂,复位于预备后模型上,固化以后形成暂时修复体。可用于简单的单冠及复杂的暂时修复体制作。调拌自凝塑料(口内直接制作的情况下采用树脂或不产热塑胶),然后填充到压膜组织面预备体相应部位,就位到模型上或口内。预备体部位预涂分离剂。口内直接法制作时,在材料完全固化前最好反复取戴一次以防止固化后无法取下。

2.印模法

较适合制作暂时性固定桥,在牙体预备前制备印模,牙体缺损处可以先用粘蜡在口内恢复外形,然后再取模。牙体预备后将暂冠材料注入印模内,然后直接复位到口腔内,固化以后则形成暂时修复体。这种技术制作的修复体可以保持患者原有牙体的形态和位置特征,患者易于接受,但对于需要改变原有牙齿状况的患者以及长桥等复杂情况则操作会显得比较复杂。采用不产热的化学固化复合树脂口内直接制作暂时修复体。这类材料对组织的刺激性小,加上固化时材料产热很少,不会对预备牙体产生热刺激。但材料较脆,打磨和取戴时易破损。在口内直接制作暂时修复体应注意邻牙倒凹过大时,可能导致修复体取下困难,制作前可以适当去除过大的倒凹以避免。

3.个别制作法

牙体预备后制取印模并灌注模型,由技师采用成品塑料或树脂贴面,用自凝牙色塑料或树脂徒手形成修复体的技术。因为需要的步骤较多,因此比较费时。由于是徒手制作,可以较大幅度地改变原来牙齿的排列和形态以接近最终修复体的状况,适用于比较复杂的修复病例,特别是桥体修复的患者。但对于不需要改形、改位的情况,可能跟患者原有的牙齿形态差别较大。

四、暂时修复体的黏固

暂时修复体的黏固一般采用丁香油暂时黏固剂,一般可以获得1~2周短期的稳固黏固;对于需要较长时间使用的暂时或过渡性的修复体,则可以采用磷酸锌、羧酸锌或玻璃离子黏固剂等进行黏固。但后期暂冠取下时相对比较困难,并且预备体表面可能残留黏固剂,去除比较困难。全瓷类修复体或最终修复体需要用树脂黏固或预备体有大面积树脂材料的情况下,应该避免使用含有丁香油材料的暂时黏固剂,因为丁香油是树脂的阻聚剂,会导致黏结界面树脂层不固化,导致黏结强度下降甚至失败。因此树脂黏结界面应该杜绝丁香油污染,如果不慎使用其作暂时黏结或黏结面受到污染,应充分用牙粉和乙醇清洁后再进行黏结操作。目前市场上已出现了不含丁香油的轻羧酸基类和氢氧化钙类暂时黏固剂材料,专门用于树脂黏结类修复体的暂时修复体黏固。

(张澄清)

第四节　全瓷固定桥

一、全瓷固定桥的特点和适用范围

随着高强度陶瓷研究的不断开展,全瓷修复技术的临床应用日趋广泛。目前国内外的临床应用已从前后牙单冠发展到了前牙固定桥,乃至后牙的固定桥修复,展示出全瓷固定桥修复在口腔修复领域广泛的应用前景。

全瓷固定桥没有金属基底,无需遮色,具有独特的通透质感,其形态、色调和透光率等都与天然牙相似。长期以来一直因陶瓷的脆性限制了其临床应用。随着材料学的发展,现已研制出多种机械性能、生物相容性、美观性都非常好的材料,推动了全瓷固定桥的应用。目前在临床上常用的有 In-Ceram Alumina、IPS-Empress Ⅱ、氧化锆材料等多种材料可用于制作全瓷固定桥。

全瓷固定桥为无金属修复,具有良好的生物相容性,美观逼真,不同的全瓷修复系统具有不同的强度。目前全瓷固定桥不仅可以用于前牙,一些高强度的全瓷材料还可用于后牙四单位的固定桥修复。但由于全瓷修复需要磨除较多的牙体组织,因此更适用于无髓牙的修复,而髓腔较大的年轻恒牙作基牙时,为不损伤牙髓,建议不采用全瓷固定桥修复。此外,咬合紧的深覆患者,特别是内倾性深覆,不易预备出修复体舌侧的空间,也不宜采用全瓷固定桥修复。

二、临床技术要点

全瓷固定桥的临床技术与全瓷冠修复相同,主要包括比配色、牙体预备、排龈、制取印模、暂时修复、黏结修复体等步骤。

(一)牙体预备

牙体预备应遵从以下原则。

1.保护牙体组织

牙体预备应在局麻下进行,牙体预备应避免两种倾向,不能一味强调修复体的美学和强度而过量磨除牙体导致牙体的抗力降低;也不能够过于强调少磨牙而导致修复体外形、美观和强度不足。

2.获得足够的抗力和固位形

满足一定的轴面聚合度和高度,必要时预备辅助固位形以保证固位;后牙咬合面应均匀磨除,避免磨成平面,应保留咬合面的轮廓外形。同时功能尖的功能斜面应适当磨除,保证在正中和侧方咬合时均有足够的修复体间隙。

3.边缘的完整性

颈缘应该清晰、连续光滑、并预备成相应的形态。目前包括烤瓷修复体均主张 360°角肩台预备,主要是保证预备体边缘的清晰度使制作时边缘精度得以保证,舌腭侧的边缘可采用较窄的肩台或凹形等预备方式。

4.保护牙周的健康

主要涉及颈缘位置的确定,包括龈上、平龈和龈下边缘。以前认为边缘不同位置与基牙继发龋及牙龈的刺激的严重程度有关,但目前的共识是,边缘的适合性相比于边缘的位置而言才是最主要的因素。因此,不论采用何种位置,保证最终修复体边缘的适合性才是问题的关键。对于美学可见区,如前牙和前磨牙唇面、部分第一磨牙的近中颊侧等,为保证美观,一般采用龈下0.5 mm的边缘为止;而对于美学不可见区,如前牙邻面片舌腭侧 1/2 及所有牙的舌腭面,则可以采用平龈或龈上边缘设计。龈上边缘的优点包括牙体预备量少、预备及检查维护容易、容易显露(甚至印模前可以不进行排龈处理)、刺激性小、容易抛光等。应此,对于后牙和前牙舌侧、邻面偏舌侧 1/2 的边缘,推荐龈上边缘设计。对于牙冠过短,需延长预备以增加固位者,可采用龈下边缘,但须排龈保证精度。

（二）比色

全瓷固定桥多用于前牙修复，比色、配色是十分重要的工作。比色有视觉比色和仪器比色两种方法，视觉比色简单易行，是目前临床最常采用的技术，但影响因素较多，准确性受到一定的影响；仪器比色法不受主观及环境因素的影响，准确度高，重复性好，但操作复杂，相应临床成本较高，普及性不高。

视觉比色法采用比色板进行。经典的 16 色比色板因本身设计存在的不足，临床颜色匹配率据研究还不到 30%。新型的 Vita 3D Master 和 Shofu NCC 比色板等基于牙色空间及颜色理论设计，比色的准确度较经典比色板大幅提高，临床颜色匹配度可以达到 70%～80%。在有条件的情况下，最好采用新型比色板及配套的瓷粉，以提高临床颜色及美学效果。比色时可采用"三区比色"及"九区记录法"，配合使用特殊比色板进行切端、颈部、牙龈、不同层次分别比色，最大限度地将颜色及个性化信息传递给技师。最好连同比色片一起进行口内数码摄像，将数码照片通过网络传递给技师作仿真化再现参考。因为比色片只能传递颜色信息，其他更重要的信息如个性化特征、半透明度、表面特征等可以通过照片的方式得以传递。比色最好在牙体预备之前进行，以避免牙体预备后牙齿失水及操作者视觉疲劳影响比色的准确性。

（张澄清）

第十七章

全口义齿修复

第一节　全口义齿的关键技术

一、印膜技术

印模是用可塑性印模材料取得的无牙上、下颌牙槽嵴和周围软硬组织的阴模。准确的印模，要反映口腔解剖形态和周围黏膜皱襞和系带的功能活动状态，以取得义齿的良好固位作用。

（一）印模的要求

1.适当地扩大印模面积

印模范围的大小决定全口义齿基托大小，在不妨碍黏膜皱襞、系带及软腭等功能活动的条件下，应当充分伸展印模边缘，以便充分扩大基托的接触面积。义齿的固位力与基托的接触面积成正比例，即接触面积越大，固位力也越大。在无牙颌上单位面积所承受的咀嚼压力与接触面积成反比例，即接触面积越大，无牙颌上单位面积所承受的咀嚼压力越小。

无牙颌印模的范围、印模边缘要与运动时的唇、颊、舌侧黏膜皱襞和系带相贴合，还要充分让开系带，不妨碍唇、颊和舌系带的功能运动。印模边缘应圆钝，有一定的厚度，其厚度为 2～3 mm。上颌后缘的两侧要盖过上颌结节到翼上颌切迹，后缘的伸展与后颤动线一致。下颌后缘盖过磨牙后垫约 6 mm，远中舌侧边缘向远中伸展到下颌舌骨后间隙，下缘跨过下颌舌骨嵴，不应妨碍口底和舌运动。

2.使组织受压均匀

由于口腔的各部分组织各有其不同的解剖特点，缺牙时间不一致，使牙槽嵴各部位吸收不均匀而高低不平。在采取印模时，应注意压力要均匀，否则影响模型的准确性。在有骨突、骨嵴、血管、神经的部位，应缓冲压力，避免戴义齿后产生疼痛。对磨牙后垫、松软黏膜等组织活动性较大的部位，应防止压力过大而使其变形，可在个别托盘的组织面相对应部位多刮除些印模材料，或在托盘上钻孔，在取印模时，使多余的印模材料自孔流出，以缓冲压力。

3.组织面紧密接触

指印模组织面与无牙颌组织表面应当紧密接触。原因：印模组织面形成基托组织面与无牙颌组织面的密合度与义齿的固位力成正比例，即两个接触面贴合得越紧密，固位力就越大。紧密接触的义齿基托组织面和无牙颌组织面之间有唾液，形成一定的固位力。唾液与基托组织面间，唾液与无牙颌组织面之间存在异分子的附着力,唾液的同分子之间的黏着力,黏着力和附着力共同构成义齿固位的吸附力。接触面和接触面间的贴合度与吸附力成正比例,当唾液黏稠度合适时,接触面积越大,越密贴,则吸附力也越大。

4.边缘封闭

取印模时,在印模材料可塑期内进行肌肉功能整塑,由患者自行进行或在医师帮助下,唇、颊和舌做各种动作,塑造出印模的唇、颊、舌侧边缘与功能运动时的黏膜皱襞和系带吻合,以致所形成的义齿基托边缘与运动时的皱襞和系带相吻合,防止空气进入基托与无牙颌组织面之间,以达到良好的边缘封闭。

(二)印模的种类

印模种类根据取印模的次数而分,可分为一次印模法和二次印模法,二次印模法亦名为联合印模法;根据印模的精确程度而分为初印模法和终印模法;依照是否进行肌肉功能整塑而分为解剖式印模法和功能印模法;按印模操作方法分为开口印模法和闭口印模法。

(三)取印模方法

1.开口式印模法

开口式印模法是指在患者张口的情况下,医师用手稳定印模在位而取得印模的方法。

(1)一次印模法:是在患者口中一次完成工作印模的方法。先选择合适的成品托盘,若托盘边缘短,可用蜡或印模膏加长、加高边缘。如患者腭盖高,在上颌托盘中央加适量的印模膏,在口中试戴托盘后,用藻酸钠印模材料在患者口中取印模。此方法简便,但难以进行准确的边缘整塑。

(2)二次印模法:又称双重印模法、联合印模法,是在患者口中制取二次印模完成工作印模的方法。此法操作复杂,但容易掌握,所取得的印模比较准确。

取初印模:取上颌初印模,选与患者口腔情况大致相似的成品托盘,将印模膏放置在 $60\ ℃\sim70\ ℃$ 热水中软化。取适量软化的印模膏放置在托盘上,用手指轻压印模膏,使其表面上形成牙槽嵴形状的凹形;医师在患者的右后方,右手持盛有印模膏的托盘,左手示指拉开患者的左口角,将托盘旋转放入患者口中;托盘柄对准面部中线,拉开上唇,托盘对向无牙颌,向上后方加压,使托盘就位;以右手中指和示指在口盖处稳定托盘在一定位置,然后左手的拇指置于颊的外面,示指置于颊的内面,牵拉颊部肌肉向下前内方向运动数次。即可在印模边缘上,清晰地印出颊系带和上颌结节颊侧黏膜皱襞功能活动时的外形,而完成左颊侧区肌功能整塑。右颊侧区整塑方法和步骤同上,但手的方向相反。唇侧区肌功能整塑方法是医师用两手中指稳定托盘后,将拇指置于上唇外面,示指置于唇内,牵动上唇向下内方向运动数次;即可清晰地印出上唇系带印迹,冲冷水使印模膏硬固后,使印模从上颌后缘脱位,从口内旋转取出。检查初印模,组织面应清晰,印模边缘伸展和厚薄合适,唇、颊系带印迹清晰。如印模边缘过厚过长,应去除过多的印模膏,然后逐段地在酒精灯火焰上烤软,在热水中浸一下,立即再放在患者口中就位,进一步作肌功能整塑。

取下颌初印模,医师在患者的右前方,右手持托盘,左手示指拉开患者右口角,将托盘旋转进入患者口中;将两手示指放在托盘两侧相当前磨牙部位,拇指固定在下颌骨下缘,轻压使印模托盘就位;在印模托盘就位过程中,嘱患者将舌微抬起,印模托盘完全就位后嘱患者舌向前伸并左右摆动;医师用右手示指稳定托盘,左手示指和拇指放置在患者左颊的内外,牵动颊部向上前内方向;用左手示指稳定托盘,右手示指和拇指放置在患者右颊的内外,牵动颊部向上前内方向,并拉动下唇向上内。应注意稳定托盘,以免印模移动而影响印模的准确性。

制作个别托盘:①将初印模的组织面均匀刮去一层,缓冲区域应多刮除些,去除组织面的倒凹,周围边缘刮去1~2 mm,经过处理后的初印膜就称之为个别托盘。个别托盘更适合个别患者的口腔情况,便于取得准确的终印模。②用室温固化塑料或光固化基托树脂材料制作个别托盘。取初印模后灌注石膏模型,用变色笔在模型上画出个别托盘的范围,在画线范围内,铺一层基托蜡,目的是便于塑料托盘与模型分离,并留出放置第二次印模衬层材料的位置。调拌适量的室温固化塑料,于粥状期时,涂塑个别托盘,厚度约2 mm,边缘应低于移行皱襞1~2 mm。待塑料硬固后,经磨光形成个别托盘。也可以用预成的光固化塑料基托铺在模型上使之贴合,修整边缘,光照固化制作个别托盘。此种方法虽然费时、费事,但所取得的印模准确。

取终印模:先试个别托盘,检查托盘边缘不应妨碍系带和周围组织活动,取出托盘。嘱患者发"啊"音,找出颤动线的位置,用口镜柄轻轻自颤动线向前方稍加压,检查后堤区组织的让性,用变色笔或甲紫标示出颤动线和后堤区范围;或在个别托盘后缘加一层蜡,使对后堤区组织加压。调拌藻酸钠印模材料或硅橡胶终印材料做二次印模材料,放置在托盘内,旋转放入口中,以轻微压力和颤动方式使印模托盘就位,作肌功能整塑。在整塑时,不应让肌肉活动度过大而超过功能性运动范围。活动度过大或印模材料流动性较大时,可使印模边缘过短。如活动度过小或印模材料过稠流动性小时,可使印模边缘过长、过厚。由于终印模与口腔软组织紧密贴合,边缘封闭好,吸附力大。如果印模取下有困难,不可强使印模脱位,否则印模将脱离托盘。最好让空气从上颌后缘进入印模和黏膜之间,破坏负压,使印模脱位。也可以让患者含漱或鼓气,从唇侧边缘滴水,使印模容易取下。

2.闭口式印模

先在口中取上、下颌初印模,灌注石膏,形成初模型(研究模型),在模型上用室温固化塑料或蜂蜡板形成上、下颌暂基托。要求暂基托固位好、平稳、不变形。在上颌基托上形成𬌗堤,基托加𬌗堤形成𬌗托。𬌗堤平面的前部在上唇下缘露出约2 mm,并且平行于瞳孔连线,后部平行于鼻翼耳屏连线。测量面部下1/3垂直高度,垂直高度要比要求的距离约低2 mm,所低的距离是二次印模材料的厚度。确定下𬌗托的高度和形成正中𬌗位记录,先取下颌终印模,再取上颌终印模,采用氧化锌丁香油糊剂印模材取终印模。嘱患者咬在正中颌位时,借咬合力使印模材料分布均匀,而不会使压力过于集中在某一区域。让患者作吹口哨、噘嘴唇、舌前伸和左右摆动,以主动方式完成印模边缘的整塑。闭口式印模法操作步骤多,技术要求高。此法常用于全口义齿重衬。

二、颌位记录

颌位关系或称颌位泛指上下颌之间的相对位置关系。颌位关系通常包括垂直关系和水平关系两个内容。垂直关系为上下颌之间在垂直方向上的位置关系,常用鼻底至颏底的面下1/3高度表示,称为垂直距离。水平关系为上下颌之间在水平方向上的位置关系。口颌系统在进行各种功能活动时,下颌可进行灵活的、有规律的运动,与上颌处于各种不同的相对位置。在下颌的各种颌位中多数是不稳定的(比如下颌前伸和侧方运动中的颌位),只有少数颌位是稳定的。这些稳定的颌位是口颌系统健康地行使功能的基础。当天然牙列存在时,下颌有3个最基本的稳定颌位,一个是正中𬌗位,又称为牙尖交错位,是指上下颌牙尖窝交错最广泛接触的位置。正中𬌗位使上、下颌之间保持稳定的垂直高度和水平位置关系,正中𬌗位时的垂直距离又称为咬合垂直距离。第二个稳定的颌位是当下颌后退到最后,髁突位于关节凹生理后位时的位置,称为正中关系位。少部分人的正中𬌗位与正中关系位为同一位置,但多数人的正中𬌗位于正中关系位的前方 1 mm 范围之内。第三个颌位是当升降颌肌群处于最小收缩,上下唇轻轻闭合,下颌处于休息的静止状态,称为息止颌位,又称下颌姿势位。下颌处于息止颌位时,上下牙列自然分开而无接触,上下牙列之间存在一个相对稳定的间隙称为息止间隙,此间隙在上下切牙切缘之间平均高度为 2~3 mm,因此息止颌位时的垂直距离应比正中𬌗位的咬合垂直距离高 2~3 mm。

当牙列缺失后,没有了上下颌后牙的支持和牙尖锁结作用,正中𬌗位消失,上下颌之间只有颞下颌关节、肌肉和软组织连接,下颌位置不稳定,由于肌张力的作用,常导致面下 1/3 高度变短和下颌习惯性前伸,采用全口义齿修复已无法完全准确地恢复原天然牙列正中。此时水平方向唯一稳定、可重复的颌位是正中关系位,最可靠的做法就是在适宜的垂直高度上,在正中关系位建立全口义齿的正中𬌗。因此,在制作全口义齿前,需要先取得无牙颌的颌位关系记录,即确定并记录垂直距离和正中关系。

(一)确定垂直距离

确定垂直距离的方法有如下几种。

1.息止颌位法

无牙颌患者采用全口义齿修复后,应与天然牙列一样,在息止颌位时上下人工牙列之间也应该存在相同的息止间隙。通过测量无牙颌患者息止颌位时的垂直距离,然后减去 2~3 mm 的息止间隙,即可得到该患者的咬合垂直距离。息止颌位法是确定无牙颌患者垂直距离最常用的方法。

2.面部比例等分法

研究表明,人的面部存在大致的比例关系,其中垂直向比例关系有二等分法和三等分法。二等分法是指鼻底至颏底的距离(垂直距离)约等于眼外眦至口角的距离。三等分法是指额上发迹至眉间点,眉间点至鼻底,鼻底至颏底三段距离大致相等。可利用面部比例确定面下 1/3 调试。

3.面部外形观察法

垂直距离恢复正常者,正中咬合时上下唇自然闭合,口裂平直,唇红厚度正常,口角不下垂,鼻唇沟和颏唇沟深度适宜,面部比例协调。

4.拔牙前记录法

在患者尚有余留天然牙维持正常的正中咬合时记录其垂直距离,或记录面部矢状面侧貌剪影。

此外还有发音法、吞咽法,测量旧义齿,参考患者的舒适感觉等方法。临床上需要结合不同的方法,互为参考。

(二)确定正中关系

无牙颌患者的下颌常习惯性前伸,如何使下颌两侧髁突退回到生理后位是确定正中关系的关键。确定正中关系的方法有如下几种。

1.哥特式弓描记法

由于正中关系位为下颌后退的唯一最后位置,因此下颌在前伸和左右侧方运动过程中的任何其他颌位(又称非正中关系位)一定位于正中关系位的前方。哥特式弓描记法利用𬌗托将描记板和描记针分别固定于患者的上颌和下颌,当下颌作前后运动和左右侧方运动时,描记水平面内各个方向的颌位运动轨迹,获得一个"V"字形图形,因其形状像欧洲哥特式建筑的尖屋顶,因此称为"哥特式弓"。当描记板固定于上颌,描记针固定于下颌时,描记板上的哥特式弓尖端向后(图 17-1)。当描记板固定于下颌,描记针固定于上颌时,哥特式弓尖端向前。哥特式弓的尖端即代表正中关系,当描记针处于此尖端时下颌的位置即为正中关系位。哥特式弓描记法有口外描记法和口内描记法。

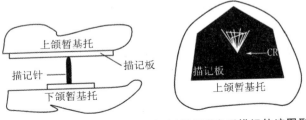

图 17-1　哥特式弓描记器(口内法)及"V"字形描记轨迹图形

2.直接咬合法

直接咬合法是利用𬌗托上的蜡堤和𬌗间记录材料,设法使患者下颌后退并直接咬合在正中关系位的方法。有很多方法可以帮助患者下颌退回至正中关系位,具体如下。

(1)卷舌后舔法:临床上常在上𬌗托后缘正中部位黏固一个小蜡球,嘱患者小开口,舌尖向后卷,舔住蜡球的同时慢慢咬合。因为舌向后方运动时,通过下颌舌骨肌等口底肌肉的牵拉可使下颌后退至正中关系位。

(2)吞咽咬合法:在做吞咽动作时下颌通常需要退回至正中关系位。因此,在确定正中关系时可让患者边做吞咽动作边咬合。

(3)后牙咬合法:当下颌退回正中关系位时,咀嚼肌可以充分发挥作用,患者感觉舒适。可嘱患者有意识地直接用后牙部位咬合,或者医师可将手指置于堤后部,让患者轻咬,体会咬合能用上力量时下颌的位置,然后医师将手指滑向堤颊侧,上下堤即可自然咬合在正中关系位。

(4)反射诱导法:在确定正中关系时应使患者处于自然、放松的状态,避免因精神紧张而导致肌肉僵硬和动作变形。采用暗示的方法,比如嘱患者"上颌前伸"或"鼻子向前",可反射性地使其下颌后退。也可结合吞咽咬合法或后牙咬合法,同时医师用右手的拇指和示指夹住患者的颏部,左手的拇指和示指分别置于下托后部颊侧,右手轻轻向后用力,逐渐引导下颌后退。

(5)肌肉疲劳法:在确定正中关系前,嘱患者反复作下颌前伸的动作,直至前伸肌肉疲劳,此时再咬合时下颌通常可自然后退。

(6)肌监测仪法:利用肌监测仪释放的直流电脉冲刺激,通过贴于皮肤上的表面电极,作用于三叉神经运动支,使咀嚼肌产生节律性收缩,可消除肌紧张和疲劳。用肌监测仪法可分别确定垂直距离和下颌后退位。首先经过一定时间较温和的电刺激后,可获得准确的息止颌位,此时可确定息止颌位垂直距离。然后可采用直接咬合法确定正中关系,或者再加大刺激强度,直接确定正中关系位。

严格来说,采用肌监测仪直接确定的颌位,或者采用吞咽咬合法、后牙咬合法和肌肉疲劳法等方法确定的颌位并不是正中关系位,而应该是升下颌肌群肌力闭合道的终点,或称肌位,通常位于正中关系位的稍前方。在天然牙列,肌力闭合道终点通常与正中𬌗位一致。因此,在肌力闭合道终点建立全口义齿的正中𬌗可能更加合理。研究表明,在正中关系位向前 1 mm 范围内均可建立全口义齿的正中𬌗,称为"可适位"。而肌力闭合道终点为建立正中𬌗的"最适位"。但是,肌位的变异性较大,稳定性和可重复性不如正中关系位,因此在临床上为无牙颌患者确定准确的肌位要比确定正中关系位困难。如果全口义齿在正中殆关系位建殆，为了保证正中关系位、正中殆位和肌位之间的协调，可使义齿人工牙在正中附近的一定范围内(前后向 1 mm)有稳定的咬合接触，即有"自由正中"或"长正中"。如果采用哥特式弓描记法确定水平颌位关系，也可以在哥特式弓顶点前方 0.5～1.0 mm 的位置建立义齿的正中，可能更接近其最适位。

三、排牙技术

(一)个性化排牙

个性化排牙不同于常规的整齐一致的排列方法，是指根据患者牙弓情况、天然牙大小及排列、患者的喜好等，在不影响义齿固位和稳定的前提下，将个别牙排列成轻微拥挤、重叠状，或者牙齿颜色略不同，以显现个性化特征，避免与年龄不符的过于整齐的"义齿外貌"。随着患者对美观要求增高，个性化排牙将会有更多的应用。

(二)人工牙的殆型

全口义齿的殆型可以分为解剖式和非解剖式两类。

1.解剖式牙

解剖式型是指采用解剖式人工牙或半解剖式人工牙的型。人工牙面形态与天然牙相似，有牙尖和窝沟，在正中上下牙可形成有尖窝交错的广泛接触关系，在非正中可以实现平衡咬合。与刚萌出的天然牙相似的解剖式牙的牙尖斜度为 33°角和 30°角。也有的人工牙模拟老年人的面磨耗，牙尖斜度略低，约为 20°角左右，又称为半解剖式牙。牙尖斜度大的解剖式牙咀嚼效率高，但咬合时通过牙尖作用于义齿的侧向力也大，对于牙槽嵴低平或呈刃状者，不利于义齿稳定和支持组织健康。某些特殊形式的解剖式牙与天然牙略有不同，如舌向集中，后牙的上牙舌尖较大而颊尖缩小，下牙的中央窝宽阔，易于达到侧方平衡，侧向力小。舌向集中是适用于牙槽嵴重度吸收无牙颌患者的一种改良型。

舌向集中殆的优点：具有解剖牙和非解剖牙的优点，美观、咀嚼效率高，水平力小；垂直向力集中于下颌牙槽嵴顶，下颌义齿更稳定；上颌义齿只有后牙舌尖起作用，颊尖可以更偏向牙槽嵴颊侧，可避免排列反殆，增进美观；在"正中支持"周围 2～3 mm 范围内易于获得有"正中自由"的平衡咬合。

2.非解剖式殆型

非解剖式殆型是指采用非解剖式人工牙的殆型，人工牙殆面形态与天然牙不同，又包括平面殆和线性殆等。非解剖式牙的侧向力小，有利于义齿的稳定和支持组织的健康，而且正中咬合时有较大的自由度，适用于上下颌骨关系异常，或牙槽嵴条件较差者。非解剖式牙为平面咬合，因此排牙简单，可以不使用可调节殆架。但非解剖式牙的咀嚼效能和美观效果一般不如解剖式牙。平面殆为无尖牙，无尖牙殆面仅有窝沟而无牙尖，上下人工牙为平面接触，义齿平面也为平面式，无曲线。

线性殆，该设计源于 Goddard，后由 Frush 于 1966 年改进完成。其特点是上下后牙单颌为平面牙，对颌为颊尖刃状牙(图 17-2)。线性者殆，虽然上颌后牙殆面和义齿平面均为平面，但下颌后牙殆面成嵴状，上下颌后牙为平面与线的接触关系。使全口义齿的殆型从解剖牙的三维关系和平面的二维关系改为一维的线性接触关系。

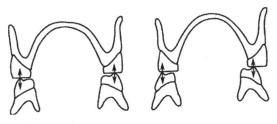

图 17-2　线性补示意图

四、选磨调𬌗

全口义齿初戴及以后的随诊过程中,都要涉及选磨调𬌗的问题。在确认颌位关系正确之后,还需要检查咬合关系,确定正中𬌗、侧方𬌗和前伸𬌗时是否平衡。完善的平衡接触关系应该是:正中𬌗时上下前牙不接触,上下后牙尖窝交错,上下后牙功能尖(上后牙舌尖和下后牙颊尖)均分别与对牙𬌗中央窝或边缘嵴接触;侧方𬌗时,工作侧上牙颊尖舌斜面均与下牙颊尖颊斜面接触,上牙舌尖舌斜面与下牙舌尖颊斜面接触,平衡侧上牙舌尖颊斜面与下牙颊尖舌斜面接触;前伸𬌗时,上前牙切端及其舌斜面与下前牙切端及其唇斜面接触。要认真检查有无早接触、干扰或低𬌗,然后进行选磨调𬌗。选磨是根据咬合检查的结果,调磨正中𬌗的早接触点,以及侧方𬌗和前伸𬌗时的牙尖干扰,使达到正中𬌗、侧方𬌗和前伸𬌗平衡接触关系。全口义齿即使采用面弓转移上可调节𬌗架排牙,取得了平衡,但义齿制作过程的任何步骤都可能产生误差,使得完成的义齿在口内不能达到咬合平衡。因此,咬合检查和选磨调𬌗是全口义齿修复不可缺少的步骤。

(一)调𬌗的方式

咬合检查与选磨调𬌗分为口内调𬌗与上𬌗架调𬌗两种方式。将完成的义齿戴入患者口内进行咬合检查,根据咬合印记调𬌗时,由于全口义齿为黏膜支持,口内咬合检查时义齿有一定的动度,咬合检查结果的准确性和可重复性较差,使得口内调𬌗的准确性差。因此,正确的做法是将义齿重新上𬌗架调𬌗。

重新上𬌗架调𬌗的方法有两种:一种是在义齿装胶、热处理后,打开型盒时保持模型与义齿不分离,然后根据𬌗架上保留的模型对记录将模型连同义齿重新固定在𬌗架上,并进行选磨调𬌗。用此种方法可去除因蜡型制作、装盒、装胶等处理时导致的人工牙变位、垂直距离增高等误差。但如果是在颌位关系确定和面弓转移上架等步骤中出现的误差,则无法去除;另一种方法是将完成的义齿戴入患者口内,重新取得颌位关系记录,然后再重新上𬌗架调𬌗。

(二)咬合检查

咬合检查的目的是确定正中𬌗、侧方𬌗和前伸𬌗咬合接触滑动过程中存在的早接触、𬌗干扰和低𬌗的部位。所谓早接触是指当正中𬌗多数牙尖不接触时个别牙尖的接触;𬌗干扰是指侧方和前伸接触滑动过程中多数牙尖不接触而个别牙尖的接触;低𬌗是指多数牙尖接触而个别牙尖不接触。咬合检查通常是将咬合纸置于上下牙之间,然后在咬合接触的部位会染色显示咬合印记,医师根据咬合印记判断需要调磨的部位,调磨后重新进行咬合检查。经过反复检查和调磨,最终达到平衡𬌗接触。咬合检查应用不同颜色的咬合纸,在正中𬌗、侧方𬌗和前伸𬌗分别进行。正中𬌗检查时应使上下牙在小开口范围内作快速叩齿动作,前伸检查时下牙从正中𬌗向前接触滑动至前牙切缘相对,侧方𬌗检查时下牙从正中𬌗向工作侧接触滑动至工作侧颊尖相对。

(三)调𬌗注意事项

(1)保持垂直距离,避免调𬌗降低垂直距离。

(2)保持𬌗面形态,避免调磨过多而将人工牙𬌗面的牙尖和沟窝形态磨除。调𬌗工具应使用小的磨头或大号球钻。

(3)调𬌗时应单颌调磨,每次调磨量要少,每次调磨后重新咬合,检查时调磨过的接触点应保持接触,即"原地点重现",避免变成低𬌗,越调磨接触点越多,逐渐达到多点接触甚至完全接触平衡。调磨应顺沿接触点的走向。

(四)选磨调𬌗的步骤

1.正中𬌗早接触的选磨

正中𬌗早接触可分为支持尖早接触和非支持尖早接触。对于上牙颊尖和下牙或下牙舌尖与上牙的早接触,应按照 BULL 法则(buccal-upper,lingual-lower),调磨非支持尖,即调磨上后牙颊尖和下后牙舌尖。对于支持尖早接触,即上牙舌尖或下牙颊尖分别与对牙中央窝和近远中边缘嵴之间的早接触,应结合侧方𬌗平衡侧接触情况,如果正中𬌗有早接触的支持尖在作为平衡侧时也存在干扰,则调磨支持尖。如果作为平衡侧时无𬌗干扰,则调磨与支持尖相对的对𬌗牙的中央窝或边缘嵴。

2.侧方𬌗𬌗干扰的选磨

工作侧的𬌗干扰发生在上后牙颊尖舌斜面和下后牙颊尖颊斜面之间,或上后牙舌尖舌斜面与下后牙舌尖颊斜面之间。同样应按照 BULL 法则,调磨非支持尖。平衡侧的𬌗干扰发生在上后牙舌尖的颊斜面和下后牙颊尖的舌斜面之间。应结合正中𬌗,如果平衡侧𬌗干扰牙尖在正中存在早接触,则调磨此牙尖,否则分别少量调磨上下功能尖的干扰斜面,避免降低牙尖高度。对于侧方𬌗工作侧前牙的干扰,应选磨下前牙的唇斜面或上前牙的舌斜面,避免磨短上前牙。

3.前伸𬌗𬌗干扰的选磨

前伸𬌗后牙的干扰发生在上颌后牙远中斜面与下颌后牙近中斜面,调磨应同时遵守 BULL 法则和 DUML 法则(distal-upper,mesial-lower),即分别调磨上牙颊尖远中斜面和下牙舌尖近中斜面。对于前伸𬌗前牙𬌗干扰,应选磨下前牙的唇斜面或上前牙的舌斜面,避免磨短上前牙。

五、全口义齿重衬技术

全口义齿重衬是指在全口义齿基托的组织面上添加一层树脂衬层。当牙槽嵴骨吸收和软组织形态改变,导致基托组织面与承托区黏膜不密合时,通过重衬的方法,使重衬的树脂充满不密合的间隙,使基托组织面与承托区黏膜组织恢复紧密贴合,可增加义齿的固位力,有利于咀嚼压力在承托组织上的合理分布。由于无牙颌剩余牙槽嵴的持续性骨吸收,全口义齿戴用一段时间后,如果发现基托不密合,应及时重衬,以避免义齿固位不良,因翘动导致基托折裂,和因承托组织受力不均导致的疼痛及牙槽嵴过度吸收。还有一种重换基托的方法,是指保留人工牙,重新置换基托,这种方法不常用。在重衬处理前,应确定其颌位关系正确,咬合关系异常者应先作适当选磨调𬌗。对于存在明显压痛点和黏膜红肿、溃疡者,应先进行适当修改或停戴义齿,使黏膜组织恢复正常。

(一)直接法重衬

所谓直接法重衬是采用自凝树脂直接在患者口内进行全口义齿基托组织面重衬的方法。首先需将义齿清洗干净,组织面均匀地磨除约 1 mm,形成粗糙面。为了避免重衬的自凝塑料黏固在义齿磨光面和牙面上,可在其上涂布一薄层凡士林,起分离剂的作用。为了避免自凝树脂刺激患者黏膜,也可在承托区黏膜上涂一薄层凡士林。然后,调拌自凝树脂,并在基托组织面及边缘涂布树脂单体,待调拌好的自凝树脂处于粘丝期时,将其涂在基托组织面上。将义齿戴入患者口里就位,引导患者轻轻咬合在正中位,同时进行边缘功能性整塑。在重衬的自凝树脂初步硬化而尚有一定弹性时,将义齿从患者口内取出,同时应避免义齿扭动变形。将义齿在温水中浸泡3～5 min,至自凝树脂完全硬固,然后磨除多余的树脂,并将边缘磨光。最后,将重衬完成的义齿再戴入患者口内,检查义齿的固位、边缘伸展和咬合关系,进行适当的磨改和调𬒈。

重衬前应了解患者是否为过敏体质,避免引起变态反应。重衬过程中应在自凝树脂尚有一定弹性时及时将义齿取出,而不要等树脂完全硬固后再将义齿取出,避免树脂固化时放热灼伤黏膜,或因自凝树脂进入组织倒凹区而无法将义齿取出。

(二)间接法重衬

间接法重衬是用义齿作为个别托盘,组织面加入终印模材后在口内取得闭口式印模,再将义齿及其上的印模材直接装盒、装胶,用热凝树脂替换义齿基托组织面上的印模材料,达到重衬目的。对于义齿基托边缘过短,需要接托的患者,或对自凝树脂过敏的患者,适合采用间接法重衬。

间接法重衬的操作方法是:先将义齿清洗干净,将组织面均匀磨除约1 mm。调拌适量的终印模材置于义齿基托组织面,将义齿在口内就位后咬合在正中𬒈位,同时进行边缘功能性整塑。待印模材凝固后从口内取出义齿,去除多余的印模材,将义齿直接装盒。待型盒内石膏硬固后,直接开盒,按常规方法涂分离剂、装胶和热处理。

(三)软衬

软衬材料具有良好的弹性,无刺激性,能与义齿基托牢固结合,将其衬于基托组织面,使基托作用于承托区黏膜的咀嚼压力得以缓冲,可减小支持组织受力避免压痛。适用于牙槽嵴低平或刃状、黏膜薄、支持能力差的患者。常用软衬材料有丙烯酸树脂类和硅橡胶类两种,可采取直接重衬或间接重衬,也可在义齿制作过程中基托装胶时同时加入软衬。软衬材料的缺点是不宜抛光,易老化变硬。目前常用的软衬材料最长可维持5年左右。对无牙颌患者进行软衬前必须对其口腔软硬组织情况进行全面评价。如果患者牙槽嵴较丰满,黏膜厚度适中,弹性好,进行一般的常规义齿修复即可取得较好的效果,有学者的研究表明口腔黏膜厚度有1.5 mm时没必要进行软衬,因为软衬可致基托位移加大。但如果患者年龄较大或有糖尿病、衰弱性疾病、磨牙症、口干症,以及牙槽嵴低平、口腔黏膜很薄缺乏弹性者宜进行软衬处理。若患者牙槽骨倒凹明显而不能承受手术治疗时,使用软衬材料有利于义齿的就位和减轻疼痛。使用软衬材料的意义如下。

1.保护口腔软硬组织健康

Kawano等的研究表明软衬材料相当于一个缓冲垫,可使支持组织上的压力分布更加均匀,能减轻局部组织的应力,在力的传递过程中能将冲击力减少28.2%～96.5%,从而起到减压调节器的作用。Sato和周小陆等采用有限元分析的方法进行研究,发现常规下颌全口义齿的应力主要集中在下前牙区的舌斜面和后牙区的颊舌斜面上,使用软衬材料后应力减小。Kawano等发现下颌舌骨嵴区应力最大,软衬后应力分布范围无明显改变,但最大应力值明显减小。当患者年龄较大或有全身性疾病而牙槽骨吸收严重、口腔黏膜变薄或弹性下降时采用软衬材料,可利用其弹性缓冲力对黏膜及骨组织的压迫作用,减少疼痛的发生,从而提高患者的满意度;当组织倒凹较大或骨性隆突明显,其表面黏膜薄时采用软衬材料可减少局部受力,减少疼痛的发生,并利于义齿的顺利就位。

2.增进修复体的固位

软衬材料作为义齿下的衬垫,可提高义齿组织面的密合度,封闭修复体边缘,缓冲和吸收过大或不均匀力,伸入组织倒凹区,从而提高修复体的固位能力。

3.提高义齿的咀嚼功能

软衬后全口义齿的咀嚼功能有改善。Kayakawa 等对常规义齿和软衬后义齿进行了咀嚼功能的比较,结果证明软衬材料可使患者的肌肉、关节更协调,从而软衬后咀嚼效率增高,最大咬合力加大,咀嚼频率减低,咀嚼时间缩短,咀嚼肌活动趋于减低。

(四)组织调整剂重衬

如果患者原来有旧义齿需重新修复,要认真检查原义齿并了解其使用情况,若由于旧义齿的不合适对口腔黏膜造成了不利影响,出现黏膜压痛、溃疡、变形变位时,在重新修复前有必要用一种特殊软衬材料——组织调整剂进行组织调整,先恢复其口腔黏膜的健康。帮助受压不均变形的黏膜恢复到原来状态,促进黏膜溃疡的愈合,然后再重新开始新的义齿制作。

六、复制义齿技术

(一)复制义齿的介绍

复制义齿就是通过不同的材料对旧义齿进行复制,将复制出的义齿加入到新义齿的制作过程中,使新义齿的全部或部分与旧义齿相似或完全相同的义齿制作技术。利用复制义齿技术制作新义齿,可以更多地参考旧义齿的人工牙排列位置及磨光面形态,缩短患者适应新义齿的时间。临床上常可见到,一些多年戴用全口义齿的患者,当更换新义齿时,因为新义齿与旧义齿有较大区别难以适应,而将新义齿弃之不用的情况。尤其老年人,接受新事物的能力差,这种情况更加突出。利用复制义齿技术制作新义齿,将能很好地解决上述问题。

早在 1953 年,已有学者认识到复制义齿的重要性,其后,不同学者设计了很多复制旧义齿的方法。全口义齿复制技术从制作方法上,可以大致分为灌注式和加压式两种。灌注式是在旧义齿远中接上两蜡道后,利用特定容器通过不同的印模材料,复制出旧义齿的阴模,亦可直接在阴模的远中开窗,取出义齿后,再灌入蜡和/或树脂材料,完成义齿的复制。加压式是在各种密封容器中,通过不同材料复制出旧义齿的阴模,取出旧义齿后,在阴模内加入蜡和/或树脂材料,通过加压的方式制作出义齿。

(二)复制义齿的分类

全口义齿复制技术从复制义齿的制成品上,可以分为全复制技术和部分复制技术。全复制技术复制出的义齿与原义齿完全相同。部分复制技术复制出的新义齿只有部分与原义齿相同。不同学者设计的部分复制技术各有不同,在新义齿加入的新元素主要集中在人工牙咬合面的调整和基托组织面的改变。随着旧义齿戴用时间增加,会出现人工牙牙面磨耗,垂直距离下降;牙槽嵴萎缩,义齿组织面与承托组织不贴合。因此,全复制技术较适用于备用义齿、过渡义齿、外科护板,或当义齿因损坏而修理时,需要复制出一副义齿临时应用等情况;而部分复制技术可保留一定的旧义齿信息,但又可以为义齿加入一些新的元素,因此,较适合用于戴用一定时间后的义齿更换。

(三)改良复制义齿技术的特点

有学者结合目前临床常用材料及方法,用改良复制义齿技术,为需要更换旧义齿的患者制作新义齿,他们的制作步骤的特点如下。

1.用藻酸盐印模材料复制旧义齿

由于使用复制义齿技术的目的主要是制作出一副义齿用于确定颌位关系,让技师可以参考旧义齿的人工牙位置进行排牙,参考磨光面形态进行义齿磨光面的制作,并且能用作暂基托取闭口式印模。因此,义齿复制的精度要求不需要很高。此外,在以往的研究中,用于义齿复制的容器较大,需要的复制介质材料的量也是比一般印模相对多的。考虑以上因素,他们选择了价格较便宜,容易获得的藻酸盐印模材料和常规义齿制作装盒时使用的金属型盒来进行,使本方法更容易推广。

藻酸盐材料凝固后置于空气或水中会影响尺寸的稳定性,一般建议在 15 min 内灌注,但在 100% 的湿度下,尺寸变化较小,具有较好的尺寸稳定性。义齿复制步骤中,参照常规装盒的方法,用藻酸盐印模材料将旧义齿埋入型盒,待藻酸盐材料凝固后 5~10 min 即可开始在人工牙部位灌注红蜡,在基托部位灌注自凝树脂材料,注入自凝树脂材料后便马上关闭型盒,型盒对于内部水分的挥发有一定阻隔作用,到自凝树脂材料完全固化大约需要 20 min。因此,使用藻酸盐材料和金属型盒配合,能满足对义齿复制的临床要求。同时,使用红蜡和树脂基托相配合,能充分利用红蜡的易于排牙操作和自凝树脂材料作为暂基托的强度两者配合,使复制出的义齿既有足够的强度又易于操作。

2.利用旧义齿确定颌位关系

戴有旧全口义齿的患者,颌位关系的确定可以参考旧义齿的颌位和人工牙的磨耗程度进行,但是,常规全口义齿制作步骤中,对旧义齿的参考是很有限的。通过复制义齿技术,可以复制出与旧义齿相同的义齿作为工具,直接在旧义齿的𬌗面加上烤软的红蜡、确定新的颌位关系。垂直距离的确定可以根据旧义齿人工牙的磨耗量、息止颌位等进行确定;正中关系也可以直接参考患者旧义齿的正中关系进行确定;对于偏侧咀嚼的患者,可以根据两侧人工牙的磨耗量,习惯性肌力闭合道和息止颌位等进行调整、确定;对于人工牙严重磨耗,下颌代偿性前伸的患者,可在旧义齿人工牙面加上烤软的红蜡片,诱导患者下颌后退,重新确定颌位关系。对于颌位关系确定有困难的患者,可以加用哥特式弓描记法来确定。𬌗平面、中线位置的确定也可以同步进行。同时,亦可以直接与患者交流,更准确地达到患者对义齿的要求。

3.根据旧义齿位置进行人工牙的排列与基托磨光面形成

全口义齿的人工牙位置和磨光面形态是影响义齿固位和稳定的重要因素。换而言之,全口义齿人工牙的位置如果不在中性区范围内,磨光面形态与周围肌肉组织不协调,不只影响义齿的固位与稳定,还会破坏周围肌肉的平衡状态。在患者戴用一副义齿多年后,若没有明显不适,就说明随着旧义齿戴用时间增加,周围的肌肉、神经调控已经适应义齿,根据旧义齿形态形成了口腔内的中性区。通过义齿复制方法,送到技师手上的就会是蜡牙形成的牙列,技师在排牙时,可以直接参照旧人工牙的位置,刮掉一个牙,排列一个新牙。使排列出的人工牙弓形与旧义齿非常接近。对于垂直距离升高较多的患者,要注意将升高的部分平分在上下颌上,以免平面过高或过低。而且义齿磨光面的制作,由于具有复制自旧义齿的自凝树脂暂基托,形态、角度也会自动形成,为技师节省了大量工作。由于有旧义齿的蜡型作参考,减少了人工牙位置、磨光面形态不符合医师或患者要求而重新制作的机会,人工牙的排列与基托磨光面的外形将会更适合患者。

4.采用闭口式印模

印模的制取方法可以分为解剖式印模和功能性印模。解剖式印模能获得口腔黏膜在非功能状态下的形态。功能性印模是在功能压力下取得的印模,能获得口腔黏膜在功能状态下的形态。解剖式印模法一般是患者在开口状态下由医师操控下获得,容易受医师取印模时手指压力的力度与方向影响;功能性印模一般是在患者闭口状态下取得,能根据患者的咬合力而调整不同区域的压力,使取得的印模可以更接近患者口腔功能下的状态。通过复制义齿技术,可以在临床试牙成功后,采用闭口式印模技术,取得终印模。将终印模直接送技工室装盒,更换基托材料进行热处理。在取闭口式印模前,需要再次确定基托伸展是否合适,对过长的边缘予以调改,过短的边缘用边缘整塑材料加长。选择有高度尺寸稳定性和流动性的加成型硅橡胶材料取闭口式印模,避免了义齿印模材料从门诊送交技工室加工之间出现尺寸改变。由于加成型硅橡胶材料的操作时间较长,使患者有绝对足够的时间进行主动边缘整塑。此外,较高的流动性,避免了在闭口式印模过程中咬合垂直距离不必要的加高,减少患者戴义齿后出现不适的可能。

5.缩短医师椅旁操作时间

义齿的复制步骤可以交由技师或护师进行,对于临床医师来说,要完成的步骤就只有在复制的义齿上,确定新义齿的咬合关系、𬌗平面高度和中线位置,检查复制效果,试牙,取闭口式印模和戴义齿,可以大大减少临床椅旁操作时间。此外,由于有复制出的义齿,颌位关系的确定有更多的参考因素,出现偏差的机会更少,花费的时间也更少。由于有闭口式印模,义齿组织面与基托在功能状态下可以贴合得更好,减少了戴用新义齿出现不适的机会,由于新义齿与旧义齿非常相像,患者适应快,同时减少了复诊调改的次数,也增加了患者对医师和新义齿的信心。减轻了患者在身体上和精神上的负担。

6.复制义齿的适用范围

引入了颌位关系的重新确定、基托边缘的整塑和闭口式印模等,使义齿复制制作方法适用于旧义齿人工牙已有不同程度磨耗、基托边缘过长或过短的旧义齿、不同的牙槽嵴形态、不同吸收级别的牙槽嵴、与旧义齿基托组织面相比已经出现不同程度的吸收、甚至已出现松软牙槽嵴的情况等。但是新义齿是参考旧义齿制作,因此不适用于不能接受旧义齿,甚至对旧义齿有排斥意向的患者。此外,本方法使用了闭口式印模,而且使用了凝固时间较长的加成型硅橡胶印模材料,因此,不适用于不能保持稳定咬合状态完成闭口式印模的患者,如帕金森病、面肌痉挛等。

(杨 霞)

第二节 全口义齿的固位、稳定和支持

一、固位、稳定和支持的定义及相互关系

固位是指义齿承托区和周边组织抵抗义齿从这些组织区域脱位的能力,是指义齿抵抗垂直向脱位的能力,即抵抗重力、黏性食物和开闭口运动时使义齿脱落的作用力——脱位力而不脱位。稳定是指义齿能够抵抗以一定角度加在义齿上的力(非垂直向力),即能抵抗水平和转动作用力,避免翘动、旋转和水平移动,从而使义齿在功能性和非功能性运动中保持其与无牙颌支持组织之间的位置关系稳固不变。固位、稳定和支持是全口义齿的3个基本要素。支持是指义齿承托组织抵抗义齿向组织方向移位的能力,也就是说当受力后,承托组织(牙槽嵴和黏膜)有足够

的支持力,防止义齿下沉。支持是固位和稳定的先决条件,有了良好的牙槽嵴和黏膜条件,就有可能实现义齿的固位和稳定。固位又是稳定的前提,没有固位,稳定无从谈起。这3个要素既有区别又有联系,虽然说支持反映了患者的自身条件,但是经过医师的努力,提高义齿的固位和稳定,也能部分弥补支持的不足。对于任何条件不同的个体,只有充分利用其支持条件,将全口义齿的固位和稳定实现最大化,才是高质量的全口义齿。

二、影响全口义齿固位的有关因素

全口义齿的固位力取决于义齿基托与黏膜的密合程度与吸附面积、唾液的质量、边缘封闭等因素。

(一)颌骨的解剖形态

颌骨的解剖形态是指无牙颌颌弓的长度和宽度,牙槽嵴的高度与宽度,腭穹隆的形态,唇、颊、舌系带和周围软组织附着的位置等。这些因素均直接影响全口义齿基托的伸展,影响基托与黏膜吸附面积的大小,从而影响义齿固位力的大小。如果患者的颌弓宽大,牙槽嵴高而宽,系带附着位置距离牙槽嵴顶远,腭穹隆高拱,义齿基托面积大,固位作用好。反之,如果颌弓窄小,牙槽嵴低平或窄,系带附着位置距离牙槽嵴顶近,腭穹隆平坦,则义齿基托面积小,不易获得足够的固位力。

(二)义齿承托区黏膜的性质

义齿基托覆盖下的口腔黏膜应厚度适宜,有一定的弹性和韧性。如果黏膜过于肥厚松软,移动度较大,或黏膜过薄没有弹性,则不利于基托与黏膜的贴合,影响义齿的固位。

(三)唾液的质量

唾液的质量影响吸附力、界面作用力和义齿基托的边缘封闭。唾液应有一定的黏稠度和分泌量,才能使义齿产生足够的固位力。唾液过于稀薄会降低吸附力和界面作用力。口腔干燥症患者,或因颌面部放疗破坏了唾液腺分泌功能的患者,唾液分泌量过少,若不能在基托与黏膜之间形成唾液膜,则不能产生足够的吸附力和界面作用力。而唾液分泌过多,使下颌义齿浸泡在唾液中,不能发挥界面作用力,也会影响义齿的固位。

(四)义齿基托的边缘

在不妨碍周围组织功能活动的前提下,全口义齿基托的边缘应充分伸展,并有适宜的厚度和形态。这样既可以尽量扩大基托的面积,又可以与周围软组织保持紧密接触,形成良好的边缘封闭作用。基托边缘伸展不足会减小基托的吸附面积,未伸展至移行黏膜皱襞或边缘过薄的基托边缘则不能形成良好的边缘封闭。但基托的过度伸展会妨碍周围组织的功能活动,对义齿产生脱位力,会破坏义齿的固位,并造成周围软组织的损伤。上颌义齿基托后缘无软组织包裹,为达到边缘封闭,义齿基托应伸展至软硬腭交界处的软腭上,并在基托边缘组织面形成后堤,利用此处黏膜的弹性,使基托边缘向黏膜加压,达到紧密接触。

三、影响全口义齿稳定的有关因素

义齿的固位和稳定相互影响,良好的固位有助于义齿在功能状态时的稳定,但只有良好的固位并不能保证义齿在功能状态下能够完全保持稳定。义齿在功能状态下的稳定还取决于义齿受到的水平向和侧向作用力的大小,以及义齿支持组织抵抗侧向力的能力。义齿的设计和制作应尽量避免产生侧向力,尤其是对于义齿支持组织抵抗侧向力的能力较差的患者。

（一）颌骨的解剖形态

颌骨的解剖形态不仅影响固位力的大小，而且也决定其抵抗义齿受到的侧向力的能力。颌弓宽大，牙槽嵴高而宽，腭穹隆高拱者，义齿较容易稳定。而颌弓窄小，牙槽嵴低平，腭穹隆平坦者，义齿的稳定性差。

（二）上下颌弓的位置关系

上下颌弓的位置关系异常者，包括上下颌弓前部关系不协调（如上或下颌前突，上或下颌后缩），上下颌弓后部宽度不协调，其义齿均不易达到稳定。

（三）承托区黏膜的厚度

承托区黏膜过厚松软，移动度大，也会导致义齿不稳定。承托区黏膜厚度不均匀，骨性隆突部位黏膜薄，义齿基托组织面在相应部位应作缓冲处理，否则义齿基托会以此处为支点而发生翘动。

（四）人工牙的排列位置与咬合关系

人工牙排列的位置及基托磨光面形态应处于唇、颊肌向内的作用力与舌肌向外的作用力大体相当的部位，此时唇颊肌和舌肌作用于义齿人工牙及基托的水平向作用力可相互抵消（图 17-3），此位置称为中性区。如果人工牙的排列位置偏离中性区，过于偏向唇颊或舌侧，唇、颊、舌肌的力量不平衡，就会破坏义齿的稳定。

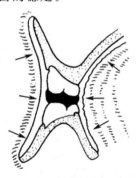

图 17-3　人工牙及磨光面与颊舌的正确关系

人工牙的排列位置还应尽量靠近牙槽嵴顶。无论是水平向还是垂直向偏离牙槽嵴顶过多，会使义齿在受到咬合力时以牙槽嵴顶为支点产生翘动。人工牙的𬌗平面应平行于牙槽嵴，且应平分上下颌间距离。人工牙高度和倾斜方向应按照一定的规律排列，使牙尖形成适宜的补偿曲线和横𬌗曲线，正中咬合时上下牙具有适宜的覆𬌗、覆盖关系和均匀广泛的接触，前伸和侧方运动时达到平衡咬合，或者采用特殊𬌗面形态的人工牙，尽量避免咬合接触对义齿产生侧向作用力和导致义齿翘动。

（五）颌位关系

天然牙列者，上下颌咬合在正中时位置关系恒定、可重复。无牙颌患者采用全口义齿修复时，首先应确定上下无牙颌的位置关系，使义齿的咬合关系建立在稳定、可重复的正确位置上。如果颌位关系确定错误，义齿戴入患者口内后就不能形成稳定的、尖窝交错的均匀接触关系和咬合平衡，而出现咬合偏斜、早接触和干扰，使义齿在行使功能时无法保持稳定。

（六）义齿基托磨光面的形态

义齿基托的磨光面形态应形成一定的凹斜面，义齿唇、颊、舌侧肌肉和软组织的作用能对义齿形成挟持力,使义齿基托贴合在牙槽嵴上保持稳定。如果磨光面为突面,则唇颊舌肌的作用会对义齿产生脱位力。

四、牙槽嵴吸收程度对修复效果的影响

牙槽嵴吸收程度分级:Atwood(1971 年)根据无牙颌牙槽嵴的形态,将牙槽嵴吸收程度分为4 级。

一级:牙槽嵴吸收较少,有一定的高度和宽度,形态丰满者。

二级:高度降低,尤其是宽度明显变窄,呈刀刃状的牙槽嵴。

三级:高度明显降低,牙槽嵴大部分吸收而低平者。

四级:牙槽嵴吸收达基骨,牙槽嵴后部形成凹陷者。

显然,牙槽嵴级别越高,修复效果会越好。一般年轻患者,或成为无牙颌时间不长的患者,多数为一级牙槽嵴。一级牙槽嵴可用常规修复方法修复,容易获得较好效果。而随着戴义齿时间延长,或全身健康状况差者,牙槽嵴条件将成为二级,甚至三级、四级,需要采用不同的特殊方法,使其义齿能恢复一定的功能。牙槽嵴的级别反映的是患者的支持因素,也间接影响义齿的固位和稳定。

(杨　霞)

第三节　单颌全口义齿修复

上下颌牙列缺失(全口无牙颌)是天然牙列因牙齿缺失导致的最终结果,在其演变过程中,会出现单颌牙列缺失,而其对颌可能为完整的天然牙列或有牙列缺损。单颌全口义齿是指修复单侧(上颌或下颌)牙列缺失的全口义齿,其对颌可能为完整的天然牙列,也可能为采用固定义齿或可摘局部义齿修复的牙列缺损。单颌全口义齿修复的难度要大于全口义齿。

一、单颌全口义齿修复中的问题

与全口义齿比较,单颌全口义齿修复的难点主要表现在以下两个方面。

(一)无牙颌支持组织负荷大

天然牙和无牙颌的负荷能力相差较大,其力耐受值分别为 56.75 kg 和 9.08 kg,两者的比值约为 6∶1。因此,天然牙通过单颌全口义齿作用于无牙颌牙槽嵴的力较大,容易导致压痛和牙槽嵴的过度骨吸收。此外,由于牙列缺失后骨吸收导致无牙颌颌弓与对颌牙弓前后位置和宽度的不协调,常常导致单颌全口义齿的人工牙不能排列在牙槽嵴顶位置,也会增加牙槽嵴的负担。

(二)义齿难取得良好的固位和稳定

单颌全口义齿依靠基托吸附力和大气压力固位,而其对颌的天然牙由牙周膜固定在牙槽骨内,如此相差悬殊的固位条件使得单颌全口义齿更容易脱位。而对于单颌全口义齿来说,更困难的是其很难获得满意的稳定效果。全口义齿的咬合平衡是其获得稳定的重要保证,在制作义齿时可以根据平衡的需要来调整人工牙的排列位置和倾斜角度,而天然牙列不存在平衡,不需要利用平衡来保持牙列的稳定。因此,根据对颌天然牙列的曲线和牙尖斜度来排列单颌全口义齿的

人工牙时,难于达到平衡的要求,尤其是当天然牙列存在过长、下垂、倾斜、错位、磨损、深覆𬌗等曲线异常的时候。无牙颌颌弓与对颌牙弓位置关系不协调,单颌全口义齿的人工牙不能排列在牙槽嵴顶位置,也会对单颌全口义齿的稳定产生不利的影响。此外由于对颌天然牙列的存在,患者容易保持原有的咀嚼习惯,而不利于单颌全口义齿的稳定和支持组织的健康。

二、单颌全口义齿修复要点

(一)天然牙调𬌗

调磨过高、过锐的牙尖和边缘嵴,改善𬌗曲线和𬌗面形态。需要调磨较多的过长、下垂牙,必要时需先作牙髓失活。低位牙需采取牙体缺损修复方法恢复𬌗曲线。对颌缺牙较多,而余留牙健康情况较差时,可考虑采用覆盖义齿修复,有利于义齿达到平衡𬌗。

(二)根据已有的咬合关系排列人工牙

为了使单颌全口义齿尽可能达到平衡𬌗,在排牙时应注意减小前牙覆𬌗,以利于获得前伸平衡𬌗。后牙尽量排在牙槽嵴顶上,必要时可排反𬌗。可修改后牙𬌗面形态,增大正中自由的范围,获得近似于舌向集中𬌗的效果,以减小侧向力。

(三)减轻咬合力

为了减轻对颌天然牙对无牙颌的咬合负担,可通过以下措施来减小咬合力,同时增强无牙颌组织的支持能力。比如人工牙减径或减数,降低牙尖斜度,义齿基托充分伸展以分散𬌗力,单颌全口义齿基托组织面加软衬等。

(四)增加义齿基托强度

由于单颌全口义齿受力较大,人工牙排列可能偏离牙槽嵴顶,义齿不易稳定,或颌间距离小等问题,导致义齿基托容易折裂。常见义齿中线纵裂。义齿制作时应在树脂基托中增加金属网或使用金属基托来增加基托的抗折强度。由于对颌天然牙硬度大、𬌗力大,义齿人工牙磨耗快。因此,在选择义齿人工牙时最好选用质地较硬、耐磨的硬质树脂牙。

(张延进)

第四节　即刻全口义齿修复

即刻全口义齿是在口内余留天然牙拔除前制作,在拔牙后即刻戴入的全口义齿。即刻全口义齿可以作为过渡性修复(暂时义齿),只在拔牙创愈合期间内短期使用,以后再重新修复;也可以在拔牙创愈合后,经过重衬处理,较长一段时间使用。

一、即刻全口义齿的优点

(1)最主要的优点是可以避免因缺牙而影响患者的面部形态美观、发音和咀嚼功能,不妨碍患者的社交活动和工作。即刻全口义齿尤其适用于演员、教师、公众人物及其他对自身形象要求较高的患者。随着社会的文明进步,要更多地考虑到患者失牙的痛苦,尽可能采用即刻义齿进行过渡修复。

(2)拔牙后立即戴入义齿,可起到压迫止血,有利于血凝块形成,保护伤口免受刺激和感染,减少拔牙后疼痛,促进拔牙创愈合等作用。

(3)利用患者余留天然牙的正中咬合关系,易于取得即刻全口义齿的正确的颌位关系。

(4)即刻义齿在拔牙后支持面部软组织,保持原有的咬合垂直距离、肌肉张力和颞下颌关节状态不变,患者易于适应义齿的使用。

(5)采用即刻义齿修复可参照患者余留牙的形态、大小和颜色选择相近似的人工牙,并可参照天然牙排列的位置和牙弓形态来排列人工牙,使义齿修复后尽可能恢复患者缺牙前的外观。

二、即刻全口义齿的缺点

(1)由于余留天然牙的存在,印模的准确性较差。此外,由于需在石膏模型上刮除余留牙,以及拔牙后牙槽嵴形态变化,使得义齿基托密合性较差。

(2)由于不能进行义齿蜡型试戴,即刻义齿戴入前患者不能准确了解修复后的外观情况。

(3)与常规全口义齿修复相比,即刻全口义齿修复技术较复杂,患者复诊次数和费用增加。

(4)由于在拔牙初期,牙槽嵴变化很大,有可能在等待伤口愈合过程中,需要多次重衬,以满足义齿行使功能的需要。

三、即刻全口义齿的禁忌证

(1)全身健康状况差,不能耐受一次拔除多个牙和长时间治疗的患者。

(2)拔牙禁忌证的患者,如患有牙槽脓肿、牙周脓肿等;口腔内存在其他感染、溃疡、肿物等病变的患者。

(3)对即刻全口义齿修复的治疗过程、费用,以及戴义齿后可能出现的不适等问题不能接受的患者。

四、即刻全口义齿修复治疗步骤

(一)检查与治疗计划

即刻义齿修复前应了解患者全身健康状况、口内牙齿缺失和余留牙状况。如余留牙松动度、牙周袋深度、牙槽骨吸收程度,有无牙槽脓肿和牙周脓肿,余留牙咬合关系,有无咬合干扰和正中偏斜,缺牙区牙槽嵴形态,黏膜状况等。应先治疗严重的感染病灶,去除牙石,调去除咬合干扰。干扰严重的倾斜、移位后牙,常导致正中偏斜,影响颌位关系确定,可考虑先行拔除,待拔牙创初步愈合(3～6周)后,再开始即刻义齿修复。原有可摘局部义齿的患者,如果义齿尚有一定的固位稳定性,可在拔牙前取印模,在旧义齿上加牙及延长基托,做成即刻全口义齿,拔牙后,立刻戴入。

(二)制取印模

由于天然牙的存在,使即刻全口义齿印模的边缘整塑和印模准确性受到一定程度的影响。即刻全口义齿的印模技术有以下3种方式。

1.成品托盘印模

采用成品有牙列托盘,在游离端缺隙处加印模膏取初印模,以此作为个别托盘,再加藻酸盐印模材取得终印模。此法简单,但印模的准确性差。

2.个别托盘印模

先用成品有牙列托盘加藻酸盐印模材取初印模,灌制石膏模型后,用自凝树脂制作覆盖余留牙和缺隙牙槽嵴的个别托盘(见可摘局部义齿个别托盘制作),经过边缘整塑后,用硅橡胶、藻酸盐等终印模材取终印模。

3.联合印模

先用成品有牙列托盘加藻酸盐印模材取初印模,灌制石膏模型后,用自凝树脂制作覆盖缺隙牙槽嵴(包括上腭)的个别托盘,或只空出余留牙的个别托盘。经过边缘整塑,在个别托盘上加终印模材取得牙槽嵴处功能性印模,保持个别托盘在牙槽嵴原位不动,再用成品有牙列托盘加印模材取得包括牙槽嵴和余留牙的完整印模。

(三)颌位关系记录

首先在工作模型上制作暂基托,并在缺牙区基托上放置适当高度的蜡堤,根据余留牙排列位置确定平面和唇侧丰满度。如果患者口内余留牙能够维持正常的咬合垂直距离和正中关系,可将蜡堤烫软后让患者咬合在正中𬌗位,以记录上下颌颌位关系。如果患者口内的余留牙不能维持正常的垂直距离和正中关系,需利用上下堤恢复正确的垂直距离,并确定正中关系位。在记录颌位关系时必须明确上下颌余留牙之间无𬌗干扰和正中偏斜,如果余留后牙𬌗存在干扰,应在取印模前先调或将有𬌗干扰的余留牙先行拔除,以确保记录正确的颌位关系。对于上前牙缺失或排列位置异常的患者,还应在𬌗堤唇面记录中线、口角线和唇高线。

(四)模型修整与排牙

即刻全口义齿修复的特殊之处是在拔牙前取印模和灌制石膏模型,因此在义齿制作前需要对工作模型进行修整,即将需要拔除的余留牙刮除,并修整牙槽嵴形态。模型修整时,首先将石膏牙在平齐两侧牙龈乳头处削除,然后修整其唇颊侧和舌腭侧斜面,形成圆钝的牙槽嵴形态。上颌牙拔除后拔牙窝唇颊侧组织塌陷相对较多,舌腭侧组织很少塌陷。下颌与此相反,拔牙窝舌侧组织塌陷较多。因此上颌牙的唇颊侧和下颌牙的舌侧应适当多刮除一些石膏。一般情况下,牙龈健康的上颌余留牙唇颊侧可刮除 2～3 mm,舌腭侧不超过 2 mm。牙槽骨吸收较多有牙周袋者,应将牙周袋袋底的位置(牙周袋深度)画在模型石膏牙的唇颊侧,牙槽嵴修整磨除至画线处。

石膏牙削除和牙槽嵴修整可一次全部完成,然后开始排列人工牙。如果需要复制余留牙(特别是余留前牙)的形态和排列位置时,可逐个牙分别进行。先选择或调改好与余留牙大小、形态相同的人工牙,在削除一个石膏牙并进行局部牙槽嵴修整后,将人工牙排列在相同的位置上。人工牙的排列应遵循全口义齿的排牙原则,达到平衡。

(五)完成义齿

根据全口义齿蜡型制作要求完成义齿基托蜡型,经过装盒、装胶、热处理、打磨、抛光等步骤,完成义齿制作。最终完成的义齿在戴入患者口内前应浸泡在消毒溶液内备用。

(六)拔牙与义齿即刻戴入

即刻义齿制作完成后,可进行外科手术拔除余留牙,并同时进行牙槽嵴修整术,去除牙槽嵴上的骨突和明显的组织倒凹。外科手术完成后,将即刻义齿从消毒液中取出,冲洗干净,以免义齿黏附的消毒液刺激伤口,然后将义齿戴入患者口内就位。如果戴入时有压痛或不能就位,可检查并磨改基托进入组织倒凹部位,使义齿能够顺利就位,然后进行初步调。

(七)术后护理

(1)患者在术后 24 h 内不宜漱口和摘下义齿,否则不利于止血和拔牙窝内血凝块的形成。由于术后组织水肿,义齿摘下后重新戴入比较困难,还会刺激伤口引起疼痛。患者在术后 24 h 内应进流质或软食,避免吃较硬、过热的食物。

（2）术后 24 h 后复诊，摘下义齿，了解和检查患者戴用义齿情况，缓冲义齿压痛区，调殆。

（3）术后 1 周内，或在肿胀消退前，夜间戴用即刻义齿，以免因伤口夜间肿胀，导致次日早晨义齿就位困难。但患者应在饭后摘下义齿清洗并漱口，以保证拔牙创伤口的清洁。清洗后应马上重新将义齿戴入。术后 1 周拆除缝线后，患者可开始在夜间不戴用义齿。

（八）复诊与基托重衬处理

患者戴即刻义齿后应定期复诊检查，如果出现疼痛或其他不适，应及时复诊处理。随着拔牙创愈合，牙槽嵴骨组织改建和吸收，即刻全口义齿戴用一段时间后，基托组织面可能与牙槽嵴黏膜不密合，影响固位和支持。即刻全口义齿一般需要在初戴后 3 个月至半年内进行基托组织面重衬处理。即刻义齿经过重衬处理后，可以较长期地使用。也可以在牙槽嵴骨组织形态基本稳定后，重新制作全口义齿。

（张延进）

第五节　全口义齿的修理

一、基托折断修理

（一）全口义齿基托折断的原因

（1）不慎将义齿掉到地上造成基托折断。

（2）由于人工牙排列不合适或有支点存在，造成殆力不平衡而引起义齿折断。

（3）两侧后牙排列在牙槽嵴顶的外侧，咬合时以牙槽嵴为支点或上颌硬区为支点，造成基托左右翘动，影响义齿的固位，并造成义齿的纵裂。

（4）由于牙槽嵴的吸收，使基托组织面与组织之间不密合，义齿翘动而使义齿折裂。因咬合应力分布不均匀，尤其是应力集中在前牙腭侧中线区，导致基托纵折，常常是先在上中切牙之间出现裂隙，然后渐渐向后延长最后裂成两半。有时也见于下颌义齿。

（二）方法

基托折断面可用粘结剂（502 胶）将断端粘固，或用烧红的蜡刀在磨光面的裂隙处，与裂隙垂直的方向每隔 2～3 mm 烫一下，可使折断的两部分暂时粘结在一起，也可将义齿用火柴杆数根横贯折断线，两端用蜡固定，固定后检查结合后的位置及关系是否正确，调拌石膏灌注模型。石膏凝固后，如能将义齿从模型上取下，则用轮形石将基托折断缝两边各磨去 3～5 mm，模型上涂分离剂，然后将义齿按原来位置放好。如组织面有倒凹，义齿不能从模型上取下时，可用轮形石将折断处两侧基托磨去一部分，深达组织面，但不能损坏石膏模型。折断处用蜡恢复外形，装盒时，只需露出用蜡恢复的基托，义齿的其余部分全部用石膏包埋，常规热处理，完成义齿修理。全口基托折断可以用自凝塑料修理，也可用热凝塑料修理。

义齿修理完成后，戴前需要做硬区缓冲，并注意咬合调整。义齿唇颊基托折断，且折断部分遗失者，可先用蜡恢复形态，在口内试合。然后再灌注石膏模型修理，必要时重衬。

二、人工牙折断或脱落修理

人工牙折断或脱落的原因及修理方法与可摘局部义齿基本相同。人工牙选好后通常采用自凝塑料修理。

三、全口义齿重衬

(一)原因

(1)全口义齿戴用一段时间后,由于牙槽嵴组织的吸收,以致固位不好。

(2)在初戴义齿时由于基托不密合而固位不好。

(3)义齿折断修理后基托不密合时也需要进行重衬,否则义齿修好后,仍容易折断。

(二)方法

检查正中关系是否正确,非正中瘤有无瘤干扰,需在重衬前进行选磨,应没有压痛和黏膜破溃。全口义齿重衬可分为直接法重衬、间接法重衬和自凝软衬材料重衬。用于重衬的材料有自凝基托树脂、热凝基托树脂、光固化基托树脂和自凝软衬基托树脂。

直接法重衬是将义齿刷洗干净,并除掉义齿组织面上软垢和染色。检查义齿边缘及周围组织关系,若有过长边缘,可将其磨短。组织面均匀地磨去约 1 mm,使其粗糙。为了避免塑料粘在磨光面和牙面上,可在磨光面及牙面上涂凡士林,在基托组织面及周围边缘上涂单体,患者口腔黏膜上涂液状石蜡,将调和好的自凝塑料(粘丝期)放置在义齿的组织面上,将义齿戴入患者口里,嘱患者下颌闭合在正中瘤位,检查正中咬合,多余的自凝塑料从义齿边缘流出。待自凝塑料稍变硬时,即将义齿从口内取出,为了防止取下义齿时扭动变形,可让患者漱口使义齿松动而取下。检查边缘及组织面有无缺损或缺陷的地方。自凝塑料硬固后,去掉磨光面多余的塑料,将义齿浸泡在温水中 3~5 min,然后将边缘及表面磨光。最后戴入患者口内,检查义齿的固位、稳定和咬合情况。

直接法重衬适用于基托局部不密合。用直接法重衬时,事先要询问患者有无药物过敏史,体质是否过敏,因为在口内采取大面积的自凝塑料重衬时,易引起过敏反应。重衬时,应及时取下义齿,如过迟,自凝塑料硬固时放热,易烧伤黏膜。用直接法重衬之前,可先用印模材料在基托组织面衬垫,了解义齿组织面与组织不密合的情况,便于确定放置自凝塑料的量。

间接法重衬适用于义齿基托边缘短,唇颊基托大面积缺损,组织面和组织之间不吻合,重衬面积较大,患者对自凝塑料过敏者。将义齿刷洗干净,用桃形精修钻将组织面均匀磨去一层。调拌适量的弹性印模材料放入义齿组织面,戴入患者口内,嘱患者咬在正中位,作主动的肌功能性整塑。放置的印模材料量不宜过多、过稠,以免影响义齿垂直距离和正中关系。印模材料凝固后,让患者漱口或自唇侧边缘滴水,破坏边缘封闭后,从口内取出义齿,去除过多的印模材料,可直接装盒,注意包埋基托磨光面的石膏应填实,不能有空隙,组织面灌注石膏不应有气泡。也可灌注石膏模型,如上颌腭盖处基托过厚,可将腭侧基托磨除,去除印模材料后作基托蜡型,其他制作步骤同常规。

(张延进)

参 考 文 献

[1] 易建国,孙雪梅.口腔修复学[M].武汉:华中科学技术大学出版社,2022.

[2] 秦晶.现代儿童口腔医学[M].西安:陕西科学技术出版社,2021.

[3] 戴辛鹏.口腔专科诊疗技术与临床[M].北京:中国纺织出版社,2022.

[4] 赵文华,梁晓棠,曲千里,等.口腔科疾病诊疗与护理[M].成都:四川科学技术出版社,2021.

[5] 卢嘉静.口腔正畸工艺技术[M].沈阳:辽宁科学技术出版社有限责任公司,2022.

[6] 黄元清,黎祺.口腔颌面外科学[M].武汉:华中科学技术大学出版社,2021.

[7] 杜芹,林木.儿童口腔疾病诊治与舒适化操作[M].北京:中国纺织出版社,2022.

[8] 杜阳.口腔多学科临床思维与实践[M].沈阳:辽宁科学技术出版社有限责任公司,2021.

[9] 王文梅,杨旭东.口腔颌面部相关综合征[M].南京:东南大学出版社,2022.

[10] 李刚.口腔疾病第 2 版[M].北京:中国医药科技出版社,2021.

[11] 管红雨,孙昌娟,梁露露.现代口腔疾病诊疗[M].广州:世界图书出版广东有限公司,2022.

[12] 徐韬,郑树国.预防口腔医学.3 版[M].北京:北京大学医学出版社,2021.

[13] 刘庆熙.口腔修复体制作[M].北京:科学出版社,2022.

[14] 杜礼安,宋双荣.口腔正畸学[M].武汉:华中科学技术大学出版社,2021.

[15] 甘业华,陈霄迟.口腔生物学.3 版[M].北京:北京大学医学出版社,2022.

[16] 王惠元,阎杰.口腔解剖学[M].长沙:中南大学出版社,2021.

[17] 林焕彩.实用口腔流行病学[M].北京:人民卫生出版社,2022.

[18] 史彦,杨健.口腔医学导论[M].北京:清华大学出版社,2021.

[19] 李为.口腔修复材料基础与前沿[M].合肥:中国科学技术大学出版社,2022.

[20] 姜松磊.实用口腔疾病诊疗[M].北京:科学技术文献出版社,2021.

[21] 殷悦,李轶杰,么远.口腔医学基础与临床实践[M].郑州:郑州大学出版社,2022.

[22] 阴绪超,李春燕,吕海秀.临床口腔诊疗技术[M].长春:吉林科学技术出版社,2021.

[23] 应彬彬,韦宁,俞梦飞.口腔保健与常见疾病防治[M].杭州:浙江大学出版社,2022.

[24] 吴朋.口腔疾病诊断治疗[M].北京:科学技术文献出版社,2021.

[25] 俞少杰,靳奉芹,吴晓雪.口腔科学基础理论与应用[M].北京/西安:世界图书出版公司,2022.

[26] 闫伟军,朴松林,刘鑫.临床口腔疾病诊疗指南[M].厦门:厦门大学出版社有限责任公司,2021.

［27］付爽,白轶昕,薛心,等.现代口腔医学基础与实践［M］.北京:中国纺织出版社,2022.

［28］赵玥.临床口腔疾病检查与治疗［M］.长沙:湖南科学技术出版社,2021.

［29］欧平花,李翠,苏花,等.口腔疾病规范化诊治方案［M］.长沙:中南大学出版社,2022.

［30］王佐林.口腔种植临床操作与技巧［M］.北京:人民卫生出版社,2021.

［31］郭骏,罗惟,蒲道俊.口腔微生物研究现状及药物治疗［M］.北京:中国纺织出版社,2022.

［32］谢涌涛.现代口腔疾病治疗与技术［M］.沈阳:辽宁科学技术出版社有限责任公司,2021.

［33］李春茹,米娜,闫嘉群,等.口腔科操作技术与疾病处置［M］.北京:中国纺织出版社,2022.

［34］徐鲁勇.实用口腔疾病诊断与治疗［M］.北京:科学技术文献出版社,2021.

［35］方贺.现代口腔科实用诊疗技术［M］.北京:中国纺织出版社,2022.

［36］王安训.口腔黏膜相关疾病免疫功能检测及意义［J］.口腔疾病防治,2021,29(2):73-80.

［37］赵夕文,欧其雅芝,满毅.慢性牙周炎患牙拔牙窝内反应性软组织应用研究进展［J］.口腔疾病防治,2022,30(8):600-603.

［38］时荣新,李冉,刘恒林.口腔种植中的拔牙位点保存技术应用价值［J］.山西医药杂志,2021,50(10):1645-1648.

［39］全丽芳,李媛媛,潘小波,等.不同根充糊剂治疗牙根尖周病临床疗效分析［J］.中文科技期刊数据库(全文版)医药卫生,2021(10):0001-0003.

［40］孙鹏.奥硝唑合剂辅助填充治疗牙体牙髓病的临床疗效及预后分析［J］.当代医学,2022,28(6):61-63.